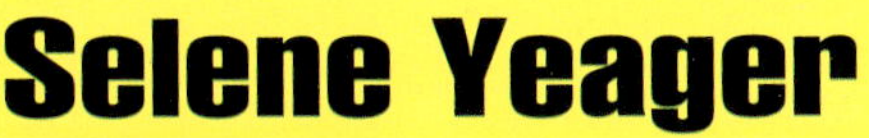

[美] S.耶格尔 | 著
蔡孟儒 | 译

四周练出一身肌肉 2

超快速健身法

433种超有效的运动

THE MEN'S HEALTH BIG BOOK OF EXERCISES

男人，没有你练不到的肌肉

15分钟6块肌

长江出版传媒
湖北科学技术出版社

图书在版编目（CIP）数据

四周练出一身肌肉. 2, 超快速健身法 / (美) 耶格尔著；蔡孟儒译. -- 武汉：湖北科学技术出版社, 2016.9

ISBN 978-7-5352-8566-9

Ⅰ. ①四… Ⅱ. ①耶… ②蔡… Ⅲ. ①肌肉－健美运动－运动训练法 Ⅳ. ①G883.2

中国版本图书馆CIP数据核字(2016)第064138号

著作权合同登记号　图字：17-2016-024号

责任编辑：赵襄玲　周婧　　　　封面设计：烟　雨

出版发行：湖北科学技术出版社　　电　话：027-87679468

地　　址：武汉市雄楚大街268号　　邮　编：430070

（湖北出版文化城B座13-14层）

网　　址：http://www.hbstp.com.cn

印　　刷：北京佳信达欣艺术印刷有限公司　　邮　编：101111

889×640　1/24　　16印张　　300千字

2016年9月第1版　　2016年9月第1次印刷

定　价：68.00元

目录

第一章
15分钟健身的过人之处

如果你想减肥瘦身、锻炼肌力和增进健康，
运动别做太多，反而能获得更好的效果

许多男人都秉持“越多越好”的观念：如果喝1汤匙的感冒糖浆可以舒缓感冒症状，那么喝2汤匙的感冒糖浆肯定可以康复得更快速！如果觉得奶酪汉堡很棒，那么双层奶酪汉堡加上额外的酸黄瓜一定更棒！这种观念套用在运动上八成也说得通：如果在健身房里运动45分钟就可以消除小腹的脂肪，那么运动2小时肯定会让你变身为杂志封面的男模！

不过，下次去健身房的时候，你可以观察一下那些在跑步机或椭圆机上跑个没完的家伙们。持续观察一段时间，你会发现一项惊人的事实：大部分的人就算在跑步机上跑1 000次，身上的肌肉还是一样松软。这是因为他们死守着老旧的观念，以为只要不停地进行有氧运动，身体就可以燃烧大量的脂肪。这实在是大错特错！最先进的科技已经指出，事实正好相反！如果你想要燃烧热量、甩掉脂肪、把身体练得壮硕，你需要的是增强运动的强度，而不是拉长运动的时间。

多多益善的观念不仅浪费时间，甚至会让人不想运动。很多人一想到要费尽千辛万苦才能得到健身的成果，就认为干脆直接放弃算了。如果抱有这种心态，根本就是在还没开始运动前就先举白旗投降了。因此，比起担心运动时间太短，我们更应该去了解做什么样的运动才能达到健身效果。我们一直以为有氧运动能够帮助瘦身，实则不然。《运动的营养与代谢》期刊的研究人员曾找来一群受试者，每天花45分钟进行中等强度的有氧运动（例如椭圆机），每周5天。12周之后，研究人员将受试者的身体状况与完全不运动的对照组相比，结果发现受试者的身体完全没有改变，和那些不运动的人一模一样。这个研究结果让你丧失斗志了吗？不必灰心，因为你现在可以明白，不必再浪费时间参加健身房那些冗长的课程了。运动科学家表示：运动不是多多益善，而是越短越好。只要你选择了正确的健身计划，短短15分钟的运动就能让你摆脱脂肪、紧实肌肉、强化心肺功能，使身体和心理都变得更健康。

轻松健身，更有成效

本书的健身方法经过科学验证，能够快速有效地锻炼肌肉，同时达到减肥的成效。我们的快速健身计划集结专业知识的精华，并且汇整最新的研究成果。我们以阻力训练作为健身计划的核心，因为根据研究结果证实，阻力训练是燃烧脂肪、锻炼身体的最佳快捷方式。我们举重的时候，肌肉纤维会产生细微的撕裂伤。乍听之下虽然有点可怕，但这就是摆脱脂肪、增强肌力的第一步。肌肉纤维遭到破坏之后，氨基酸会负责修复纤维、加强肌力。换句话说，要先破坏肌肉，才能增大肌肉。这样的过程就叫作“肌肉蛋白质合成”。增大肌肉是减脂的关键要素，原因如下：首先，从举重到修复肌肉纤维，整个过程都会消耗卡路里，而且不只是运动的当下，就连休息时也会持续消耗卡路里。其次，肌肉的新陈代谢活动比脂肪更加旺盛，换言之，身体处于静止状态时，肌肉会比脂肪消耗更多的卡路里。只要身体组成的肌肉比例够高，就算躺在沙发上当个懒骨头，你一样能消耗比以往更多的热量。最后，随着身体变强壮，你也会更喜欢运动。研究发现：人一旦开始练习举重，身体会变得结实，精神也会变得更好，整个人就会变得更加积极主动。如果硬要说举重训练有什么负面作用，大概只有一点：你的长裤得换一条比较小的皮带了。0.5千克的肌肉和0.5千克的脂肪相比，体积整整少了百分之二十，因此无须赘言，你的身材肯定会显得更为精实。

最棒的一点是：你只需要花15分钟就可以获得这些成效。没错，我们将健身动作去芜存菁，删去动作之间多余的等待空当，设计出一套超有效且超快速的健身计划。这套设计不只强调高效率，同时也注重运动时与运动后的能量消耗。南伊利诺斯大学近期发表一项研究，要求受试者在35分钟内完成 3 次循环动作，每次循环包含9组动作，每组动作重复10下。完成循环动作之后，受试者在身体静止的状态下所消耗的能量（也就是坐着不动时所消耗的卡路里数）增加了，但是这项研究也发现，其实只需进行一组循环，就能达到相同的成效，而且一组循环所需的时间少于15分钟！同样的效果，看你想花15分钟还是35分钟运动啰！

最后，为了照顾想减轻体重的读者，我们特别加入了有氧运动，以加速减脂的效果。坊间那些45分钟至1小时的有氧运动，其实既耗时又不见得有效。本书的有氧运动能快速燃脂，在科学界被称为“高强度间歇训练”（High-Intensity Interval Training，简称HIIT）。政府近年来大力提倡有氧运动，强调每次运动应达半小时以上才有效果，并表示每天花60～90分钟从事有氧运动才对减肥有帮助。尽管如此，现在有越来越多学者提出与政府相左的意见。他们认为高强度间歇训练比一般有氧运动更有益健康，包括增强心血管功能、提高胰岛素的敏感性，并且消耗更多卡路里。运动的强度越高，热量就消耗得越多，与运动时间长短没有关系。举例来说，走路数小时所消耗的卡路里，换成全速奔跑只需几分钟就能达到。

肌肉运动时会产生乳酸，当你从事超快速健身运动时，由于运动强度增大、速度加快，身体来不及代谢，就会造成乳酸堆积，进而刺激身体分泌生长激素。生长激素是一种天然的强效抗老药，能够消耗热量、增长肌肉，让新陈代谢的速度晋升到超级跑车的等级。超快速健身的效果不但强大而且立竿见影。健身车冲刺30秒就足以让生长激素飙升530%。HIIT的另一项好处则是，运动结束后，身体仍可维持高新陈代谢率达24小时之久。

运动时间虽然减半，但仍足以让身体燃烧脂肪，练成更结实的身材。澳大利亚研究人员针对18位受试者进行了一项试验，请一部分的人从事超快速健身，内容包含全力冲刺8秒钟，接着休息12秒。一周3天，实验结束后，他们瘦了2.5千克。另一部分的人始终保持中等速度，时间也拉长一倍，反而胖了0.4千克。另外告诉你一个好消息：体重越重的人，减肥效果愈显著，其中有两位受试者最后甩掉8千克。更好的消息是：减掉的8千克全是脂肪。拉瓦尔大学的研究人员发现，拿15周的高强度间歇训练和20周的长时间有氧运动相比，虽然高强度间歇训练消耗的卡路里数只有后者的一半，但是甩掉的脂肪却高达9倍之多。

HIIT的好处还不仅如此，加拿大研究人员发起一项试验，其中一组受试者1周3天进行一套30秒健身车冲刺训练；另一组则进行90～120分钟的健身车运动，强度较低。实验结束后，两组受试者的体能都进步30%，成果几乎势均力敌。HIIT不仅能够有效减肥，还能在相对较短的时间内发挥功效。（如此一来，你就有更多精力从事自己喜欢的活动。）

高强度间歇训练同时也是通往健康的快捷方式。挪威的研究人员指出，HIIT能有效降低血压、控制血糖、减少胆固醇，效果远优于传统的单一速度运动。

以上的科学知识，乍听之下似乎违背常理，不过如果冷静想想身体的运作方式，其实这些道理都说得通。人的身体会适应各种不同的要求，如果你每天早上起床都去慢跑，身体的慢肌纤维（负责肌耐力）也会跟着苏醒，开始上工，而快肌纤维（负责速度和力量）只能晾在一边，无所事事。时间一久，快肌纤维的神经细胞不是被移转到慢肌纤维，就是一个个接连衰败死亡。任教于麦克马斯特大学并负责教授肌肉动力学的HIIT研究学家马汀・吉巴拉博士表示：提升运动强度可以启动平时被忽略的肌肉纤维，让你的肌肉线条更优美结实，加速达到健身成果。吉巴拉博士说："你的身体会被高强度运动吓一跳，心想："他打算让我做很困难的运动。"于是身体会增加整体运动能力，包括耗氧和燃脂的能力，因此进步的速度会比一般运动更快。"事实上，根据纽瓦克德拉瓦大学的神经肌肉研究学家克里斯多芬・奈特博士的说法：一旦开始进行重训和（或）高速间歇训练，快肌纤维就会立即产生反应。他说："我们发现只需要训练一星期，就能够提升快肌纤维的肌发率。"

这就是超快速健身的秘诀。15分钟阻力训练搭配15分钟高强度间歇训练，1周之后你就能获得最佳的减肥效果。科学界已经证实有氧运动和阻力运动两者并进的效果大于从事单一运动。宾夕法尼亚州州立大学的学者针对一群体重过重的受试者进行了研究，控制他们的饮食，并且将他们分成有氧运动组、有氧加阻力运动组，以及不运动组。结果发现三组受试者都瘦了约9.5千克，不过如果单就脂肪而言，有氧加阻力组的受试者多甩掉3千克的脂肪，等于比另外两组多减去40%以上的肥油。有氧加阻力减掉的重量几乎都是脂肪，反观另外两组还流失了促进代谢的肌肉。现在，你也可以享有这一切傲人的成果，而且时间绝对短到让你不敢置信！

15分钟超快速运动不仅能够让你在最短时间内达到最大的健身效果，还可以有下面这些优点。

1. 甩掉脂肪，增长肌肉

无论你想要在沙滩上大秀健美身材，还是让屁股变得更翘更迷人，只要15分钟，一切就能轻松搞定。韦恩·魏斯考特目前在马萨诸塞州昆西大学运动科学系担任讲师，他是顶尖的重训专家，同时也是肌力与体能训练师。韦恩表示：只要选对重训方式，几组动作（有时候4个就够了）就足以改变你身体的组成成分。他说："海军研究显示，只要从事4组运动，锻炼每个主要肌群，8周过后，你就可以看到惊人的健身成果——你可以甩掉2千克的脂肪，增加1千克的肌肉。"这4组绝招分别是深蹲、胸部推举、划船和仰卧起坐。每组动作各做几下，只要15分钟，就可以从头到脚改造身体。

2. 消耗更多卡路里

不仅运动时会消耗卡路里，就连重训完毕后离开健身房，身体仍会持续消耗卡路里，无论训练时间长短皆如此。让我们再回顾一下南伊利诺斯大学的研究：受试者只做一套9组的动作，大概等于重训11分钟，1周3天，他们的静息代谢率就提升了（静息代谢率是身体休息时所消耗的卡路里量），脂肪也跟着减少了。接下来还有更多惊喜！

3. 保持年轻

普渡大学卡柳梅特分校健身中心的健身专家缇娜·舒米特麦纳表示：步入成年期后，人体就会开始流失肌肉，而运动是维持身材的不二法门。肌肉是最厉害的卡路里杀手，1.8千克肌肉消耗的热量是相同重量脂肪的5倍。舒米特麦纳解释："成年期后的肌肉流失，就等于松开了新陈代谢的油门。"新陈代谢一旦变差，体重就会逐渐悄悄地上升，每年会增胖约0.5~1千克。

越来越多研究指出，重量训练对中年或年纪更大的男性非常重要。《斯堪的纳维亚运动医学与科学》期刊近期发表一项研究。他们找来96位平时没有运动习惯的男性，这群受试者的年龄介于40~67岁之间。研究者设计4种计划——重量训练、耐力训练、2种训练兼顾以及完全不进行训练，并随机替受试者安排组别。经过21周后，从事重量训练的人，腿部的肌力和肌肉纤维组成出现明显变化。从事两种训练的人也增加了肌力，但是肌肉纤维组成没什么动静。反观只从事耐力训练的人，不但肌力没有进步，肌肉纤维也没有改变。这项研究成果显示，要预防因老化而造成的肌肉萎缩，重量训练是最有效的方法。

4. 穿衣服更合身

就算没有立刻变成魔鬼身材，光是把肥肉变成精实的肌肉，你就能轻轻松松套上T恤，让自己骄傲一下。听起来还不赖吧？同样重0.5千克，脂肪就比肌肉多占了身体20%的空间。现在每次只要花15分钟进行重量训练，你就能常保年轻的肌肉（还有腰围）。

5. 睡眠品质更佳

从事高强度运动能帮助你一觉到天亮，而且优良的睡眠质量还可以帮你减肥。澳大利亚学者最近发现：经过8周的全身重训之后，23%的人都发觉睡眠质量提升了。而且开始运动之后，他们可以更快入睡，睡得更久。这一点非常重要，因为糟糕的睡眠质量会让身材走样。事实上，斯坦福大学的科学家发现：如果夜晚的睡眠时间少于7.5小时，体重就会按照比例攀升。这可能是因为睡眠不足会刺激身体分泌“饥饿激素”和“储存脂肪激素”。

6. 骨骼更强健

阻力训练是强健骨骼的最佳选择。即使男性流失骨质的速度不像女性那么迅速，在步入老年之后，男性一样要担心骨质疏松症，所以必须在老化之前尽可能强化骨骼。《骨质疏松症》期刊最近发表一项研究，受试者是124位男性与女性。研究显示持续40周从事高强度运动，例如本书里的运动，就能有效提高骨密度，尤其是高风险的部位，例如脊椎、髋部和腿部。相较之下，若持续40周从事低强度运动，反而会降低骨密度。

7. 身体更柔软

随着年纪渐长，我们的肌肉会萎缩，首先影响的便是身体的柔软度会跟着消失。如果坐视不管，成年人的柔软度可能会消失50%，到时候你弯腰只能摸到膝盖，但别想摸到脚趾头了。全方位的健身运动，譬如本书的15分钟健身计划，可以让各个肌肉充分运动，帮助四肢保持柔软的状态。《国际运动医学》期刊曾刊载一项研究：每周进行3次全身健身运动，受试者的髋部和肩膀在16周之后活动幅度变大，坐姿体前弯的测试分数也提高11%。试试本书的伸展和强化运动，你将会体验到更惊人的柔软效果。

8. 预防心脏病

规律的阻力训练可以强化全身上下最重要的肌肉——你的心脏，还能让心血管系统更健康。《应用生理学》期刊其中一篇研究发现：每周进行3次重量训练，持续8周之后，收缩压（高压）平均下降9个百分点，而舒张压（低压）平均下降8个百分点，中风概率因此大幅降低40%，心脏病发的风险也减少15%。

9. 工作更愉快轻松

想在工作时保持愉快的心情，让自己的表现更出色，其实不需要花费太多时间，只要2分钟就够了。“运动即是良药”世界大会的一篇论文指出：研究人员将198位上班族分成3组，一组每天进行2分钟的伸展运动（使用弹力管做手臂侧举），另一组每天进行12分钟，第三组不做任何运动。结果前两组的上班族的颈肩酸痛症状都减轻了，而且进行2分钟伸展运动的成效与进行12分钟相同。

10. 预防糖尿病

肌肉本身就是一帖良方。澳大利亚悉尼大学于2003年发表一项研究：阻力训练能有效提高胰岛素敏感性，避免血糖飙升或骤降，也可避免血糖过低导致的暴饮暴食。麻省大学也发表过类似的研究：原本从事有氧运动的男性，每周若增加两天的全身训练计划，就算大吃一顿高碳水化合物的大餐，他们饭后的胰岛素也比仅进行有氧运动的男性低25%。

研究也发现阻力运动对燃烧内脏脂肪特别有效。内脏脂肪深藏在你的肚腩，包覆体内的器官，会增加代谢综合征的风险，而代谢综合征正是糖尿病的前兆。就算你已经有糖尿病，现在开始运动也不嫌晚。澳大利亚科学家发现：2型糖尿病的患者只要开始进行重训，血糖值就会明显下降，健康状况也获得改善，男女皆同。

11. 预防癌症

根据佛罗里达大学的研究报告，阻力训练可以隔绝引发癌症的活性氧，每周进行3次阻力训练，6个月下来，受试者的细胞氧化受损现象比不运动的人大幅减少。高强度运动也被证实能够预防乳腺癌，本书中有提供高强度间歇训练的章节。

12. 思考更敏捷

加拿大的学者发现：每周重训1次，持续1年之后，13%的受试者脑力都变强了。另一项研究指出：重训可以促进短期和长期记忆力提高、提升语文推理能力，还能延长专注时间，让你四肢发达，头脑更不简单！

13. 抗压性更高

适者生存，处理压力尤其如此。德州农工大学的科学家发现：保持良好身材的人，压力激素明显低于那些整天躺在沙发上的懒骨头。佐治亚医学院的科学家也发现：肌肉量越多的人，经历压力事件后，血压越可以较快恢复到正常值。

14. 人生更快乐

俯卧撑和引体向上就像抗抑郁的药物，能够改善你的情绪问题。悉尼大学的研究人员近期发现，举重练习可以大幅减轻抑郁症的症状，简短的有氧运动也具有同样的效果。博林格林州立大学的科学家曾经做过一个试验，让21名受试者每天花10分钟骑脚踏车，结果他们的情绪状态比没有骑车的对照组改善许多。

15. 赚到更多时间

这就是你选择这本书的原因，不是吗？如果一天只要花15分钟就可以获得运动所带来的各种好处，你就不会随便半途而废了，进而持之以恒地运动，因为你还保有更多时间去享受丰富的人生。

就从现在开始！

如果15分钟健身的效果真的如此惊人，为什么没有更多人一起加入健身的行列？那是因为之前他们还不懂得如何运用15分钟健身运动。但是现在不同了，借着各项新的研究发现，我们打造出一套最容易上手的健身计划，准备让所有人都能体验到15分钟健身的魅力。超快速健身计划根据各种不同的健身目标，为你量身打造各类运动，种类多到连我们都感到惊讶！

超快速健身计划是目前最万用的健身练习，而且你甚至不必上健身房（除非你想去），因为在客厅就可以完成好几组动作。至于高强度间歇训练，你可以选择游泳、骑车、跳绳、椭圆机或是健走。如果你在假日时喜欢打打网球，跑跑步，你会发现高强度间歇训练可以让你在运动方面的表现更为出色。第19页下方列有一周健身计划，你每周可选择3种超快速阻力训练加上一种高强度间歇训练进行练习。你的重训计划必须准备2套以上，因为必须经常变换动作，锻炼的效果才会更显著。重训专家兼STRIVE健康公司创办人暨合伙人维恩·菲利浦博士表示："人的身体会适应加诸在身上的挑战，如果持续转换不同的挑战，身体就必须不断适应，也就比较不会遇到所谓的停滞期，而且健身再久也不会感到无聊。"这就是为什么本书介绍超过80种15分钟健身动作的原因，好让你每天都能体验新鲜的花样。

你应该选择哪一种健身运动呢？如果你的目标是全身大改造，那就从全身训练开始吧！1周练习3次，持续练习3到4周。如果你想加强特定部位，选择就更加多样了，你可以交替进行不同的动作，例如1周内分别练习六块腹肌运动和三角肌运动。至于高强度间歇训练，就看你喜欢哪一种有氧运动而定。先翻开第十章，决定你想进行哪些运动。

如果你有大腿后侧紧绷、腰酸背痛、工作压力太大等特殊问题，本书还有特别设计的健身动作，有助于解决各种常见的身心病痛。每周有2天不必进行阻力训练，可以趁那两天来做做这一类的运动。

好，现在你都清楚了，健身不必占用很多时间，而且随时随地都可以进行，不论搭配器材或徒手运动都没问题。从今以后，再也没有借口可以阻止你练就一身好体格。赶紧翻到下一页，准备开始健身吧！

第二章
15分钟健身
所有你想知道的都在这里

发挥100%超快速健身效果的重要须知

第一次接触15分钟健身，人们难免会有各式各样的疑问，例如：你不是在开玩笑吧？这要怎么做？举重应该举多重？我要做到什么程度？需要用到器材吗？

15分钟健身需要注意的事项，在许多方面和其他健身运动没什么两样，不过有几条规则必须格外注意，才能百分之百发挥健身的效果。短时间健身运动的基本原则及哲理，还有你想问的各种问题，答案全都在本章的内容里。不论你在健身房、家里或其他任何地方练习本书的健身动作，只要是你需要的相关知识，我们绝对不藏私。假如你的死党说：“15分钟就可以锻炼肌肉？骗谁啊！”你大可一笑置之，继续专心把健身动作做完，然后利用多出来的时间好好享受生活。

一般建议的标准运动时间是半小时，15分钟只有一半怎么够?

问得好。15分钟其实不是建议标准时间的一半，因为15分钟健身的效果甚至还超过标准的建议量。不骗你。疾病控制与预防中心建议每天运动30分钟，指的是中等强度的运动，例如快走或是洗车。中等强度的运动必须每周进行150分钟才能发挥运动效果，换句话说1周5天，1天30分钟。不过，如果你选择强度更高的运动，好比说15分钟健身，就只需要官方建议时间的一半，也就是1周75分钟，1天10~15分钟即可。而且，越快速的健身，成效往往越显著。别忘了，澳大利亚学者曾做过一项试验：1天进行20分钟包括高强度冲刺训练的运动，每周3次，就可以有效减少脂肪。反观1天进行40分钟有氧运动的人，体重不减反增。

需要用到秒表吗?

不需要。为了让健身计划简单化，本书每一套健身运动都可以在15分钟内完成。如果你的休息时间比较久，那整个练习过程可能会延长几分钟，但是我们的终极目标是要让你以最有效、最快速的方式，在15分钟之内健身完毕。要是哪天你比较有空，想要多做两组循环动作或是把整套运动的分量加倍，那也没有关系。不过，老实说，你不需要这么做，因为健身过头反而会拖累原本的进展。《国际运动医学》杂志研究指出：将健身时程缩短至15分钟，比较能够让人持续运动。

健身前要吃些什么?

开始进行超快速健身之前，你不必吃什么特别的食物，因为健身运动可能会很激烈，尤其是高强度间歇训练，所以最好不要在运动前把胃塞得满满的。如果你已经超过3小时未进食，那么可以来个小点心垫垫胃，例如半根香蕉或一把坚果，让血糖升高，运动的能量才可以提升。等个30~45分钟之后，你就可以开始运动了。

多快可以看到成效?

2~4周，要看你进行哪一种健身运动而定。男性下半身的脂肪较少，所以如果你着重在锻炼腿部，大概2周就可以长出肌肉。

应该举多重才有效?

如果你以前没有举重的经验，记住这句话：感觉到“重”才可以。研究显示，举重新手通常会选择过轻的重量。有一项实验让新手自己挑选重量，结果所有人都挑得太轻，因此无法刺激肌肉生长。所以，如果你要开始举重，选一个你觉得重的重量，健身才会有效。先用这个重量学习举重的各种技巧，学成之后，再用另一个更厉害的方法挑选重量：选一个最重的重量，让你刚好可以确实做完每一个重复动作。确实做完就是不准偷懒，不能依赖惯性的力量举重。想找出最适合自己的重量，你需要做一些试验。拿杠铃仰卧推举来说，如果要做10下推举，请将心里想选的重量加上4.5~9千克，然后请一位朋友在旁边看着。如果你可以确实做完第8下，接着第9或第10下做得有点吃力，那这就是最适合你练习的重量。如果不到8下就不行了，或是做到背已经拱起来，就表示杠铃太重了，你必须减轻一点重量，再继续尝试。每一种动作的理想重量都不同，必须根据重复动作的次数来加以调整。

每一种健身要各做几下?

本书的每一种健身动作都有一篇“尽全力去做”的段落，说明这一套健身要如何进行，包括练习组数或循环训练（本书的健身大多是循环训练，稍后会再解释。）除此之外，每一项运动都有分解步骤的解说文字，告诉你每个动作要做几下。

需要放慢速度才有效吗?

才怪。事实上，动作快一点效果才更好。阻力训练专家史考特·马嘉帝博士在马里兰州的索尔兹柏里大学进行研究发现，如果动作做得快速而且精准，有助于练出更多肌肉。完成一套全身重训可以多燃烧28%的脂肪，也就是72卡的热量，大约等于多走了1.6千米的路。除此之外，快速健身之后的几小时内，新陈代谢的速度也会提高5%。

每一组动作之间需要休息吗?

一般来说不用休息。本书大部分的健身动作都是循环训练。所谓循环训练就是连续做一连串的动作，直到整套动作完成。在你完成第一次循环并开始第二次循环之前，中途不必休息。这种做法有个很重要的策略：不让心跳速度减慢的话，有氧动作就能帮助消耗卡路里，肌肉也会更结实。循环训练是运动最有效率的方法，因此本书绝大多数都是介绍循环。别担心，你的身体仍然可以休息，只是用“动态休息”的方式。本书许多健身都必须按照步骤进行，让上半身和下半身轮流运动。好比说先做一个深蹲，然后做胸部推举，接着一个抬臀，再做哑铃划船等等。如此一来，下半身运动的时候，上半身就可以趁机休息。

应该连着好几天都做一样的动作，还是间隔着练习?

分开练习。每周进行3次阻力训练，这3次不能连着做，中间要安排1天让身体恢复，还要再留1天给你自己选择的高强度间歇训练，最后剩1天什么都不做，纯粹休息。

德州大学加尔维斯顿医学分校的科学家进行一系列的研究之后，证实间隔一天进行举重练习能带来神奇的效果。简单来说，重训后的48小时内，人体会加速合成肌肉蛋白，可加速修复肌肉。所以，如果你星期二早上10点做了壶铃运动，肌肉会一直保持张力，新陈代谢也会处于加速的状态，两天之后肌肉的合成才会恢复正常。

那有氧运动呢？不是1周要做4次有氧运动才能减肥吗？

事实上，高强度间歇训练比传统有氧运动更能有效减肥。就算是超快速阻力训练，也可以让心跳加速。我们知道，高强度间歇训练结合重训和冲刺训练的特质，可以强化心肺功能、降低血压、控制胆固醇，还可以改善心血管系统，所以本书几乎所有的运动都算是有氧运动。

就算你的运动量已经超出“脂肪燃烧区”的范围，你照样可以燃烧大量脂肪。高强度运动可燃烧体内储存的碳水化合物，而且长期而言，这种运动可燃烧更多的体内脂肪。此外，高强度运动会刺激肾上腺素分泌，促使脂肪细胞释放出脂肪。高强度间歇训练专家马汀·吉巴拉博士目前在麦克马斯特大学教授人体运动学，他表示：“人体受到强度运动的刺激，会制造出更多产生能量的线粒体细胞和燃烧脂肪的酶。如此一来，运动时不仅燃烧肝糖（储存在体内的碳水化合物），也会一并燃烧脂肪。”

需要加入健身房吗？

可以加入健身房，但是没有必要。许多15分钟健身动作在自家客厅就可以完成，所需的器材不多，甚至不使用器材也可以运动。只要花点小钱，你就可以把自家改造为完美的健身房。当然，参加优质的健身房可以让你一窥健身运动的大千世界，这是在家健身所没有的好处，有些人（包括我自己）只要待在健身房，就会花更多力气和时间健身。很多男性在同侪中很容易受到激励，无论是出于竞争的刺激或是喜欢群体健身的氛围，有些男性只要和其他人一起运动，就容易被激发出动力。英国最近一项研究指出：和别人一起运动有助于分泌更多内啡肽，分泌量约为单独运动时的2倍。

我的建议是：马上开始运动。看你方便做些什么运动，先做了之后再检视成效如何。如果你运动得很开心，但是觉得器材不足，可以先翻到第16页看看“要准备哪些器材？”如果那些器材不能满足你的需求，就去加入健身房吧！

需要有人在旁边看吗?

不需要每次都有人在旁边看着你运动，因为这本书大部分的运动是利用自体重量或是轻量哑铃来练习，不会造成危险。不过，如果你使用的器材较重，或者要把杠铃高举至头部或胸前（例如卧举），为了安全起见，建议你找一位朋友在旁边看着，以免发生意外。

如何确定我运动的力道够强?

如果你运动时还有余力可以问问题，那表示你还不够用力。说真的，如果要举重，请遵守“应该举多重才有效?”（第12页）的方法。循环动作最后一两下应该要让你感到吃力，必须用尽力气才能做完动作，而且无法继续多做。至于高强度间歇训练可采用“说话测试”，看你在运动时还能说出几个字。研究人员发现，不必测试心跳，也不需要其他器材，光测试说话就能试验运动的强度，而且准确度相当高。研究人员建议以“宣誓个人决心（含31个字）”来进行测试，一边念一边运动。方法如下：

・低强度运动（热身）

可以轻松念完整篇31个字，而且呼吸速度正常。

・中强度运动（有氧）

可以轻松念出4至6个字，还不到用尽力气才能念出字来的地步。大部分的阻力循环训练都在这种强度。

・高强度运动（间歇）

必须用尽身上所有的力气（这就是高强度间歇训练最辛苦的部分。）在这种强度下运动，你只能在每次呼吸间勉强说出1至2个字。（等到你又可以轻松念完整篇誓言时，就表示你的身体已经完全恢复了。）

如果在午餐后运动，运动结束后需要吃东西来补充体力吗?

不需要立刻大吃一顿。只有耐力运动员才需要在运动后尽快吃东西或喝奶昔，因为他们刚才连续运动2个半小时。15分钟健身运动并不会把储存的肝糖消耗殆尽，而且你已经吃过午餐，不需要急着补充体力。

运动前需要做伸展运动吗?

说到伸展，大部分的人都只想到弯腰摸脚趾的伸展动作。这种伸展动作是不必要的。不过为了避免受伤且在运动时有更好的表现，让肌肉热热身是必要的。热身不必花很多时间，你可以原地跑步、做20下开合跳，或是做几下爬山式动作。马萨诸塞州负责训练奥林匹克运动员肌力的体能训练师艾力克・克瑞西，推荐一套他命名为“微波热身”的热身运动，只要短短45秒，就能让你全身热身完毕。每个动作都是左右两边各做6下：

1.抱膝步行

（伸展臀肌群和髋屈肌群）双脚站开，将左膝抬向胸前，双手抱住膝盖骨下方。身体站直，将膝盖拉近胸口中央。放开膝盖，向前弓步前蹲。

2.弓步前蹲

（伸展腹股沟和腿部）左脚往11点钟方向前踩，慢慢压低身体，直到左大腿与地板平行（右膝快要碰到地板）。保持下背挺直，接着双手往下放在地板上，靠近左脚。从这个姿势可以顺着进行第三个伸展动作。

3.伸手过头

（加强中背，伸展胸部，活化核心肌）左手贴地不动，右臂高举过头，身体向上转动，双手保持一条直线。接着右手放回地板，又回到弓步前蹲的姿势。

4.提臀

（伸展腿后肌肉）双手贴地，臀部抬高，双腿站直。接着右脚往前一步，然后站起。

现在，重复上面的动作，每次重复都要换不同的手或脚。

要准备哪些器材？

许多动作只需要靠自体重量就可以完成，其他则需要器材辅助。以下列出本书需要的器材。

哑铃：哑铃类的手持式重训器材是不可缺少的。本书许多动作需要使用哑铃，因为只要几组哑铃运动，就能训练全身的肌肉。哑铃不占空间，价格也比其他器材相对便宜（但别忘了货比三家不吃亏）。除此之外，使用哑铃的运动范围更广，甚至杠铃更好用。如果想要锻炼出最佳成效，建议你准备三种哑铃：轻量（1~7千克，1千克哑铃是肩部运动专用）、中量（9~16千克）、重量（40~18千克）。你也可以选择PowerBlocks方形哑铃，不仅功能多样化，而且更省空间。

训练凳：技术上来说，你不需要训练凳，因为很多训练动作可以利用平衡球、椅子甚至地板来进行。不过，如果姿势正确，训练凳确实可以让举重更轻松，如果你打算在家锻炼肌肉，训练凳是值得投资的器材。建议选择可调式训练凳，才能利用椅背上斜和下斜的角度来进行锻炼。训练凳在大部分的运动用品店都买得到。

杠铃：健身房里有标准的奥林匹克7英尺杠铃，重量达20千克，适合搭配深蹲、弓步、硬举和其他下半身运动。如果你喜欢杠铃，可以买短一点、轻一点的杠铃回家使用。

壶铃：俄国人在几十年前发明了这种附有把手的重量铁球，不过最近才开始在美国受到欢迎。壶铃的重量不在中心位置，因此比传统哑铃更难控制，稳定肌必须更用力才能掌控动作。壶铃的把手可延伸出其他具爆发性或摆荡力的动作，用来强化背肌、腿部、肩膀和核心肌。本书第256页起介绍两种壶铃动作，壶铃和哑铃一样有不同的重量，你也可以购买Weider Power Bell，它是多合一式的壶铃，并附上一组把手和可调式杠片，共可调整7种重量。

药球：我超喜欢药球。不需任何卷腹运动，光靠药球就可以帮你训练腹肌并加强核心肌。进行特殊运动训练时，药球是最好的辅助器材。药球有各种尺寸、重量和材质。建议你选购橡胶材质的药球，因为有弹力的药球可以对着墙壁和地板进行丢接练习。第272页~278页有完整的药球健身动作。

平衡球：又称为瑞士球或治疗球。这种大型的充气球是家庭健身房的良伴，适合训练身体的平衡，用来进行核心肌训练也非常适合。洛杉矶的欧希丹顿学院进行一项研究，受试对象是41位有运动习惯的人，结果发现在平衡球上做卷腹动作比在地板上练习有效，因为肌肉的活动更剧烈，上腹增加31%、下腹38%、腹斜肌24%。平衡球也可以取代训练凳，用来练习胸部推举和坐式运动。现在Target或Walmart等大型量贩店都有贩卖平衡球，你也可以在某些超市买到。

弹力带：如果你经常在外旅行，不妨带着几条弹力带同行。弹力带不仅轻巧而且价格便宜，一条在手就等于随身携带一座健身房。事实上，没有几种器材可以像弹力带具有那么多功能。你可以踩住弹力带中央，抓住两端练习手臂弯举，也可拉至肩膀处做深蹲动作，或是双手握住弹力带做直立划船，中途不必变换姿势。如果将弹力带两端绑紧，还可以用来进行各种臀部、腿部和臀肌群的运动。弹力带的厚度不同，阻力也就不同。Thera-Band的弹力带不含橡胶，Superbands则超级耐用，可长期使用。你也可以考虑添购一条固定带，用来将弹力带固定在门柱或杆子上。

泡沫轴：泡沫轴适合用在自我按摩，帮助身体恢复到最佳状态。将泡沫轴靠在身体酸痛的部位上来回滚动，就可享受到泡沫轴按摩的绝妙滋味。（第344页有15分钟超赞泡沫轴按摩。）泡沫轴的尺寸不论6英寸x18英寸或是6英寸x36英寸皆适宜，可以在运动用品店或网上商城购买。

跳绳：没错，随便一条绳都可以。如果想

33

33%的男性表示他们工作忙碌，没有时间锻炼身体。

要达到最好的运动效果，建议你购买竹节跳绳，也就是有一节一节的小塑料管串在绳子外面的跳绳。小塑料管会增加跳绳的重量，而且让跳绳保持U字形，不容易绊到脚。

博速球：将平衡球切一半，套上一圈平衡板，就成了博速球，看起来就像半颗平衡球放在一个平板上。博速球可以提升肌力并协调动作，将球面向上，可以练习卷腹、深蹲，甚至增强式跳跃。将球面向下，可以练习俯卧撑，站在上面还可以训练进阶平衡。

踏板或脚蹬箱：像Reebox这类有氧踏板可以作为一个稳固的平台，在上面进行登阶、垫高俯卧撑或增强式跳跃运动。如果你想要更坚固、高度更高的踏板，可以考虑可调式蹬脚箱。它的表面防滑，而且可以快速调整高度，无论进行登阶、单脚深蹲、上下半身运动或跳跃动作皆适宜。

15

《竞技与健身运动心理学》期刊指出：跟着音乐运动可以提高15%的耐力。

15分钟健身书使用说明

帮你打造出更精实、健美且强壮的体魄，而且只需花费一半的时间！

每周3次超快速阻力训练

从本书任选3种15分钟健身，排进你1周的健身计划中，而且每运动一次就休息1天，肌肉才有时间复原。你可以选择一三五排法，如下列表格所示。这三天可以做同一套健身运动，也可以安排不同的组合。（不过3个星期之后，你必须挑选不同的动作混合进行，否则一旦身体开始适应动作，运动的效果就会降低。）你有多样化的健身动作可以挑选，包括全身训练、特定肌群训练、针对特定部位的训练，以及预防背痛的训练。注意，如果你的运动目标有时间急迫性（例如去海边度假或是参加校友会），建议你3天都做全身训练，才能在最短时间内看见成效。等到任务结束后（再度将高中岁月抛诸脑后），就可以改练其他的动作了。有了这本书，你可以依照不同的需求，设计出符合个人目标的健身计划。

适度休息，让身体恢复

练习高强度运动的隔天，你可以休息1天或是进行15分钟非阻力训练，抑或进行一些自己喜欢的伸展运动。你也可以选择做一些轻量有氧运动，例如慢跑或是骑脚踏车。我们建议你做一些轻松的运动，不过一切依你自己的喜好为主。

做1次高强度间歇训练

每个星期1次，可以安排在星期六进行一项极具挑战性的高强度间歇训练。高强度间歇训练是燃烧脂肪和减肥瘦身的秘密武器。

1周至少放假1天

没错！你可以好好享受闲暇时光，做任何你想做的事。

15分钟健身的一周计划表

星期一	星期二	星期三	星期四	星期五	星期六	星期日
自体杠铃	休息、健走、轻量有氧或其他健身运动（自行选择）	经典运动	休息、伸展、轻量有氧或其他非阻力训练（自行选择）	沙袋运动	户外高强度间歇训练	悠闲的一天，可以好好放纵自己

第三章
超快速减肥计划

健康的饮食并不复杂，还可以帮助健身

本书有超过350种健身动作，但是要保持身体健壮、维持标准体重，没有一项运动比得过健康的饮食。也许你现在正急着好好去流一身汗，那就尽管先去运动吧，但是15分钟过后记得再回来阅读这一章，毕竟饮食和运动双管齐下，肯定比光做运动更加有效。

许多研究都证实一点：饮食加运动，效果更加无懈可击。请参考以下这份研究：数年前，宾西法尼亚州州立大学的研究人员找来一群体重超重的人，将他们分成2组。第一组只吃全麦制品的面包、面类、米饭，第二组则不吃全麦，只吃精制谷物。研究人员鼓励两组都定期从事中等强度运动，12周之后，第一组甩掉的小腹脂肪明显比第二组多。这2组受试者的运动强度不相上下，唯一的差别就是饮食。全麦的好处不仅可以帮助减脂，还可以降低心脏病和糖尿病的风险。

“C反应蛋白”是心脏病和糖尿病的危险指标，第一组受试者的C反应蛋白平均下降38%，第二组则没有什么改变。因此，如果想要健身效果加倍，并且加速消耗卡路里，随便乱吃是行不通的，你必须清楚自己该吃哪些食物。因此，我们设计了这套超快速减肥计划，教你选择健康的精益蛋白质，帮助身体形成肌肉。另外还有特殊的燃脂食物，可搭配各项健身运动，加速消耗你的脂肪。不管你有没有减肥的需求，这都是一份终身受用的健康营养饮食计划。

少吃碳水化合物，大量摄取蛋白质

科学证实，实行节食减肥，减掉的重量往往都是肌肉，而不是脂肪。但是要怎么吃才能够顺利减肥，并且保住帮助消耗卡路里的肌肉？答案就是：少吃某些碳水化合物，多摄取蛋白质，并且进行阻力训练。

许多研究都指出，蛋白质最能帮助身体一边增加肌肉，一边燃烧肥油。

《营养与新陈代谢》期刊指出，如果在饮食中多摄取30%的蛋白质，就可以减少摄取450卡的热量，并且不必靠其他的节食方法，12周之内就能减掉5千克。

重量训练可以将蛋白质转换成肌肉，伊利诺斯大学针对48位受试者进行研究，发现从事阻力训练并且摄取高蛋白的受试者，总共减掉了10千克（其中只有0.5千克是肌肉）。而另一组受试者食用高碳水化合物的饮食，热量与前一组相同，但是他们只减掉7千克，而且其中1千克是肌肉。

另一份研究也指出：减少摄取碳水化合物有益减肥。康乃狄克大学的运动科学家发表一项前所未有的研究，他们安排体重超重的受试者进行低碳水化合物的饮食，例如本书介绍的饮食计划，再加上1周3次的举重训练。结果出炉，受试者大约1周瘦下1千克，最后总共甩掉10千克。而且最厉害的是，这10千克有97%都是脂肪！

本饮食计划和15分钟健身一样，都是以快又有效为目标。我们不仅强调迅速有效，进行的过程也同样轻松不费时。本书第十一章另提供多道美味的食谱，每一道都可在15分钟内完成，此外，我们还教你如何进行厨房大改造，并附上最佳燃脂食物一览表。不过，在进入第十一章前，你应该先知道哪些不良的饮食习惯会妨碍你打造理想身材，并将这些坏习惯一一剔除。

37

一般20~49岁的男性，每日所摄取的糖分约有37%来自零食。

超快速减肥计划你不可不知的事

依照超快速减肥计划，你的食量将不减反增，只不过吃进去的食物可以帮助你燃烧体内储存的脂肪。你将会摄取更多蛋白质，包括蛋、奶酪、牛肉、鸡鸭鹅肉和鱼类，再加上一点天然脂肪。研究指出：这样的饮食方式可以帮助控制血糖、饥饿感和食欲。只要遵守这套饮食计划，你就可以轻松快速地“享瘦”，又不会饿肚子。大部分的人放弃饮食控制，主因就是吃不饱。

要吃什么？

这套计划很简单，共有三大类食物可以食用：优质蛋白质、低淀粉蔬菜，以及天然脂肪（请参照第27页表格）。零食可吃坚果、种子和低热量水果，并且别忘了多喝水。你不必花时间计算吃进多少卡路里，就照这种方法吃到饱为止，你的身体就会自动开始燃烧脂肪。快速健身，快速减肥，而且立刻见效。这就是本书的宗旨：超快速。

饮食指南

多吃优质蛋白质。每一餐都要吃蛋白质。蛋白质会帮助你从各方面燃烧脂肪。譬如：光是吃蛋白质就可消耗能量。蛋白质的卡路里，有25%会在消化、吸收以及其他消化过程的化学反应中燃烧殆尽，所以比起其他食物，蛋白质带给身体的热量相对较少。蛋白质同时也是天然的饱足食品，因为它所需的消化时间比碳水化合物更长。我们刚刚提到，蛋白质可以保住你辛苦锻炼并可加速代谢的肌肉，让你燃烧脂肪时不会减损肌肉。根据《竞技与健身运动的医学与科学》期刊的研究发现：假如饮食中有35%的热量来自蛋白质，运动员就不会流失肌肉；若蛋白质的热量只占15%，2周内平均就会

如何选购最佳面包

检查产品成分：

- 首要成分是全麦吗？
- 每一片面包的纤维含量都在2克以上？
- 是否含有菊苣纤维（菊寡糖）或聚葡萄糖？

前两题答案应为是，第三题为否。全麦制品可保留所有营养，你吃的应该是天然纤维，而不是菊苣纤维和聚葡萄糖等人工添加的食物纤维。

禁止狼吞虎咽

日本针对3 000名成年人所进行的研究显示，吃饭时狼吞虎咽的人，比细嚼慢咽的人更容易发胖，概率达3倍之高。

流失1.6千克的肌肉。

蛋白质饮食应该从早餐开始。普渡大学的研究发现：早餐时间食用精益蛋白质（如加拿大培根、蛋白或低脂酸奶），比起其他时间食用更能维持饱足感。蛋白质会一直留在体内，因此就算有人把一盒甜甜圈忘在咖啡机旁边，你也能轻松抗拒甜食的诱惑。波士顿大学营养学临床副教授琼塞格・布雷克建议："早餐至少要吃30克的蛋白质。"记住，蛋白质可以刺激肌肉生长，每吃进10~15克的蛋白质，身体就会刺激蛋白质合成，开始修复和生长肌肉。（由于这属于代谢活动，因此也会同时燃烧卡路里。）如果吃进30克的蛋白质，合成过程将会持续约3个小时，因此身体会增长更多的肌肉。

吃点脂肪无妨。几年前曾经掀起一阵低脂热潮，主张所有的食物最好都是零脂肪。结果呢？每个人照样变胖了。现在我们明白：膳食脂肪也是控制热量、进行脂肪新陈代谢的幕后功臣。根据《细胞新陈代谢》期刊的研究：橄榄油、坚果和牛油果都含有一种不饱和脂肪酸，又称"油酸"，能让你有饱足感。油酸在消化过程中会转换成化合物，间接释放抑制饥饿的讯号并传送至大脑。鲑鱼和牛油果等富含天然脂肪的食物具有ω-3脂肪酸，可帮助消除身体脂肪，降低三酸甘油酯（血脂肪的一种），提高促进健康的高密度脂蛋白胆固醇。只要注意脂肪的摄取量，搭配其他超快速减肥计划的饮食，你就可以一边摄取脂肪，一边继续瘦身。

设定淀粉上限。自1980年起，我们吃进的热量已经成长到每天500卡，而且其中80%都来自碳水化合物。在那段时间，肥胖人数的成长率也高达80%。这样的数据是巧合吗？我不认为。由此可知，我们必须控制那些高密度碳水化合物的摄取量，例如精制面包、意大利面、米饭、糖果、烘焙食品和马铃薯。想想看，淀粉其实是糖分假扮的。（有句话说：意大利面是长条形的糖。）其实淀粉就是一堆葡萄糖链接在一起，一旦碰到唾液，并经过一系列消化后就会分解成葡萄糖，进到血液里。由此可知，淀粉比蔗糖更容易影响血糖。不仅如此，淀粉还会促使身体囤积脂肪。如果一定要吃淀粉，请选择全麦制品或是小地瓜，至少它们的纤维可以减缓血糖上升。其他更棒的选择是藜麦，因为它含有高蛋白，而且纤维更多，碳水化合物含量更少。从现在开始，淀粉类的食物1天吃2份即可。

多吃多健康。有些食物既健康又能提供饱足感，可让你继续坚持超快速减肥计划，吃再多也不怕。纽约州立大学唐斯泰特医学中心有一份研究指出：他们调查2 000位少吃碳水化合物的人，结果发现减肥最成功的几位，每天平均吃4份以上的低淀粉蔬菜。这个结果并不意外，因为这些蔬菜富含饱足感纤维（和水分），热量低而且可以撑很久。当然，蔬菜还有丰富的维生素和矿物质，可以帮助身体抵抗疾病。水果有丰富的营养，不过吃水果的时候得多留心：莓果类和瓜类属于热量低且营养高的水果，可以安心享用，不过香蕉、菠萝、柑橘、葡萄和梨子都含有大量的果糖，不建议食用。

坚果、种子和低热量水果是最佳零食。可以把坚果加到你的饮食清单中，不过不可一次吃太多。1份30克坚果刚好等于35颗花生、24颗杏仁或是18粒腰果。零食类的食物1天吃2份即可。1份低热量水果大约是1/2杯。下午如果嘴馋或是刚运动完需要补充体力，喝1杯水果蛋白奶昔也不错。

小心热量藏在饮料里。美国人所摄取的热量，大约有1/10来自含糖的软性饮料（包括果汁）。改喝水或无糖的茶饮吧，这样可以帮助你更快减肥，而且也不容易反弹。

148

360毫升可乐的平均热量。

15种燃脂高手

以下这些食物一进入体内就会开始帮你雕塑身材，因为它们可以生成肌肉、促进脂肪燃烧，或者直接消耗能量（譬如消耗卡路里）。你只需要负责消化就可以了！今天就去采购吧。

杏仁和其他带皮坚果类
增长肌肉，维持饱足感

乳制品（零脂肪或低脂牛奶、酸奶、奶酪）
强化骨骼，加速减肥

蛋类
增长肌肉，燃烧脂肪

火鸡肉和其他瘦肉
增加饱足感，抑制食欲

莓果类
增加饱足感，预防饥饿

Enova食用油（成分是大豆油和菜籽油）
增加饱足感，不易转换成脂肪

花生酱
刺激睾丸激素分泌，燃烧脂肪，增长肌肉

油脂丰富的鱼类（鲑鱼、鲔鱼、鲭鱼）
增加饱足感，加速燃烧脂肪

葡萄柚
降低胰岛素，调节血糖和新陈代谢，记得连中间白色的膜一起吃

绿茶
加速燃烧脂肪

红辣椒
促进新陈代谢

菠菜和其他绿菜类
战胜自由基，加强复原能力，让肌肉更结实

全麦制品（藜麦、糙米、全麦谷片）
小分量就可以抑制身体储存脂肪

豆类
增长肌肉，有助于燃烧脂肪，调节消化

乳清
增长肌肉，燃烧脂肪

记住，健康的饮食必须简单迅速，否则你很快就会支撑不住，跑去附近的便利商店大吃特吃。只要每餐以蛋白质和蔬菜为主，就不会有问题（可以瘦下来了）。以下是为你示范的“超快速减肥之24小时饮食计划”。

早上：早餐绝对少不了蛋类料理。蒸煮炒煎都OK，再加点奶酪、青椒或甜椒，别忘了还有西红柿。肉类可选择香肠或加拿大培根等。

10点左右：一把坚果、一杯低脂酸奶、一份蛋白质奶昔，或者撕一些奶酪条配莓果，都可以让你饱足一整个上午。

中午：午餐最好来盘大份沙拉，要有一堆肉和蔬菜。肉类可选择鲔鱼、鸡肉或牛肉。如果想换口味，可以改吃汉堡，但是不要吃面包。除此之外还有鸡蛋沙拉和莴苣鲔鱼卷可供选择。如果想要更简便一点，那就吃昨天剩下的晚餐。

3点左右：下午3点总是让人昏昏欲睡，这时不妨来点蛋白质。一杯乳清蛋白奶昔，或是芹菜配果仁奶油，都能帮助你赶走瞌睡虫。

傍晚：晚餐很简单，挑一种你最想吃的肉，再搭配一大盘我们推荐的蔬菜，这样就万事俱全了。别老是吃鸡肉配绿色花椰菜（虽然它们是明星组合），因为要不了多久你就会吃腻了。试试烤白色花椰菜和球芽甘蓝，淋一点橄榄油，配上大蒜，就成了一道美味的配菜。再不然，也可试试烤芦笋佐牛排。尽情发挥你的想象力，尽情享受美食，然后感受肥肉离你远去的滋味。

更多美味的选择，请参考第十一章。

那饮料呢？

一份饮料的热量必须低于5卡。开水很方便，但是没什么新鲜感。可以买些花草茶，或是Crystal Light品牌的饮料。喝咖啡也行，但记得不可加糖。无糖汽水偶尔喝喝就好，如果还有其他更健康的饮料，那就别碰无糖汽水。

至于酒精类，假如你想快速健身，那就把酒类全都戒掉吧！（酒精会促使身体将热量储存成脂肪。）如果你舍不得向啤酒道别，那么一天最多只能喝一两瓶啤酒（或鸡尾酒和其他酒类）。调酒类和其他混调饮料千万不能碰，因为果汁、汽水和含糖饮料相加之后（譬如混调玛格丽特）会使热量快速飙升。

优质蛋白质	低淀粉蔬菜*		天然脂肪
牛肉	洋蓟	绿叶类	牛油果
奶酪	芦笋	蘑菇	黄油
蛋	小白菜	洋葱	椰子
鱼类	绿色花椰菜	甜椒	奶油
猪肉	球芽甘蓝	白萝卜	坚果种子类
家禽类	胡萝卜	菠菜	橄榄、橄榄油和菜籽油
大豆	白色花椰菜	西红柿	全脂沙拉酱
藜麦和酪蛋白粉	芹菜	芜菁	
	小黄瓜	栉瓜	

*蔬菜不包含马铃薯、豌豆和玉米。

少吃会让血糖飙高的食物

高淀粉、高糖分的食物会让血糖飙升，然后又急速下降，拖累你的超快速健身计划。常见的黑名单如下所示（如果是水果，就尽量少吃）：

香蕉
烤饼干
糖果
薯片
饼干
甜甜圈
葡萄
冰激淋
精制意大利面
白米
汽水
含糖茶饮
果汁
白面包

成功之道

如果你从来没尝试过这种饮食方式，刚开始难免会有些不适应的症状。以下是常见的问题以及解决方法。

肠道问题。不要一次吃太多高纤维蔬菜，要让身体有时间产生酶来消化。如果你担心自己谷类食物吃得不够多，纤维摄取量不足，可以吃一些补充纤维的饮品。

情绪不稳。改变饮食习惯之后，如果身体无法适应，就会发出抗议，让你感到焦躁或疲倦。这种情况通常在数天之后就会消失，但如果症状持续1周，就要注意水分的补给是否足够，而且务必摄取足够的脂肪。这份饮食计划的重点就是促进脂肪的燃烧，所以绝对不能忘记摄取作为燃料的脂肪。

停滞期。假如你的体重一直降不下来，可以做个简单的卡路里检验，看看你是不是在不知不觉中吃进过多的热量。你的理想体重（以磅计算）乘以12，大约等于一天所需的卡路里数。试着练习计算你每餐吃进多少卡热量，几天之后，你就可以估算出每天适当的食量了。

第四章
15分钟全身运动
史上最轻松的锻炼肌肉法和减肥法

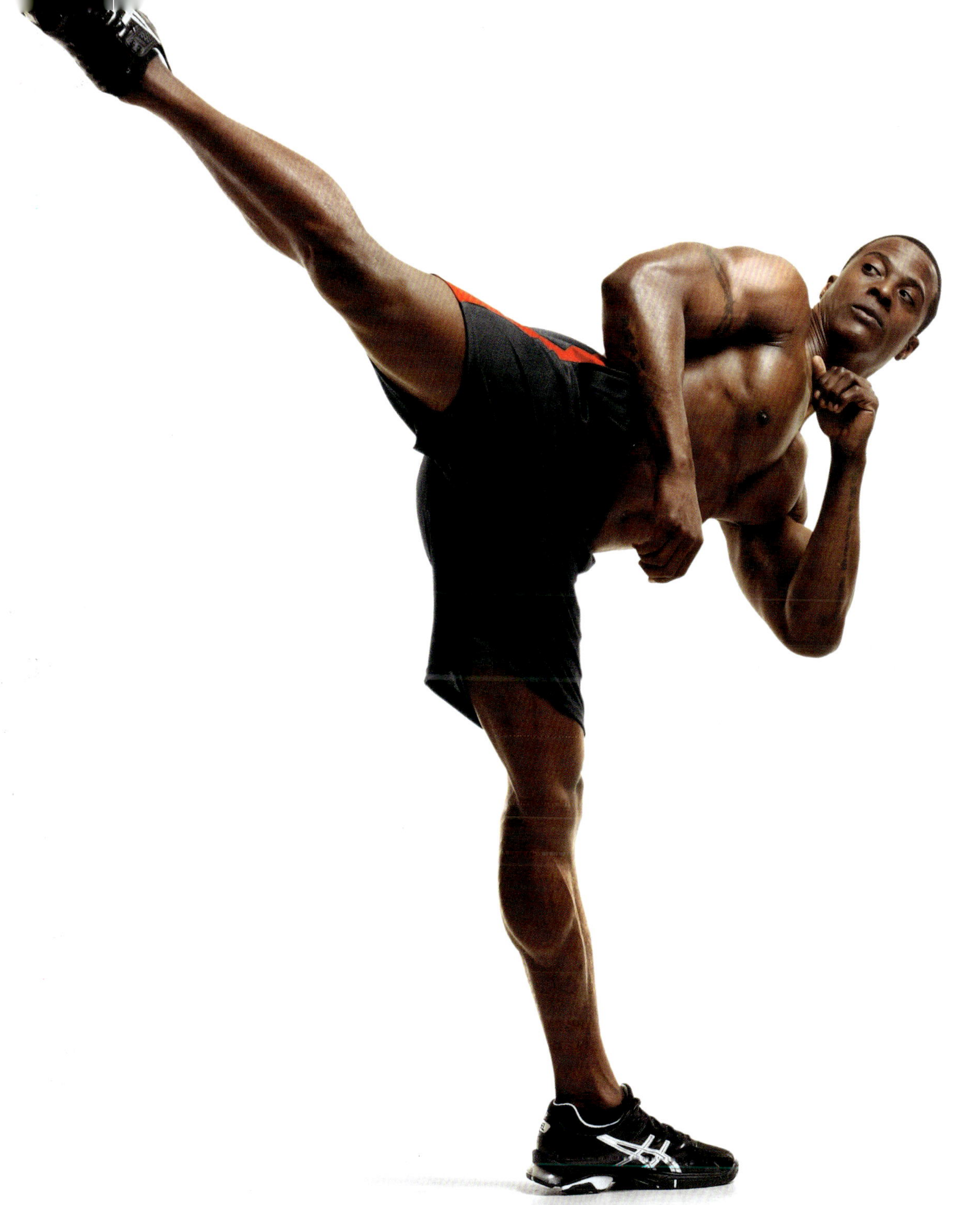

超快速
全身运动

不要再找借口了。为了增进健康，让身材更健壮，更有自信，谁都可以挤出15分钟，况且一周只要4天。我们准备了一整套健身动作，让你从头到脚都动起来，而且无论你是运动方面的菜鸟或老手，通通都能适用。每一组动作都极度耗费体力，而且相当富有挑战性，能够从不同的角度和速度来测试肌肉的能耐，保证让每一条肌肉纤维都活动起来。

除此之外，我们还特别为你介绍各式身心运动（因为我们知道，有舒畅的心情才会让身体更健康），例如15分钟的舒压运动。除了阻力训练之外，身心运动也是很好的健体运动，而且任何时间都可以进行，帮助你纾解压力，提升身体的柔软度。

先从自体的重量开始……

如果你已经很久没有接触重量训练，建议你先从自体重量的健身动作开始。为什么？因为你不需要任何器材，随时随地都能进行。自体运动的目的在于伸展和锻炼全身的关键肌群，等到身体进入状态之后，才能应付本章后面以及其他章节的进阶运动。不要误以为自体重量的运动很轻松，虽然不必跑健身房又不需要使用任何器材，但这样的运动反而最辛苦也最有效。完成初级、中级到进阶的健身训练之后，你就会具备足够的肌力和精力，继续挑战后面更多需要使用哑铃和杠铃的运动项目。

先睹为快：15分钟全身循环训练

什么是循环训练？

循环训练既迅速又有效，因为它结合了有氧训练和阻力训练的特质，可以同时加速心跳和增长肌肉。循环就是做完一组动作之后，休息10~30秒，再继续下一组动作。整套运动做过1遍就是1次循环。循环和循环之间需休息1~3分钟。

肌力与敏捷度 / 初级

只要4个动作，就能让你燃烧脂肪、增长肌肉，带动新陈代谢。记住，动作的强度必须做足，姿势务必正确。我们在第一章就说过：选择全身循环训练，8周之后你就能甩掉2千克的脂肪，并增加1千克肌肉。（有些人甚至不需要8周的时间！）加州峡谷学院的肌力体能训练师暨教练罗柏·雷米迪欧斯设计了这一套高强度的重训计划，非常适合初学者练习。

尽全力去做：

一组动作做30秒，稍微喘口气，不要超过30秒，然后接着下一组动作。一直循环整套动作，直到用完15分钟。

柔道俯卧撑

锻炼胸肌、手臂、背肌、核心肌。

以倒V字姿势做俯卧撑，保持臀部抬高，直到下巴贴近地板

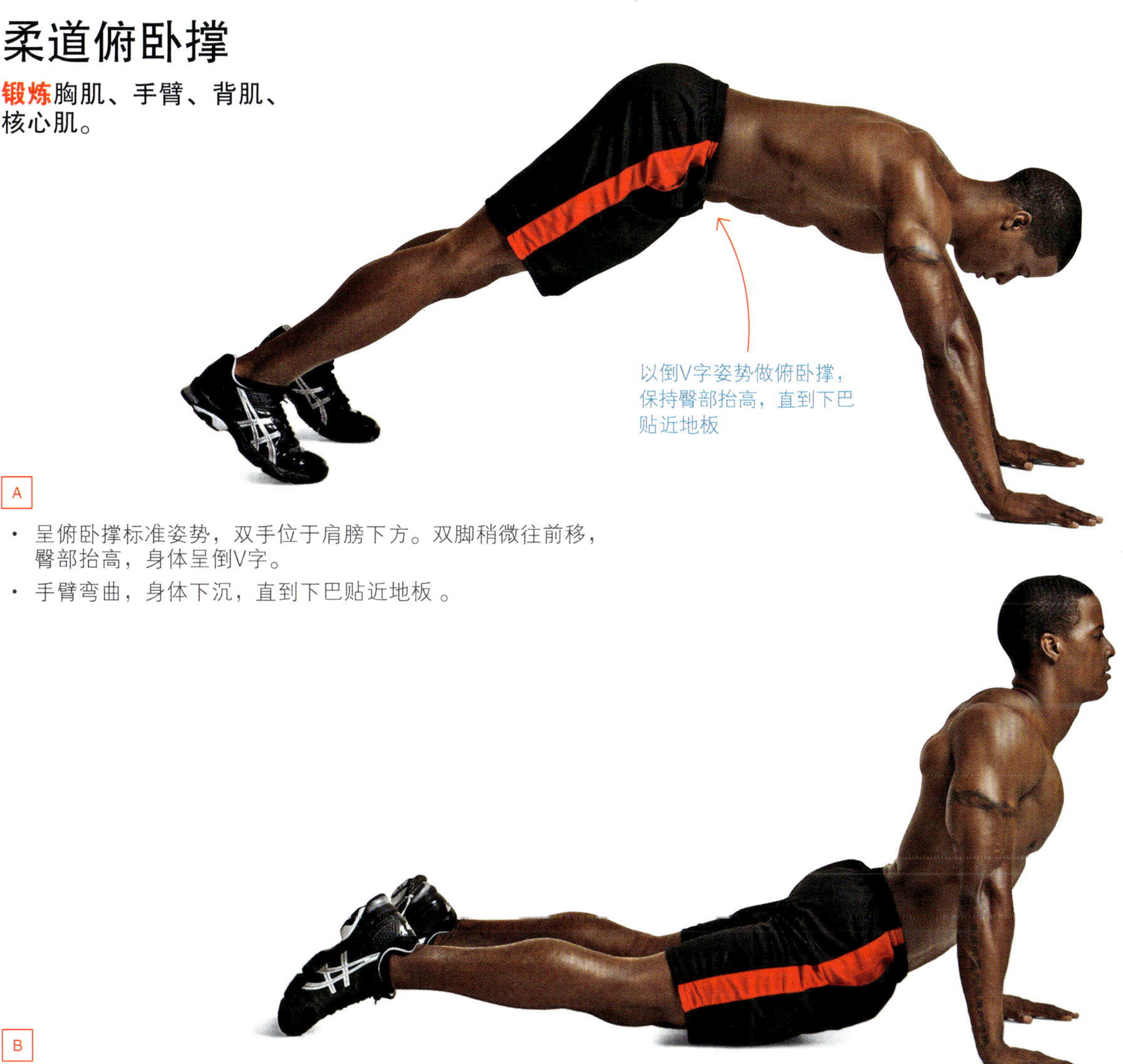

A

- 呈俯卧撑标准姿势，双手位于肩膀下方。双脚稍微往前移，臀部抬高，身体呈倒V字。
- 手臂弯曲，身体下沉，直到下巴贴近地板 。

B

- 身体保持俯卧撑往下的姿势，接着将头部和肩膀上抬，同时臀部下沉，几乎要碰到地板。回到起始姿势之后，再重复以上动作。

重复次数：30秒内尽力而为。

肌力与敏捷度 / 初级

跷跷板弓步

锻炼股四头肌、臀肌群、大腿后侧、小腿肌

A

- 双脚张开与臀部同宽，双手放在臀部侧边。

B

- 右脚往前踩呈弓步，身体下沉直到左脚弯曲呈90°、左膝几乎碰到地板为止。

C

- 右腿伸直抬起，往后踩一步，变换成左脚弓步。动作要一气呵成。
- 现在换左脚前踩弓步，身体下沉直到右脚弯曲呈90°、右膝几乎碰到地板为止。
- 同一只脚重复前踩弓步和后踩弯曲。
- 重复以上动作，30秒后换左脚。

同一只脚重复往前踩和向后弯，就像跷跷板一样，等到下一组再换脚
注意前脚膝盖不要超过脚尖

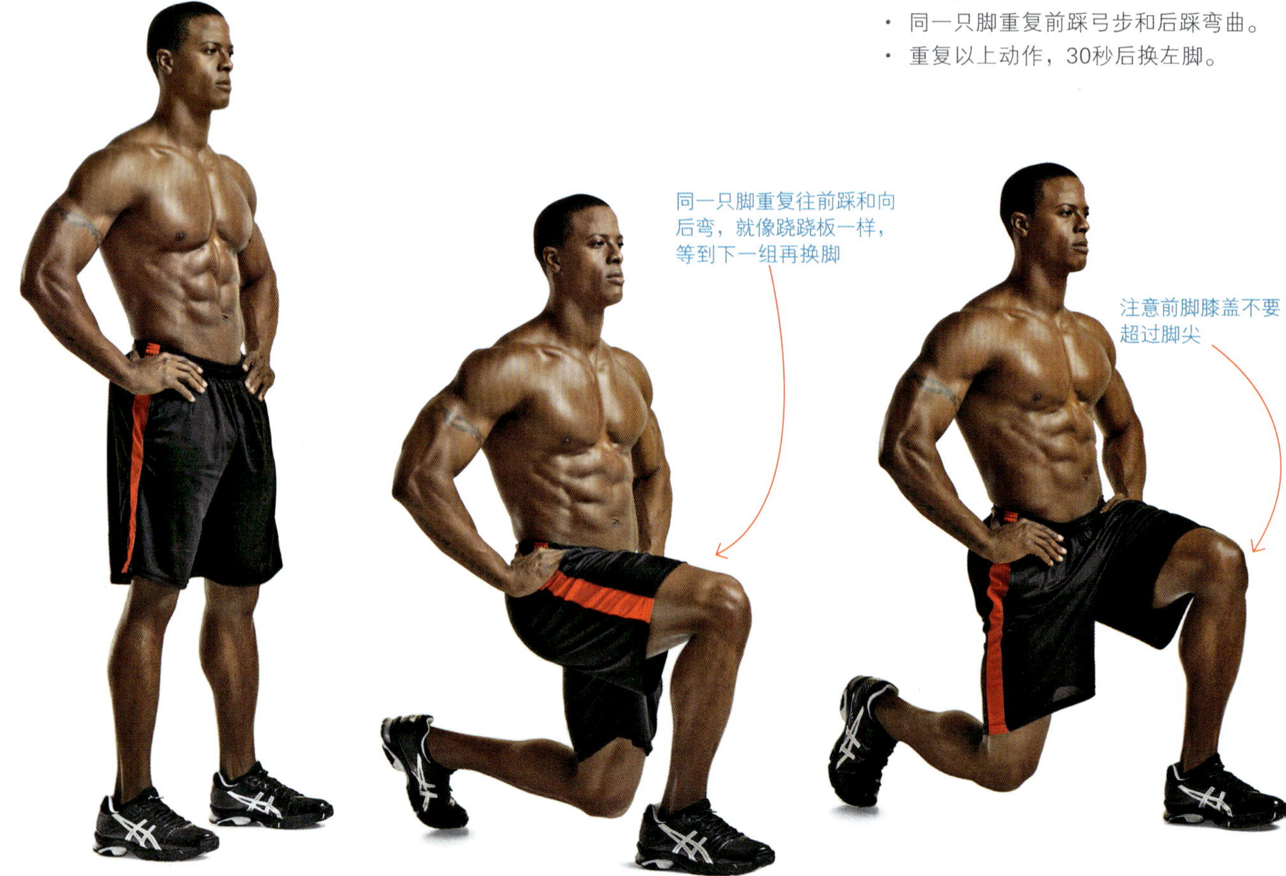

重复次数：30秒内尽力而为，左右脚各30秒。

滑墙

锻炼背阔肌、斜方肌、后三角肌。

A

- 呈站姿，臀部、上背和头部贴紧墙面。双手直举过头，肩膀、手肘和手腕也要贴紧墙面。

重复次数：慢慢做，30秒内尽力而为。

这是手臂收到一半的样子。继续弯曲手臂直到手肘收到身体两侧为止

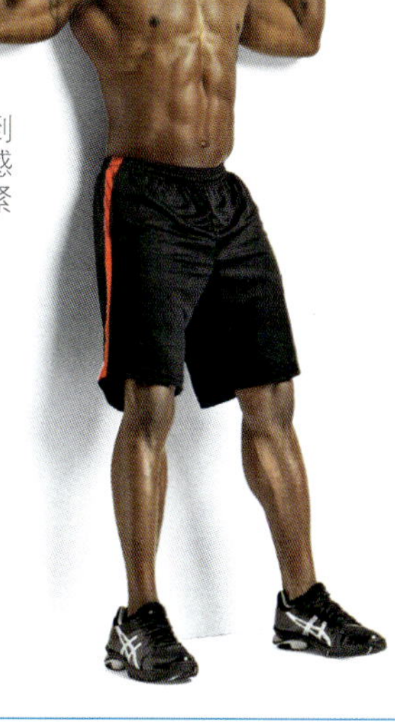

B

- 贴墙部位不动，手臂弯曲，直到手肘收到身体两侧为止。你会感觉到肩膀和肩胛骨中间的肌肉紧绷。
- 回到起始姿势。

平板式前伸

锻炼所有支撑脊椎的腹部肌肉。

> 小提示：这个动作有点难度，多做偏手俯卧撑可以帮你达成目标。偏手就是其中一手的位置往前移30厘米。

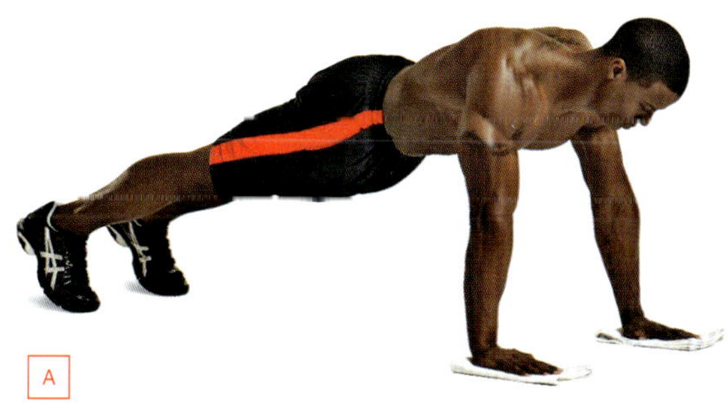

A

- 在平滑的地面上呈俯卧撑标准姿势，双手位于肩膀下方，各放在一块小毛巾上。毛巾也可以换成Valslide滑盘、Core Sliders握盘或纸盘。

试着把手臂完全伸直

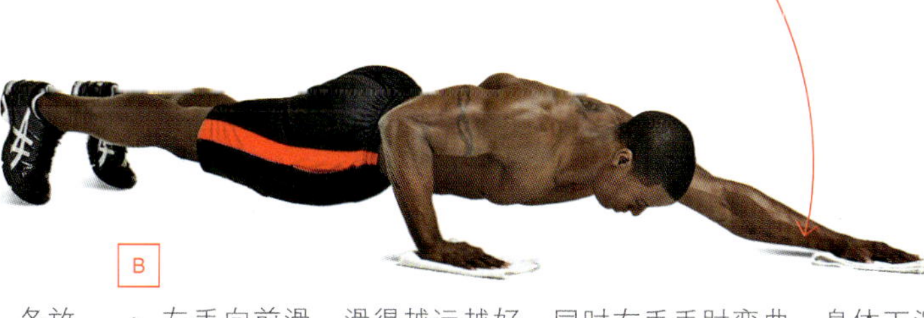

B

- 左手向前滑，滑得越远越好，同时右手手肘弯曲，身体下沉直到快碰到地板。
- 左手收回到起始位置，同时右手打直。
- 换成右手向前滑，左手手肘弯曲，重复以上动作。

重复次数：30秒内尽力而为，两手轮流。

自体杠铃（一）/中级

这部分同样不需要去健身房或使用任何器材。接下来2组动作都会运用到多重肌肉，使心跳加速，同时燃脂和增长肌肉。此外，还可以强化核心肌，训练平衡能力，让你日后进行激烈运动时可减少身体上的伤害。轮流练习动作（一）和（二），但是记得中间要休息1天。

尽全力去做：

轮流做3次Y字深蹲和蜘蛛人俯卧撑，另外3组动作则按照顺序当成一个循环，中间不休息。也就是说，完成蜘蛛人弓步之后，回头再做1次深蹲跳跃。这3组动作循环总共要做3次。

Y字深蹲

锻炼股四头肌、臀肌群、大腿后侧。

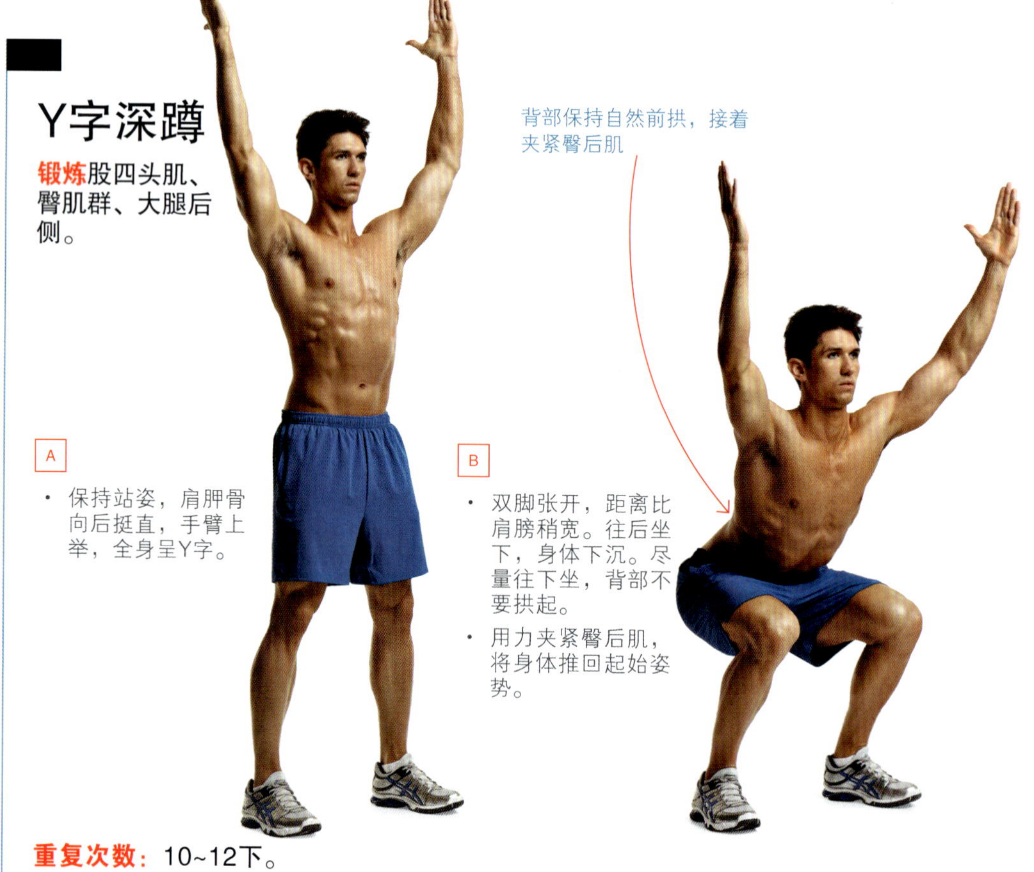

A

- 保持站姿，肩胛骨向后挺直，手臂上举，全身呈Y字。

B

- 双脚张开，距离比肩膀稍宽。往后坐下，身体下沉。尽量往下坐，背部不要拱起。
- 用力夹紧臀后肌，将身体推回起始姿势。

重复次数：10~12下。

蜘蛛人俯卧撑

锻炼胸肌、手臂、核心肌。

A

- 呈俯卧撑标准姿势，双腿伸直，收小腹。

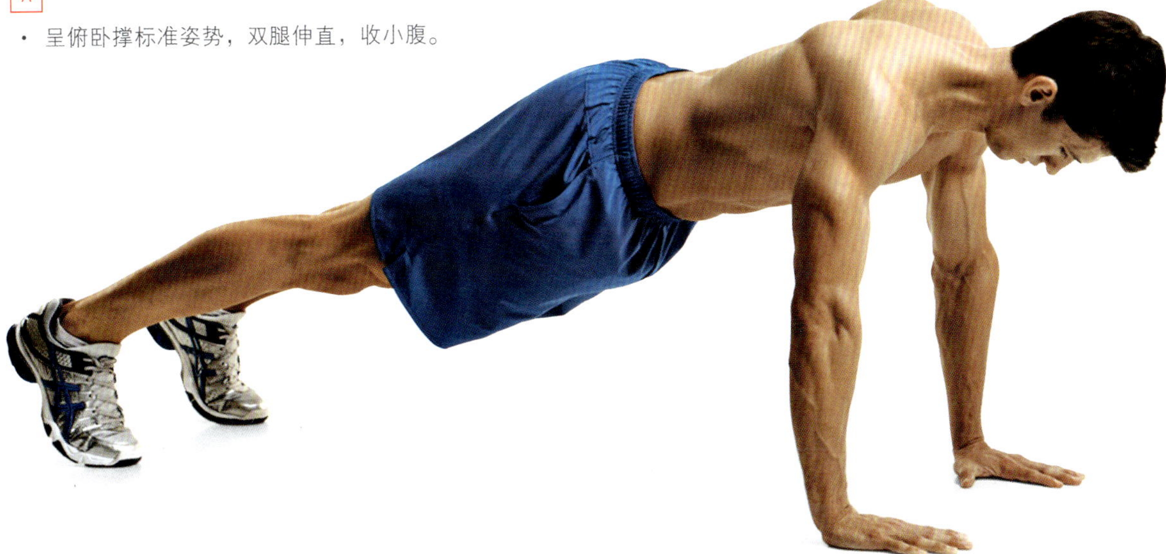

B

- 身体下沉，同时右腿弯曲，将右膝转向外侧，直到右膝碰到右手肘为止。脚必须离地，保持腹部朝下。
- 双手撑直，将右腿回到原地。接着换左边重复以上动作，左右完成算1下。

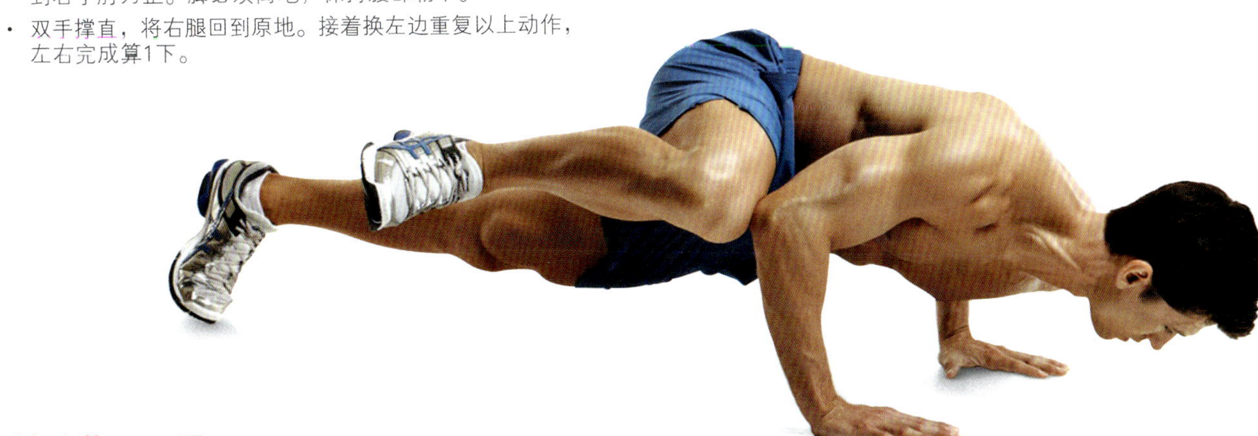

重复次数：5~6下。

自体杠铃（一）/中级

深蹲跳跃

锻炼腿部的快速收缩肌肉纤维。

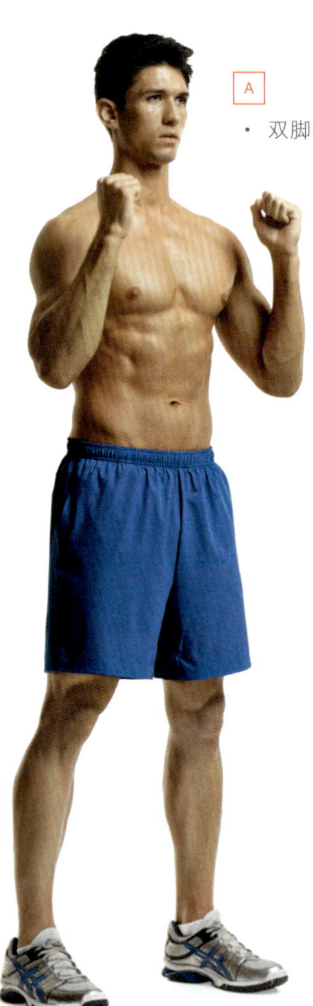

A

- 双脚张开与肩膀同宽。

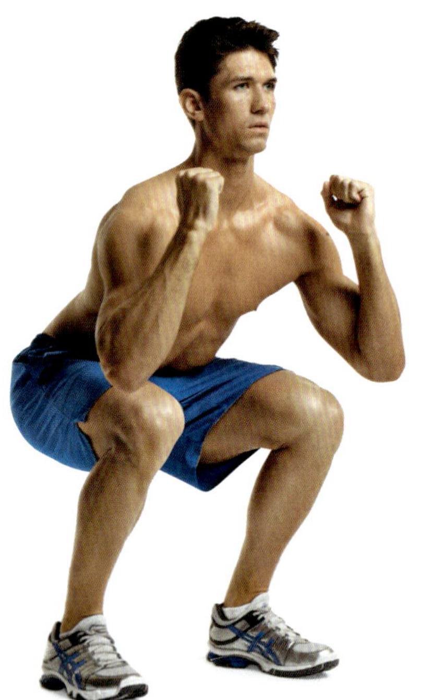

B

- 臀部往后推，膝盖弯曲，身体尽量压低。
- 停顿片刻，然后站起来。

用尽全身力量往上跳，保持双脚张开。轻轻着地，接着立刻再做一个深蹲

C

- 再深蹲1次，接着直接跳起来，跳得越高越好。做完算1下。
- 着地后，做1个普通深蹲。轮流深蹲和跳跃。

重复次数： 8~10下。

单腿罗马尼亚硬举

锻炼下背肌、核心肌、臀肌群。

小提示：臀部为主的运动可以增进肌肉平衡感和稳定性。

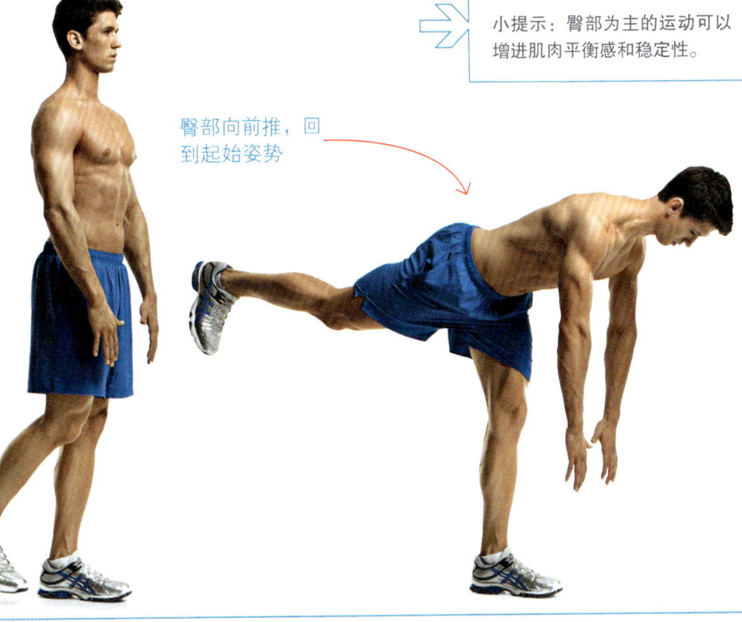

A

- 左脚站稳，右脚往后抬，双手垂于身前。

B

- 脊椎自然前拱，臀部向后推，手臂下沉，将上半身靠往地板。
- 夹紧臀肌群，脚跟往前推回地板，回到直立站姿。
- 做完8~10下，再换右脚站地，左脚抬起。

重复次数： 8~10下。

蜘蛛人弓步

锻炼胸肌、核心肌、腿部。

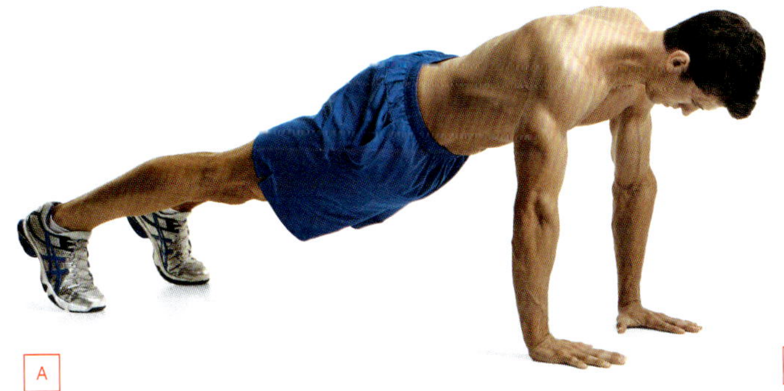

A

- 呈俯卧撑标准姿势，双腿伸直，收小腹。

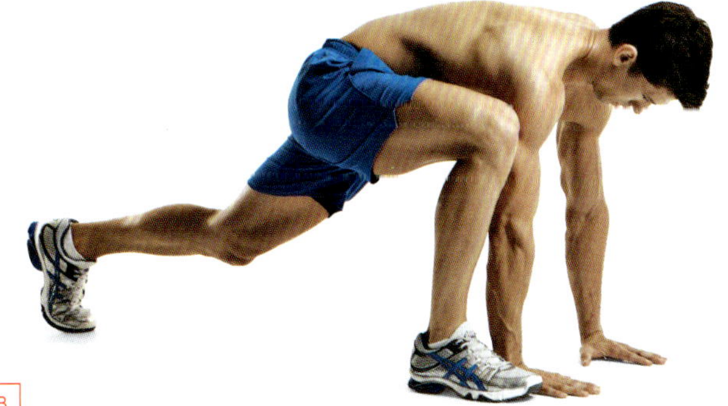

B

- 右脚举起，膝盖弯曲，将右脚踩在右手外侧。
- 回到起始姿势，换左脚跨到左手外侧。左、右各做1次算1下。

重复次数： 8~10次。

自体杠铃（二）/中级

尽全力去做：

轮流做3次自体重量深蹲和近手俯卧撑。另外3组动作则按照顺序当作1个循环，中间不休息。这三组动作循环总共要做3次。

正确的蹲姿是臀部先向后推，膝盖再弯曲。脚跟用力踩地面就可以站直
脚尖微微向外打开，往下蹲的时候不要踮脚尖

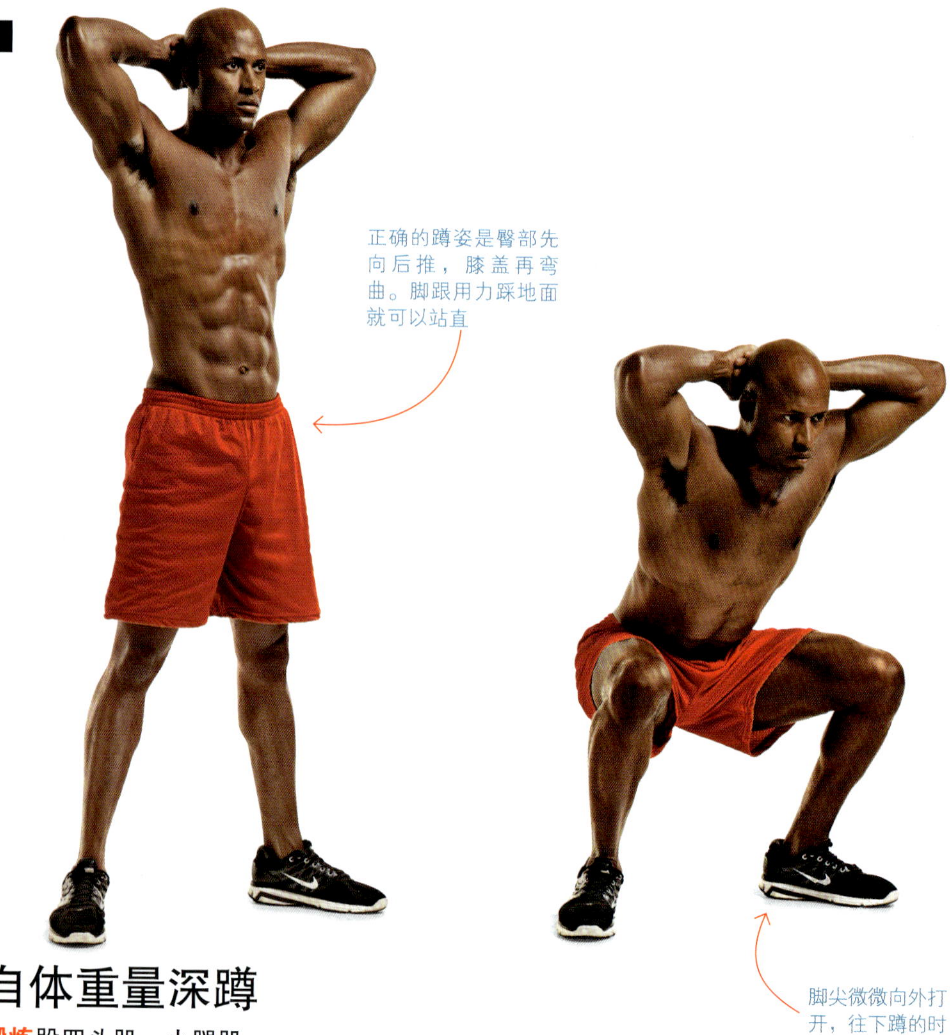

自体重量深蹲

锻炼股四头肌、小腿肌。

A

- 呈站姿，双手抱头，胸部挺直，手肘向后伸直。

B

- 臀部往后推，膝盖弯曲，身体尽量压低，脊椎保持自然前拱。
- 夹紧臀肌群，回到起始姿势。

重复次数： 10~12下。

近手俯卧撑

锻炼肱二头肌、肱三头肌、胸肌。

A

- 呈俯卧撑标准姿势，但是双手的位置比肩膀稍窄，以方便稍后将手肘收拢至身体两侧。手臂打直。

动作时，头部和身体要呈一条直线
双手约相距15厘米，胸围较宽的人可以隔远一点

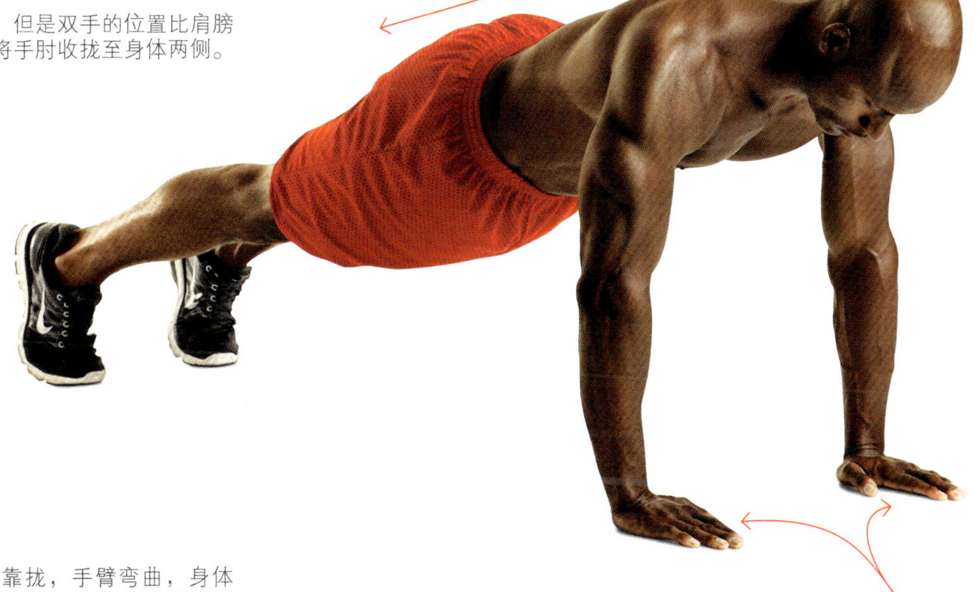

B

- 手肘收至身体两侧靠拢，手臂弯曲，身体尽量下沉直到离地板2.5厘米为止，然后回到起始姿势。

上臂和手肘尽量靠近身体两侧，身体下沉。这个姿势可以强化肱三头肌

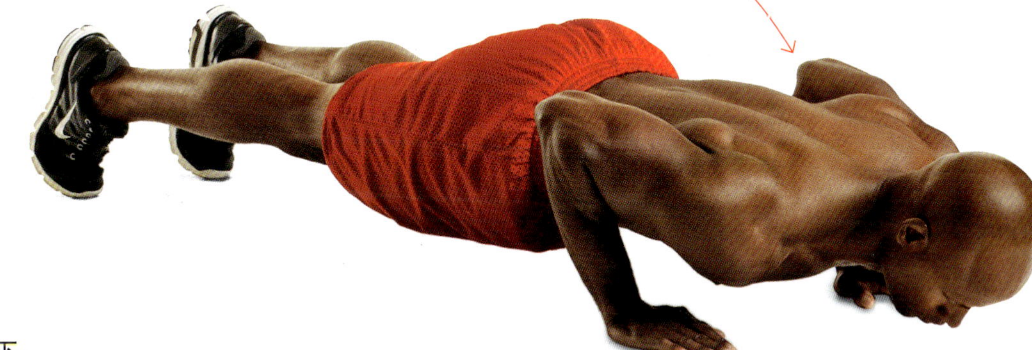

重复次数： 10~12下。

自体杠铃（二）/ 中级

5秒前弓步

锻炼股四头肌、小腿肌。

A

- 呈站姿，单脚往前踩一大步。

B

- 往前踏出的脚，大腿应与地板平行。后弯的脚，膝盖贴近地板。维持这个姿势5秒。
- 回到起始姿势，然后换另一只脚重复以上动作。

保持核心肌紧绷
双脚与肩膀同宽
保持胸部挺直，
身体打直
前脚小腿与地
板呈90°
后脚膝盖几
乎碰地

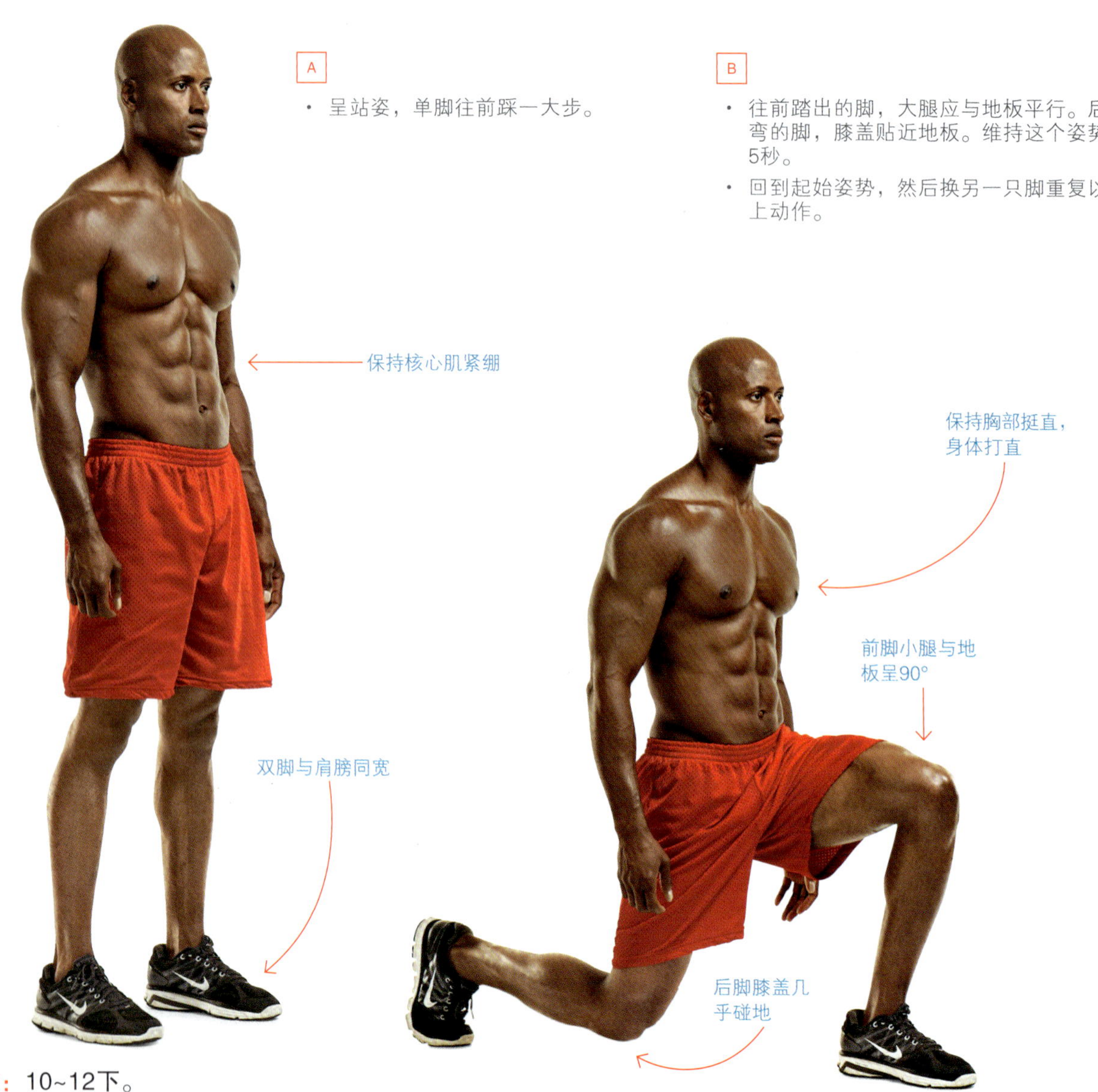

重复次数： 10~12下。

登阶

锻炼臀肌群、大腿后侧。

小提示：如果想提升动作的难度，可试着从头到尾将双手前伸，与地板平行。
整只脚平放在踏板上，脚尖朝前

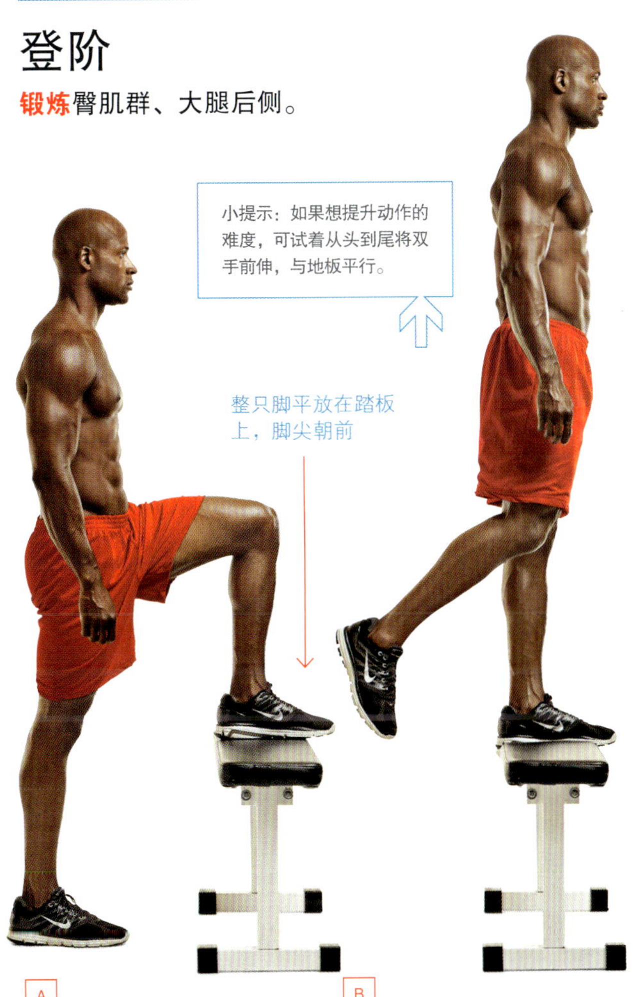

A

- 双手垂放在身体两侧，一脚踩在踏板上，离地约60厘米。

B

- 脚跟往下踩，将腿打直，抬起另一只脚。
- 回到起始姿势。单脚做8~10下，然后再换另一只脚重复动作。

重复次数： 一只脚做8~10下。

跳跃

锻炼腿部的快速收缩肌肉纤维。

A

- 双脚与肩膀同宽，臀部和膝盖放低。

B

- 向上跳跃，尽可能跳高，接着轻轻落地。放低姿势，然后重复动作。

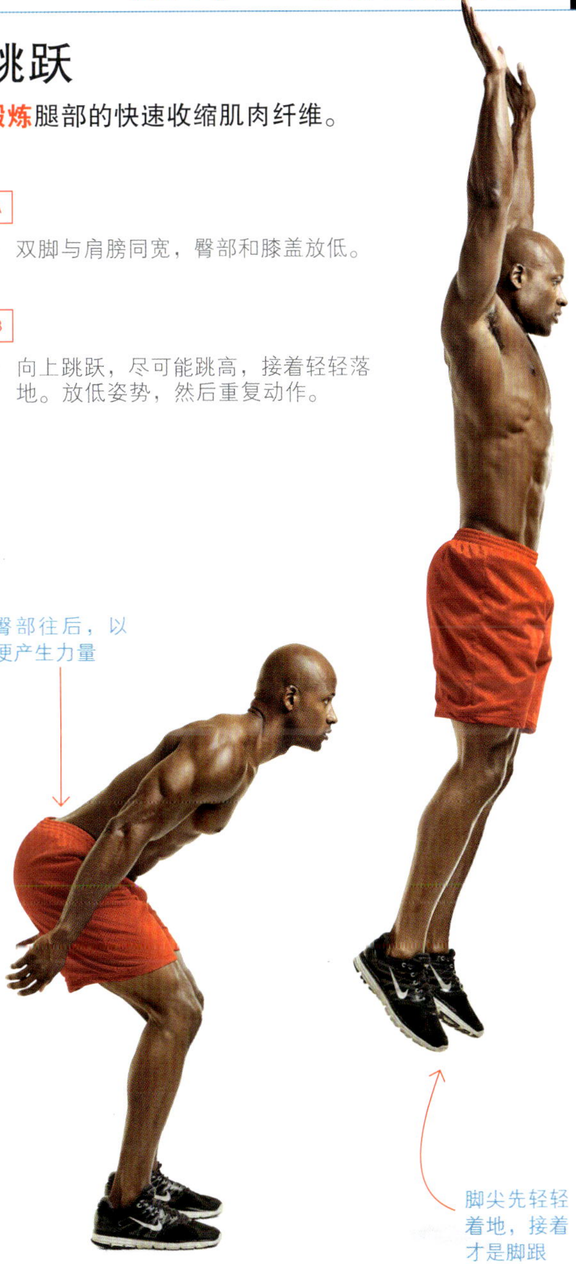

臀部往后，以便产生力量

脚尖先轻轻着地，接着才是脚跟

重复次数： 10下。

告别小腹！居家健身经典（一）/进阶

居家健身经典（一）和（二）取材自《甩掉大肚腩！节食术》中的100种自体重量运动，结合阻力训练和健身体操，是一套高效率的全身运动，在家就可以进行。轮流做健身（一）和（二），中间休息1天。之后可以选择一种或两者一起搭配重量器材训练，打造专属你的重训计划。

尽全力去做：

轮流做3次倒立肩膀俯卧撑和坐姿单脚站起，另外3组动作则按照顺序当作1个循环，中间一样不休息。这三组动作循环总共要做3次。

倒立肩膀俯卧撑

锻炼三角肌、胸肌、肱三头肌。

A

- 踩在训练凳上，双手贴地，张开距离比肩膀稍宽，距离训练凳约30~60厘米。
- 臀部抬高，让身体尽量呈90°。

B

- 慢慢弯曲手臂，头部往下接近地板。
- 保持姿势不动，然后肩膀和肱三头肌用力，将身体推回到起始姿势。

重复次数： 10下。

手臂打直
双手距离比
肩膀稍宽
倒立式俯卧撑可以强
化肩膀和肱三头肌

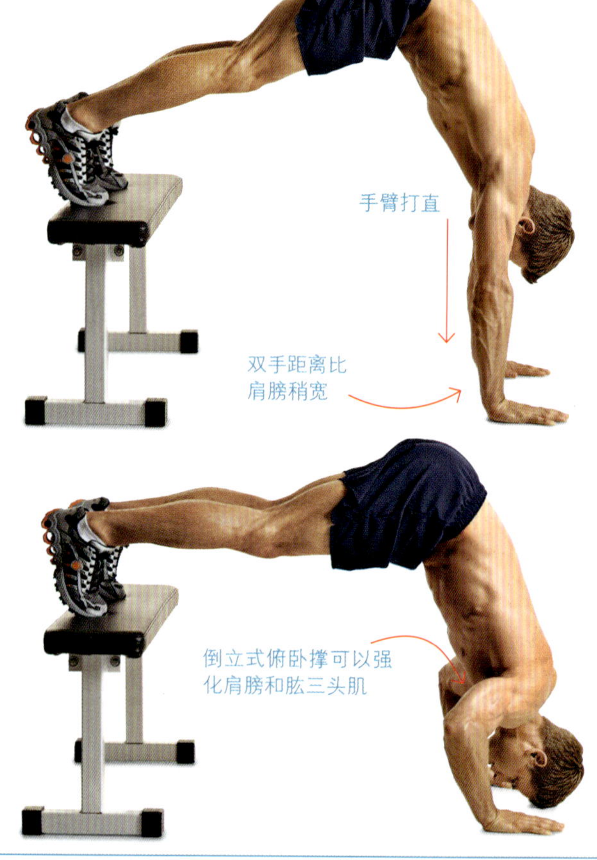

坐姿单脚站起

锻炼股四头肌、小腿肌。

A

- 坐在训练凳上，背部挺直，双手向前伸直与肩膀同高，并且与地板平行。
- 右脚抬离地板。

B

- 脚跟踩地板，把身体往上推，不可向前倾斜（如果动作太难，可把踩在地上的脚往后挪一点。）
- 坐下，重复以上动作。

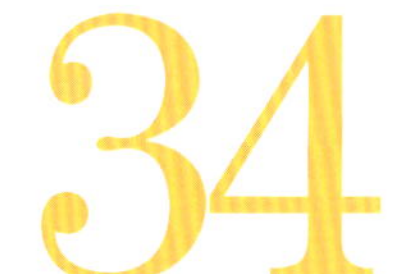

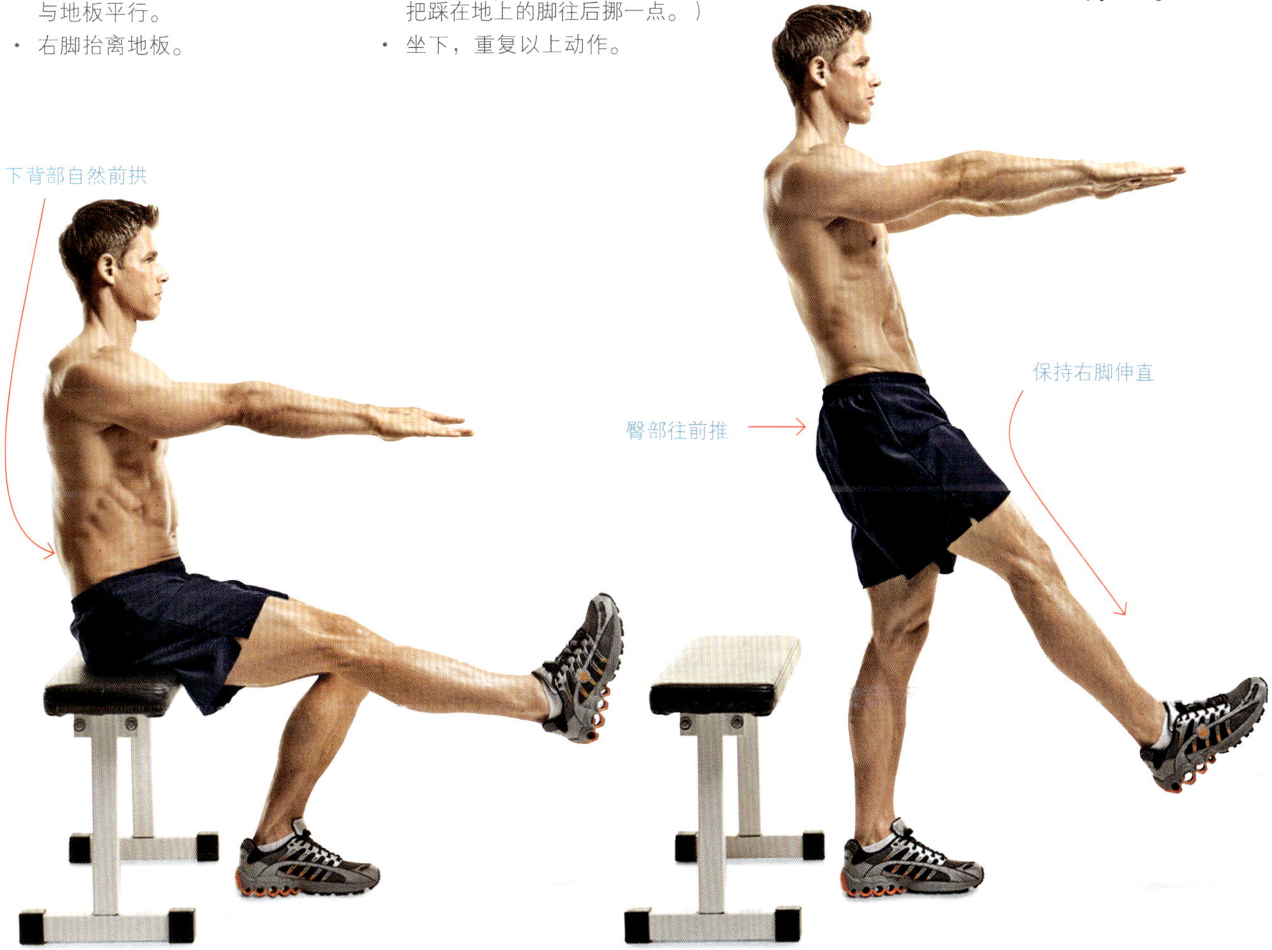

如果每天呆坐6小时没事干，14年内死亡的风险将升高34%。

下背部自然前拱

臀部往前推

保持右脚伸直

重复次数：双脚各4~6下。

告别小腹！居家健身经典（一）/进阶

爬山式

锻炼腿部、肺部。

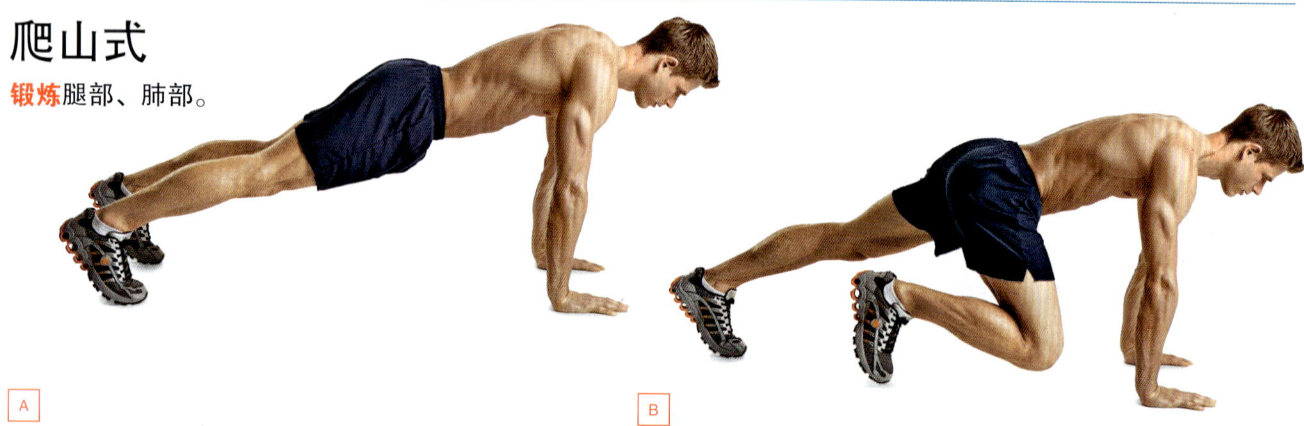

A

- 呈俯卧撑标准姿势，双手放在肩膀下方，双腿伸直。这是起始姿势。

B

- 单脚抬起，将膝盖向前靠向胸口。
- 把脚收回来，换另一只脚的膝盖靠近胸口，然后再收回来，回到起始姿势。
- 左、右、左、右轮流动作，保持姿势正确。

重复次数： 双脚各10下。

宽手俯卧撑

锻炼胸肌、手臂。

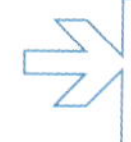

小提示：双手间隔越远，动作强度越高。

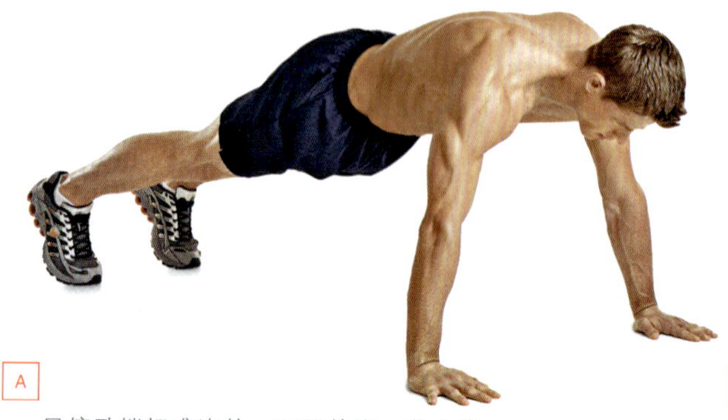

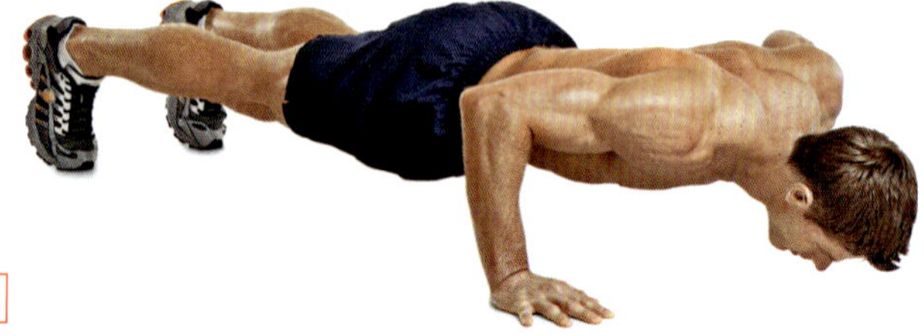

A

- 呈俯卧撑标准姿势，双腿伸直，收小腹。
- 双手打开，距离比肩膀稍宽。

B

- 手肘弯曲，身体下沉，胸口往地板靠近，直到上臂与地板平行。
- 双手推回起始姿势。

重复次数： 20下。

悬垂臂划船

锻炼斜方肌、后三角肌、菱形肌。

A

- 架好锻炼引体向上的单杠，或者把其他单杠设在髋部的高度。
- 躺在单杠下就位，脚跟碰地，正手握住单杠，双手间隔比肩膀宽2.5~5厘米。

手臂伸直悬吊，双手打开比肩稍宽
眼睛看天花板。身体从头到脚踝呈一条直线

B

- 身体保持直线，背肌用力，将胸口拉近单杠。
- 慢慢放松，直到手臂伸直。

手腕不乱动
肩胛骨夹紧

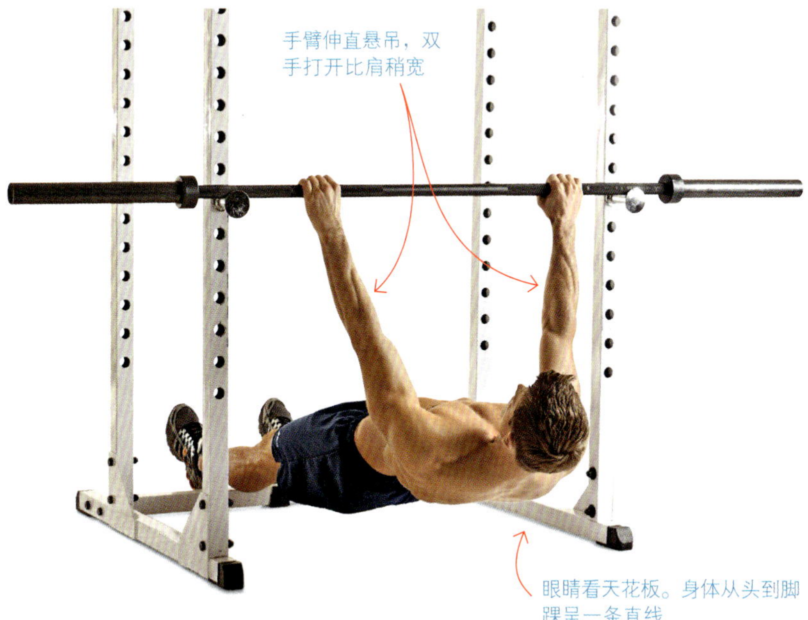

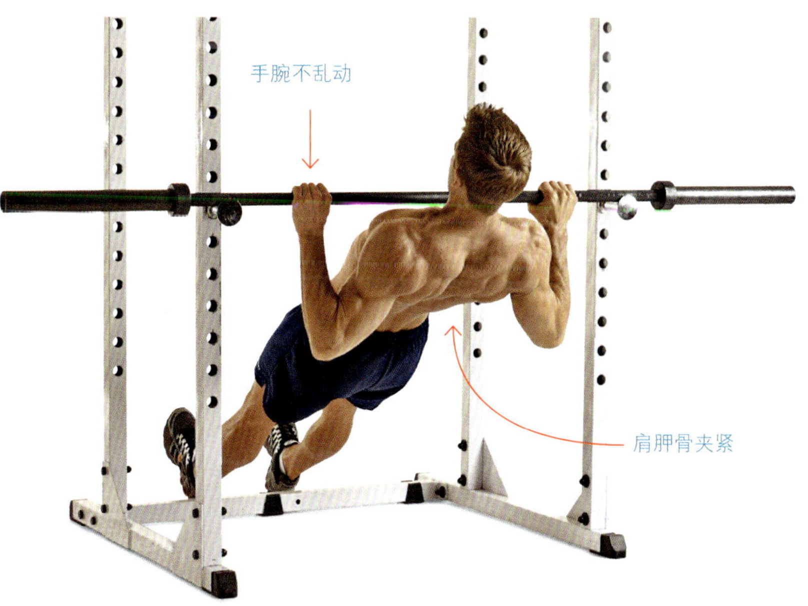

重复次数： 12下。

尽全力去做：

轮流做抬脚深蹲和前进式偏手俯卧撑，另外3组动作则按照顺序当作1个循环，中间一样不休息。这三组动作循环总共要做3次，每个循环中间可稍做休息。

抬脚深蹲

锻炼股四头肌、小腿肌。

上半身从头到尾
保持挺直
台阶越高，会使得
动作变大，因而提
升难度
左膝与地面距离
2.5~5厘米

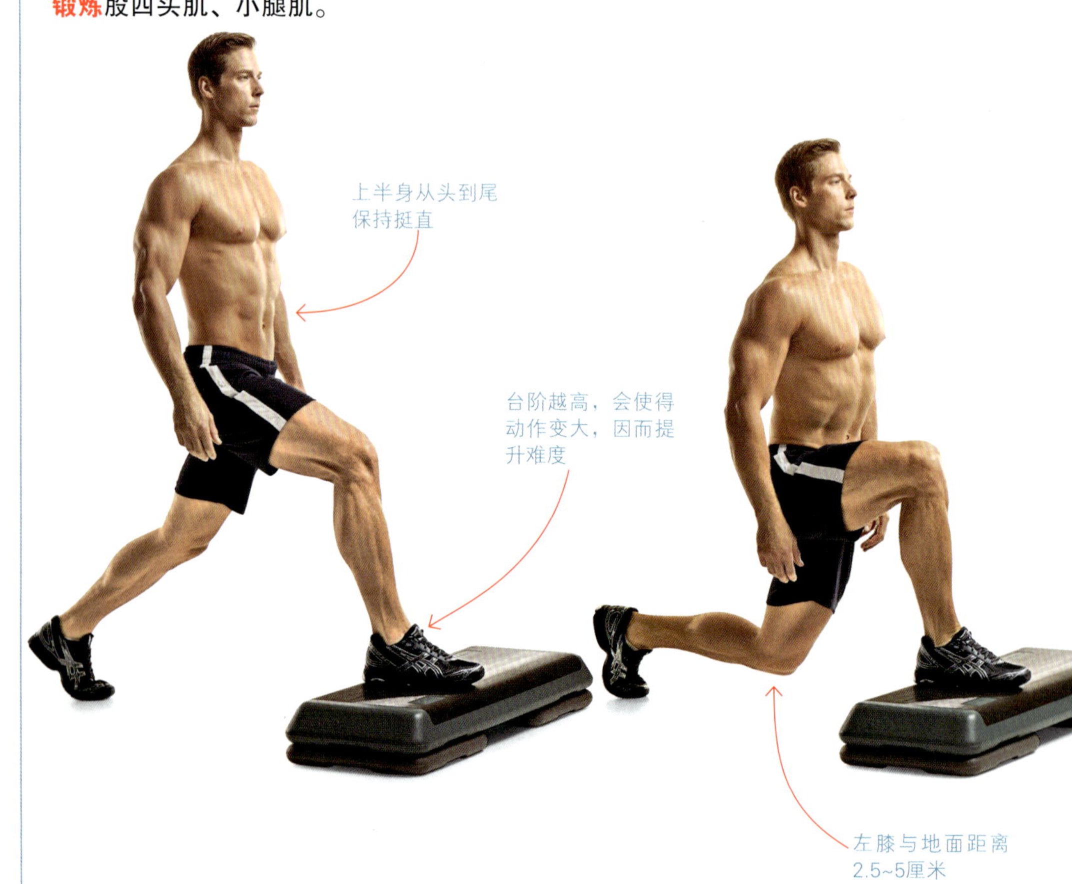

A

- 右脚往前伸，与后方的左脚距离60~90厘米。右脚踏于15厘米高的台阶上。

B

- 上半身保持挺直，身体下蹲，直到右大腿与地面平行。
- 停顿片刻，然后再回到起始姿势。

重复次数：一边12下。

前进式偏手俯卧撑

锻炼胸肌、核心肌。

A

- 双手贴地，距离比肩膀稍宽。
- 一手稍微往前超过肩膀，一手往后。

偏手姿势让难度提高，可加强核心肌和肩膀的肌肉

B

- 保持偏手姿势，身体慢慢下沉，直到胸口与地板距离2.5厘米。
- 胸肌、肩膀和肱三头肌用力推地，回到起始姿势。

C D

- 做2下俯卧撑，接着将双脚往前移1步，然后变换双手的位置，换边偏手。
- 重复以上动作。

做2下俯卧撑，然后变换手的位置
全程身体保持一条直线

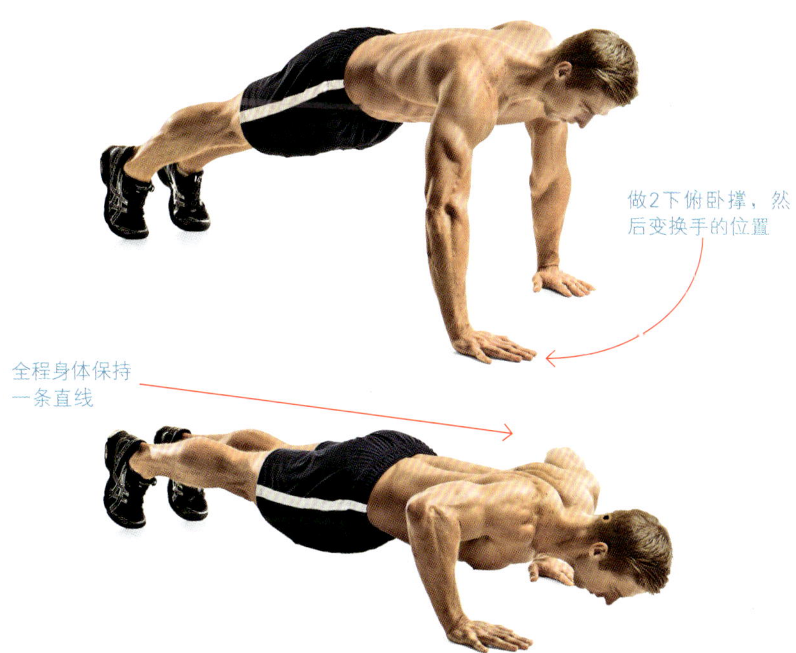

重复次数：一边8下。

平衡球屈腿

锻炼臀肌群、大腿后侧。

A

- 脸朝上平躺，小腿放在平衡球上，手臂平放在身侧，手掌朝下。
- 臀肌群用力，臀部抬离地板，身体从肩膀到脚踝呈一条直线。

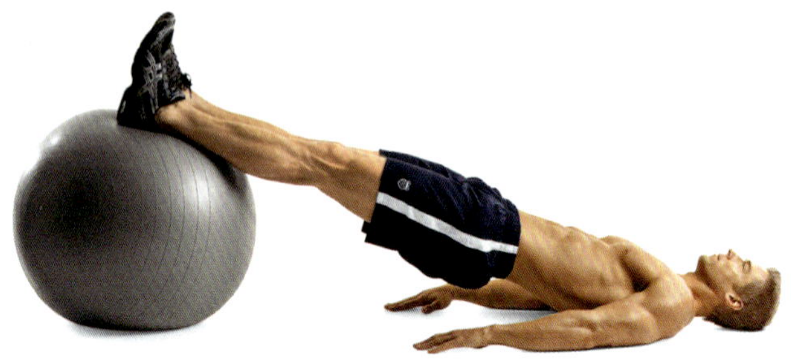

B

- 维持姿势1秒，接着膝盖弯曲，让平衡球靠近臀部。
- 膝盖伸直，将球滚回原地。身体放松，回到起始姿势。做完算1下。

身体从肩膀到膝盖
保持一条直线

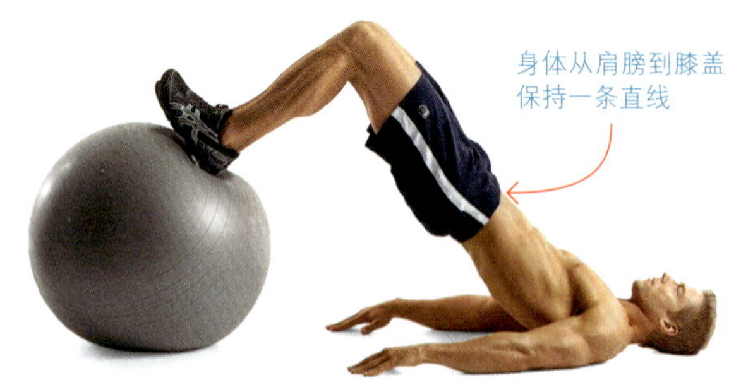

重复次数： 12下。

单脚抬臀

锻炼臀肌群、大腿后侧。

A

- 脸朝上平躺，膝盖弯曲，双脚贴地。
- 收小腹，同时右腿伸直离地，与左大腿平行。

手臂朝外伸直，
掌心朝上

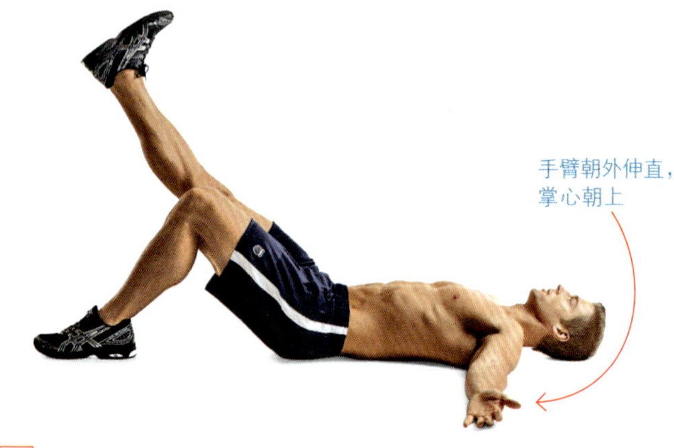

B

- 臀部抬高，身体从肩膀到膝盖呈一条直线。
- 慢慢放低臀部，直到与地板距离2.5厘米。
- 一脚做完15下，接着换另一只脚继续动作。

臀部放低，但
是不能碰地

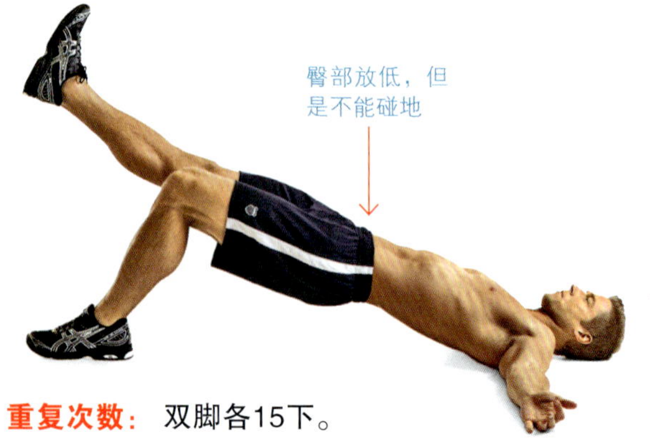

重复次数： 双脚各15下。

反手引体向上

锻炼背阔肌、肱二头肌、核心肌。

悬吊时，手臂
完全打直
上臂使力，
让身体往下
脚踝向后交叉

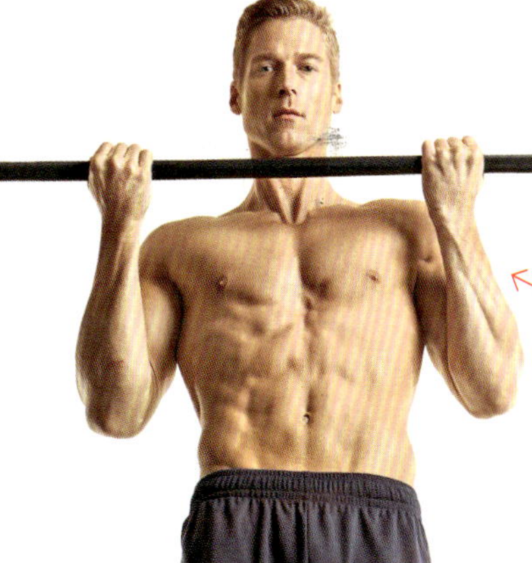

小提示：如果觉得困难，可以改做简易版。请一位朋友将你往上推，让你保持引体向上的姿势后，再请朋友放手。坚持姿势1秒，然后花5秒放松，到手臂打直为止。

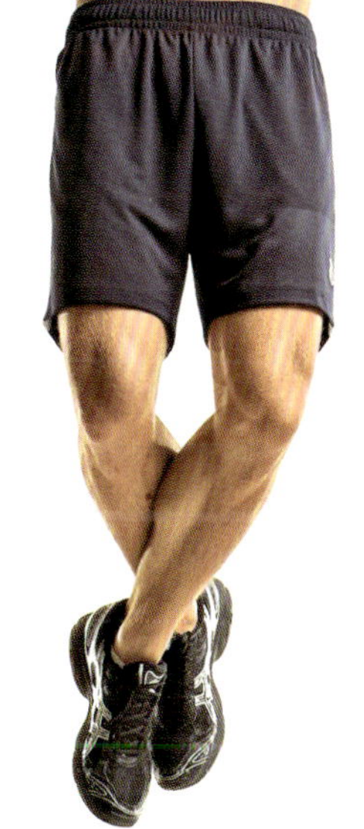

A

- 反手握住引体向上单杠，双手与肩膀同宽。
- 手臂伸直悬吊。

B

- 将身体向上拉，下巴触碰单杠。
- 身体慢慢放松，回到起始姿势。

重复次数：5下。

哑铃爆发性运动（一）：单一动作

哑铃简直是天才之作：造型简单，设计巧妙，效果又极佳，其他器材很难与之匹敌。哑铃是非常棒的自由重量器材，可锻炼特定肌肉。人的惯用手通常比较有力，如果使用直杆杠铃，容易造成肌肉发展不平衡并因而受伤。哑铃能补强较无力的肌肉，帮助身体平衡发展，创造均衡的力量和对称的肌群。接下来的3套哑铃全身运动可锻炼每一条肌肉，记得将这三套运动排进每周的健身计划中。

尽全力去做：

这一套快速健身运动只需要1个哑铃，将一整套运动当作1个循环，每一组动作进行45秒。4组动作完成后，休息1分钟，然后再进行下一个循环，总共做2~3次循环。先从7千克的哑铃开始，适应之后再逐渐增加重量。

伐木式

锻炼手臂、肩膀、核心肌。

绷紧腹肌，以
避免受伤
注意不要拱背
手臂保持
打直

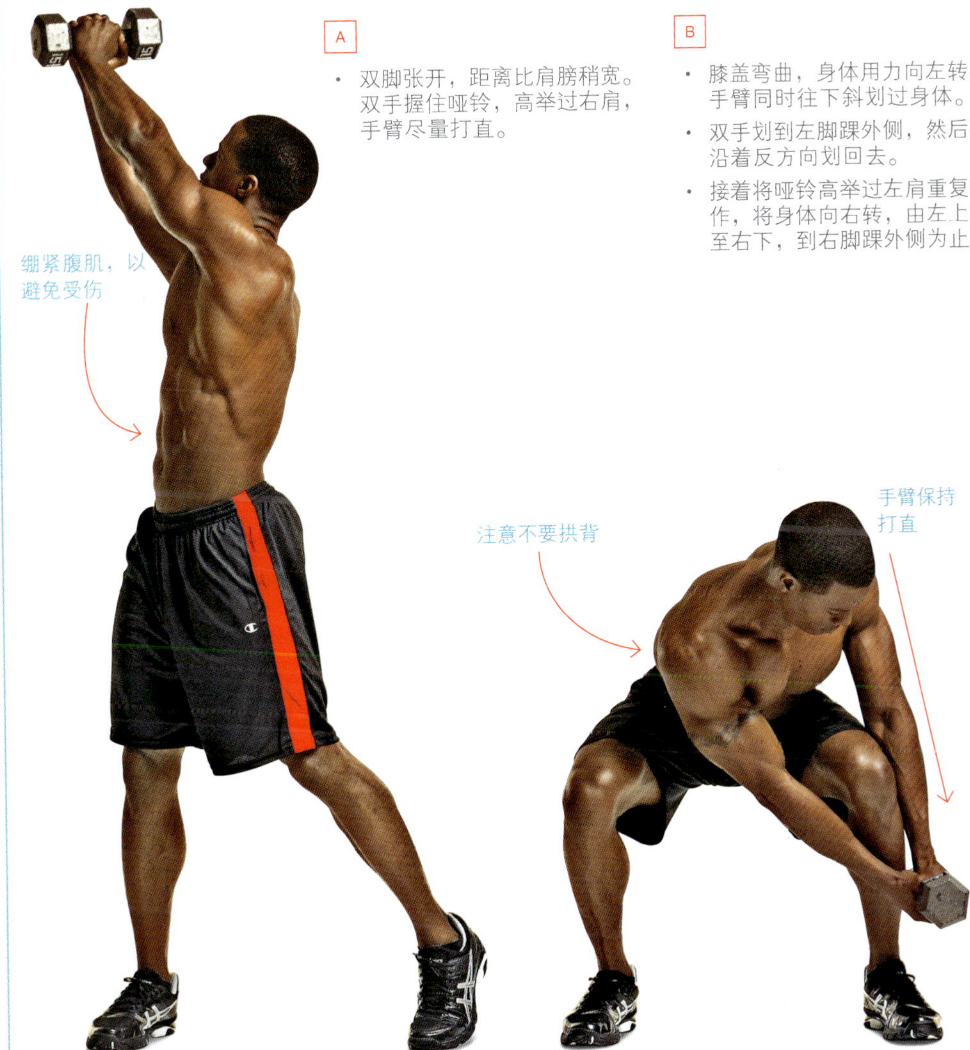

A

- 双脚张开，距离比肩膀稍宽。双手握住哑铃，高举过右肩，手臂尽量打直。

B

- 膝盖弯曲，身体用力向左转，手臂同时往下斜划过身体。
- 双手划到左脚踝外侧，然后再沿着反方向划回去。
- 接着将哑铃高举过左肩重复动作，将身体向右转，由左上划至右下，到右脚踝外侧为止。

重复次数： 45秒内尽力而为，左、右两边轮流。

哑铃爆发性运动（一）：单一动作

直臂深蹲

锻炼股四头肌、大腿后侧、肩膀、背肌。

A

- 双脚张开，约比肩膀稍宽。双手握住哑铃两端，手臂向前伸直，哑铃举到眼睛的高度。

B

- 双手由哑铃两端往中心使力，同时将臀部往后推，膝盖弯曲，放低身体，直到大腿与地板平行。
- 停顿片刻，然后起身回到起始姿势。

握住哑铃两端
手臂保持伸直，
与地板平行
脚跟用力踩地起身

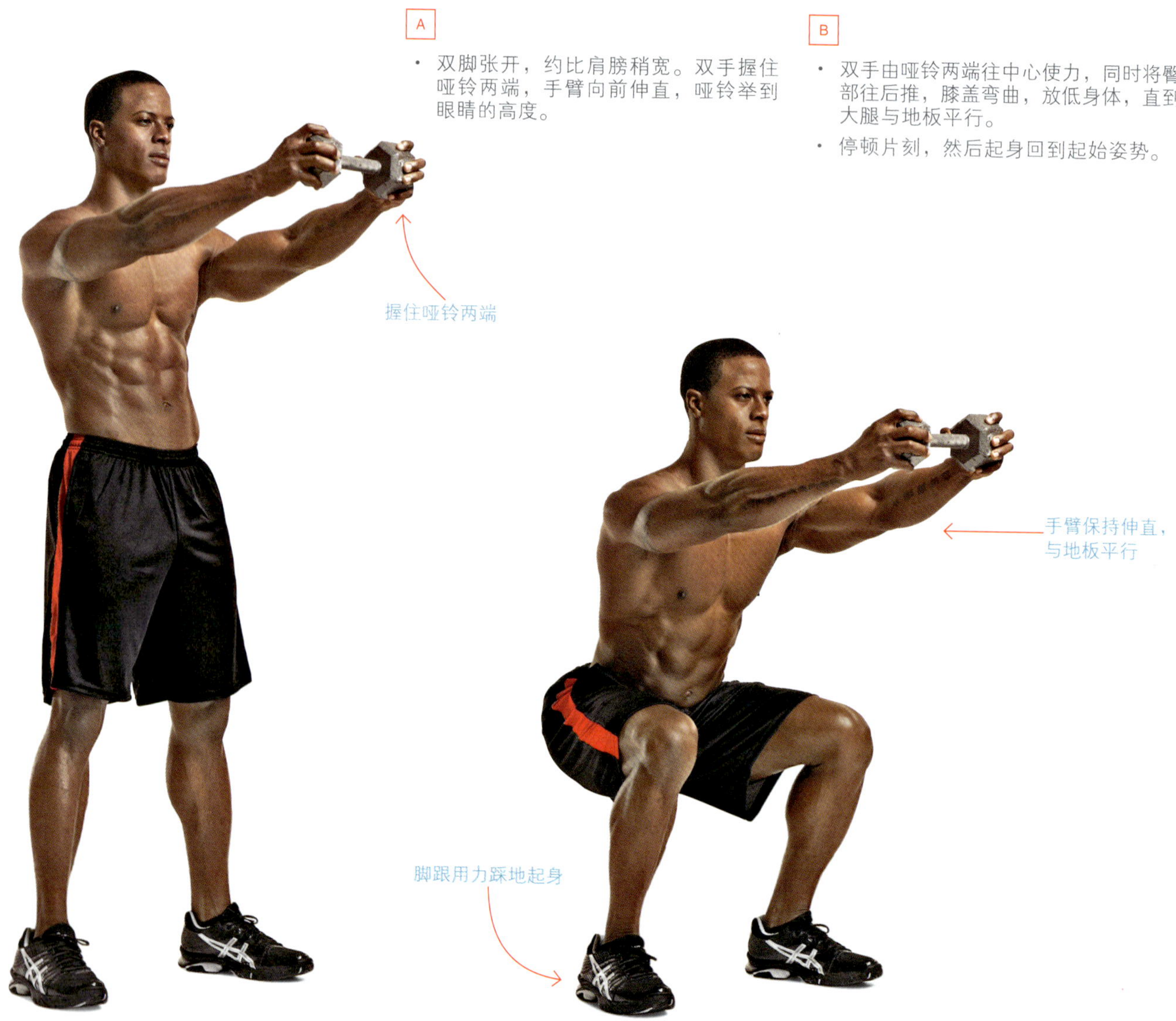

重复次数： 45秒内尽力而为。

站姿前伸

锻炼肩膀、背肌。

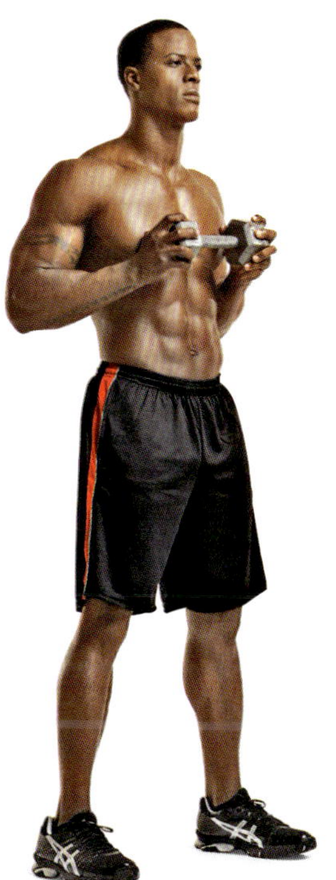

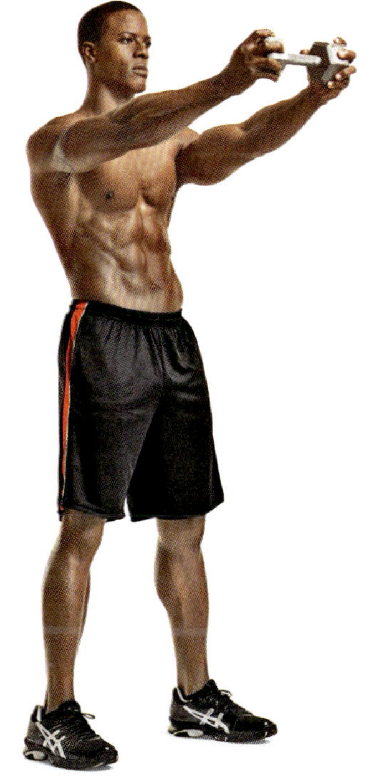

A

- 双脚与肩膀同宽，双手握住哑铃两端于胸前。

B

- 双手由哑铃两端往中心使力，同时手臂往前伸（稍微往上，到眼睛的高度），将哑铃推离身体，直到手臂完全打直为止。
- 停顿片刻，再将哑铃拉回胸前，同时收紧肩胛骨。

重复次数： 45秒内尽力而为。

毛巾划船

锻炼上背肌、中背肌、肩膀。

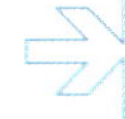

小提示：利用毛巾辅助，可以一边训练背肌，一边加强上臂肌肉。

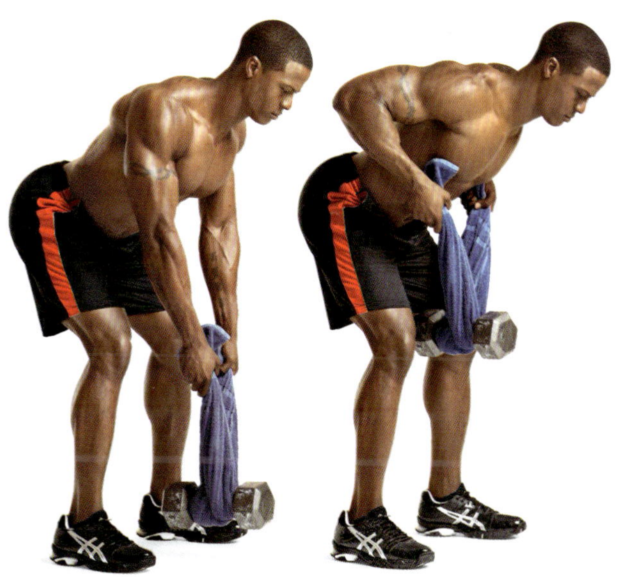

A

- 以毛巾包住哑铃握把，双手各握住毛巾的一端，双脚张开与肩膀同宽，膝盖微微弯曲。
- 身体下弯，下背部保持一条直线，身体继续放低，直到与地板几乎呈平行。

B

- 将毛巾向上提，直到毛巾碰到腹部两侧。
- 停顿片刻，接着将毛巾降回至原处。保持弯腰的姿势，重复以上动作。

重复次数： 45秒内尽力而为。

哑铃爆发性运动（二）：加强动作

尽全力去做：

总共做3次循环。如果体力足以负荷，每做完1轮就稍微增加一些重量。第一轮每个动作重复12下，第二轮比第一轮少做2下，以此类推。做完1次循环才可以休息。初学者使用9~14千克的哑铃，休息时间60~90秒；中级使用14~18千克，休息45~60秒；进阶使用18~23千克，休息30~40秒。

直腿硬举

锻炼臀肌群、大腿后侧。

小提示：这套训练由派屈克·史翠耶设计，派屈克是肌力体能训练师，也是美国Force Fitness And Performance健身中心的老板。他表示，这套训练采用“复合式动作”，目标是加强大型肌群，刺激更多肌肉纤维，加速减脂。

绷紧核心肌
身体下弯的同时，哑铃仍保持靠近身体

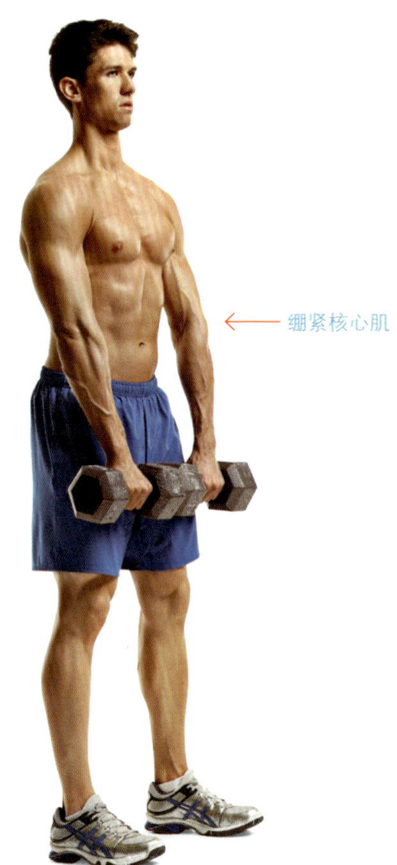

A

- 正手握住哑铃，放在大腿前侧。
- 双脚张开与臀部同宽，膝盖微微弯曲。

B

- 弯腰直到身体与地板平行。
- 停顿片刻，然后再直起身子。

重复次数： 3次循环各做12下、10下、8下。

哑铃蹲举

锻炼全身，尤其是股四头肌、肩膀。

A

- 双脚张开与肩膀同宽，两手各握1个哑铃，并将哑铃举到肩膀旁。

B

- 臀部往后坐，呈深蹲姿势，大腿与地板平行。

C

- 一边站起身，一边将哑铃向上推举过头顶。
- 双手回到肩膀位置，做完算1下。

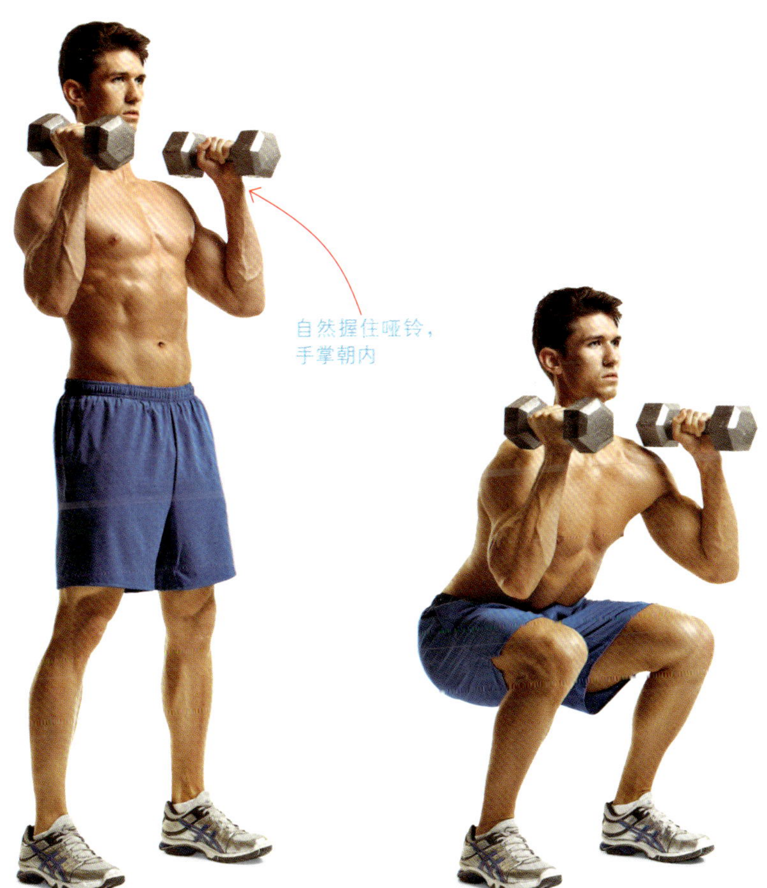

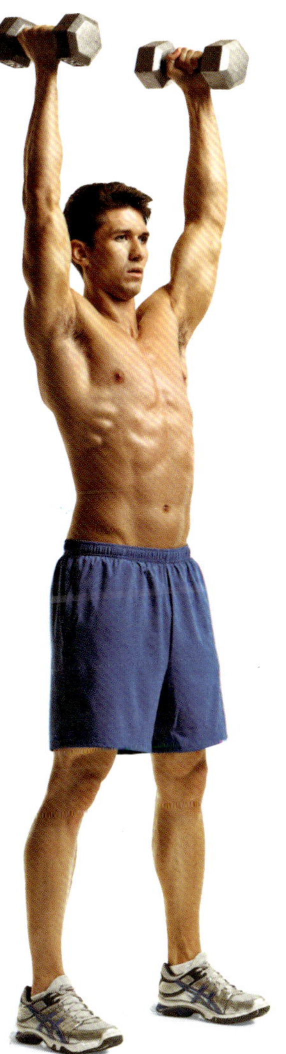

重复次数：3次循环各做12下、10下、8下。

哑铃爆发性运动（二）：加强动作

弯腰划船

锻炼上背肌。

A

- 双脚张开与臀部同宽，两手各握1个哑铃，保持在大腿前侧。弯腰，膝盖弯曲，身体压低至几乎与地板平行。手臂保持伸直往下，向地板靠近，掌心朝自己。

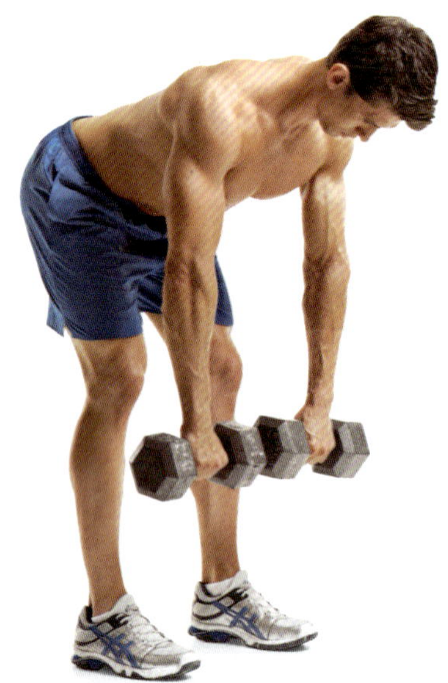

B

- 手肘弯曲，将哑铃举至身体两侧。
- 停顿片刻，接着慢慢放低哑铃。

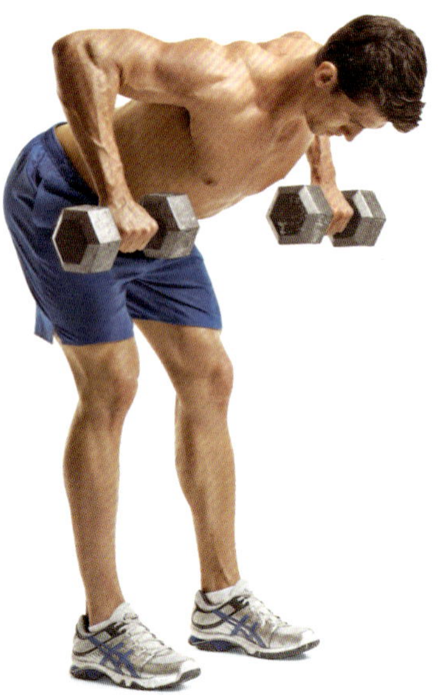

重复次数： 3次循环各做12下、10下、8下。

哑铃下蹲后伸腿

锻炼全身，尤其是股四头肌、小腿肌、胸肌。

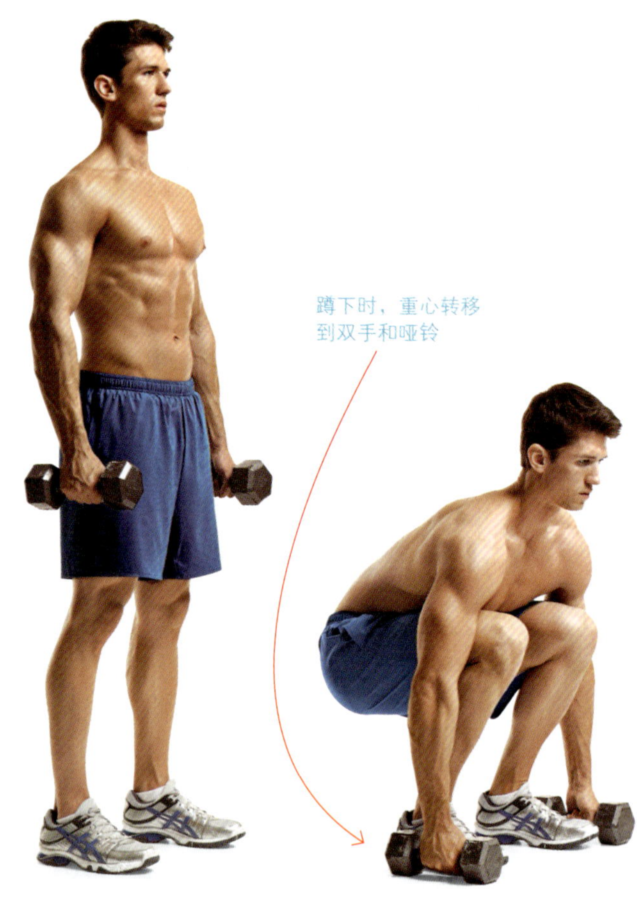

A

- 保持站姿，手握哑铃垂放身侧。

B

- 以深蹲姿势蹲下，哑铃放在地板上，位于双脚外侧。手臂保持伸直。

如果想提升训练强度，此时可以加做1个俯卧撑
最好选择六边形的哑铃，因为比较不会随意滚动

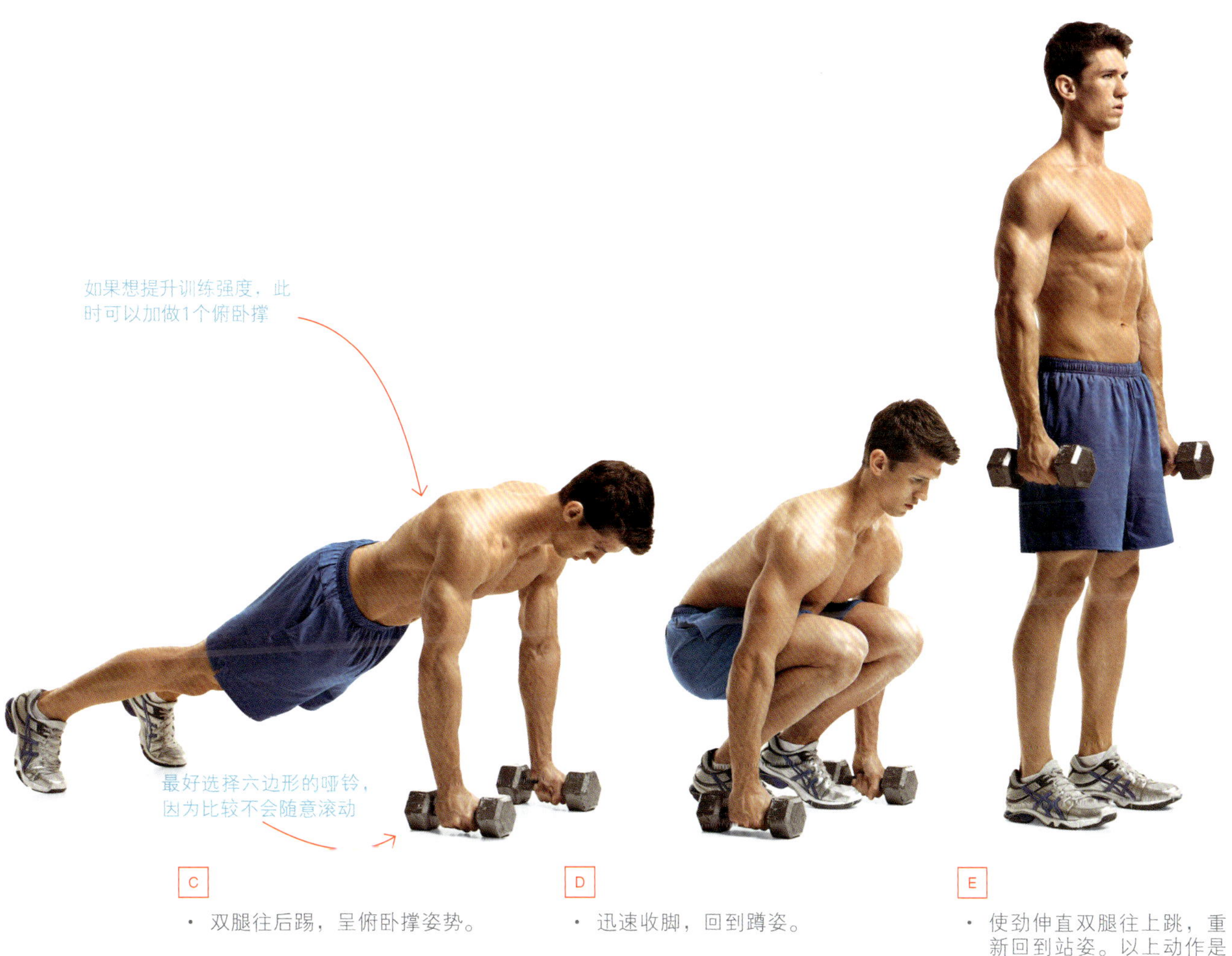

C

- 双腿往后踢，呈俯卧撑姿势。

D

- 迅速收脚，回到蹲姿。

E

- 使劲伸直双腿往上跳，重新回到站姿。以上动作是1下。
- 重复以上动作。

重复次数： 3次循环各做12下、10下、8下。

哑铃爆发性运动（三）：极速冲锋

尽全力去做：

这一套老式的经典哑铃训练之所以可以帮助你增长肌肉，甩掉肥肉，靠的就是最老套的方式——苦干实干，绝不休息。1次做完4组动作，中间不休息，当作1次循环。循环与循环之间可休息90秒，总共要做3次循环。

上斜式仰卧推举

锻炼上胸肌、三角肌、肱三头肌。

手臂要伸直，哑铃在肩膀正上方

小提示：训练凳的椅背越往后降，肩膀训练的强度越大。

A

- 两手各握1个哑铃，斜靠在训练凳上。椅背往后放低，呈15°~30°。
- 手臂向上举直，位置大约在下巴上方，掌心朝着双脚的方向（拇指对拇指）。

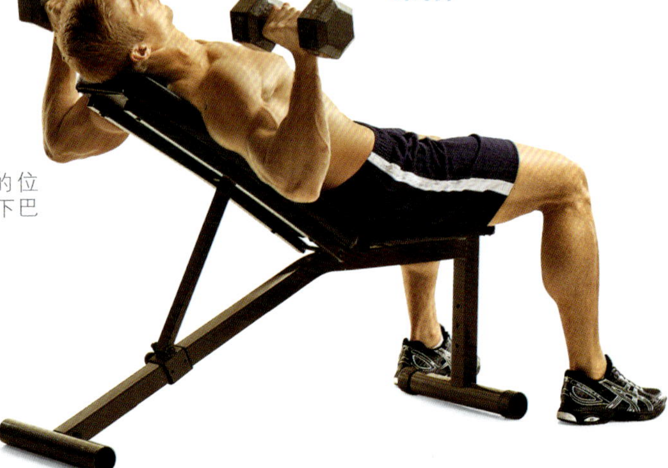

B

- 双手慢慢放下，到胸口的位置，停顿片刻，再推回到下巴的上方。

重复次数：10~12下。

单手抓举

锻炼全身，尤其是腿部、臀部、背肌、肩膀。

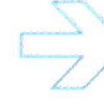

> 小提示：如果哑铃重量较重，用双手将哑铃带回到肩膀位置，再放到地板。

哑铃举到此处时，将手肘往下压，臀部蹲低，将哑铃抬往手肘上方
身体打直，不可倾斜

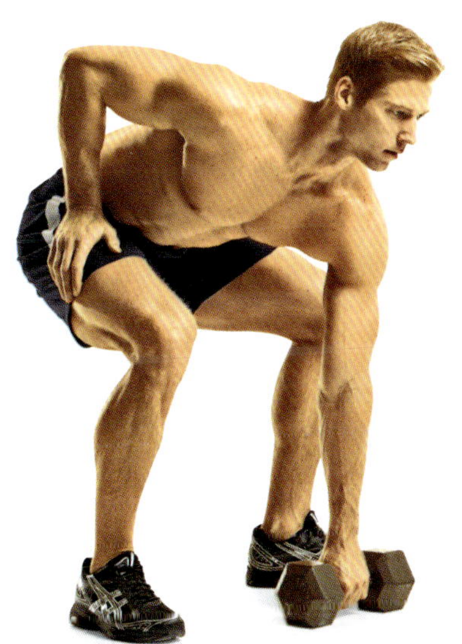

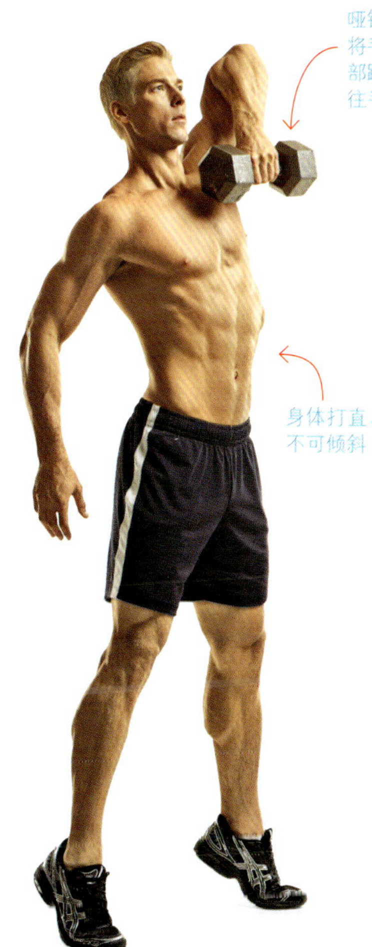

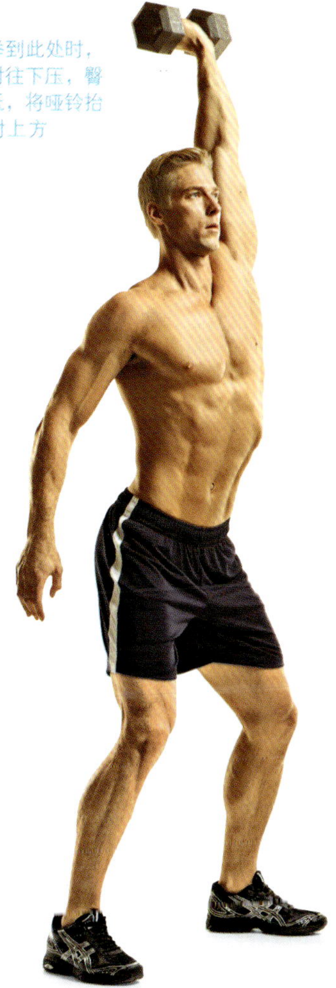

A

- 左手正手握住哑铃。
- 双脚张开与肩膀同宽，膝盖弯曲。将哑铃置于地板。

B

- 将哑铃举高：使出爆发力，动作一气呵成。大腿和臀部向上推直，同时手肘弯曲，将哑铃往上高举。
- 哑铃举到最高处后，调整成高抓哑铃的姿势，同时臀部下沉，并将手腕向上翻转， 将哑铃推往手腕上方。

C

- 迅速伸直手臂，将哑铃举到肩膀之上。回到起始姿势，继续重复以上动作。
- 左手做完10下，再换右手。

重复次数： 双手各做10下。

哑铃爆发性运动（三）：极速冲锋

坐姿提小腿

锻炼小腿肌。

A

- 踏板摆在训练凳前方，两手各握1个哑铃，保持坐姿。
- 前脚掌踩在踏板上，哑铃垂直放在膝上。
- 脚跟尽量往下压，但是不要碰地。

B

- 前脚掌用力，尽量将脚跟抬高。
- 保持姿势，然后重复以上动作。

哑铃靠在膝盖上
身体尽量打直
脚跟抬得越
高越好

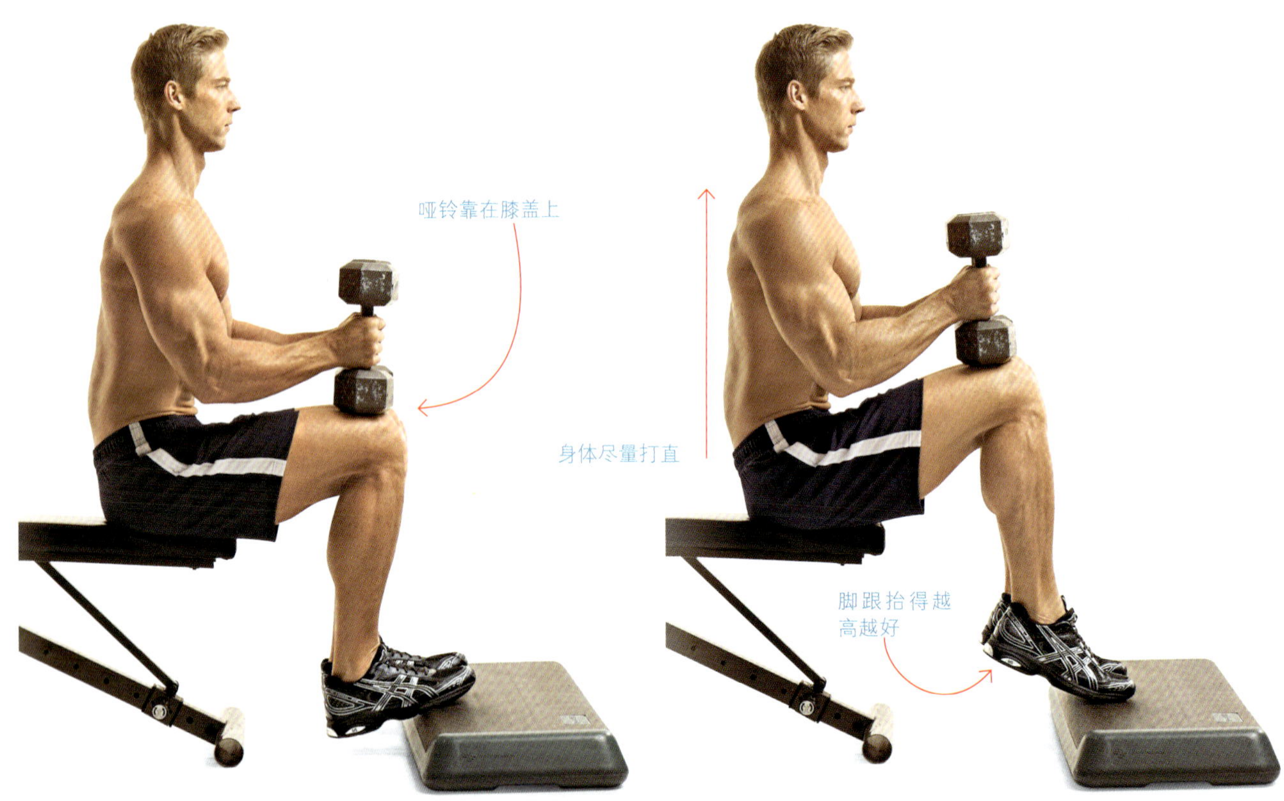

重复次数： 10~12下。

上斜式划船

锻炼上背肌、肩膀。

A

- 两手各握1个哑铃，脸朝下躺在可调式训练凳上，椅背稍微往上斜。
- 双臂自然垂下，哑铃位于肩膀下方，掌心相对。

双手掌心面对面

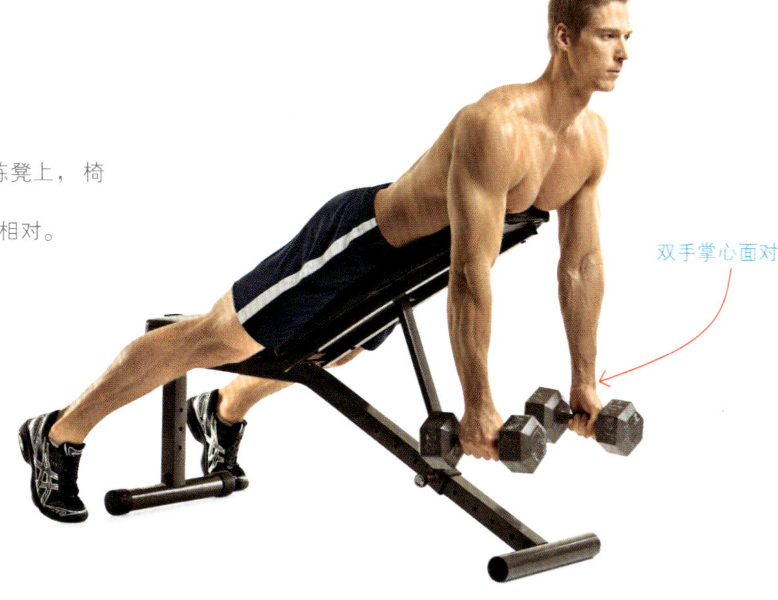

B

- 身体保持不动，将哑铃举到身体两侧。
- 停顿片刻，然后放低哑铃，再重复以上动作。

下背肌自然前拱
举起哑铃时，手臂仍要紧贴在身侧

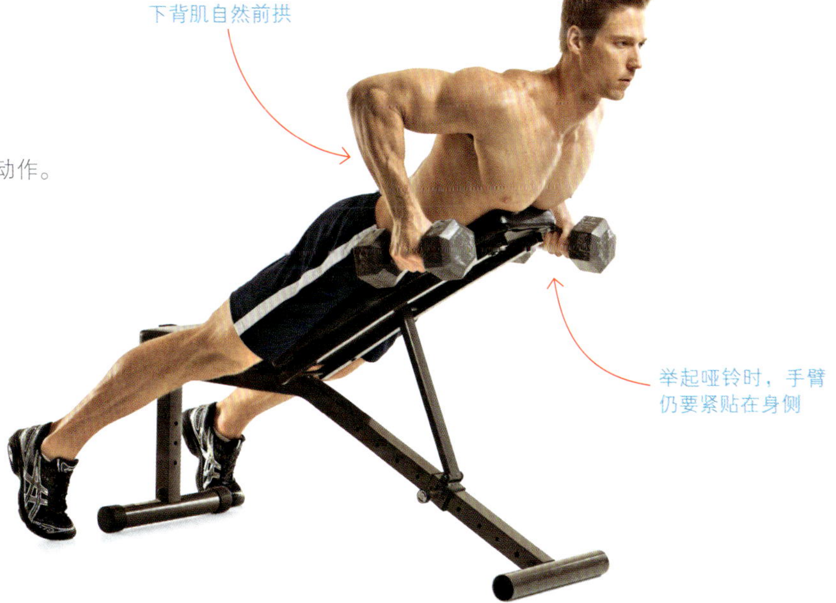

重复次数： 10~12下。

肌肉雕塑运动（一）

想要打造结实完美的肌肉吗？成为完美肌肉先生的不二法门就是高强度、重量级的举重训练。接下来的2套训练可以强化你的快缩肌纤维，让你的肌肉变大而且更强壮。

尽全力去做：

重复3次循环，而且每一轮都要稍微增加重量。动作尽量做得又快又稳。每次循环之间可以休息60秒。

站姿哑铃肩上推举

锻炼肩膀。

举哑铃的时候，注意身体不要向后倾。绷紧核心肌

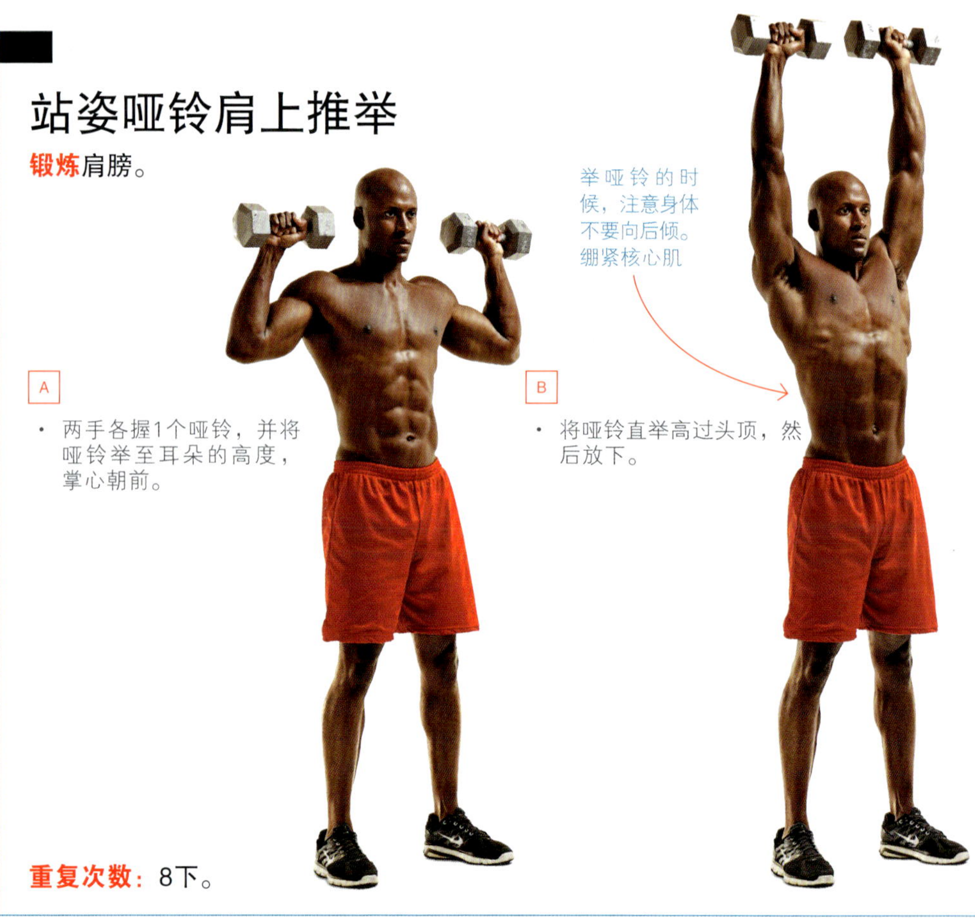

A

- 两手各握1个哑铃，并将哑铃举至耳朵的高度，掌心朝前。

B

- 将哑铃直举高过头顶，然后放下。

重复次数：8下。

罗马尼亚硬举，划船，耸肩

锻炼背肌、肩膀、肱三头肌、腿部。

小提示：这一组举重动作极具挑战性，让你在消耗卡路里的同时还能锻炼肌肉。由于动作不仅划船还有耸肩，记得要选用比你练习硬举时轻的杠片。

放低杠铃时，记得背部挺直、肩膀往后，并且挺起胸部
夹紧肩胛骨
往耳朵方向耸肩
举起杠铃时，身体不要晃动
手臂垂于肩膀下方

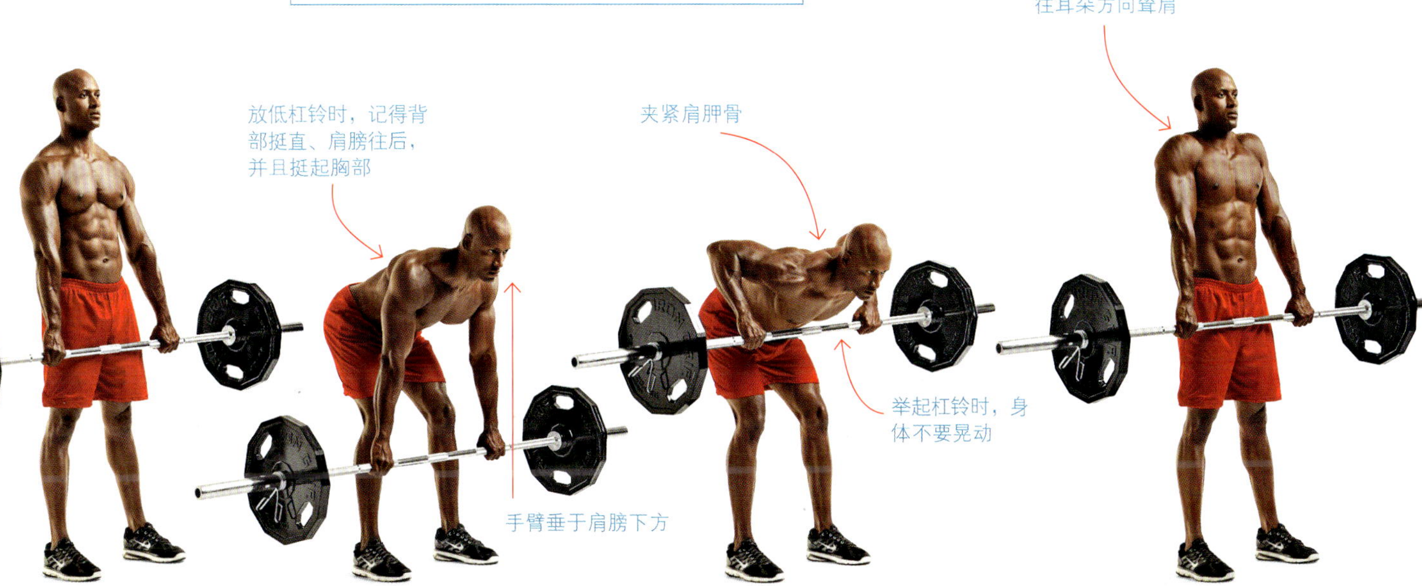

A

- 双脚张开与肩膀同宽。
- 双手间的距离与肩膀同宽，正手握住杠铃，将杠铃置于大腿前侧。

B

- 臀部往后推，将杠铃放低到膝盖的位置。
- 弯下腰。

C

- 弯腰直到背部与地板平行，接着杠铃举到胸前，然后放低。

D

- 挺直身子，并且将杠铃尽量靠近身体。
- 肩膀往耳朵方向耸肩。以上动作是1下。

重复次数：5下。

肌肉雕塑运动（一）

哑铃弓步

锻炼股四头肌、小腿肌。

肩膀放松
胸部往前挺
臀部往后推，以
便产生力量
全程保持核
心肌绷紧

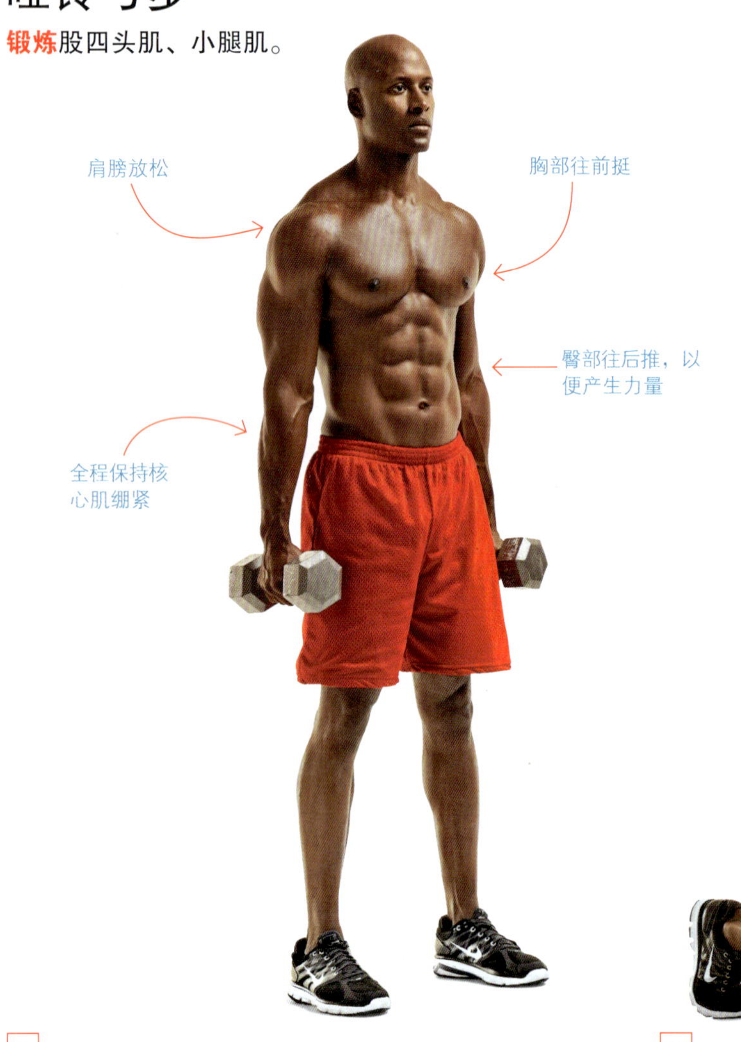

全程身体打直

左小腿与地
板垂直

右膝几乎碰
到地板

A

- 保持站姿，哑铃自然垂放于身侧，掌心朝向身体。

B

- 左脚向前一步，身体往下蹲，左右脚的膝盖都呈90度，右膝盖离地约2.5厘米。
- 回到起始姿势，然后换成右脚向前1步。
- 左右脚各做一次是1下。

重复次数： 10下。

哑铃旋转

锻炼核心肌。

以垂直方式
握住哑铃，
手臂打直
手臂和上半身一
起旋转，但是髋
部不可转动
A
B

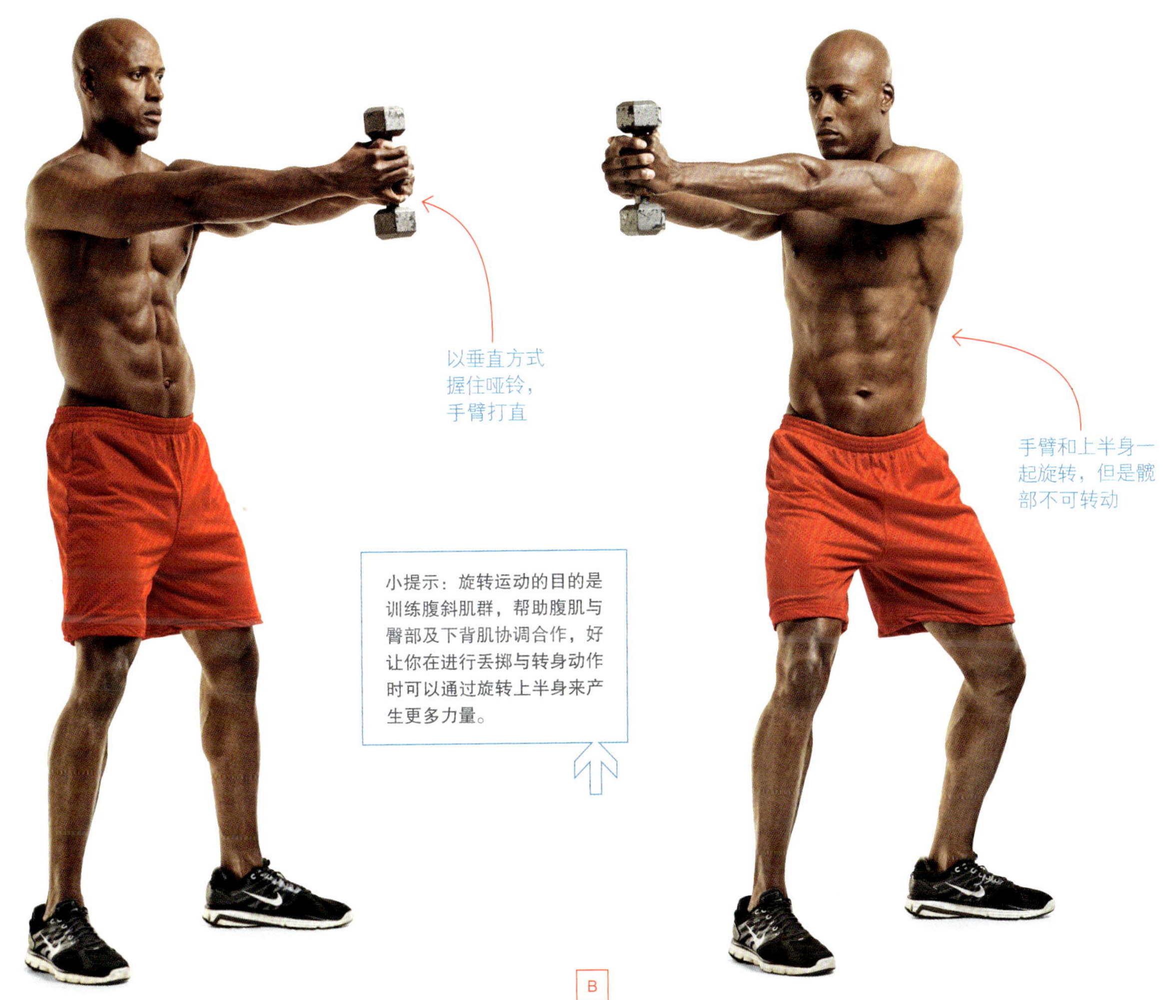

小提示：旋转运动的目的是训练腹斜肌群，帮助腹肌与臀部及下背肌协调合作，好让你在进行丢掷与转身动作时可以通过旋转上半身来产生更多力量。

A

- 双手垂直握住1个哑铃。
- 举起哑铃，直到手臂与地板平行。

B

- 旋转上半身，让哑铃平移过肩膀（下半身保持不动）。回到起始姿势，然后再重复动作。

重复次数：两边各做15下。

肌肉雕塑运动（二）

尽全力去做：

重复3次循环，每一轮都要稍微增加重量。每次循环中间休息60秒。

杠片斜举

锻炼股四头肌、肩膀、核心肌。

A

- 双手握住杠片，置于大腿前侧。
- 双脚与肩膀同宽，呈蹲姿，上半身带着杠片向左旋转。

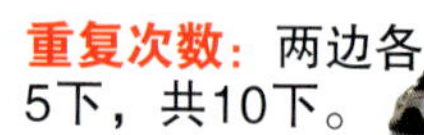

重复次数：两边各5下，共10下。

B

- 站起身，上半身向右旋转，同时将杠片斜举，划过胸前，举到右肩上方，双臂锁定姿势。
- 将杠片放回原位。

将杠片举到
肩膀上方
双脚打直

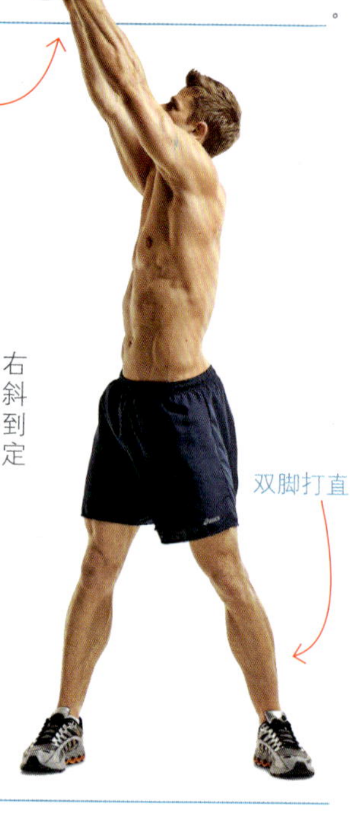

高脚杯深蹲

锻炼股四头肌、小腿肌。

A

- 双脚张开，距离比肩膀稍宽。
- 双手托住哑铃铃头，哑铃呈垂直方向。

重复次数：8~10下。

B

- 背部保持自然前拱，臀部向后推，膝盖弯曲，身体下沉，大腿至少要与地板平行，也可以试着蹲得更低。
- 停顿片刻，接着将身体推回到起始姿势。如果做这个动作有困难，可以改做自体重量深蹲。

利用脚跟踩地的
力量站起来，脚
尖不要用力

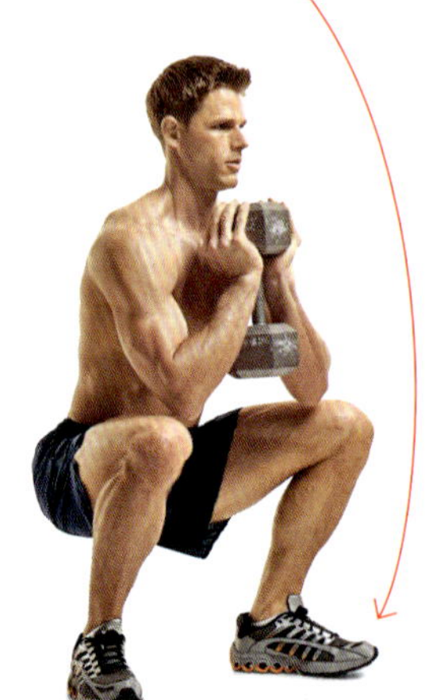

哑铃推举

锻炼股四头肌、肩膀。

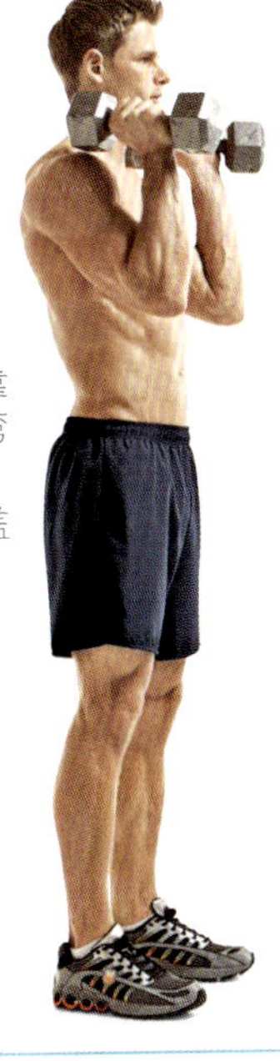

A

- 两手各握1个哑铃，靠在肩膀外侧，手肘弯曲，掌心相对。
- 双脚与肩膀同宽，膝盖微弯。

B

- 屈膝，让哑铃保持在肩膀的位置。

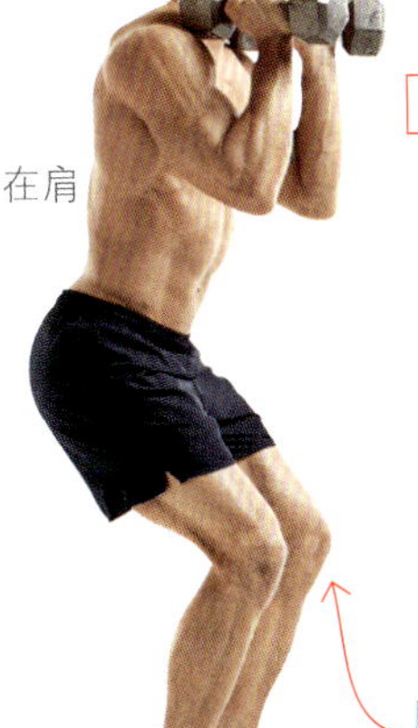

C

- 双腿打直，将身体往上推，同时一鼓作气将哑铃举高。
- 放下哑铃，同时回到起始姿势。重复以上动作。

膝盖弯曲是为了产生更多力量来推举哑铃

重复次数：8~10下。

哑铃硬举

锻炼臀肌群、大腿后侧、核心肌。

A

- 使用重量较重的哑铃。双脚张开与肩膀同宽，哑铃置于双脚外侧。
- 弯腰屈膝，正手握住哑铃。

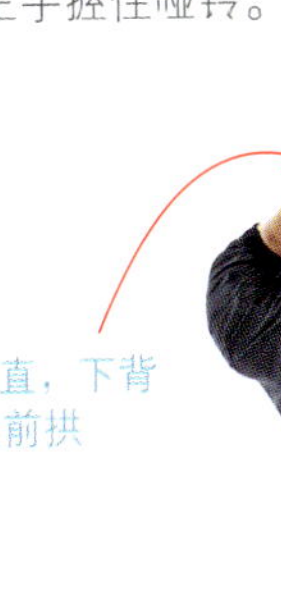

手臂打直，下背部自然前拱

挺起胸膛

B

- 握住哑铃，站直身体，注意下背不要拱起。
- 将哑铃放回地面。

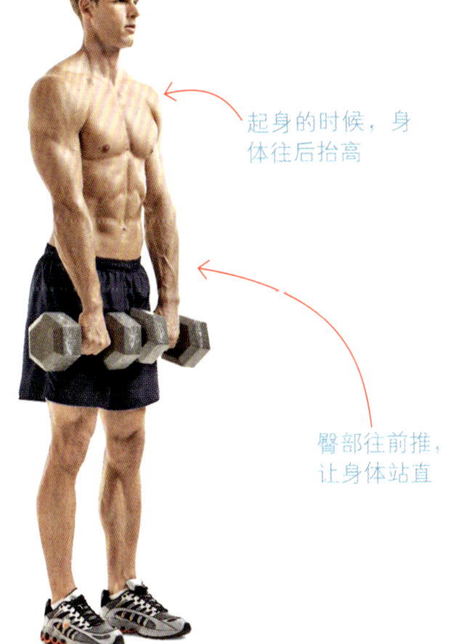

起身的时候，身体往后抬高

臀部往前推，让身体站直

重复次数：8~10下。

经典举重运动

增强肌力不需要练会15种动作，只要3种就够了。举重运动的精髓就是杠铃颈后深蹲、仰卧推举和硬举。只要动作做到位，这一套训练可以锻炼所有的主要肌群，并且消耗大量卡路里。诀窍就是：选择重量较重的杠铃，每次举重时都要激励自己撑到最后。

尽全力去做：

先做两组轻量深蹲，中间休息90秒。接着增加杠铃负重，在动作做到位的前提下，以刚好可以举重6下为标准。做5下姿势正确的深蹲，休息2分钟，然后再继续后面的训练。其他两种动作也依照同样模式进行。

杠铃颈后深蹲

锻炼股四头肌、小腿肌。

下背自然前拱
如果横杠压迫到身体，可以用泡沫轴或毛巾包起来
身体打直
脚跟踩地，将身体推回起始姿势，脚尖不需用力

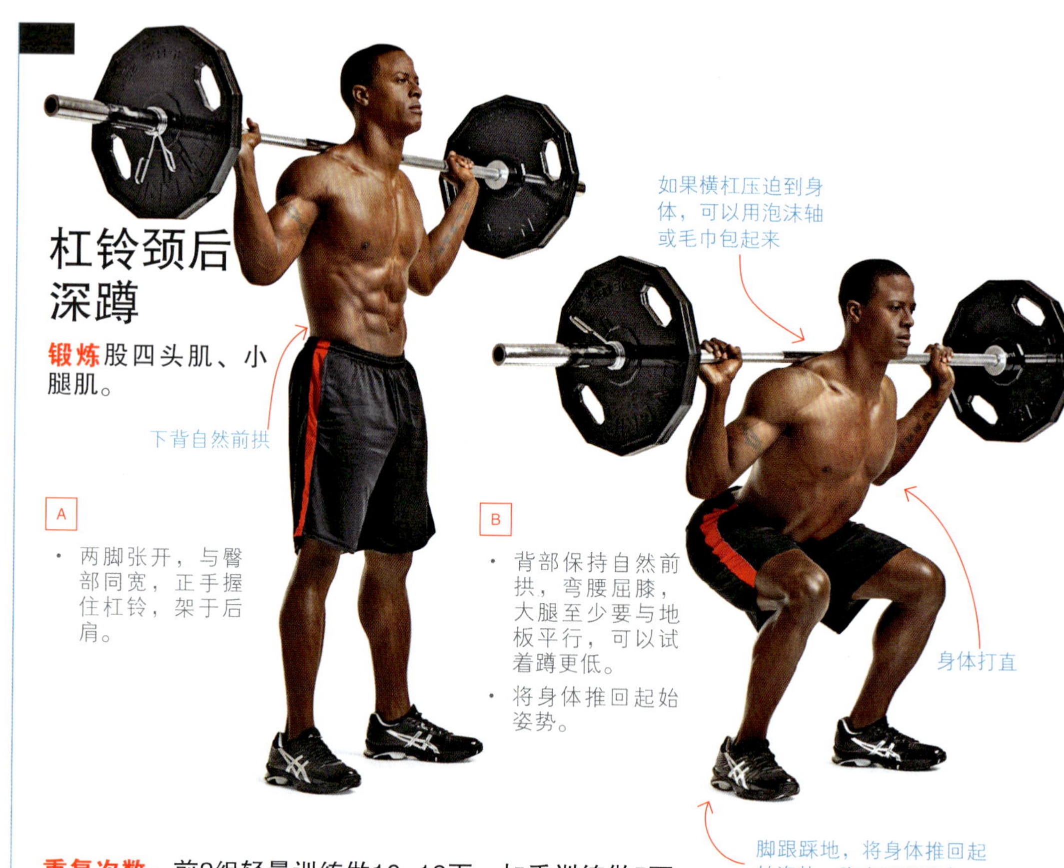

A

- 两脚张开，与臀部同宽，正手握住杠铃，架于后肩。

B

- 背部保持自然前拱，弯腰屈膝，大腿至少要与地板平行，可以试着蹲更低。
- 将身体推回起始姿势。

重复次数：前2组轻量训练做10~12下，加重训练做5下。

杠铃仰卧推举

锻炼胸肌、前三角肌、肱三头肌。

保持手腕挺直

A

- 平躺在训练凳上，双脚平放于地。
- 双手张开比肩膀稍宽。握住横杠，将杠铃举至胸口上方。
- 肩胛骨往下夹紧。

B

- 手肘靠向身体两侧，将杠铃放低到胸前。
- 停顿片刻，头部和上半身抵住椅面，将杠铃推回原位。

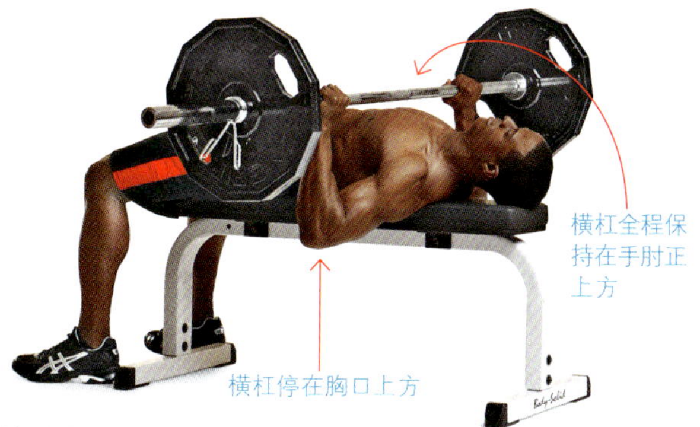

横杠全程保持在手肘正上方
横杠停在胸口上方

重复次数：前2组轻量训练做10~12下，然后再进行加重训练5下。

杠铃硬举

锻炼臀肌群、大腿后侧、核心肌、肩膀、臀部、背肌。

A

- 呈站姿，杠铃放在地板上，微微触碰小腿前侧。
- 臀部向后推，正手握住横杠，双手轻触小腿外侧。

B

- 背部挺直，挺胸，脚跟蹬地，臀部向前推，将身体往上推直，举起杠铃。
- 将杠铃放回地板。

为了安全起见，举起杠铃时，请确保杠铃尽量靠近身体

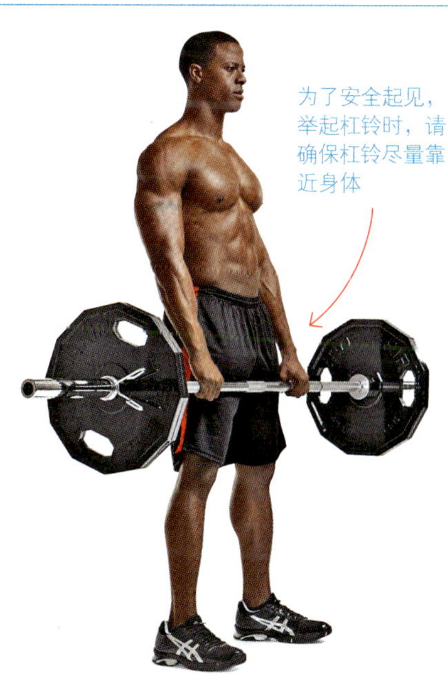

重复次数：前2组轻量训练做10~12下，然后再进行加重训练5下。

全身爽快舒压运动

这套爆发力十足的终极训练将唤醒你体内的肌肉，可将全身压力一扫而空。这种高耗能的运动能让脂肪燃烧到最高点，彻底雕塑你从头到脚的肌肉线条。

尽全力去做：

每一种动作进行60秒，在60秒内尽量重复动作，时间到就换下一个动作。7种动作都做完一轮之后，休息60秒，然后接着进行下一轮循环。

膝促胸

A

- 左脚在前，摆出拳击姿势。（左撇子的话请以右脚在前。）膝盖微微弯曲，拳头位于下巴前方，掌心朝内。

B

- 将右膝迅速抬至胸口，然后再回原位。保持左脚在前的姿势，换成左膝迅速抬至胸口。
- 左、右脚完成算1下。

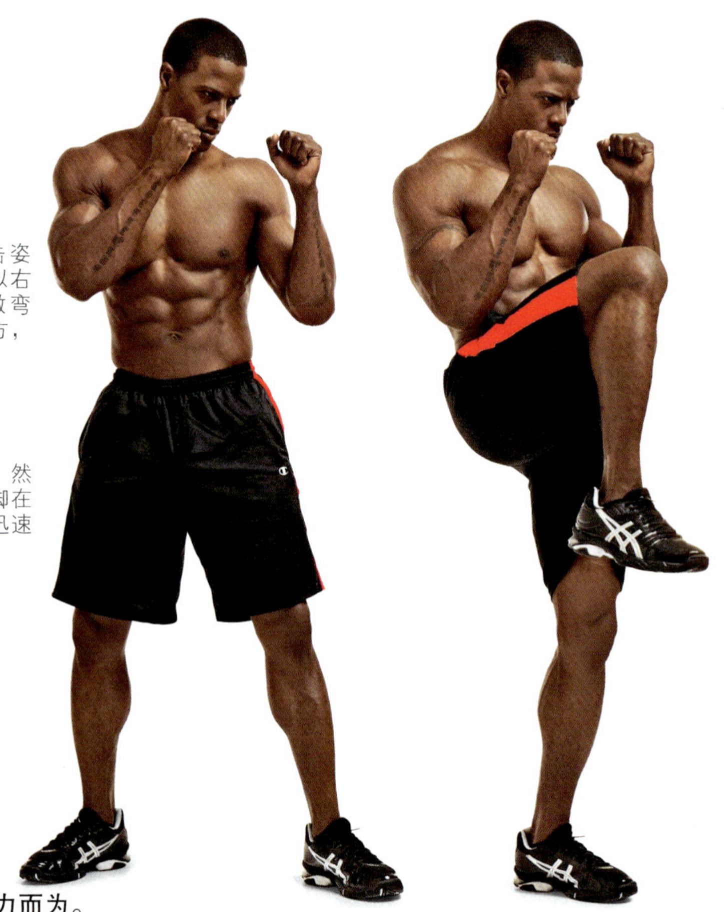

重复次数：60秒内尽力而为。

下蹲后伸腿膝促胸

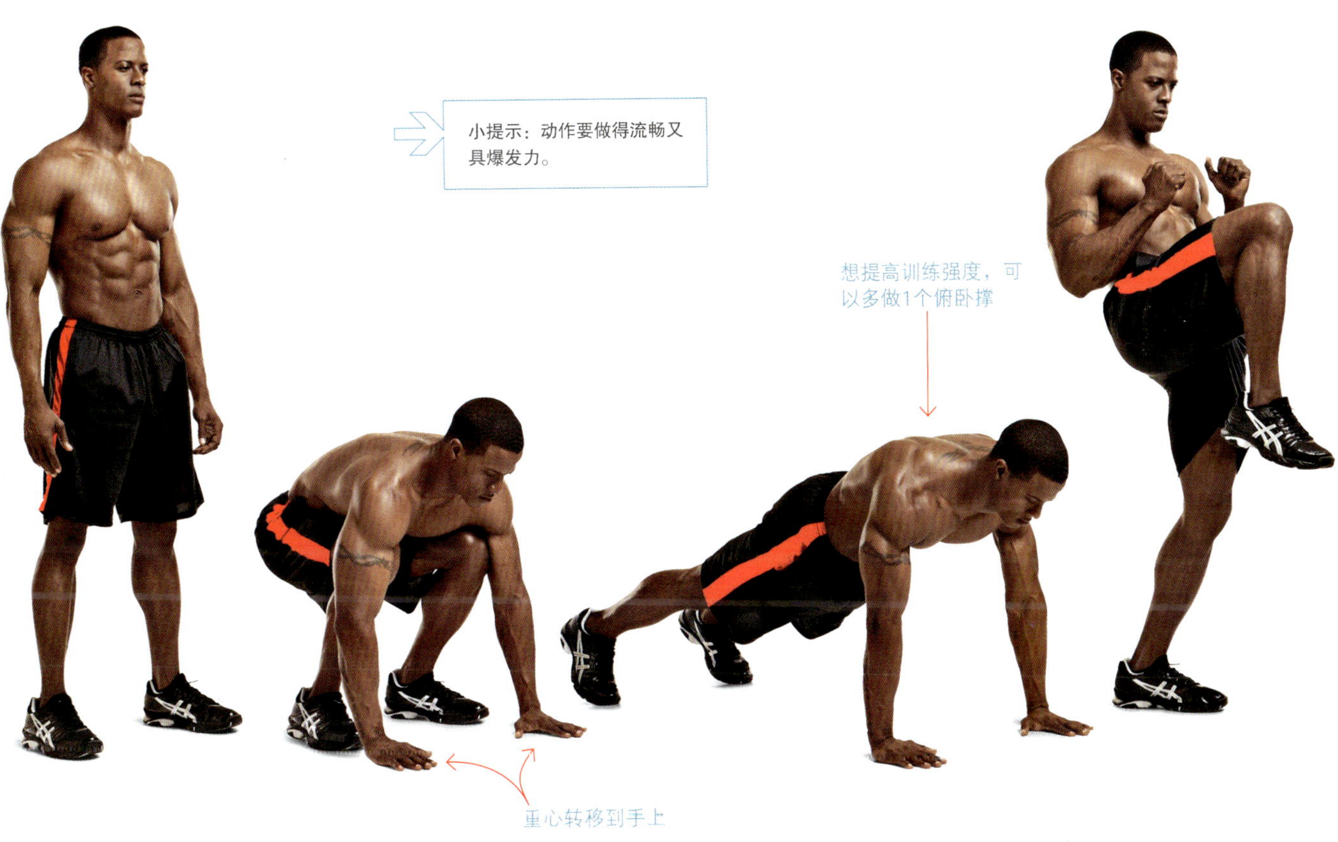

A

- 双脚张开与臀部同宽，双手垂放于身侧。

B

- 膝盖弯曲半蹲，双手贴地。

C

- 双脚往后跳，呈标准俯卧撑姿势。
- 背部挺直，绷紧核心肌。

D

- 双脚跳回双手后方，迅速起身，并将右膝抬至胸口。
- 回到起始姿势，换左脚重复以上动作。
- 左、右脚各完成算1下。

重复次数：60秒内尽力而为。

全身爽快舒压运动

竞速跳绳

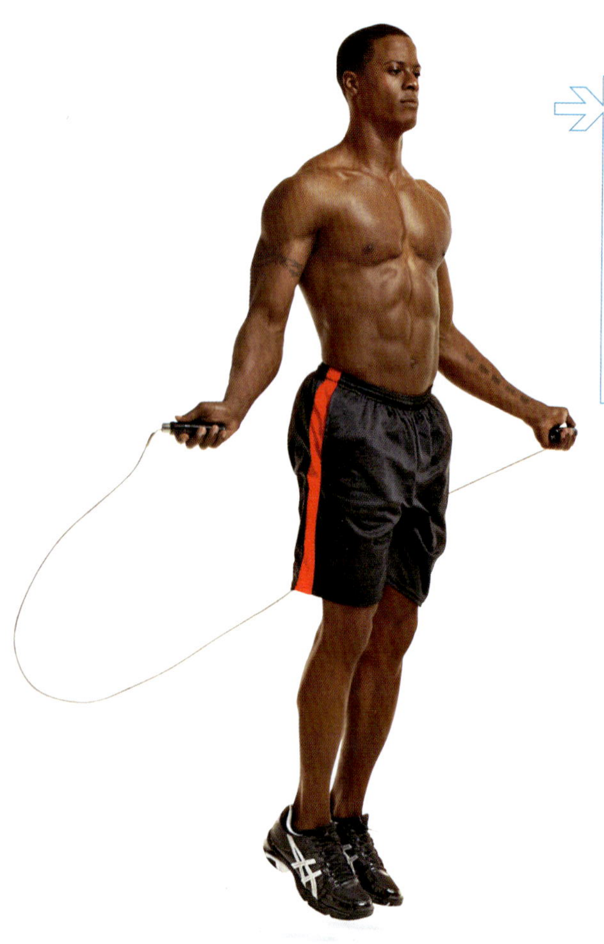

小提示：如果想增加动作难度，可以改为双圈跳绳，意思是每跳1下要让绳子滑过脚底2圈。秘诀不在于跳得更高，而是将双手摆在腰侧，迅速转动手腕，以加快跳绳的转速。

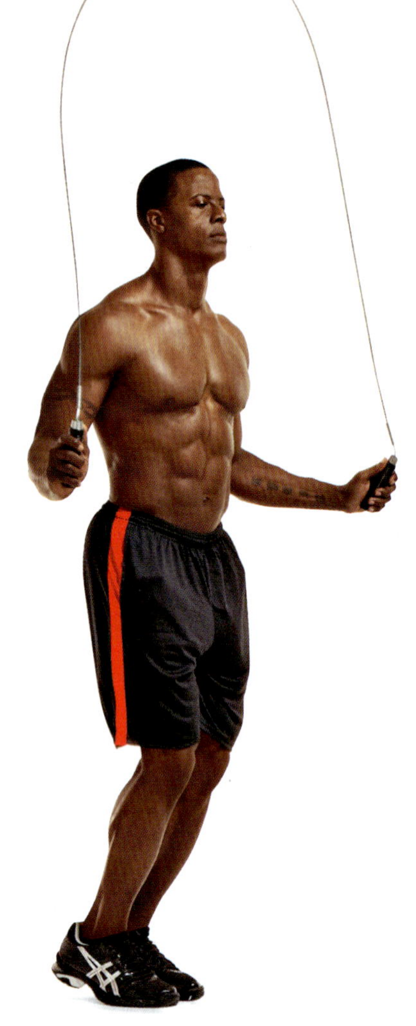

A

- 双脚张开与臀部同宽，膝盖微弯，双手握住跳绳握柄。
- 双脚前脚掌推离地板，脚尖朝下，手腕小幅度旋转。

B

- 脚尖轻轻着地后，立即再次离地。
- 尽可能跳得越快越好。

重复次数：60秒内尽力而为。

前踢

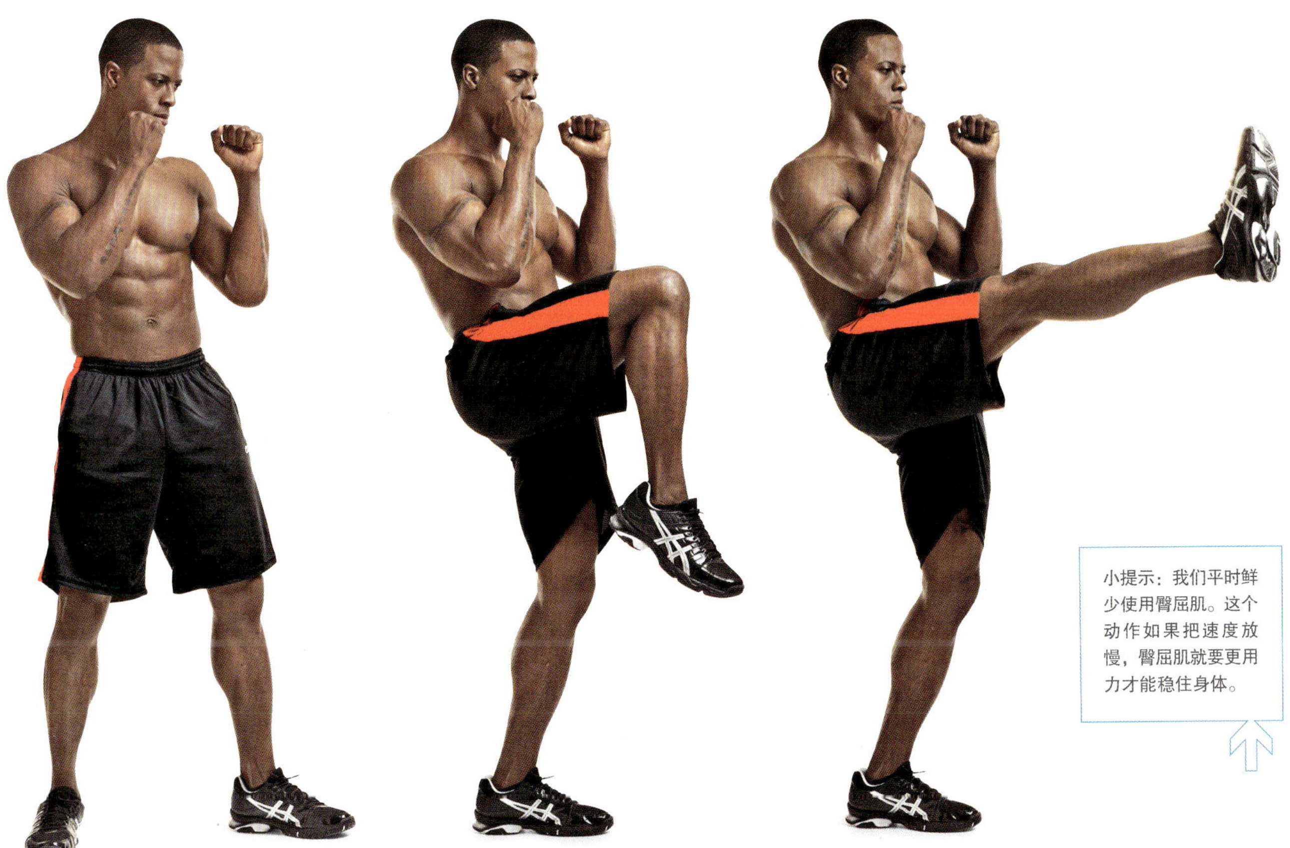

小提示：我们平时鲜少使用臀屈肌。这个动作如果把速度放慢，臀屈肌就要更用力才能稳住身体。

A

- 左脚在前，摆出拳击姿势，拳头位于下巴高度。

B

- 右膝提高，往胸口靠近。

C

- 右腿往前直踢，想象自己用脚跟踹门。
- 迅速收回右腿，回到左脚后方。
- 换成右腿在前，左腿往前直踢，左右腿完成算1下。双腿轮流。

重复次数：60秒内尽力而为。

全身爽快舒压运动

仰卧起坐拳击

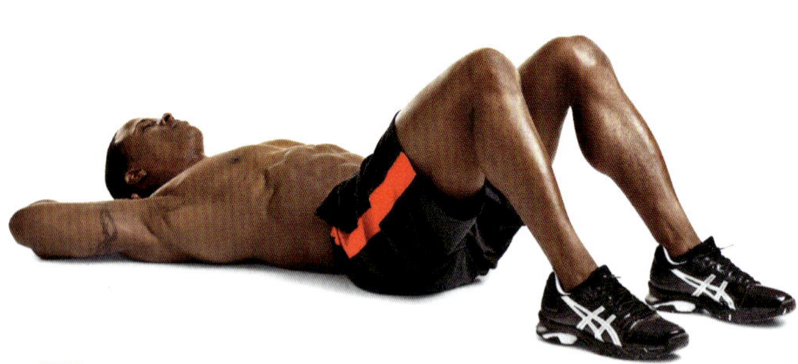

A

- 脸部朝上平躺，膝盖弯曲，双脚贴地，双手放在头后。

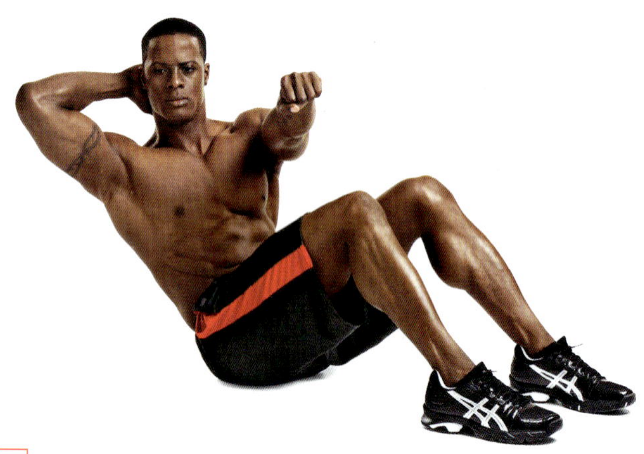

B

- 腹肌用力坐起身子，左臂向斜前方挥拳6次。
- 回到起始姿势，再度坐起身子，右臂向斜前方挥拳6次。
- 左右各完成算1下。

重复次数：60秒内尽力而为。

直击拳

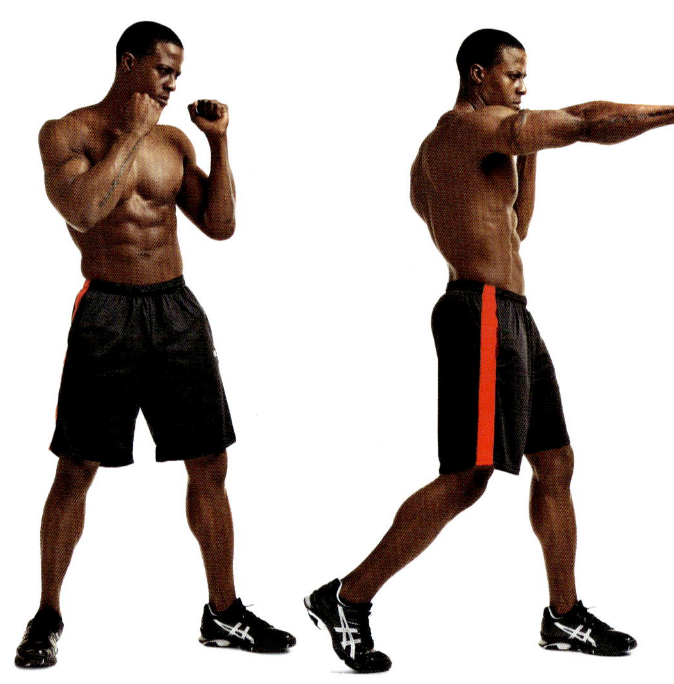

A

- 左脚在前，摆出拳击姿势，掌心朝内。

B

- 髋部向左扭转，出右拳，前臂旋转让掌心朝地，手臂与肩膀呈一条直线。
- 回到起始姿势，换成右脚在前，出左拳。
- 左右各出一拳算1下。

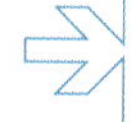

小提示：呼吸调成与击拳动作同步，击拳出去的同时呼气，注意呼吸会变得很短促。

重复次数：60秒内尽力而为，双手轮流。

侧踢

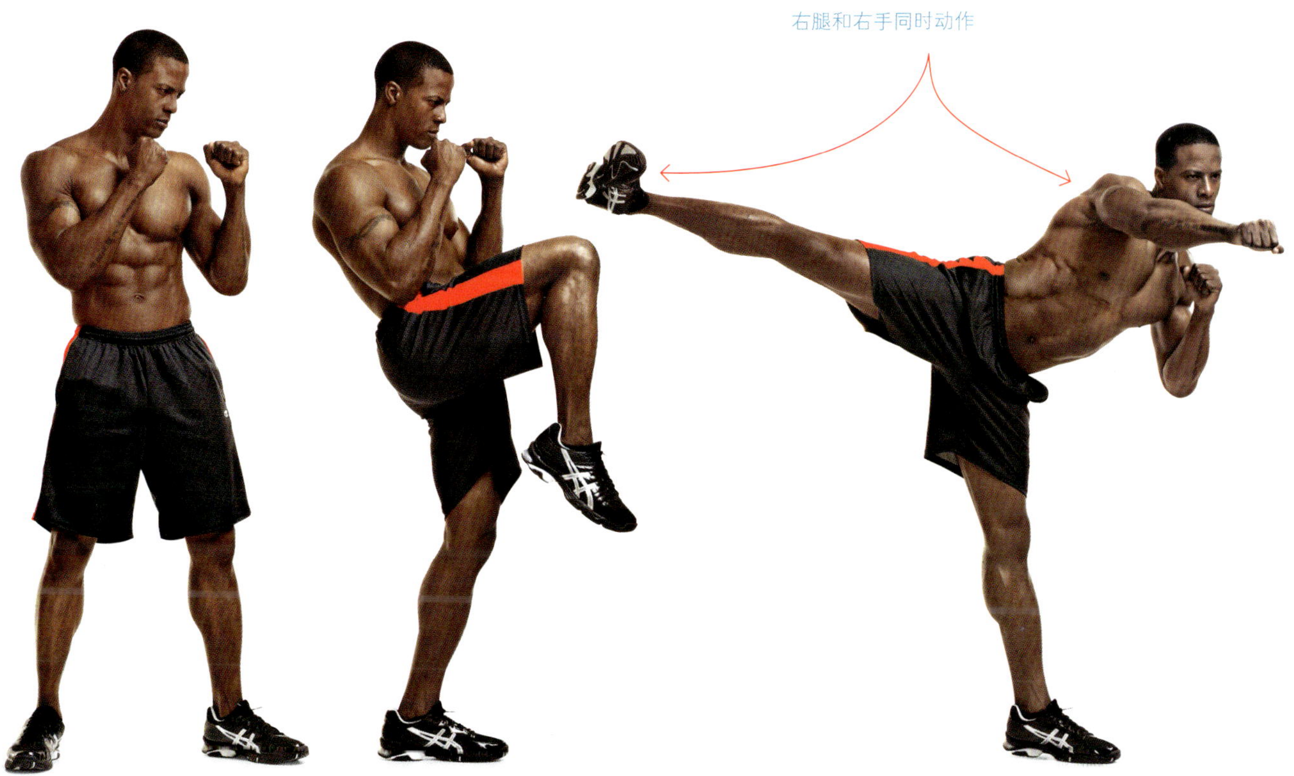

A

- 左脚在前，摆出拳击姿势。

B

- 举起右膝，往胸口靠近。

C

- 旋转髋部和左脚，右腿踢向侧边，同时右手出拳。
- 迅速收回右腿，踩到左脚前方，收回右拳。
- 换成左腿踢向侧边，左手出拳。
- 左右各完成后算1下。

重复次数：60秒内尽力而为，左右两边轮流。

第五章
15分钟燃脂健身

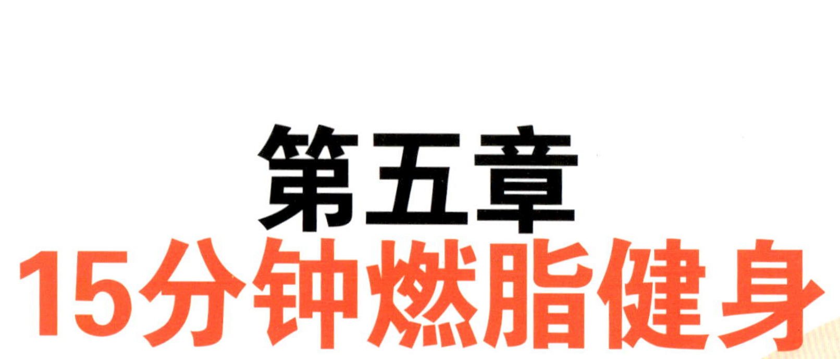

通过这些快动作的有氧运动，
可以加速你的新陈代谢，帮你甩开赘肉。
你准备好了吗？

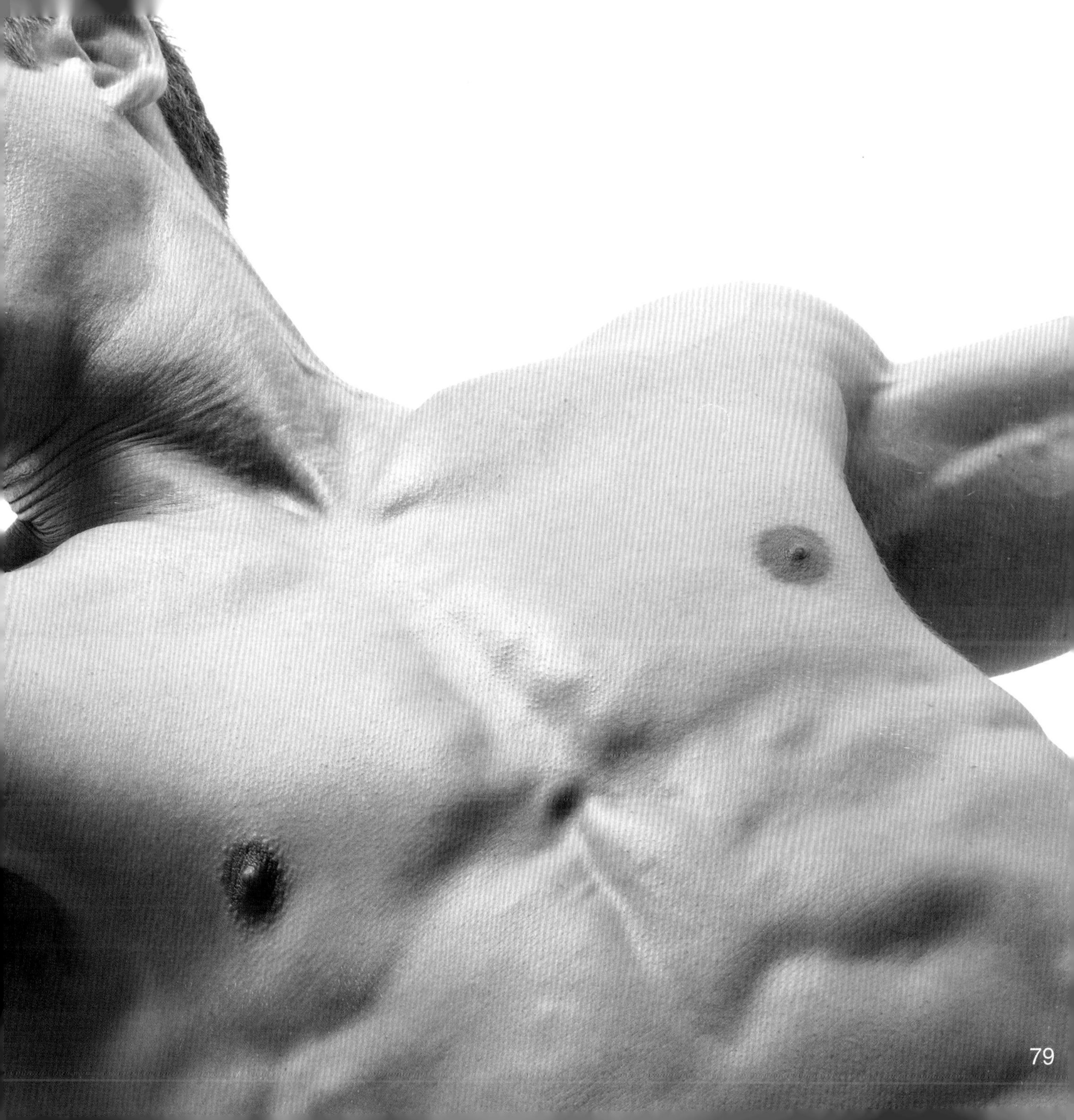

超快速新陈代谢运动

你是否觉得自己的脂肪层非常顽固，老是瘦不下来？你需要15分钟燃脂运动！本章的高耗能肌力训练可以提升心跳速度、促进新陈代谢。在运动过后48小时，你的身体仍可维持高新陈代谢率，即使处于休息状态，也可继续燃烧脂肪。请注意：本章所有的训练都是高强度运动，因此做到每个循环的最后一个动作时，你会恨不得多长几个嘴巴或鼻孔一起大口喘气。以下有5种击垮肥肉、促进新陈代谢的动作，不仅能够帮助你消耗卡路里，还可以锻炼体力，增强肌力。

想要效果加倍……

依照你设定的目标来选择特定的动作，才能得到最佳的训练效果。你也可以挑几个动作，搭配本书其他的训练一起进行。请如实完成规定的重复次数与循环组数，至于举重该举多重，只要每一个动作都能做好，做完最后一组循环时刚好用尽力气，就是你最理想的举重重量。如果你认真训练，2周之内就可以看到成效，而且一旦你开始运动，就可以感觉到身体的变化。

先睹为快：15分钟燃脂运动

2分钟腹肌秘密训练

早上7点
起床后做2分钟的开合跳、高抬膝跳和俯卧撑。

中午12点
喝500毫升的白开水，1小时内燃脂速率可以提高24%。

下午3点
在办公室里竞走。美国梅约医学中心的研究发现，瘦子每天平均比胖子多走约5.6千米的路。此外，在办公室里快步走动，会让老板觉得你工作勤快！

摆脱赘肉：A组

以下A、B两组训练可以燃烧全身脂肪，特别是腰间的赘肉。这套运动是由加州圣塔克拉利塔Results Fitness健身中心的肌力体能训练师克雷格·拉斯穆森设计的。拉斯穆森以简单的动作设计出极具挑战性的训练计划，能够有效促进新陈代谢。请轮流进行A、B两组动作，中间至少休息1天。（可选择其他15分钟健身运动作为当周第三天的训练内容。）

进度检查表

健身过程中很容易偷懒松懈，但是有个方法可以确保你维持运动的强度。利用下面的表格计算出自己的目标心跳率范围（THR），运动中可以用手测量脉搏或使用心率监测器，以确认心跳达到目标速率。倘若进行高强度间歇训练，请鞭策自己达到心跳范围的高标准。

步骤1 计算你的最大心跳数（MHR）	220 - ____（年龄）=____(MHR)
步骤2 计算你的休息心跳数（RHR）	____（10秒心跳数）x 6=____(RHR)
步骤3 计算你的储备心跳数（HRR）	____(MHR) - ____(RHR)=____(HRR)
步骤4 计算最低目标心跳率（MIN THR）	(____[HRR] x 0.65)+____(RHR) =____(MIN THR)
步骤5 计算最高目标心跳率（MAX THR）	(____[HRR] x 0.85)+____(RHR)=____(MAX THR)

尽全力去做：

动作1做10下，做完一组之后休息60秒，总共做2组。接着2A和2B当作一组连着做，做完一组之后休息60秒，总共做2组。3A和3B亦然。

小提示：全程脖子和脊椎都要呈一条直线。

动作1

杠铃滚轮

夹紧臀肌群，绷紧核心肌，下背才能保持正确姿势

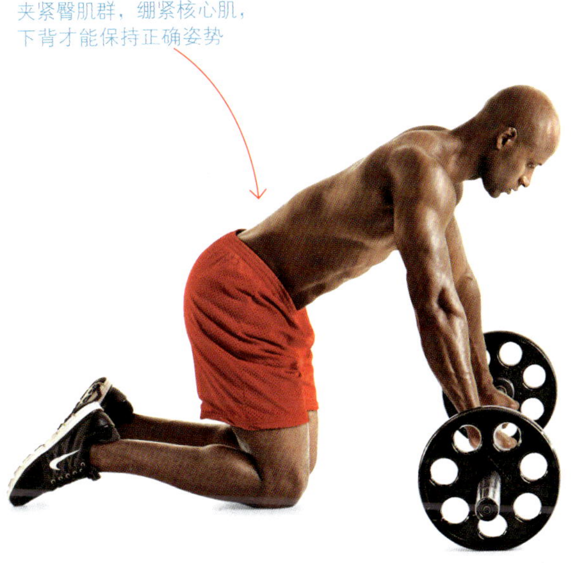

A

- 杠铃两侧各装上4.5千克的杠片，拴紧锁环。
- 跪地，双手间距与肩膀同宽，正手握住横杠。
- 肩膀位于横杠正上方，下背自然前拱。

B

- 慢慢将杠铃向前滚，身体尽量伸展开来，臀部不要下垂。
- 姿势维持2秒，然后将杠铃滚回原地，回到起始姿势。

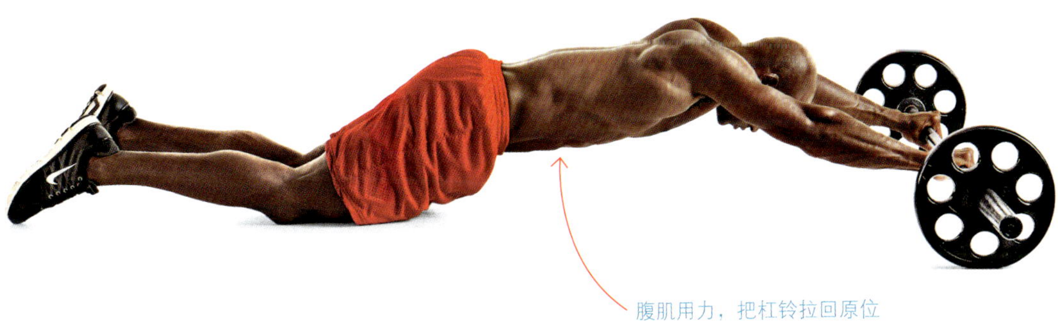

重复次数： 10下。

摆脱赘肉：A组

动作2A

侧边哑铃登阶

利用右脚踩椅面的力量站直，不要弹跳
先使用轻量哑铃，动作熟练之后再增加重量

左脚跨到右脚后方，回到起始姿势

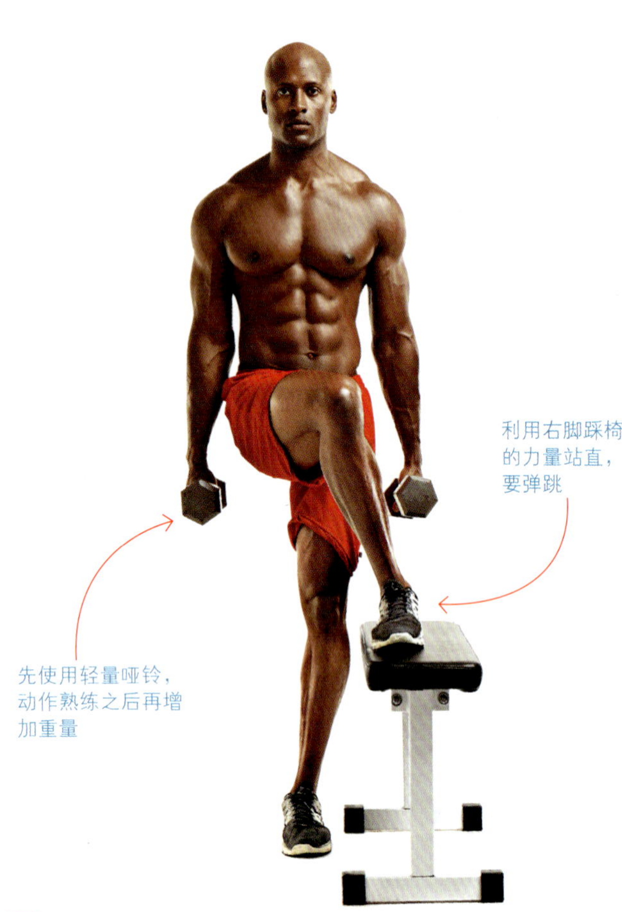

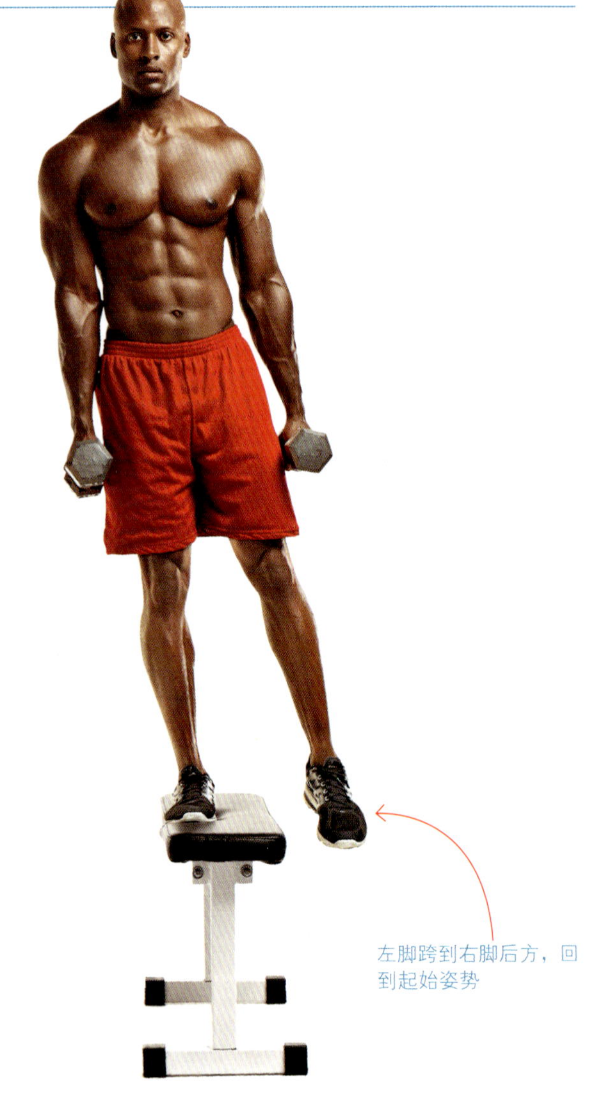

A

- 两手各握1个哑铃，站在训练凳右侧。
- 右脚跨过左脚，踩在椅面上。

B

- 右脚用力踩，将身体推直，两只脚伸直站稳。（左脚自然跨过椅面。）
- 左脚往后交叉，右膝弯曲，身体下沉回到地板。右脚重复动作12下，再换左脚。

重复次数： 左右脚各12下。

动作2B

垫高悬垂臂划船

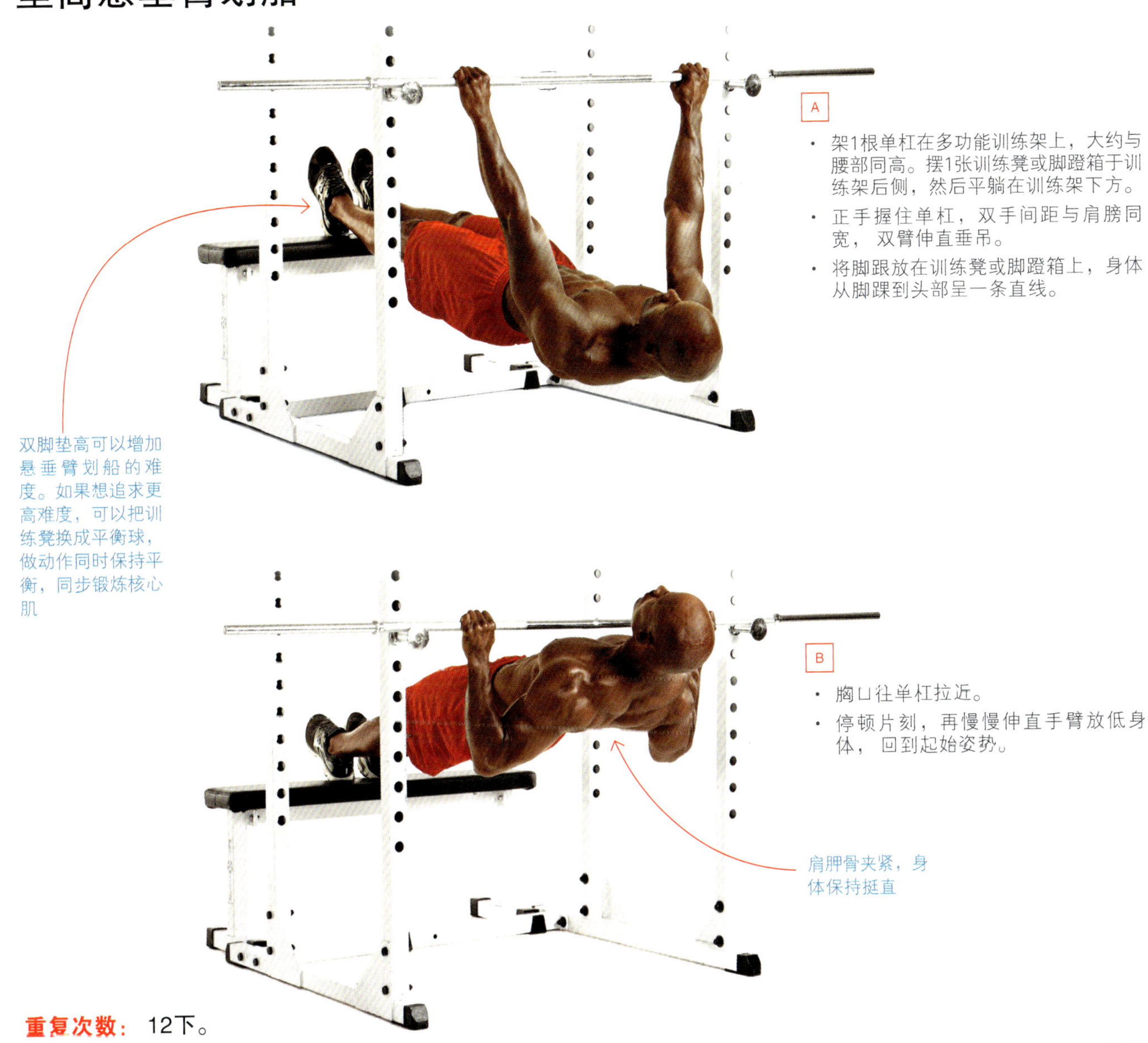

A

- 架1根单杠在多功能训练架上，大约与腰部同高。摆1张训练凳或脚蹬箱于训练架后侧，然后平躺在训练架下方。
- 正手握住单杠，双手间距与肩膀同宽，双臂伸直垂吊。
- 将脚跟放在训练凳或脚蹬箱上，身体从脚踝到头部呈一条直线。

双脚垫高可以增加悬垂臂划船的难度。如果想追求更高难度，可以把训练凳换成平衡球，做动作同时保持平衡，同步锻炼核心肌

B

- 胸口往单杠拉近。
- 停顿片刻，再慢慢伸直手臂放低身体，回到起始姿势。

肩胛骨夹紧，身体保持挺直

重复次数： 12下。

摆脱赘肉：A组

动作3A

杠铃颈前深蹲

小提示：想增加臀部内收肌的训练强度，可以偶尔变换姿势，改成双脚打开比肩稍宽，脚尖微微朝外。

双脚与肩同宽
深蹲时上臂仍然保持与地板平行，这样可以确保身体打直，杠铃也不会滚下来

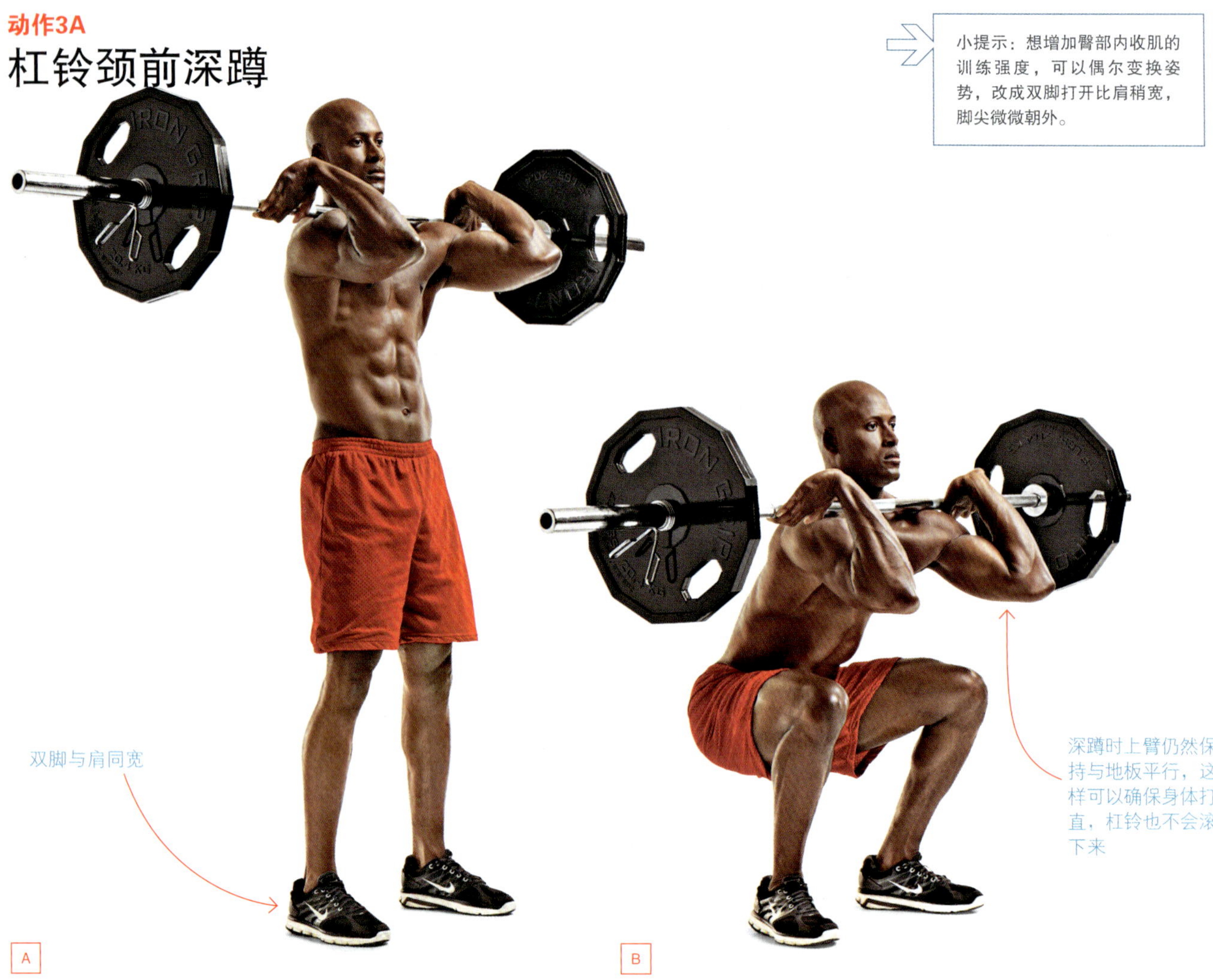

A

- 双手间距与肩膀同宽，正手握住横杠，将杠铃举至胸前。
- 上臂往前伸直，与地板平行（手肘仍保直弯曲），滚动横杠抵住肩膀。
- 绷紧核心肌，下背自然前拱。

B

- 臀部向后推，屈膝，将身体放低，大腿至少要与地板平行，并试着尽量蹲低。
- 停顿片刻，接着脚跟踩地，将身体推回起始姿势。

重复次数： 12下。

动作3B

俯卧撑

想象有人要往你的腹部猛揍一拳，全程绷紧腹肌，可以让臀部和身体维持姿势

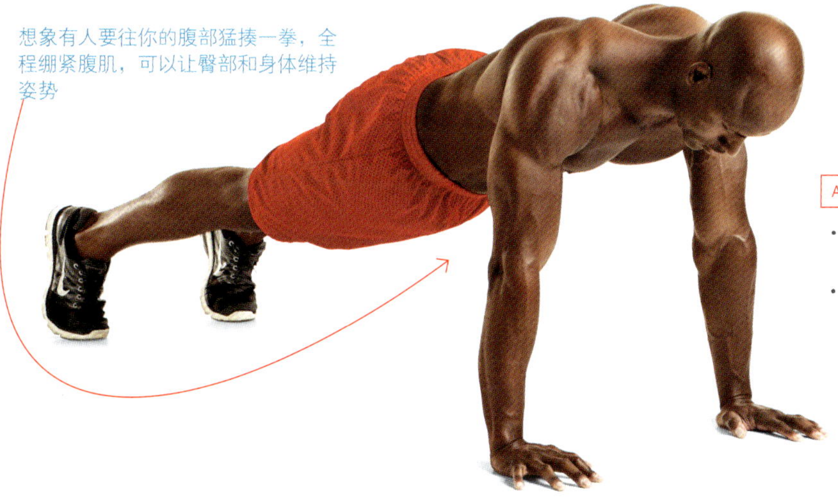

A

- 呈俯卧撑姿势，手臂伸直，双手打开比肩稍宽。
- 身体从头部到脚踝呈一条直线。

全程头部不可晃动
身体下压时，手肘往内收拢。压到最低点时，上臂与身体呈45°

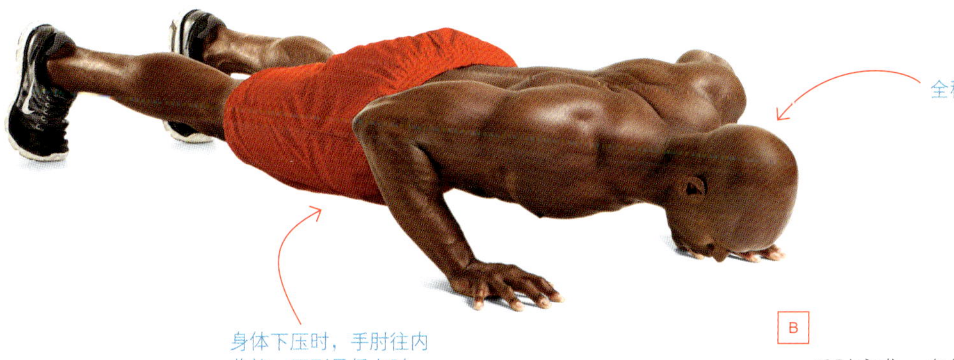

B

- 手肘弯曲，身体下压，直到胸部几乎碰到地板。
- 停顿片刻，再将身体推回到起始姿势，然后重复以上动作。

重复次数： 12下。

摆脱赘肉：B组

尽全力去做：

动作1做2组，中间休息60秒。接着2A和2B当作1组连着做，组间休息60秒，总共做2组。3A和3B也是同样流程。

动作1

滑轮前拉

小提示：注意髋部和肩膀要固定不动。如果你的身体会晃动，请减轻重量。

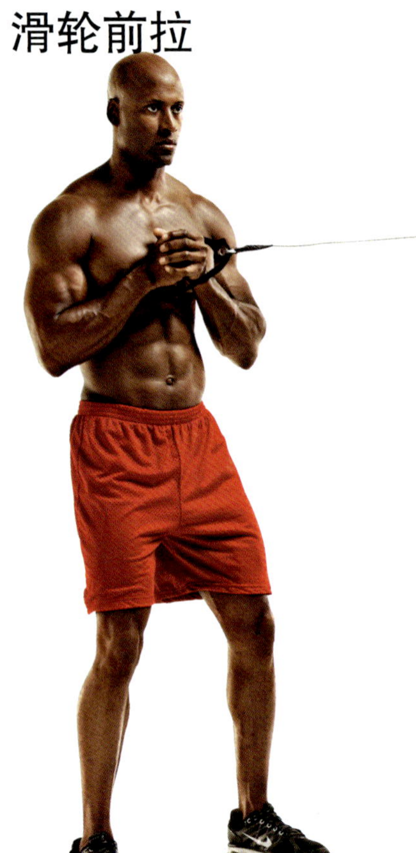

A

- 滑轮机的滑轮调到中间档位，装上马鞍型的把手。
- 呈站姿，身体左侧面对配重片。
- 将把手握在胸前，后退一步，拉紧缆绳。

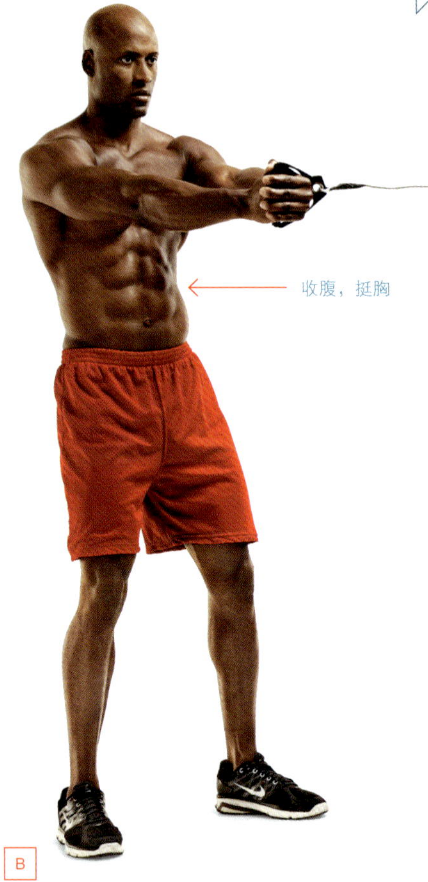

B

- 手臂慢慢用力向前，直到完全伸直。
- 维持姿势5秒，然后再拉回起始姿势。
- 动作要慢。做完10下之后，转身换右侧面对配重片，并重复以上动作。

重复次数： 两边各10下。

动作2A

哑铃反向弓步

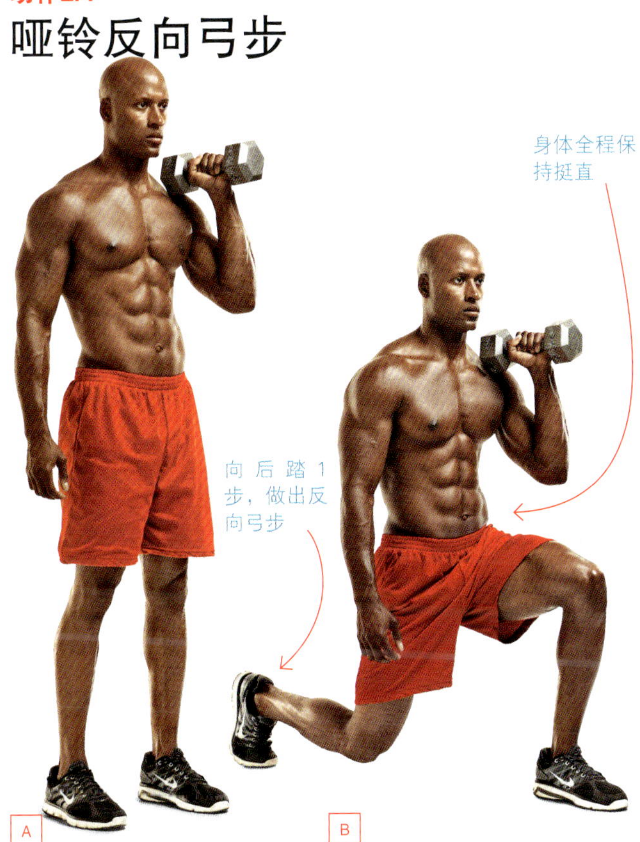

A

- 呈站姿，左手握住哑铃，举至肩膀。
- 身体打直站稳。

B

- 右脚向后踏，呈反向弓步。身体下蹲，后膝盖几乎贴地。
- 将身体推回到起始姿势，重复以上动作。
- 右脚做完12下，将哑铃换到右手，改以左脚呈反向弓步。

重复次数： 两边各12下。

动作2B

反手引体向上

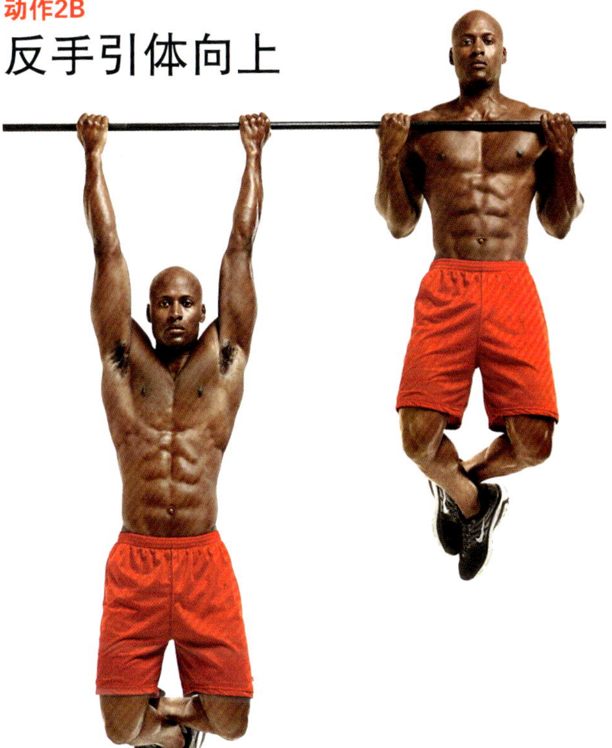

A

- 双手张开与肩膀同宽，反手握住单杠，双臂伸直。

B

- 肩胛骨向下夹紧，手肘弯曲，将身体上拉，直到胸口顶部到达单杠位置。
- 停顿片刻，然后慢慢放下身体，回到起始姿势，再继续重复以上动作。

重复次数： 尽力而为，最多12下。

摆脱赘肉：B组

动作3A

曲臂早安运动

手臂弯曲，将杠铃固定在前臂和上臂之间
不要驼背

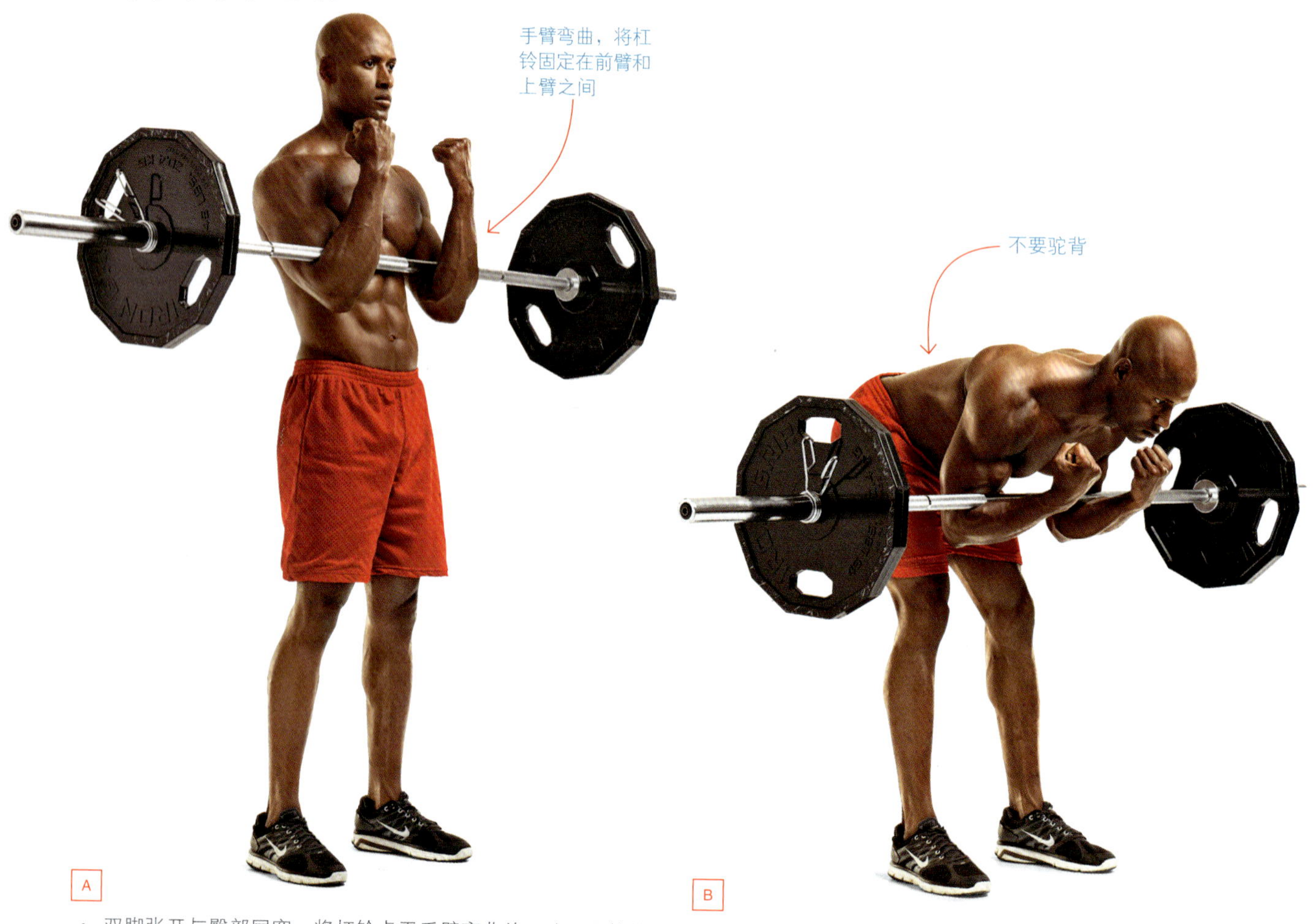

A

- 双脚张开与臀部同宽，将杠铃卡于手臂弯曲处。（可用软垫或毛巾包裹横杠，以保护手臂。）

B

- 下背自然前拱，在身体舒适的前提下尽量往下弯腰。
- 停顿片刻，然后将身体推回起始姿势。

重复次数： 12下。

动作3B

哑铃交互肩上推举转身

掌心朝内

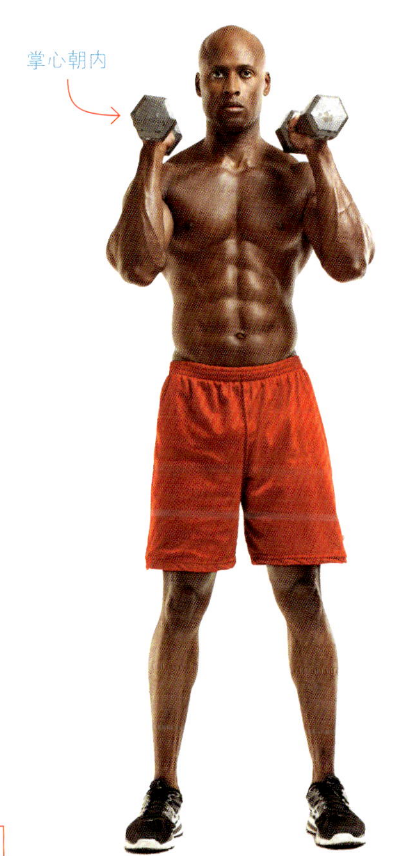

A

- 两手各握1个哑铃，手臂弯曲，将哑铃举至肩膀外侧。
- 双脚张开与肩膀同宽，膝盖微弯。

哑铃举向斜上方，
手臂完全伸直
转身可以活化
你的斜方肌
以脚为轴心
进行旋转

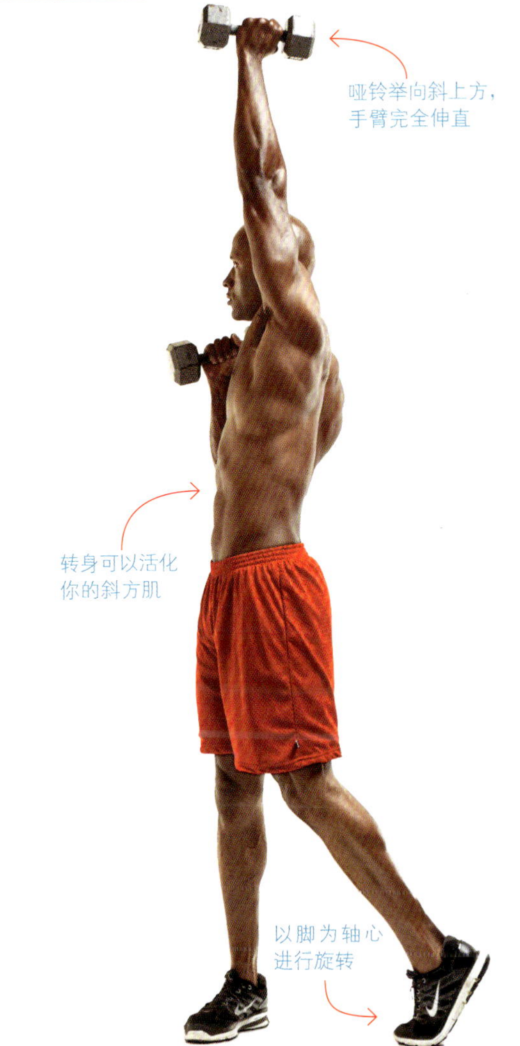

B

- 左手哑铃往右斜上方举起，同时以左脚前脚掌当轴心，将身体向右转。
- 手脚沿反方向回到起始姿势，换右手高举哑铃，并将身体向左转。以上为一组动作。

重复次数： 12组。

肌力、体力、敏捷度与汗水

你是不是也和大部分的人一样，屁股整天都黏在椅子上？如果这样的话，上健身房的时候就不要再继续坐着了！站起身来，让脂肪燃烧吧！不要坐在训练凳上或使用可以坐着的健身器材，改以这套训练让全身动起来，从不同的角度锻炼肌肉，并且加速消耗身上的卡路里。

尽全力去做：

一口气完成这4组动作，当作1次循环。循环之间可以休息60~90秒，15分钟内尽可能完成越多次循环越好。

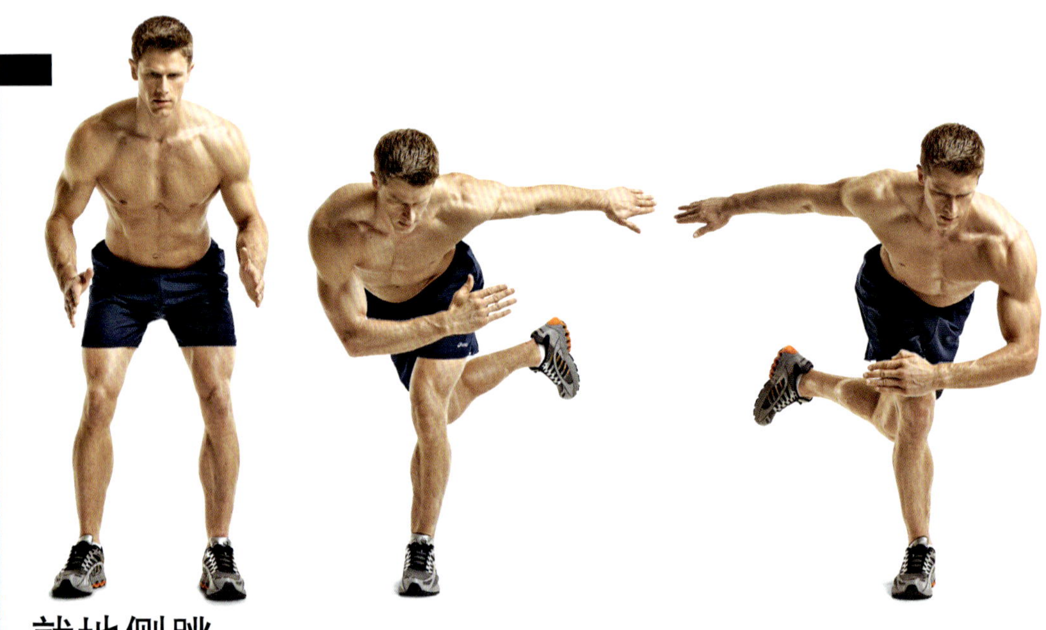

就地侧跳

A

- 呈准备姿势，臀部向后推，膝盖微弯。

B

- 右脚用力跳离地板，双手手臂往左摆动。
- 左脚着地之后停顿片刻。

C

- 换左脚跳离地面，双手往右摆动。右脚着地时，左脚不可触地。双脚重复跳跃。

重复次数： 30秒内尽力而为。

哑铃高脚杯延长深蹲

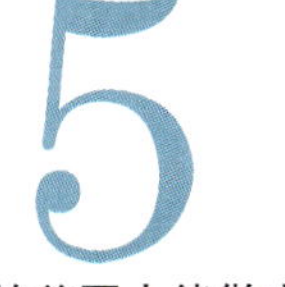

每天只有5%的美国人能做完一项具挑战性的健身训练。

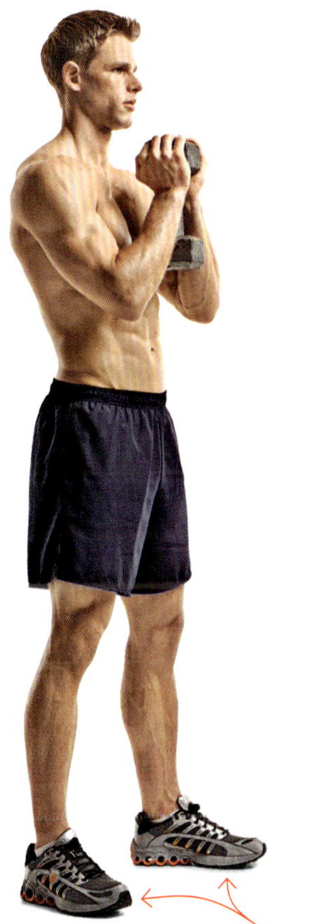

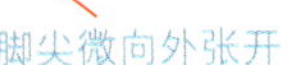

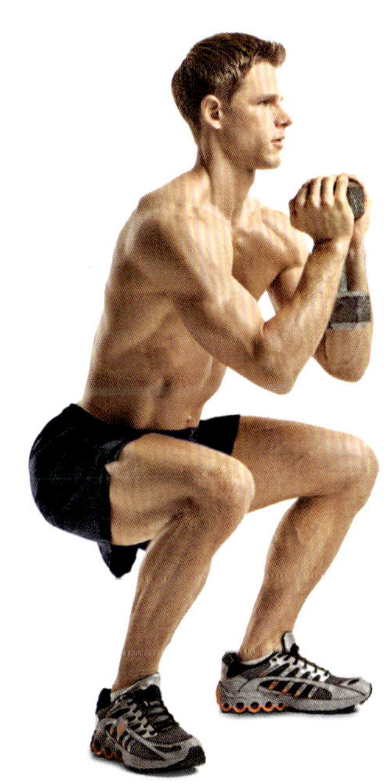

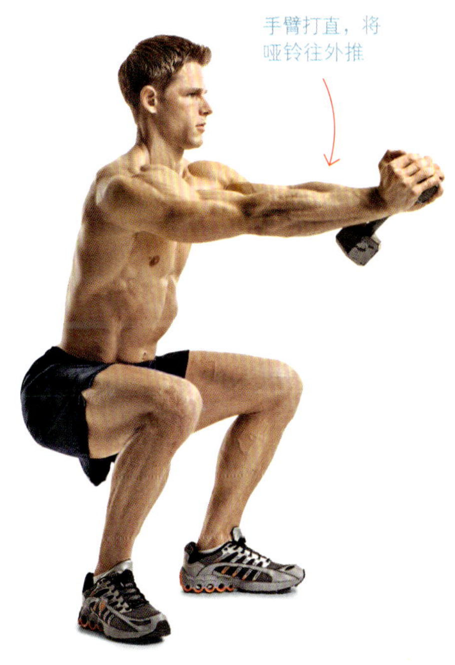

A

- 双手托住哑铃一端，让哑铃呈垂直方向， 双脚张开与肩膀同宽。

B

- 腹肌绷紧，臀部向后推，身体下蹲，让大腿与地板平行。

C

- 维持姿势，双手将哑铃往前推，并将手臂完全打直，与地板平行。
- 将哑铃拉回至胸口并起身站立，以上为一组动作。

重复次数： 8~10组。

肌力、体力、敏捷度与汗水

蜘蛛人俯卧撑

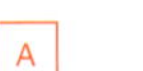

A

- 呈俯卧撑姿势，头部到脚踝呈一条直线。

双手在肩膀正下方

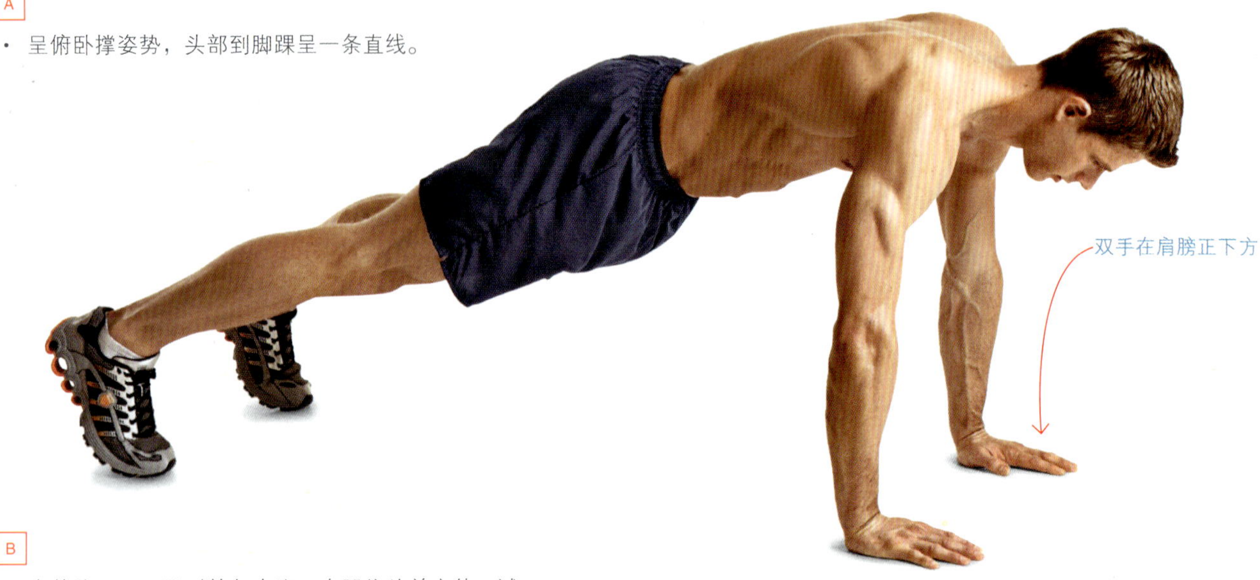

B

- 身体往下压，同时抬起右脚，右腿往外前方伸，试着让膝盖碰到手肘。回到起始姿势，换左脚抬起。

先将脚抬起，然后大腿向外伸，
膝盖尽量往前去触碰手肘

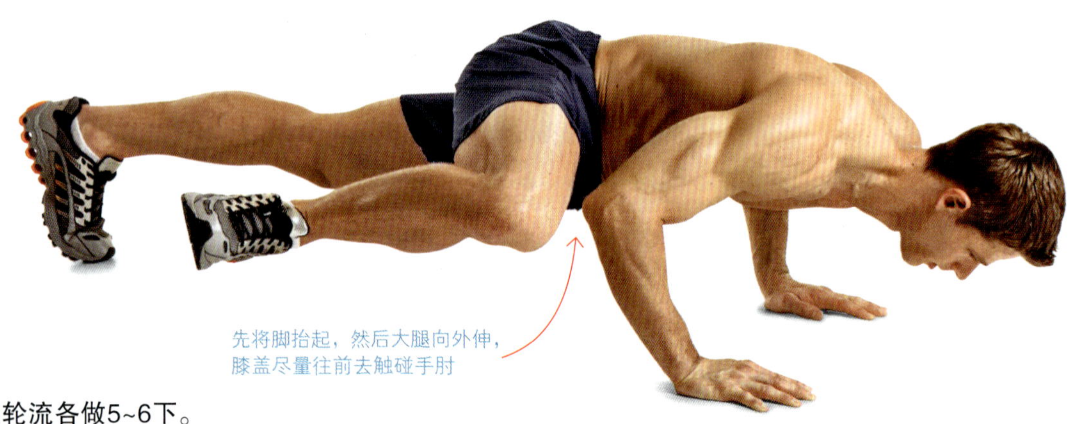

重复次数： 双腿轮流各做5~6下。

跷跷板式

A

- 将毛巾放在地板上，脚尖垫于毛巾上，身体呈平板式姿势，以前臂抵住地板，手肘在肩膀正下方。

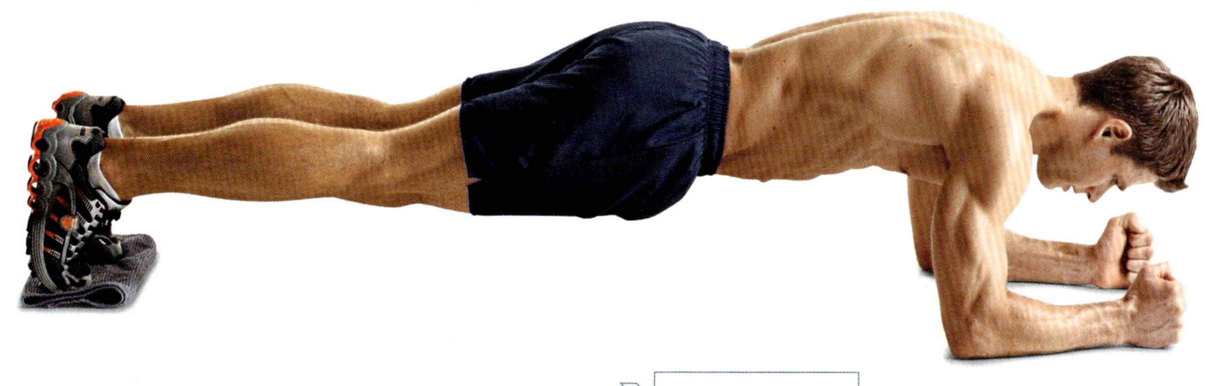

小提示：如果你的臀部往下掉，表示身体推得太远。

B

- 缩小腹，夹紧臀肌群，手臂将身体向后推，脚尖踩着毛巾往后滑。
- 你会感觉到核心肌绷紧，然后再把身体拉回到起始姿势。以上为一组动作。

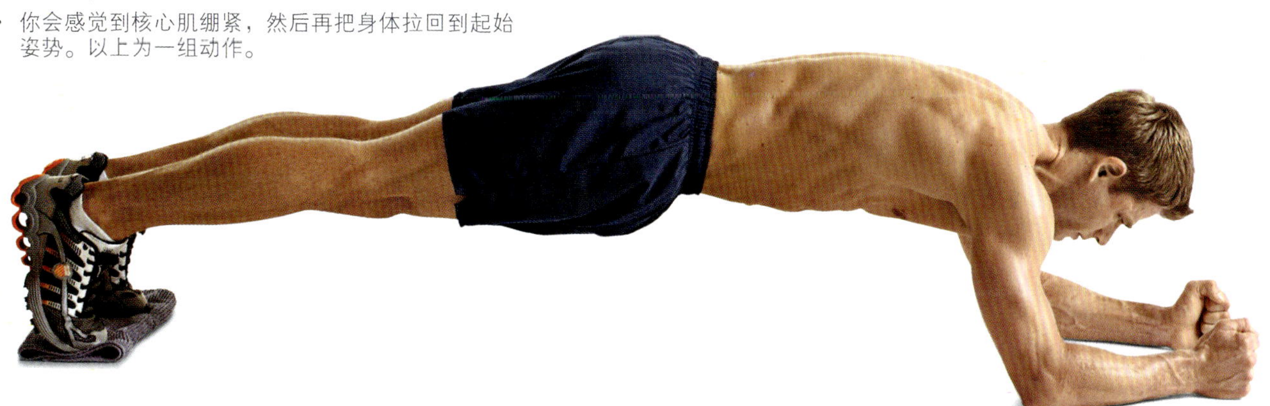

重复次数： 8~10组。

超级英雄联盟

虽然你无法像超级英雄那样轻松一跨就跳过1栋高楼，但是你可以靠这些超级英雄健身动作锻炼出超人般的钢铁肌肉，看起来比20世纪50年代饰演超人的乔治·利瓦伊更加强壮。这些动作保证让你汗流浃背，所以在运动之前请记得先脱掉披风。

尽全力去做：

每一种动作连续做2~3组，每一轮中间可休息30~60秒。

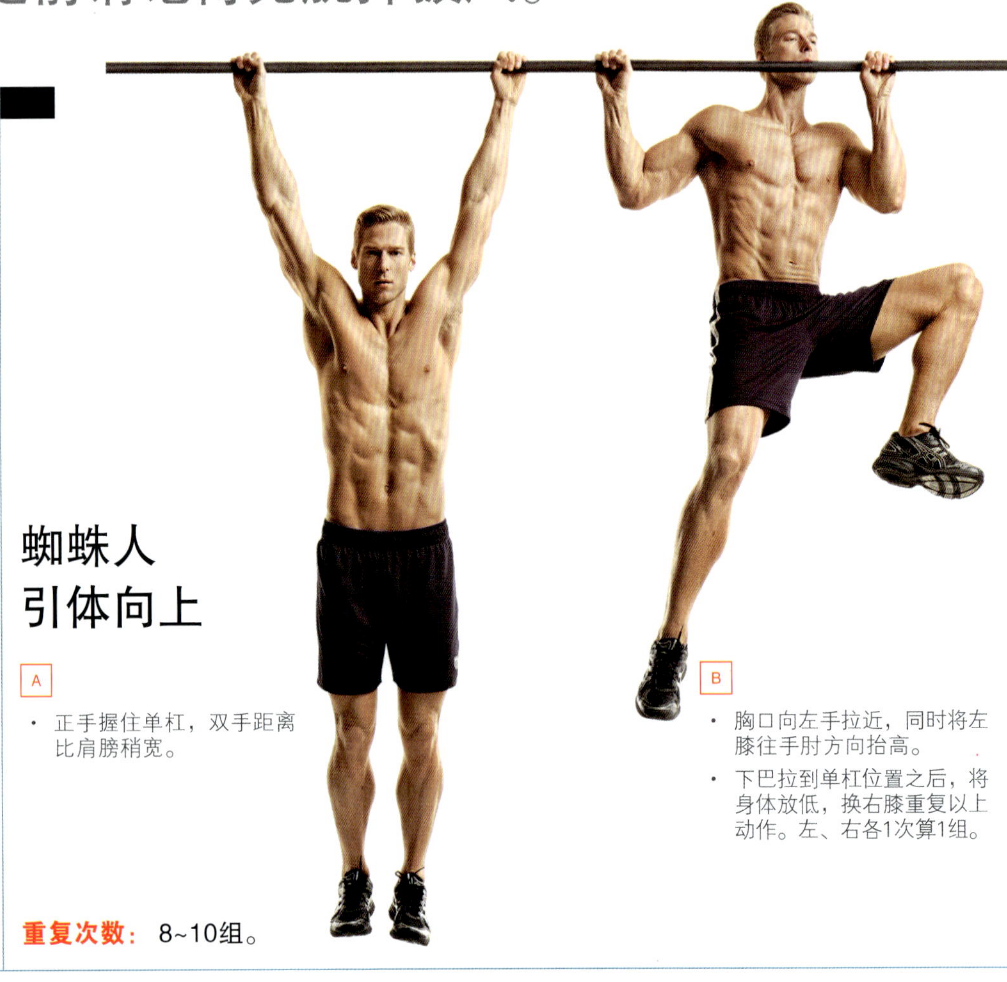

蜘蛛人引体向上

A

- 正手握住单杠，双手距离比肩膀稍宽。

B

- 胸口向左手拉近，同时将左膝往手肘方向抬高。
- 下巴拉到单杠位置之后，将身体放低，换右膝重复以上动作。左、右各1次算1组。

重复次数： 8~10组。

浩克超级跳跃

A

- 双脚张开站在运动垫上，距离比肩膀略宽。
- 迅速弯腰屈膝，约半深蹲姿势。

B

- 将手臂往上举过头顶，同时用力往上跳，跳得越高越好。
- 落地时尽量保持轻盈，并迅速回到半蹲位置，然后继续重复以上动作。

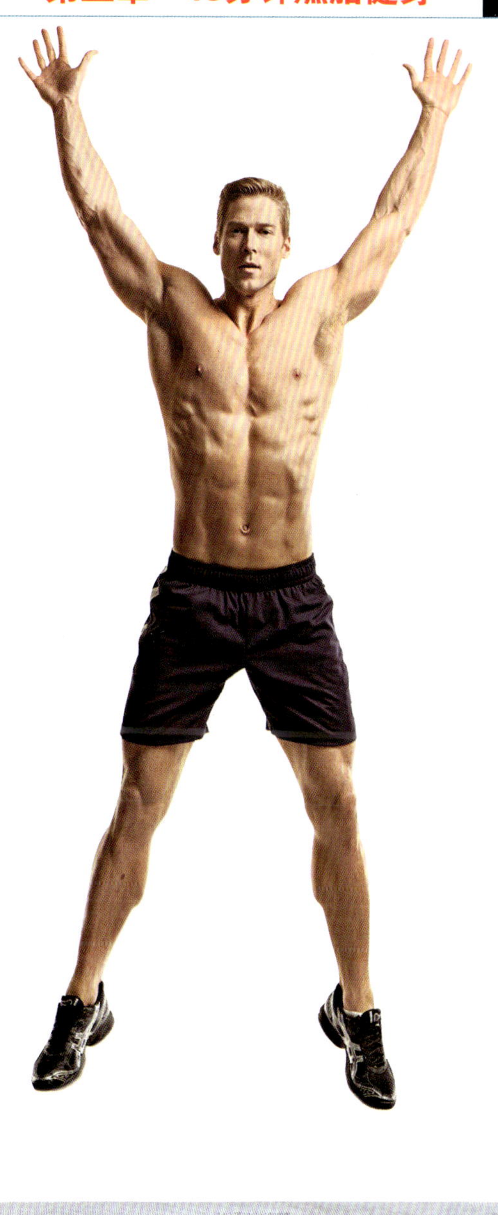

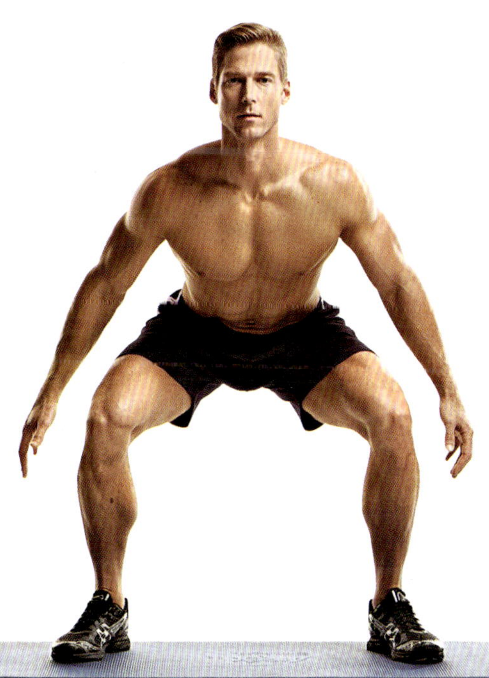

重复次数： 8~10下。

超级英雄联盟

超人背部伸展

背部和手臂呈一
条直线

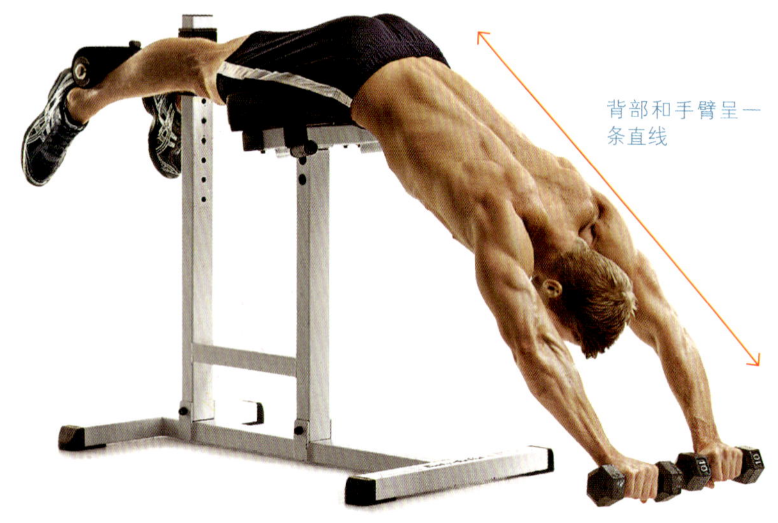

A

- 脸部朝下趴于背部伸展椅，并固定住双脚的位置。
- 两手各握1个哑铃，双手下垂。
- 腰部下弯，将上半身往地板贴近。

身体与地板平行即可，
不必过度上扬

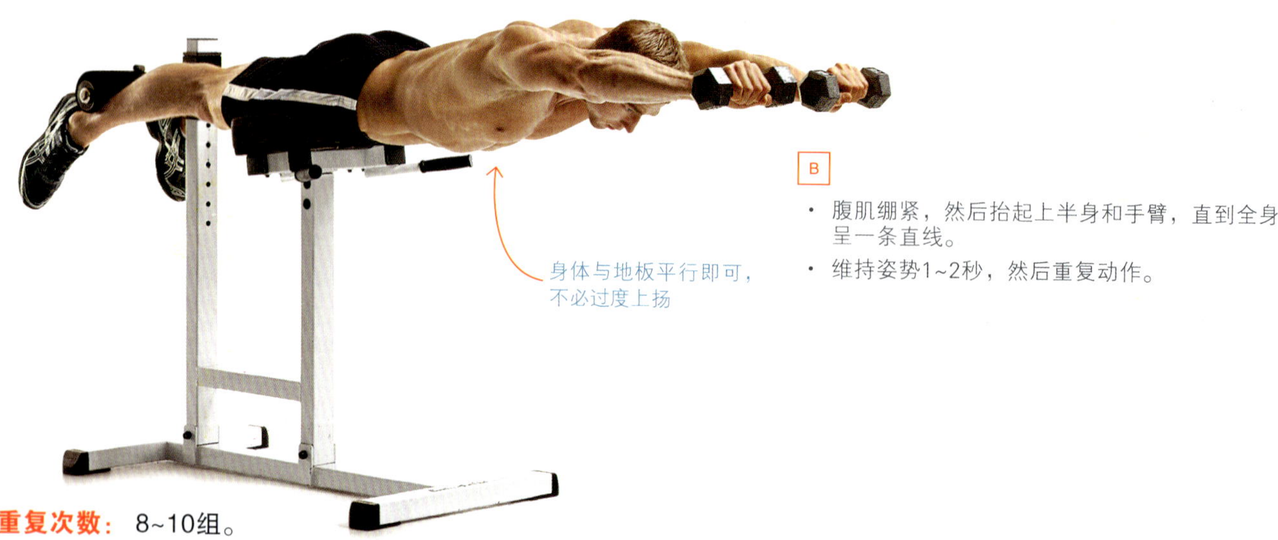

B

- 腹肌绷紧，然后抬起上半身和手臂，直到全身呈一条直线。
- 维持姿势1~2秒，然后重复动作。

重复次数： 8~10组。

雷神索尔之槌

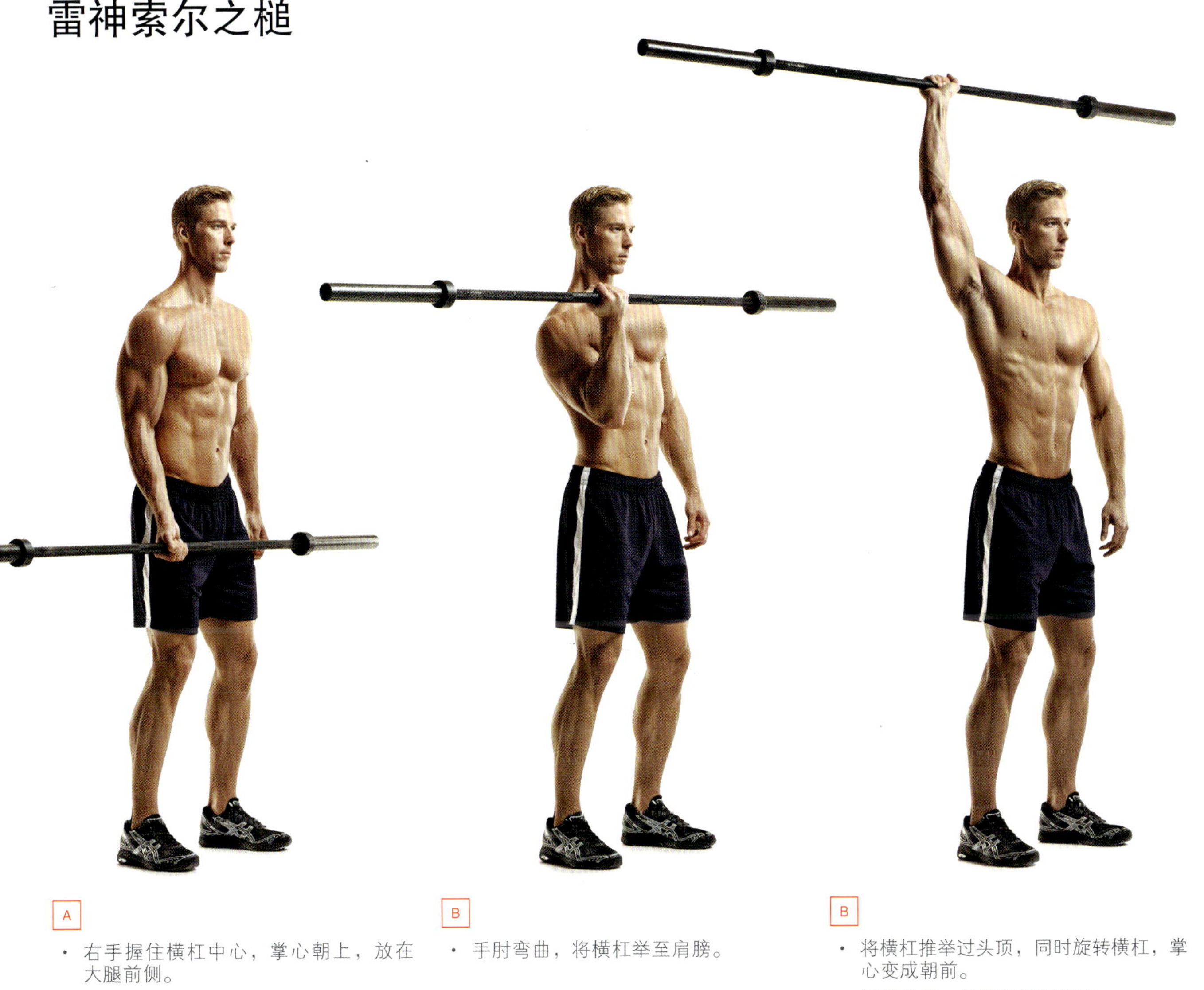

A

- 右手握住横杠中心，掌心朝上，放在大腿前侧。

B

- 手肘弯曲，将横杠举至肩膀。

B

- 将横杠推举过头顶，同时旋转横杠，掌心变成朝前。
- 手臂伸直，尽量把横杠推高。
- 放低横杠，换手重复以上动作。

重复次数： 左右手各6~10下。

飙汗超级组训练

超级组训练是指2个动作项目之间不休息。一般而言，超级组训练会结合2种针对不同肌肉的动作，让刚运动完的身体部位可以休息。不过我们设计的这3组超级组训练，全都是针对同一组肌肉，用不同方式加强锻炼，提升训练强度，达到燃脂的极致境界。

尽全力去做：

每一项动作做6下，2种动作之间不休息。完成1组超级组之后可以休息2分钟，再继续进行下一组超级组。

超级组1

增强式俯卧撑

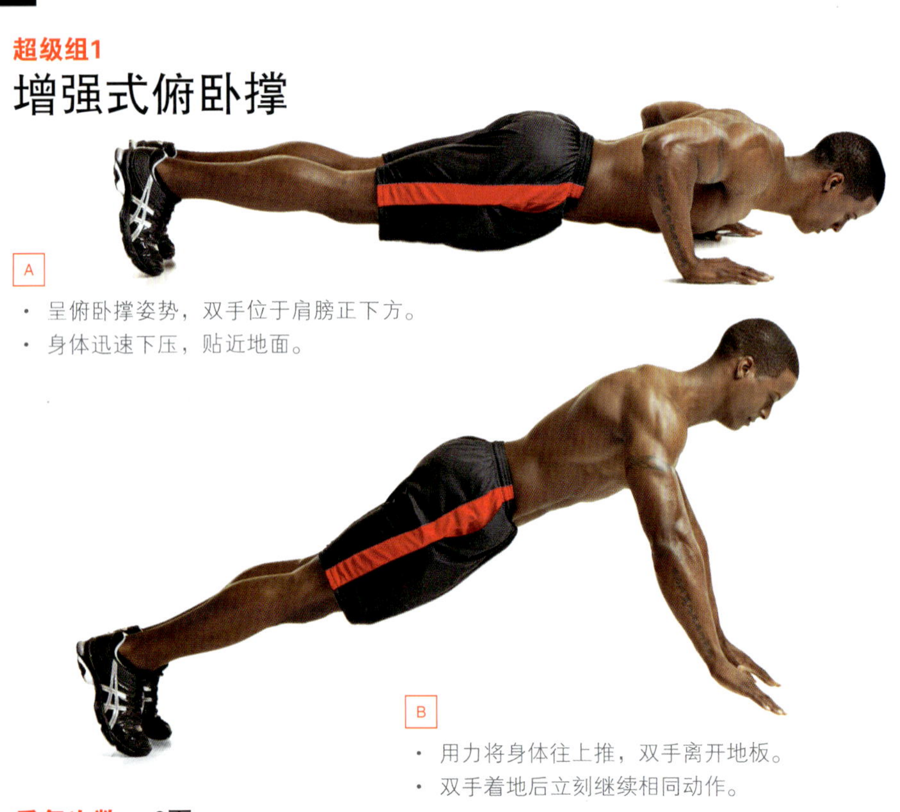

A

- 呈俯卧撑姿势，双手位于肩膀正下方。
- 身体迅速下压，贴近地面。

B

- 用力将身体往上推，双手离开地板。
- 双手着地后立刻继续相同动作。

重复次数： 6下。

哑铃仰卧推举

A

- 躺在训练凳上，两手各握1个哑铃，手臂伸直于胸膛上方，掌心朝向双脚。

双脚要贴地。如果脚掌离地，将会削弱上半身的力量，降低举重的力道

B

- 慢慢放下哑铃于胸膛外侧。
- 停顿片刻，然后再推回到起始位置。

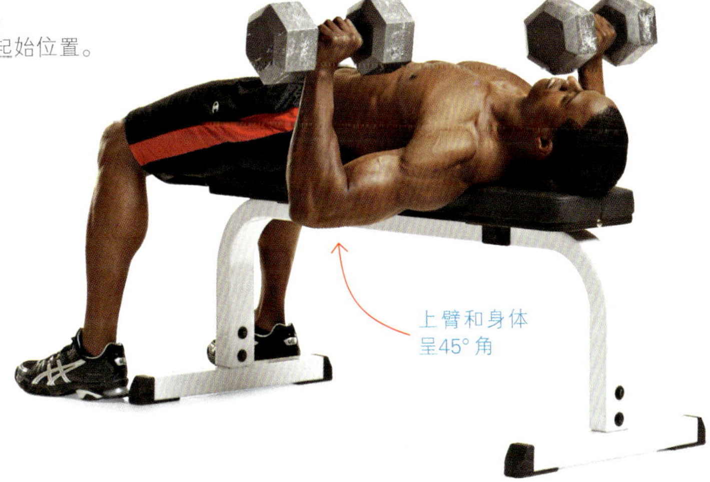

重复次数： 6下。

仰卧推举的小诀窍

无论是哑铃还是杠铃的仰卧推举，记得双手往下的时候，同时夹紧你的肩胛骨。加州圣塔克拉利塔Results Fitness健身中心的肌力与体能训练师克雷格·拉斯穆森表示，收紧肩胛骨可以增加上半身的力气，帮助手臂将横杠往上推。他说："杠铃放低时，挺起胸部迎接横杠，这个动作能帮助身体涌出一股力量，将杠铃推回去。"

飙汗超级组训练

超级组2

爆发力登阶

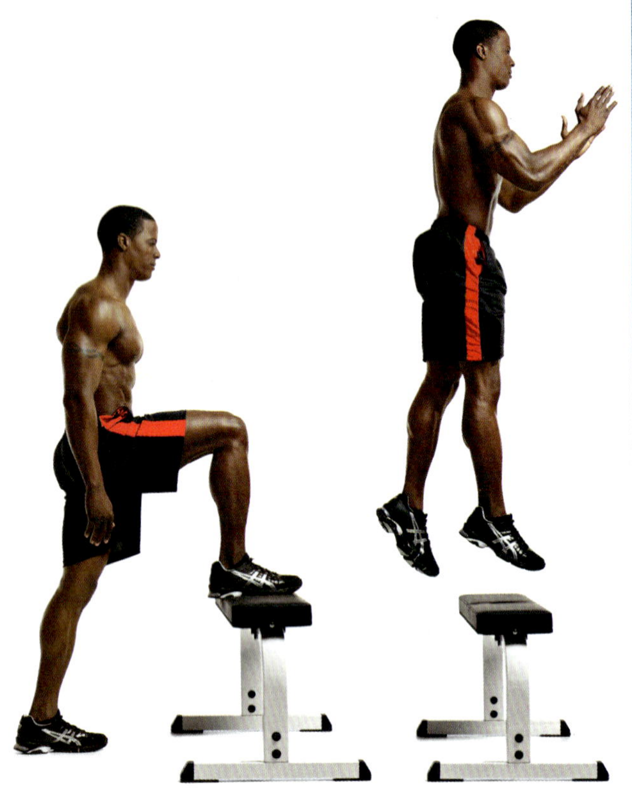

A

- 右脚在训练凳上踏稳， 左脚贴地。

B

- 身体打直，用力踩训练凳，将身体推到空中。
- 双脚互换，左脚轻落在训练凳上，右脚着地。

重复次数： 双脚轮流共6下。

交叉哑铃登阶

借由踏住训练凳的
力量登阶，不要跳
跃或利用弹力

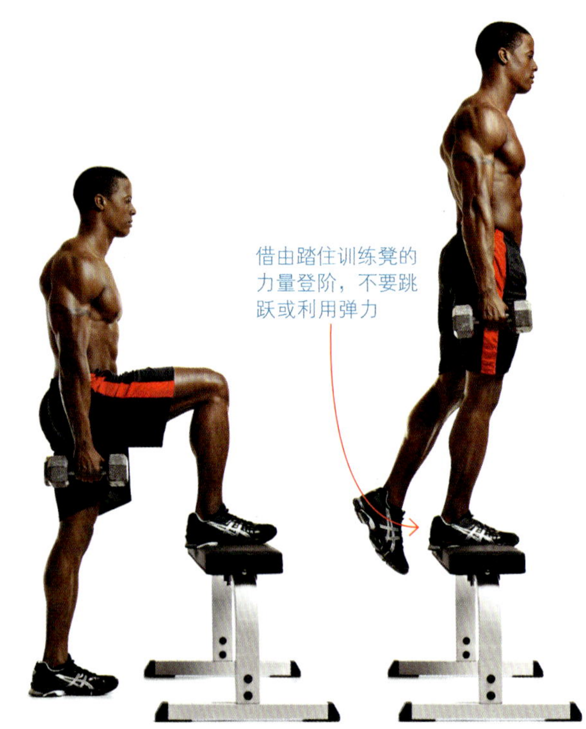

A

- 双手握哑铃于身侧，掌心朝内，站在训练凳前方。
- 右脚踏于训练凳上。

B

- 踏上训练凳，将左脚悬在身后，接着回到原地。
- 换左脚踏于训练凳，重复以上动作。以上为一组动作。

重复次数： 6组。

超级组3

V字仰卧起坐

A

- 平躺在地，双腿伸直，手臂往上伸展。

B

- 收缩腹肌，使身体和手臂离开地面， 并将双腿抬起，往身体靠近。
- 姿势达到最顶端时，尽可能伸手触碰脚尖，然后回到起始姿势。

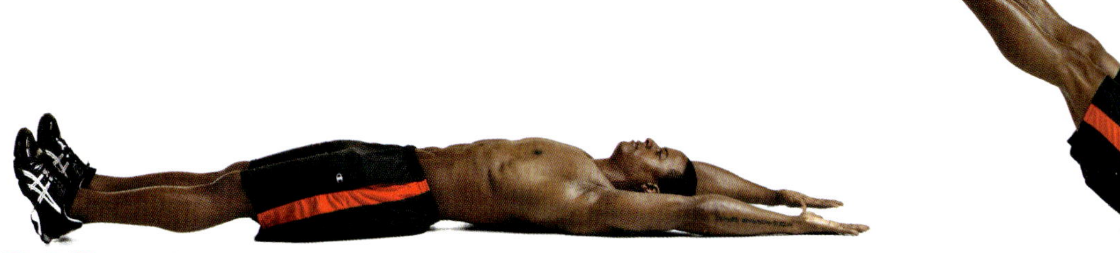

重复次数： 6下。

平衡球负重仰卧起坐

A

- 躺在平衡球上，双手握住哑铃两端， 将哑铃抵在胸前

从肩胛骨到臀部都要靠在平衡球上

B

- 卷腹起身，在身体完全坐直之前就停止。接着慢慢躺回平衡球，恢复到起始姿势。

靠腹肌的力量起身，不要利用平衡球的弹力
双脚贴地

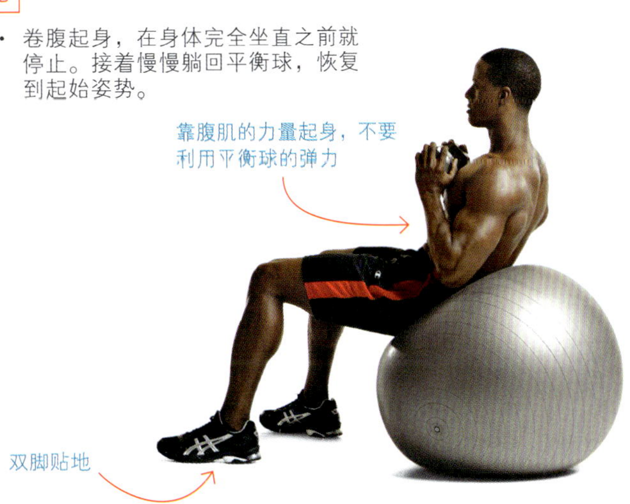

重复次数： 6下。

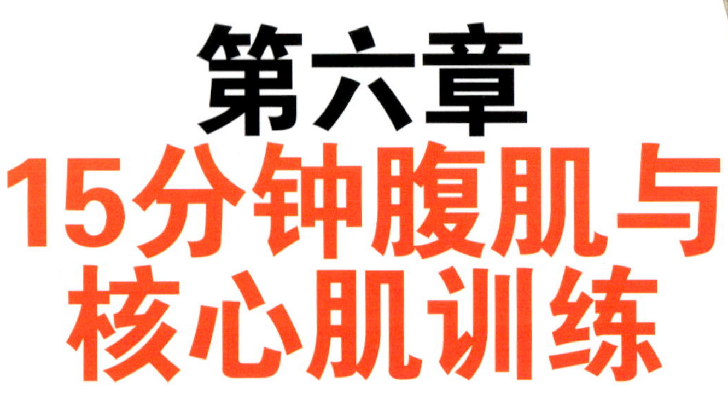

第六章
15分钟腹肌与核心肌训练

打造平坦、完美、健壮的腹肌与核心肌。
除了体态健美之外，还有更多意想不到的好处

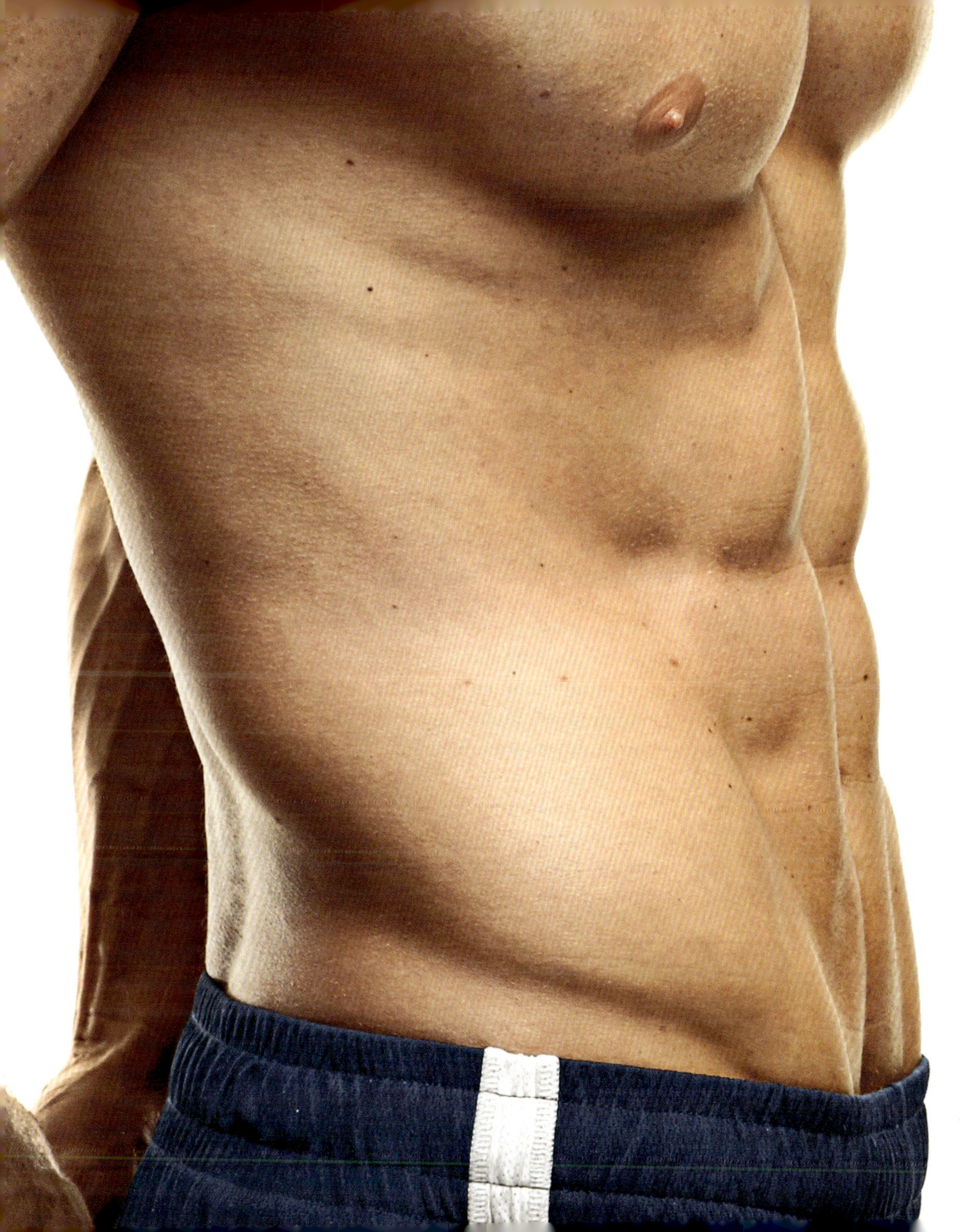

腹肌专用的超快速健身

每个人都希望小腹平坦结实，系紧皮带时肚子不会突出来。结实强壮的腹肌就像一枚荣誉勋章，代表你懂得控制饮食，保持身材，更显示你是一个有条理、负责任而且健康的好男人。女人看男人，最看重的就是这三点。但是除了满足虚荣心、增加个人魅力之外，你还有其他充分的理由必须锻炼核心肌。核心肌好比脚踏车轮胎的轮轴，关乎身体的力量和稳定性。只要核心肌练得够强壮，身体自然就会健康又有活力。

知名健身教练马克·沃斯特根著有《核心表现》一书。他表示：腹肌、背肌和斜三角肌共同支撑脊椎，因此锻炼这三大肌群，就等于进行全身大改造，会让你觉得更年轻，更强壮，而且头脑更灵活。

- 核心肌是身体的支架，可以收缩小腹，拉长骨骼。核心肌越强壮，身形就越显得精实修长。
- 深层腹肌和脊椎肌肉有束腹的支撑效果，能够保护背部不受到伤害。
- 锻炼核心肌不仅可提升身体的反应速度，还能活化心智功能。

沃斯特根也表示：脊椎是身体与大脑传递讯号的桥梁，有了稳固挺直的脊椎，大脑就可以更有效地接收信息。由于腹肌和核心肌对身体如此重要，本章可说是全书最关键的章节。腹肌值得花费心力好好锻炼，何况每天只需要15分钟，何乐而不为？

先睹为快：15分钟腹肌与核心肌循环训练

腹肌大解密

核心肌有二十几条肌肉，负责支撑脊椎，是肌肉的束带。

以下介绍肌群里的重要角色：

腹直肌

腹直肌就是所谓的六块肌，适合以卷腹运动锻炼。

腹横肌

藏在六块肌后面的深层肌肉，从内部支撑腹肌。

腹斜肌

身体侧边的腹肌，负责侧弯和旋转动作。

髋屈肌

负责弯曲臀部，提起大腿走路和跑步，是核心肌力的关键。

下背肌肉

身体向后弯的时候，下背部许多肌肉会负责稳定脊椎，是核心肌机制的关键。

零卷腹核心肌锻炼

有些健身狂热爱卷腹运动，因为他们喜欢把自己累到不成人形，不过一般人大多敬谢不敏，如果你不爱卷腹运动，别担心，还有其他的方法也能帮助你练就完美的腹肌。卷腹运动只能锻炼一小部分的腹肌，这套运动则可锻炼你整个核心肌，外加背肌和臀部。别忘了，了无生气的肩膀和积弱不振的臀肌群也是大肚腩的帮凶。

尽全力去做：

连续完成以下7组动作，各组之间不休息。结束一轮后先休息片刻，喘口气，然后再进行下一轮。

反向伐木式

A

- 双手握住药球，放在髋部左侧，膝盖微弯。

B

- 双手伸直，将球划过身体，往斜上方高举，直到身体完全打直，让球停在右肩上方。接着，把球放下，回到起始姿势。以上动作算1下。

下背部不可拱起
核心肌绷紧
身体打直，
手臂伸直

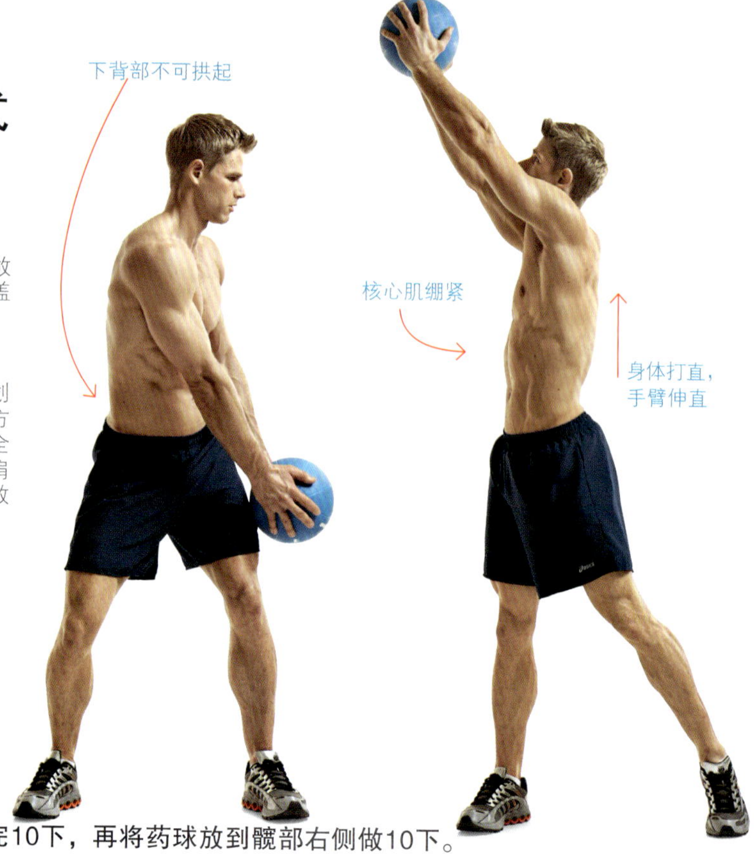

重复次数：左边做完10下，再将药球放到髋部右侧做10下。

单手弓步

掌心朝内
右脚向前做弓步时，
身体不可随着哑铃的
重量而前倾，臀部以
直线式往下蹲

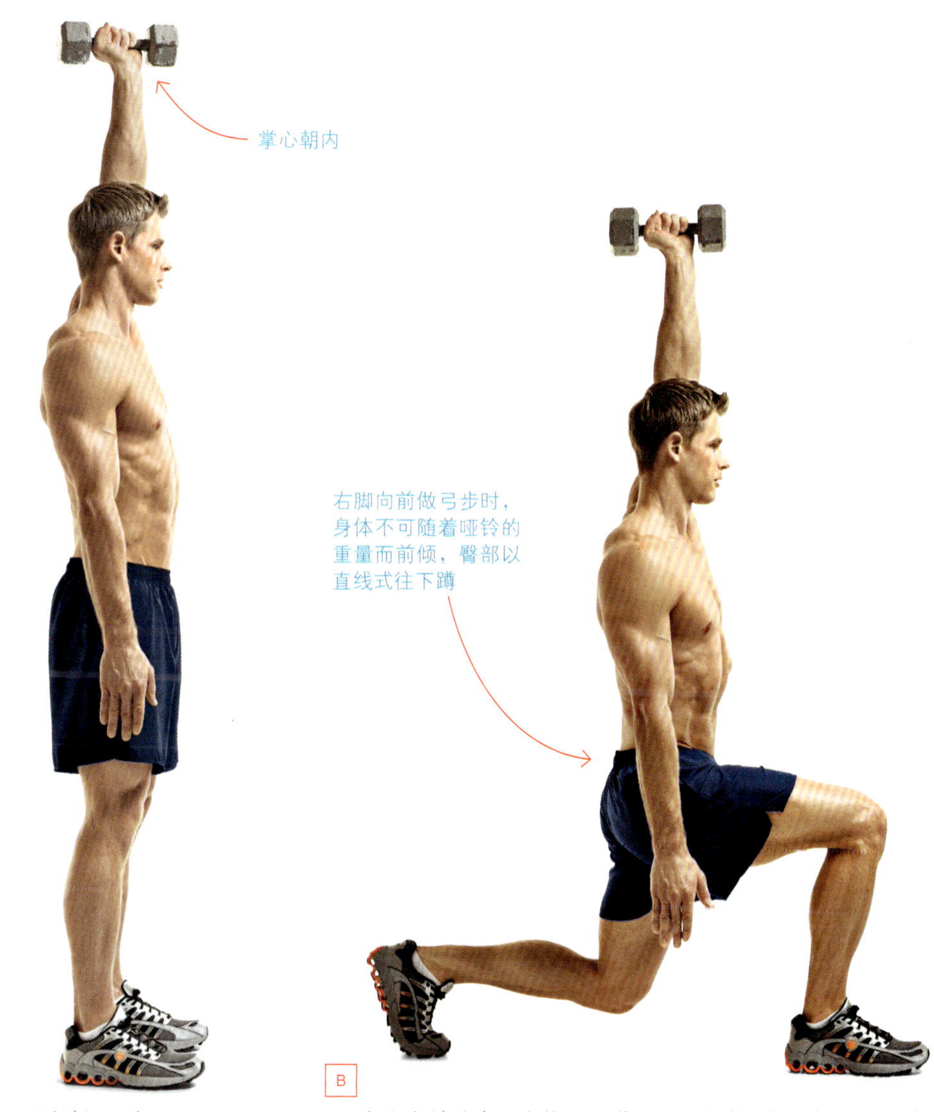

A

- 左手握住哑铃往上高举过头顶，手肘贴近耳旁。

B

- 右脚向前跨出，身体往下蹲，直到右大腿与地板平行。接着左脚推地起身，以上动作算1下。

重复次数： 做完一轮之后，换成右手高举、左脚跨出弓步。两边各做8～10下。

零卷腹核心肌锻炼

反向平板式抬腿

A

- 坐在地上，双腿向前伸展，双手放在臀部后方，手指朝向臀部。双手推地，臀部抬高，让身体从头部到脚跟呈一条直线。这就是反向平板式姿势。

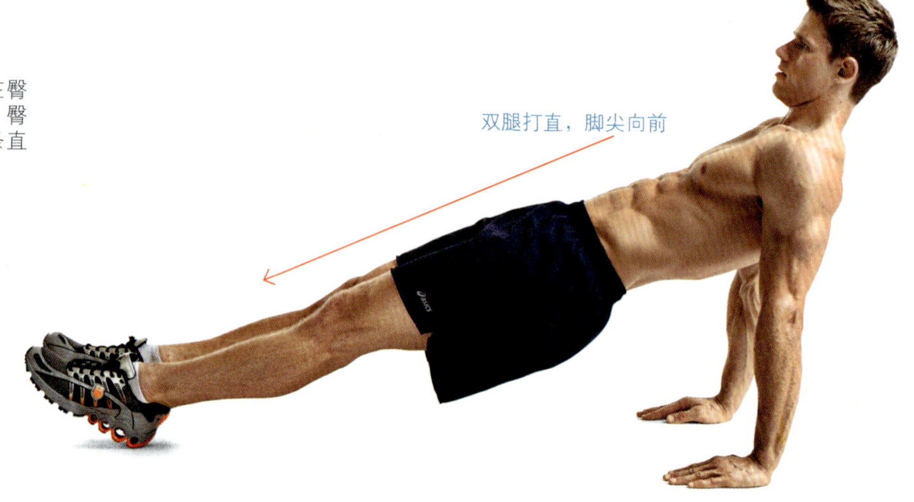

B

- 臀部保持抬高，右腿举高至少45°，维持3秒，然后把右腿放下。接着重复以上动作。.

右腿抬高时，身体应保持平稳，左
腿和上半身则呈一条直线

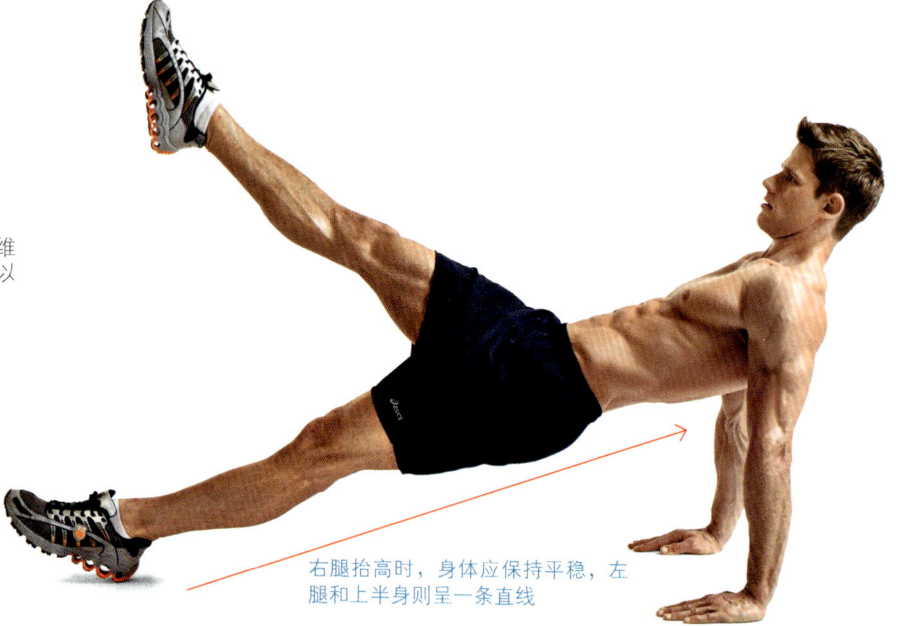

重复次数：左右腿各做10下。

单手弯腰划船

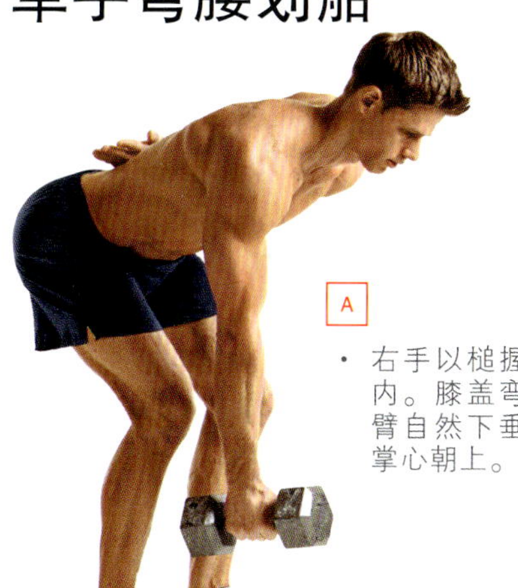

A

- 右手以槌握法握住哑铃，掌心朝内。膝盖弯曲，身体往下弯，手臂自然下垂。左手贴在下背部，掌心朝上。

膝盖要微弯
做划船动作时，身体不可晃动

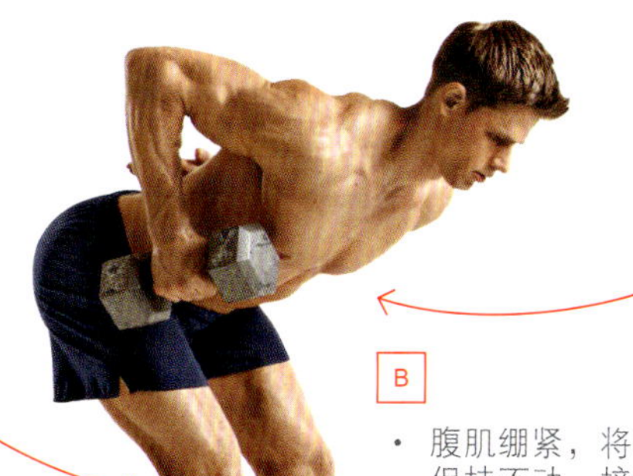

B

- 腹肌绷紧，将哑铃提至胸侧，身体保持不动。接着，手臂再回到自然下垂的位置。以上动作算1下。

重复次数：右手做完一轮之后再换左手，每边各做10～12下。

半坐姿双腿画圆

A

- 坐在地板，双腿向前完全伸展，脚离地数厘米。
- 身体向后倾，以手肘支地，手掌撑在臀部附近。

用脚画大圆，先以顺时针方向，再以逆时针方向

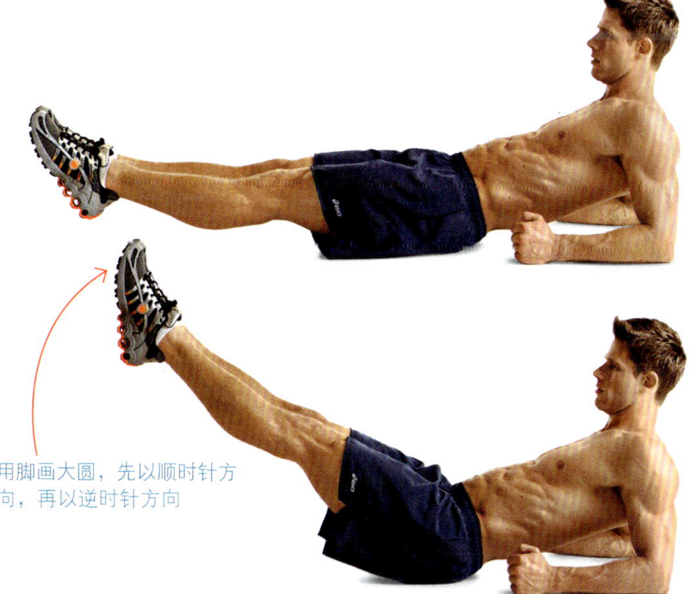

B

- 下背部保持贴地，接着核心肌用力，将双腿抬高，与地板呈45°。脚尖指向天花板，大腿并拢，双腿以顺时针方向画 1 个大圆，然后再以逆时针方向画圆。

重复次数：顺、逆时针各做12下。

零卷腹核心肌锻炼

核心摇摆运动

A

- 呈平板式姿势，脚尖点地，前臂贴地，身体呈一条直线。

B

- 双手保持不动，以脚当作轴心，将身体尽量转向左边，并且保持平衡。

C

- 接下来将身体转向右边。左右做完算1下。

缩小腹
手肘在肩膀正下方
旋转身体时，下背部必须保持挺直，不可拱起或往下掉

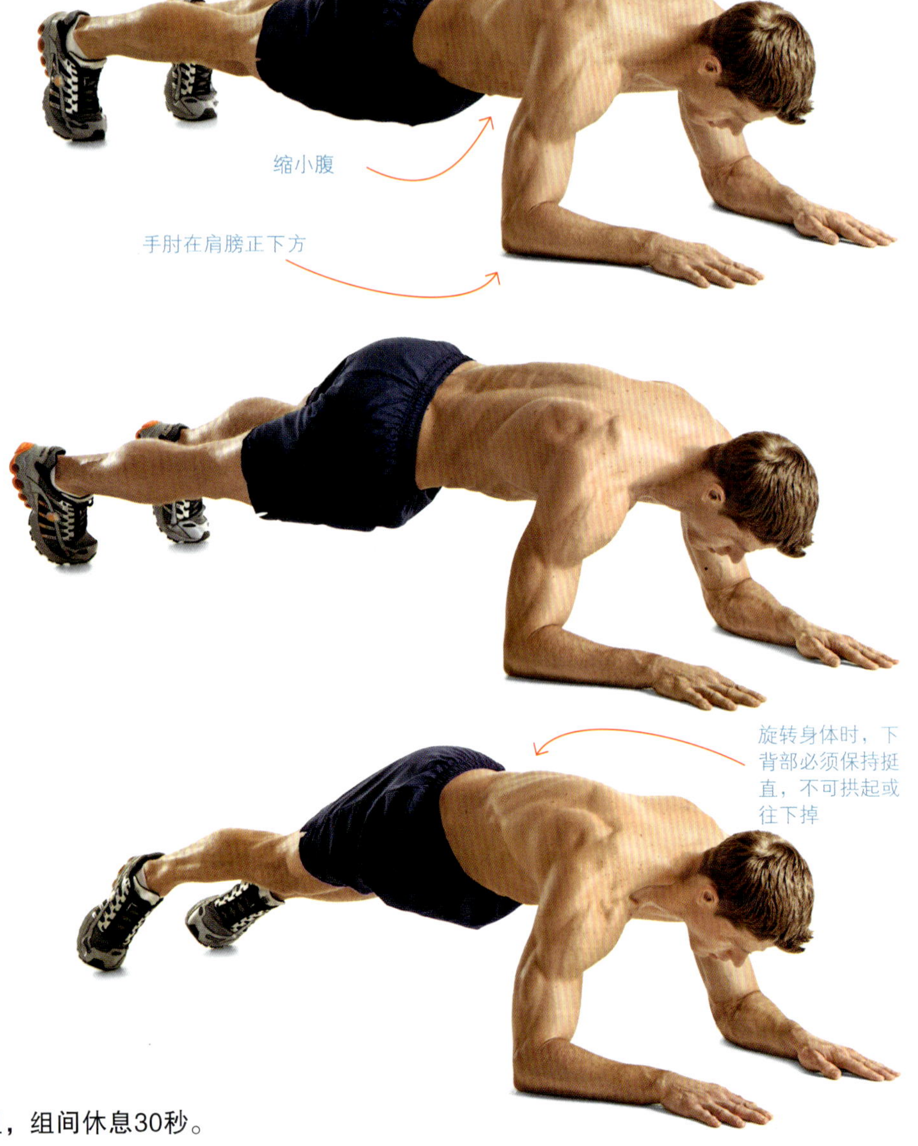

重复次数： 1组8～10下，共做3组，组间休息30秒。

槌式药球侧掷

把药球往斜上方带的时候，动作要做到最大。从碰地到掷球，手臂都要打直

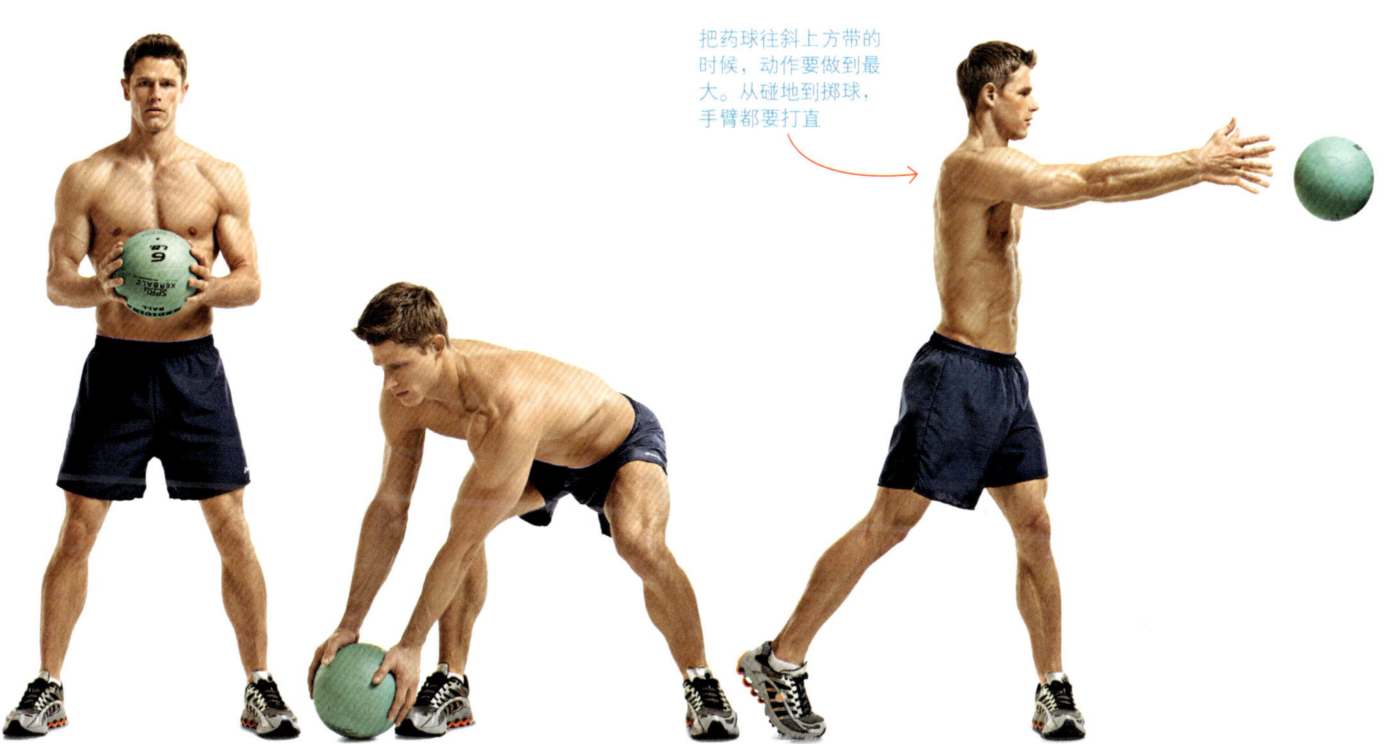

A

- 双脚张开与肩膀同宽，手持5千克的药球，膝盖微弯。
- 双手持球于胸口前方。

B

- 弯腰，拿球触碰右脚外侧的地板。

C

- 快速站直身子，带球从身体前方掷给左边的同伴，掷球高度约在肩膀处。
- 等同伴把药球传回来，就算做完1下。

重复次数：左边掷完之后换右边，两边各做10下。

六块肌套餐（一）

如果你是自虐狂，喜欢练腹肌练到腹部着火，那么这2套六块肌套餐绝对是你的最爱。各种身体前弯的招牌动作不仅能锻炼六块肌，连深层腹肌也可一并锻炼。如果你想要快速练成六块肌，而且愿意把吃苦当吃补，就请你尽情享用下列的六块肌套餐吧！

尽全力去做：

连续做完以下6组动作，各组之间不休息。完成一个循环后，休息1分钟，然后继续进行下一个循环。

直臂负重卷腹

A

- 平躺在地面上，膝盖弯曲，双脚贴地。
- 双手各握住1个轻量哑铃，双手向上伸直。

如果哑铃的重量会影响动作的准确性，就代表你选的哑铃太重

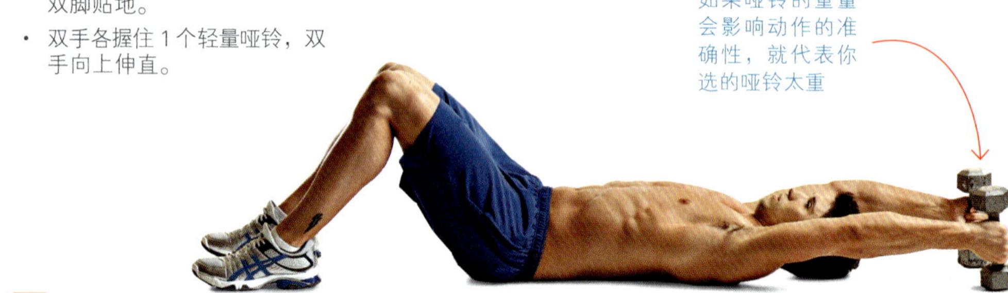

B

- 胸腔往骨盆腔方向前弯，肩膀和手臂保持一条直线。
- 不可利用手臂的力量起身。

手臂保持伸直

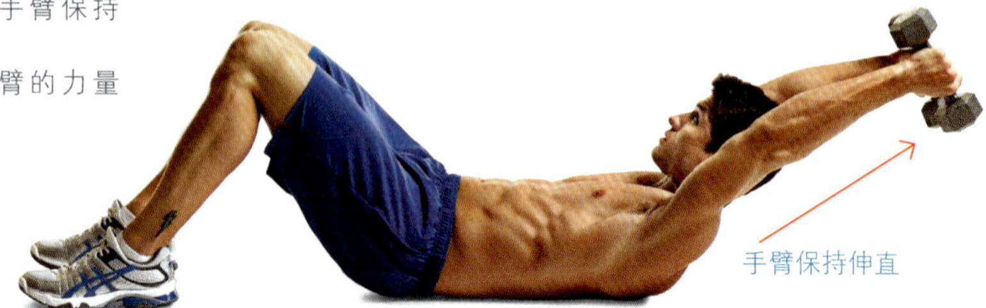

重复次数：12～15下。

坐姿卷腹

A

- 坐在训练凳边缘，双手抓住训练凳边，身体向后倾。

B

- 膝盖弯曲，双腿慢慢往胸口移动，同时上半身往前倾，让胸口靠近大腿。
- 回到起始姿势。

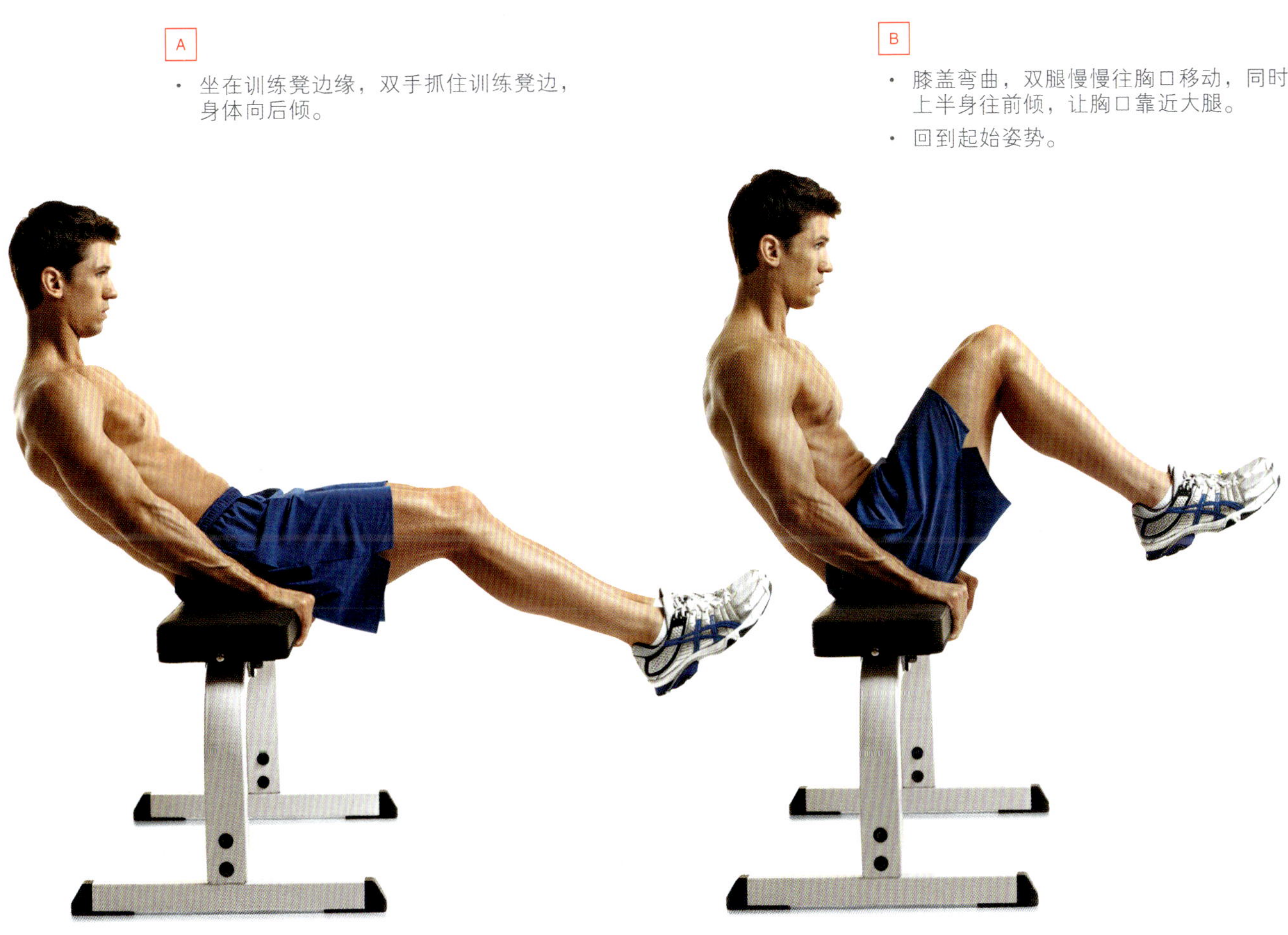

重复次数： 12～15下。

六块肌套餐（一）

药球降腿

A

- 脸部朝上平躺于地，脚踝夹住轻量药球。
- 双脚尽量打直，膝盖微弯，双腿抬高于髋部正上方。

如果药球太重，可以改用篮球代替

核心肌绷紧

全程膝盖微弯

B

- 双腿迅速放下，但是不可碰触地面。
- 双腿接近地面时，再迅速抬高回到起始姿势。

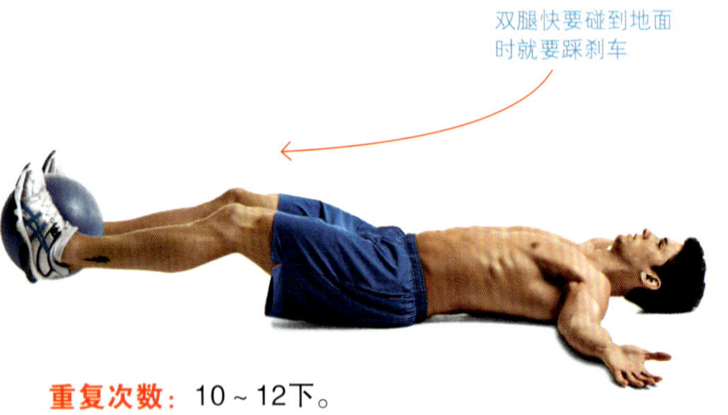

重复次数： 10～12下。

负重侧卷腹

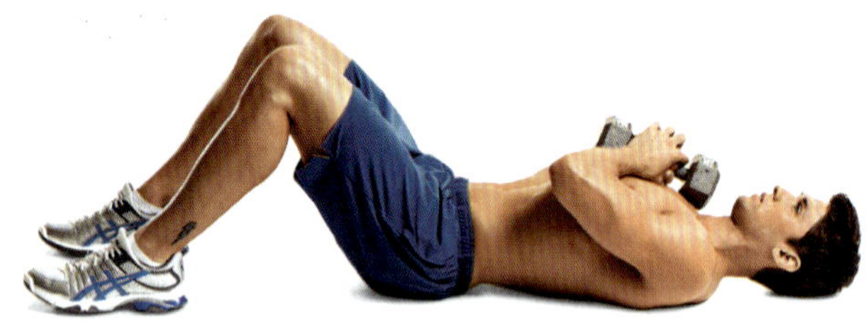

A

- 平躺在地，膝盖弯曲，双脚贴地。双手握住1个哑铃，并将哑铃靠在右肩上。

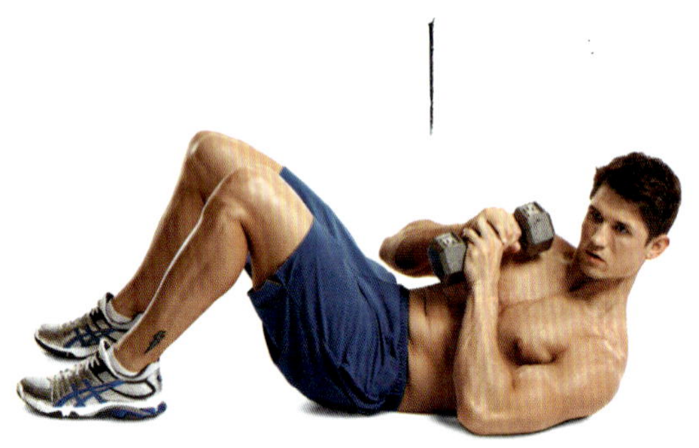

B

- 往左斜前方卷腹。
- 躺回地面，继续重复8～10下。接着将哑铃靠到左肩上，改往右斜前方卷腹。

重复次数： 两侧各8～10下。

跪姿滑轮卷腹

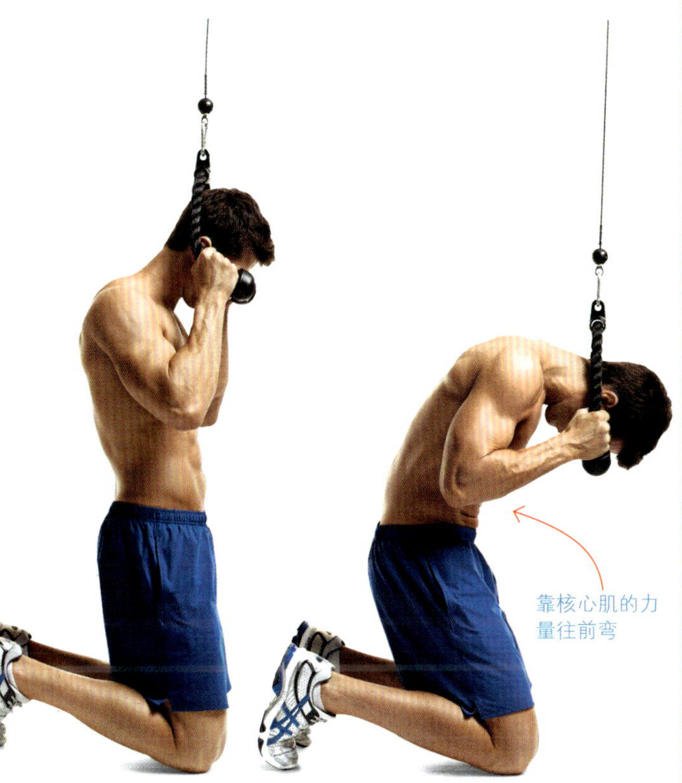

A

- 将滑轮调到高定位点，并且扣上绳索握把。面对滑轮呈跪姿，双手握住绳索末端，位于脸颊两侧。

B

- 身体往前弯，让胸口对着骨盆腔。
- 回到起始姿势，然后身体往前弯，但这次将胸口对着左膝。
- 回到起始姿势，身体再次往前弯，这次改将胸口对着右膝。左、右各做1次算1下。

重复次数： 8～10下。

侧弯式卷腹

A

- 平躺于地面，膝盖弯曲，双脚平贴在地，双手放在耳后。
- 身体前弯，让肩胛骨离开地板。

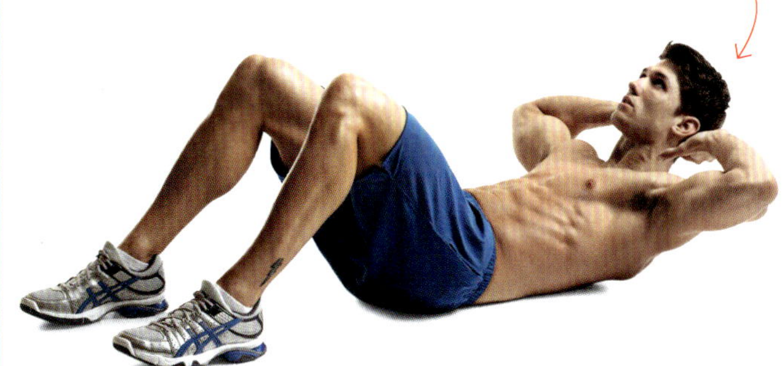

B

- 双手不要出力推头部，让头部、脖子与背部保持一条直线。
- 腰部往左边侧弯，让左手腋下朝向臀部左侧。
- 身体躺平到地上，回到起始姿势，然后再重复以上动作。

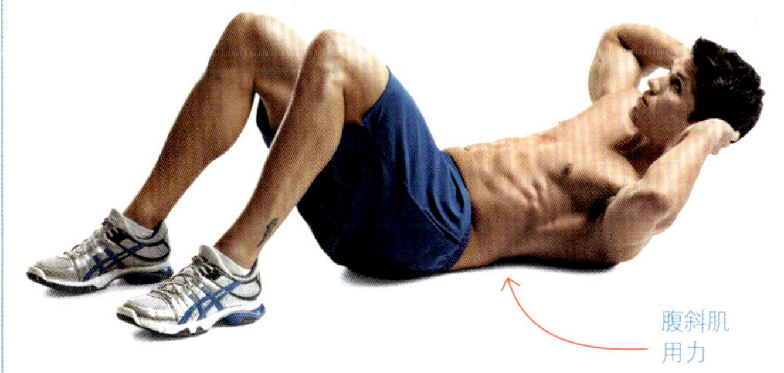

重复次数： 8~10下。

六块肌套餐（二）

尽全力去做：

连续做完以下5组动作，各组之间不休息。完成一个循环后，休息1分钟，然后接着进行下一个循环。

平衡球屈体

A

- 呈俯卧撑姿势，手臂伸直，双手在肩膀正下方。
- 胫骨靠在平衡球上，身体从头部到脚踝呈一条直线。

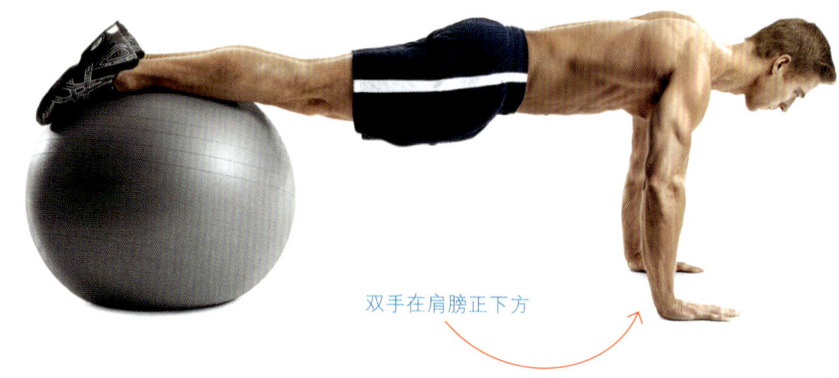

B

- 双腿保持打直，靠着抬高臀部的力量将平衡球往身体的方向滚近。
- 停顿片刻，然后臀部下沉，把平衡球滚回原地，回到起始姿势。

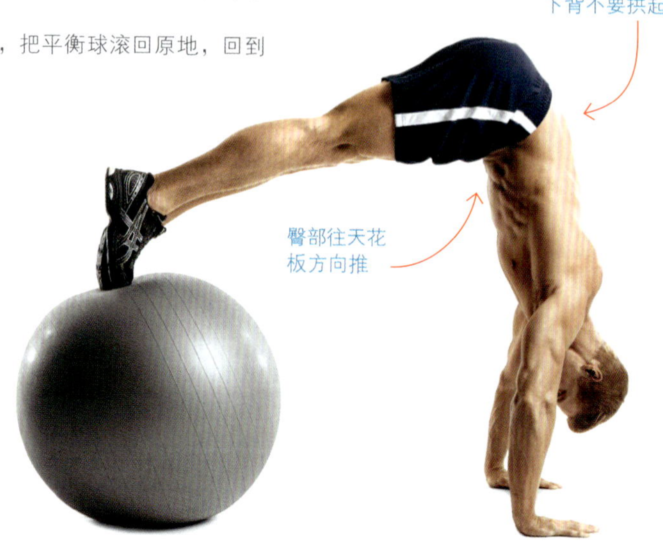

重复次数：8~10下。

反向卷腹

A

- 脸部朝上躺在斜式训练凳上。
- 膝盖弯曲，以小腿和大腿后侧夹住泡沫轴，让双腿保持固定的姿势。
- 双手抓住后方扶杆，当作施力的支点。

膝盖全程保持弯曲，而且弯曲角度不变
双脚不可触碰到地面

双脚并拢
膝盖并拢，往胸口贴近
臀部和下背部要离开训练凳

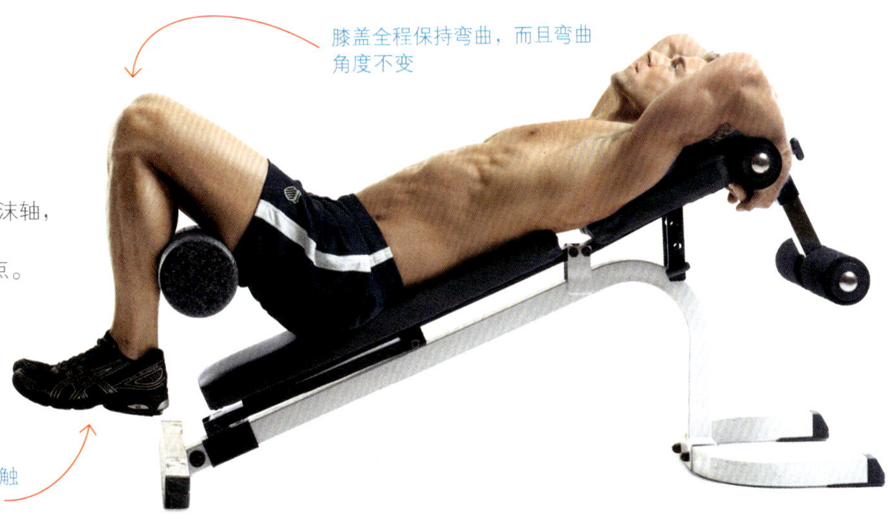

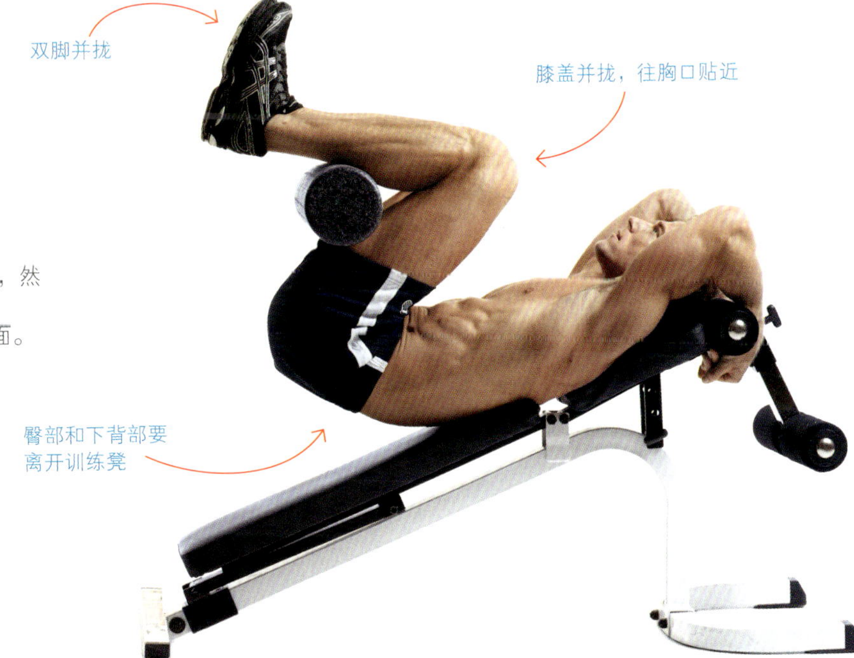

B

- 将臀部抬离训练凳，膝盖往胸口靠近，然后停顿1秒。
- 双腿慢慢放低，直到脚跟几乎碰到地面。

重复次数：12~15下。

六块肌套餐（二）

平衡球屈膝

A

- 脸部朝上平躺于地，小腿靠在平衡球上，双手摆在身体两侧。
- 臀肌群夹紧，将臀部抬离地板，身体从肩膀到脚踝呈一条直线。

B

- 维持姿势1秒，然后膝盖弯曲，将平衡球往臀部方向滚近。
- 双腿打直，将平衡球滚回原处，身体躺回到地板上。以上动作算1下。

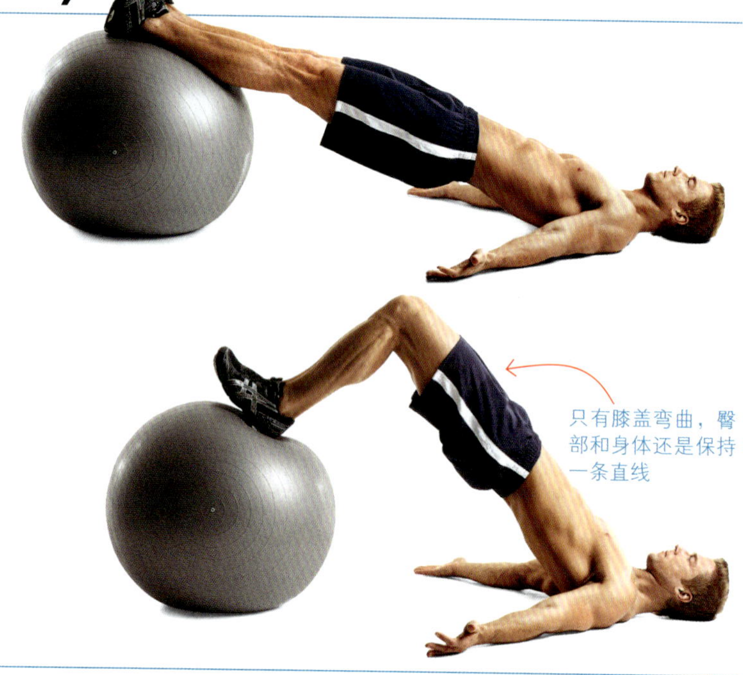

重复次数： 10~12下。

俯卧眼镜蛇式

A

- 脸部朝下趴于地面，双腿伸直，双手摆在身侧，掌心朝下。
- 收缩臀肌群和下背肌，将头部、胸部、手臂和双腿全部抬离地面。
- 旋转手臂，将大拇指指向天花板。
- 全身只有髋部贴于地面。

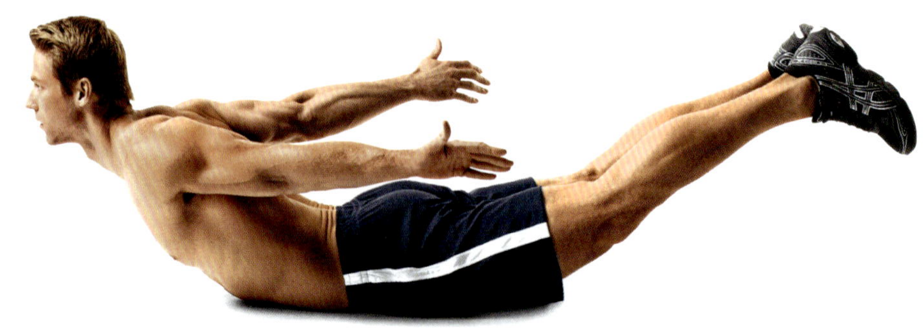

重复次数： 维持姿势60秒即可。

悬垂举腿

利用腹肌和臀屈肌的力量将膝盖带至胸口，不要靠弯腰的力量抬腿

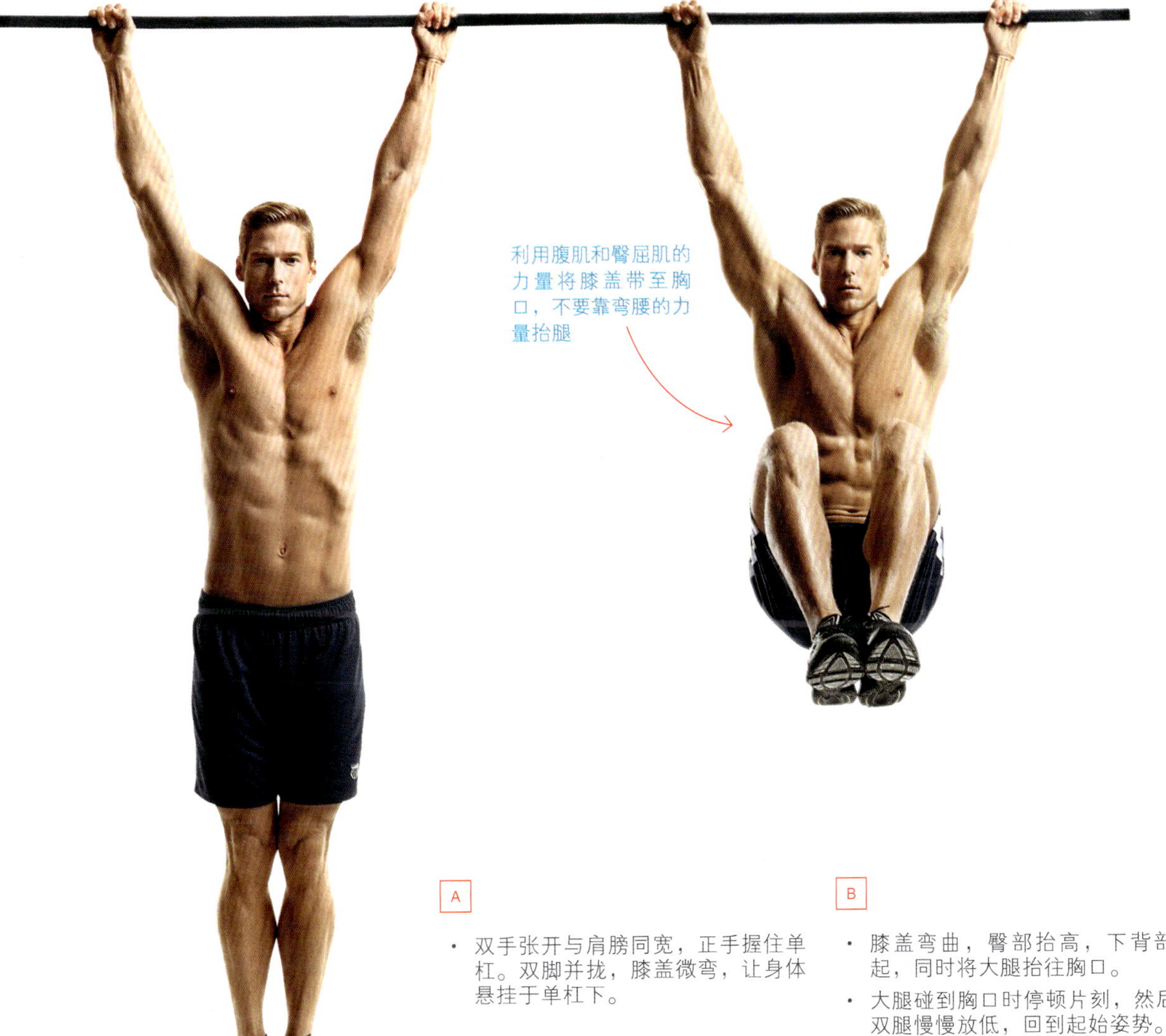

A

- 双手张开与肩膀同宽，正手握住单杠。双脚并拢，膝盖微弯，让身体悬挂于单杠下。

B

- 膝盖弯曲，臀部抬高，下背部卷起，同时将大腿抬往胸口。
- 大腿碰到胸口时停顿片刻，然后将双腿慢慢放低，回到起始姿势。

重复次数：8~10下。

游泳圈终结者

虽然腰间赘肉有个可爱的昵称“游泳圈”，但是它一点都不可爱，如果你辛苦练出漂亮平坦的腹肌，但是旁边却有松垮垮的游泳圈，那就毁了一切。这套训练动作可以对症下药，让你的腰间赘肉摇身变成帮助你弯腰与转身的腹斜肌，让你的腹肌无懈可击。

尽全力去做：

连续做完以下6组动作，各组之间不休息。循环一轮之后休息1分钟，再继续挑战第2轮循环。

V字挺身

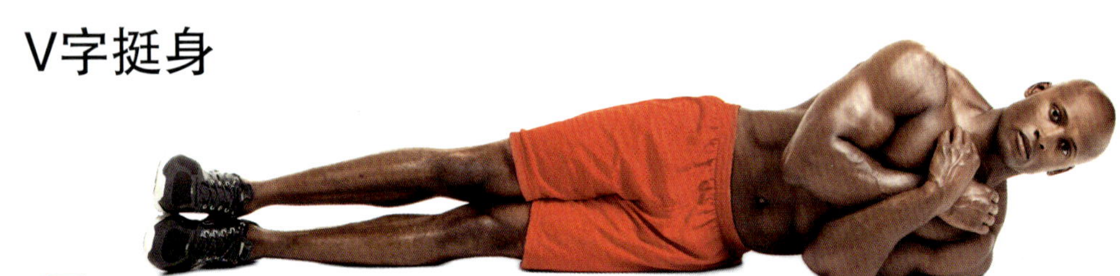

A

- 左侧躺于地面，身体呈一条直线。
- 双手抱胸。

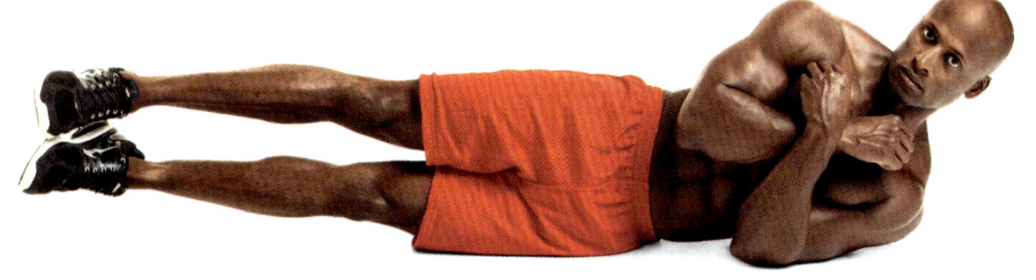

B

- 双腿并拢并抬离地面，同时将右手肘靠往臀部。
- 虽然身体的活动范围不大，但是仍可感觉到腹斜肌用力。

重复次数：身体两侧各做10下。

萨克逊侧弯

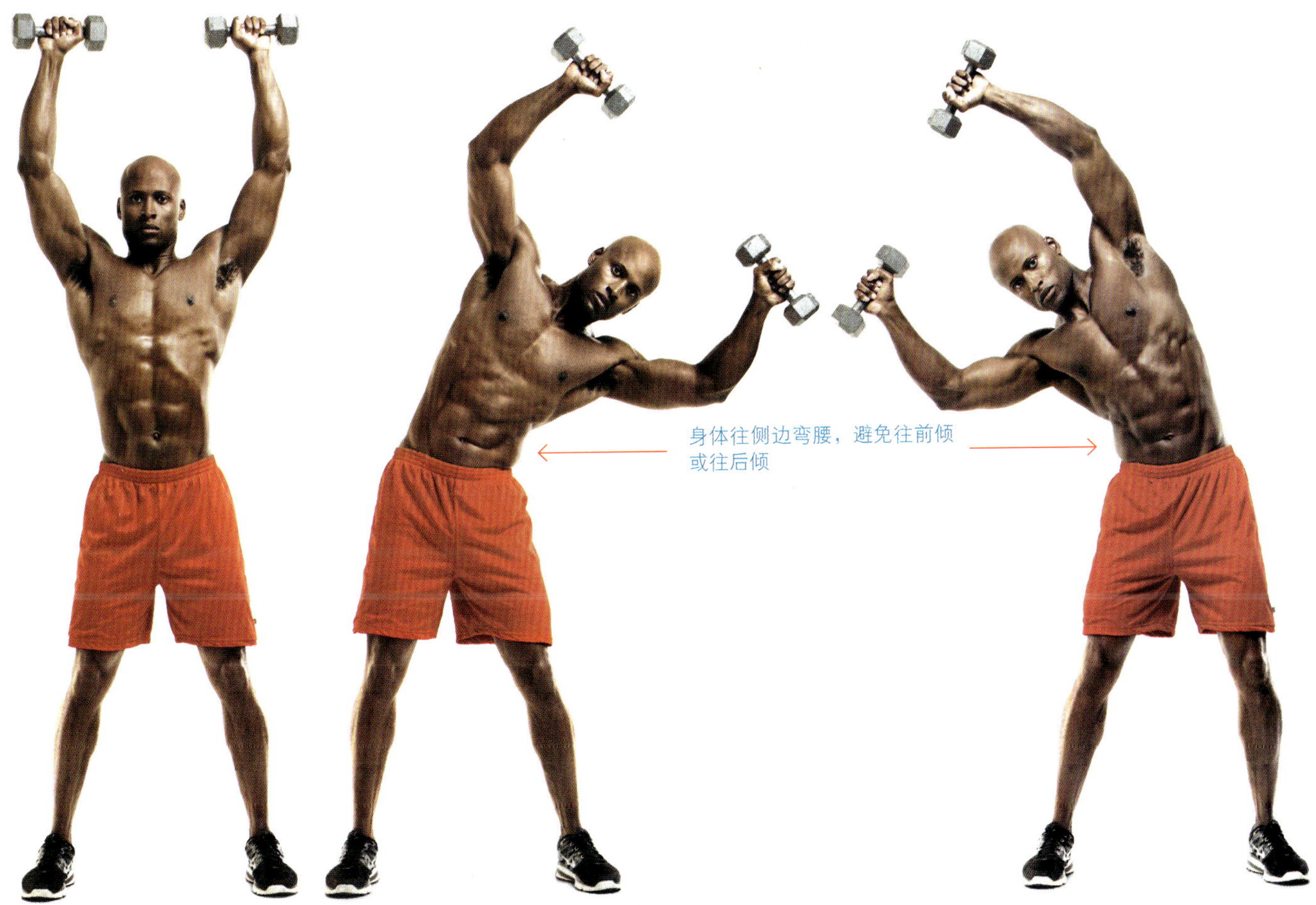

A

- 双手各握1个轻量哑铃，并将哑铃高举过头顶，与肩膀对齐，手肘微弯。

B

- 背部挺直，身体慢慢往左侧弯，身体保持面向正前方。

C

- 停顿片刻，然后回到起始姿势，换边向右侧弯。

重复次数： 两侧各做10下。

游泳圈终结者

快速转身

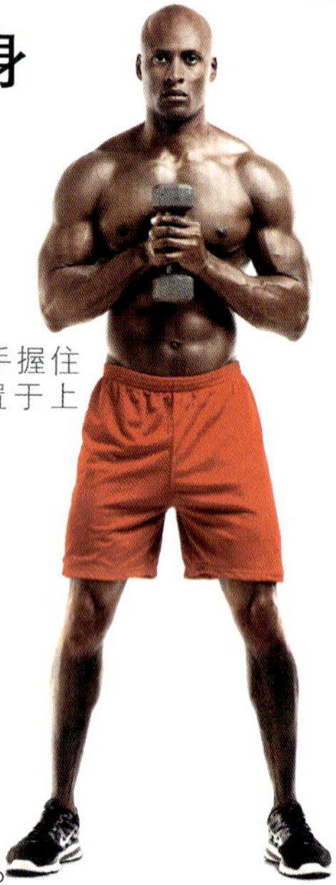

A

- 呈站姿，双手握住1个哑铃，置于上腹部的位置。

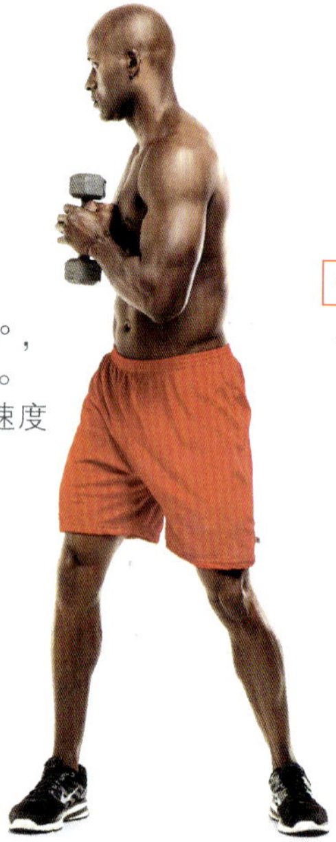

B

- 身体向右旋转90°，再向左旋转180°。
- 腹肌绷紧，转身速度要快。
- 身体转回中央。

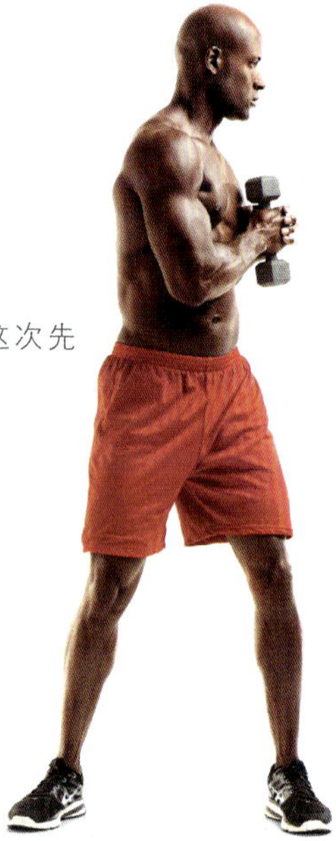

C

- 换边练习，这次先左再右。

重复次数：两边各做10下。

药球上半身旋转

A

- 臀部坐在脚跟上，膝盖弯曲，脚尖着地。
- 面前摆放1个药球或篮球，双手扶球。
- 身体迅速向左转向后方，并且将球置于身后。

B

- 放开球，然后身体往右转1圈，将球捡起。
- 身体向左转，把球带到身体左侧。以上动作算1下。

右转1圈去接球时，
右手可以先把球推出
来，再以双手捡球

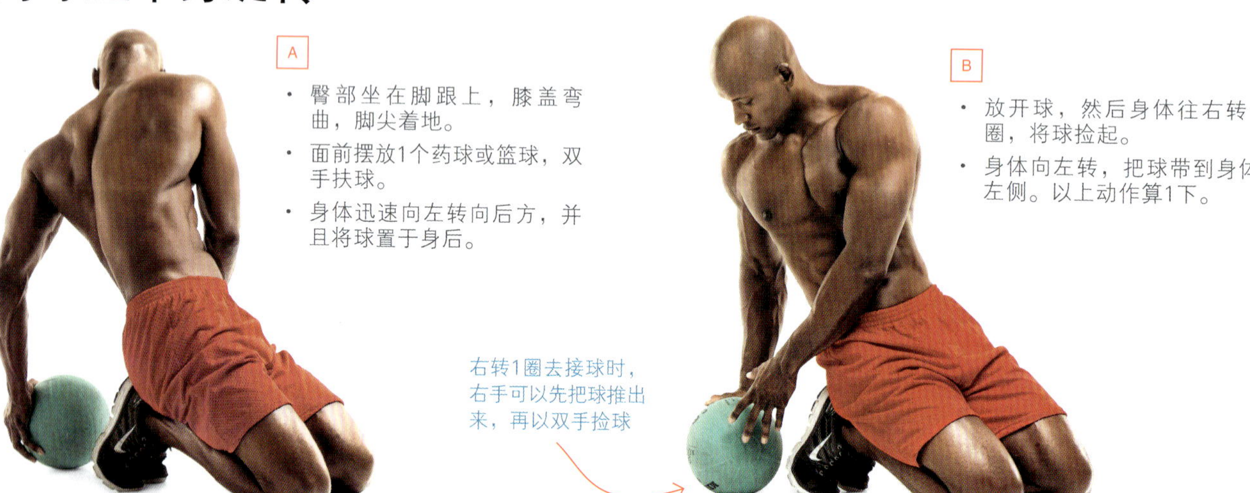

重复次数：左右边各做10下。

双手伐木式

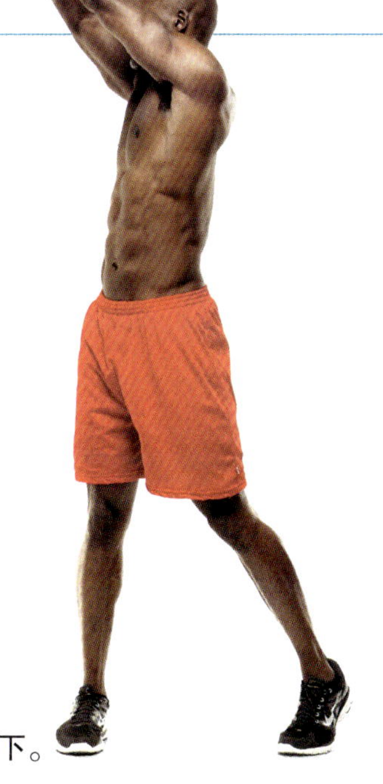

A

- 双手握住1个哑铃，高举至右肩上方。
- 身体向右旋转，可利用左脚作为旋转轴心。

B

- 收缩腹肌，将哑铃由右上往左下划，停在左大腿外侧。身体微弯。
- 哑铃沿反方向回到起始位置。接着将哑铃举至左肩上方，重复以上动作。

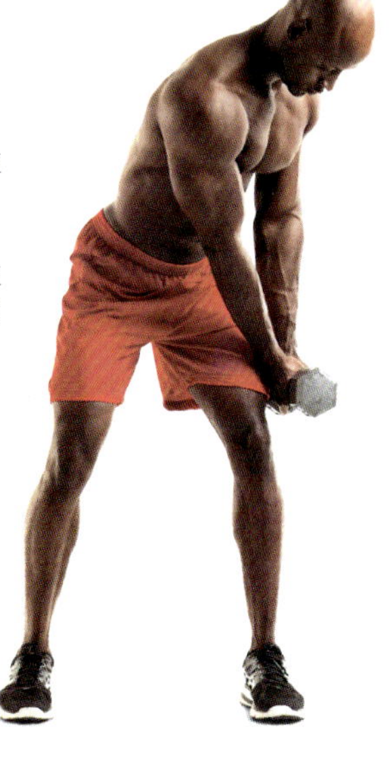

重复次数：左右边各做10下。

侧折刀式

A

- 左侧躺于地面，双腿相叠，右手抱头。
- 上半身挺起，左手手肘和前臂支撑于地，手肘位于肩膀正下方。

B

- 双腿朝右手肘方向抬起，身体保持不动。
- 停顿片刻，感觉右侧腰部肌肉的收缩。
- 双腿慢慢回到起始位置，然后重复以上动作。

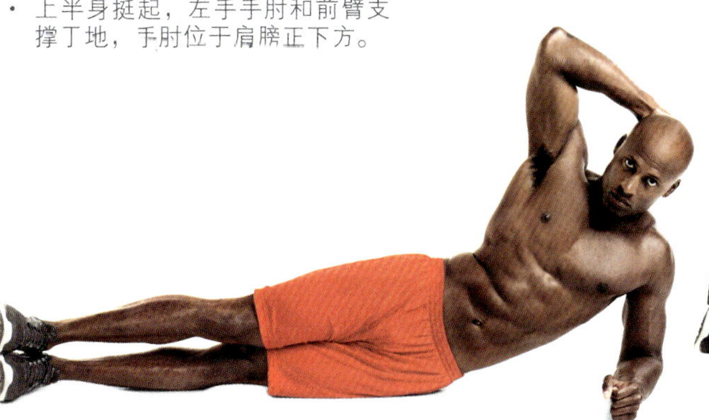

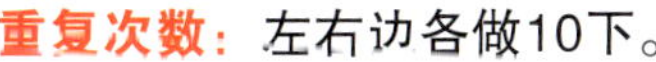

重复次数：左右边各做10下。

你专属的15分钟核心肌锻炼

有时候，你会想要把脑袋放空，完全依照指示健身，结束一天的任务。有时候，你又想要有主控权，完全依照自己的意念健身。所以我们特别准备了这一套DIY健身训练，总共有19组动作，不仅锻炼你的腹肌，还可加强核心肌。你可以任选当中几组动作，搭配出专属于你的15分钟核心肌健身运动。

尽全力去做：

从以下19种动作中任选5种，中间不休息，一轮循环结束之后休息1分钟，然后接着挑战下一轮。总共做3次循环。

侧桥式

A

- 侧躺于地，前臂于肩膀下方贴地支撑身体。
- 双腿相叠。

B

- 绷紧核心肌，前臂用力抵住地板以抬高臀部，让身体从肩膀到脚踝呈一条直线。

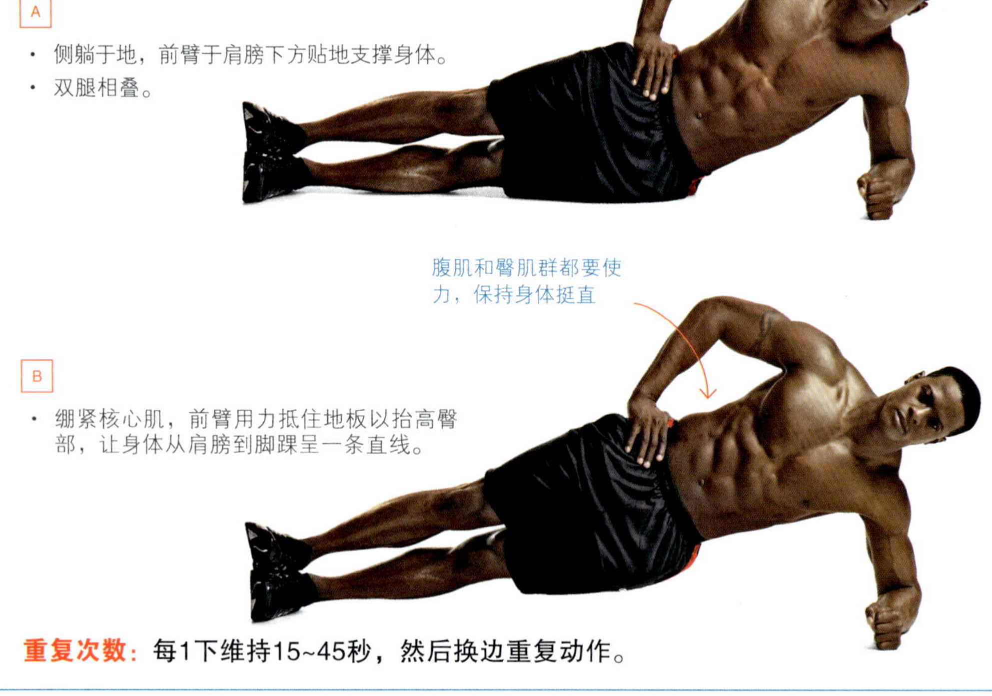

重复次数： 每1下维持15~45秒，然后换边重复动作。

平板式斜抬手臂

A

- 呈俯卧撑姿势，接着双脚张开与肩膀同宽，前臂贴地。

B

- 稳住身体，举起右臂，指向2点钟方向。
- 维持2秒，收回右臂，换成左臂伸向10点钟方向。左右边做完算1下。

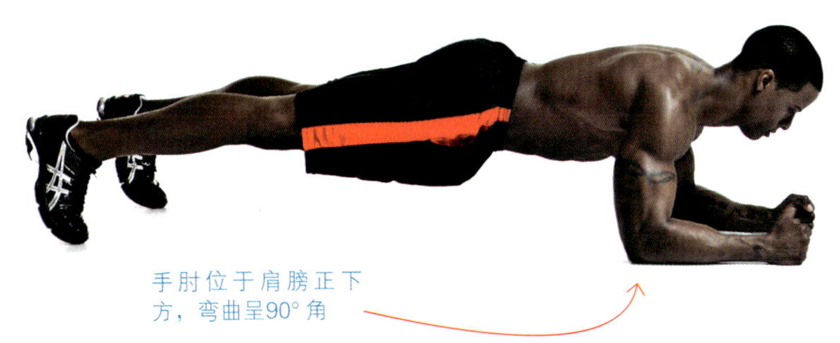

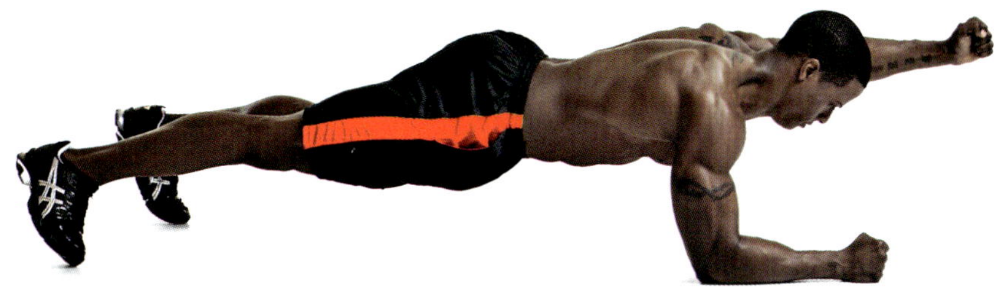

重复次数：6~8下。

单脚降腿

A

- 脸部朝上平躺于地，左腿往天花板伸直，右腿弯曲。

B

- 左腿保持伸直，但是放回到距离地面5~7厘米处。
- 回到起始姿势，换成左腿弯曲，右腿伸直下降。左右完成算1下。

脚底板打平，脚尖朝着自己
放下左腿时，想象将脚后跟推离髋部的感觉

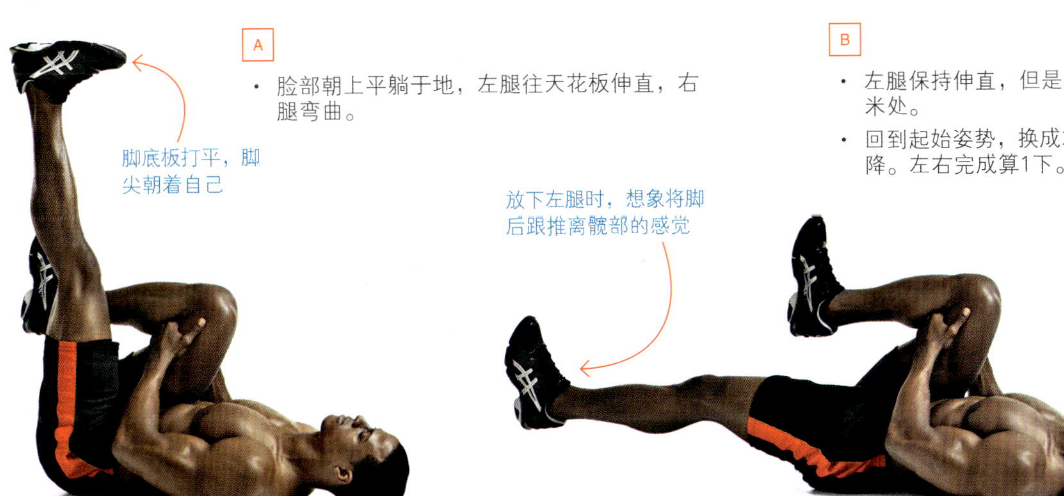

重复次数：8~12下。

你专属的15分钟核心肌锻炼

俯卧平衡球屈膝

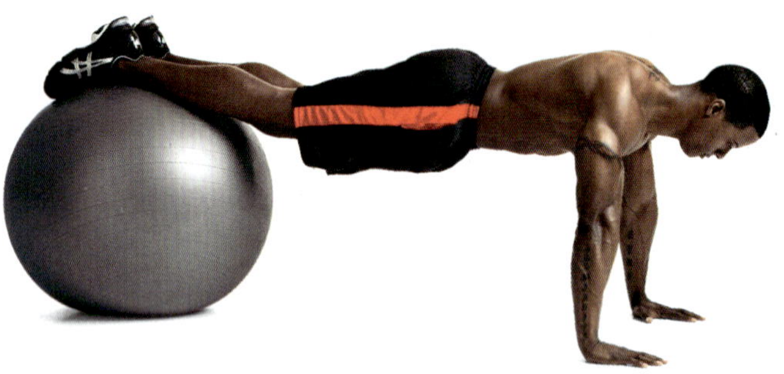

A

- 呈俯卧撑姿势，胫骨靠在平衡球上，双手张开比肩膀稍宽。

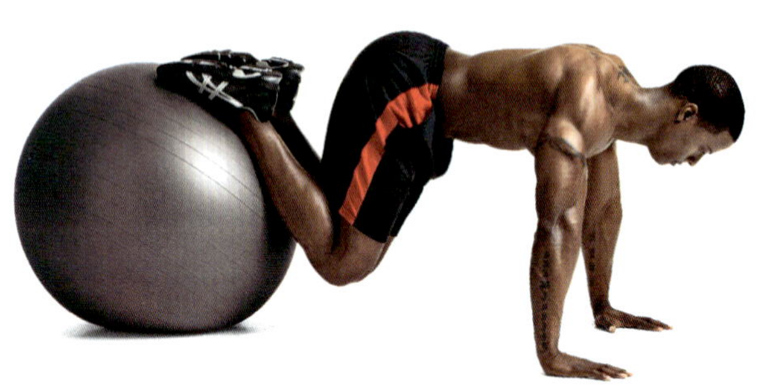

B

- 小腹缩紧，膝盖往胸口处靠近，直到脚尖位于平衡球最顶端。
- 慢慢伸直双腿，将平衡球带回起始位置。

重复次数：8~12下。

夹臀踏步桥式

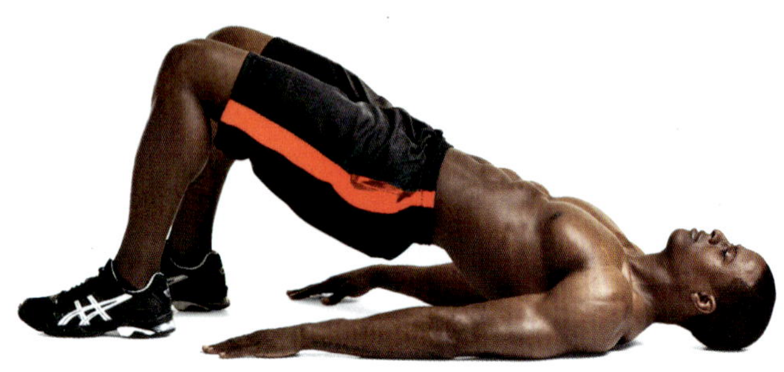

A

- 平躺在地面上，膝盖弯曲，手臂和双脚贴地。
- 脚跟用力，夹紧臀肌群，将臀部和身体推高，膝盖到肩膀呈一条直线。

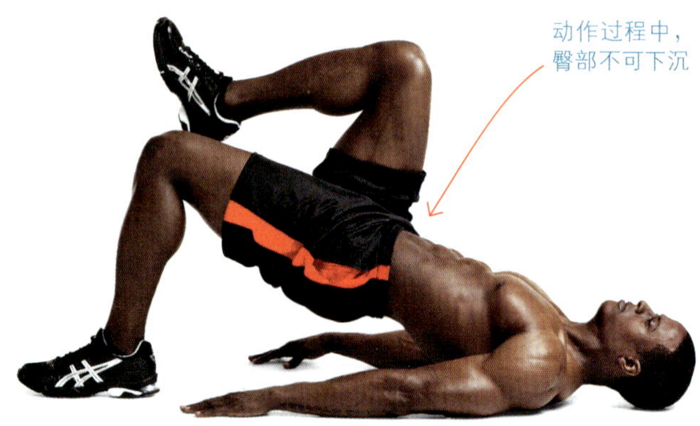

B

- 将右膝抬往胸口。
- 右脚回原地，换左膝抬往胸口。左右完成算1下。

重复次数：8~10下。

俯卧腹斜肌旋转

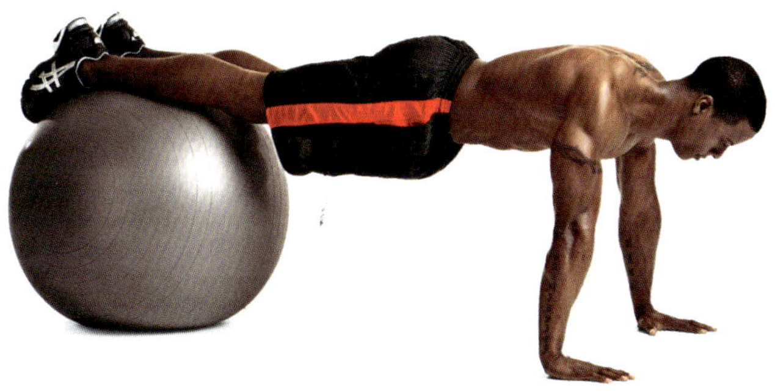

A

- 呈平板式姿势，双脚张开与臀部同宽，胫骨靠在平衡球上，双手张开与肩膀同宽，撑于地面。

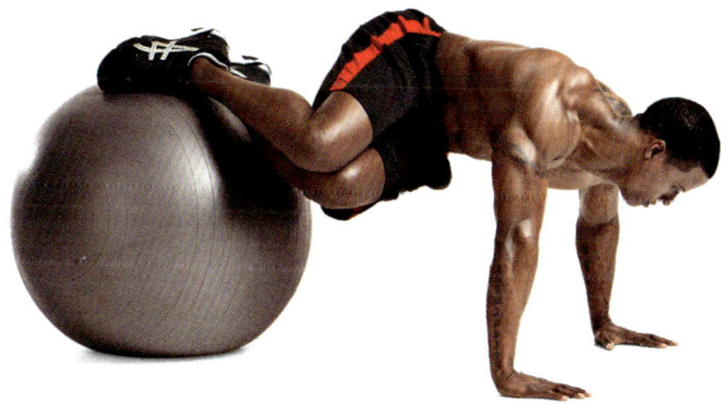

B

- 双脚留在平衡球面上，将膝盖往右肩方向移动。
- 两膝回到中央位置，再将膝盖往左肩方向移动。左右完成算1下。

重复次数：12~15下。

平板式旋转上下走步

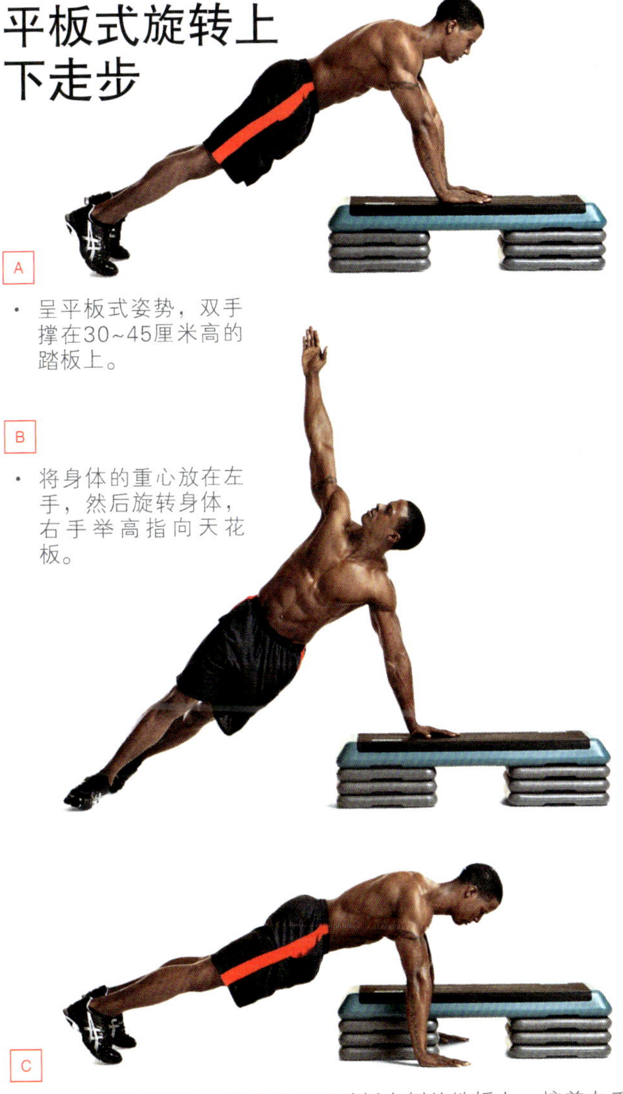

A

- 呈平板式姿势，双手撑在30~45厘米高的踏板上。

B

- 将身体的重心放在左手，然后旋转身体，右手举高指向天花板。

C

- 回到平板式姿势，将右手放到踏板右侧的地板上，接着左手也放到踏板左侧的地板上。
- 再将左手放回到踏板上，右手亦然。以上动作算1下。

重复次数：左右两边各做8~10下。

你专属的15分钟核心肌锻炼

独木舟式

小提示：一手握住哑铃的握把，另一手扶搭于上，想象自己在划独木舟。划动时动作要慢，想象用力抵抗河水的阻力，如此才能获得最大的成效。

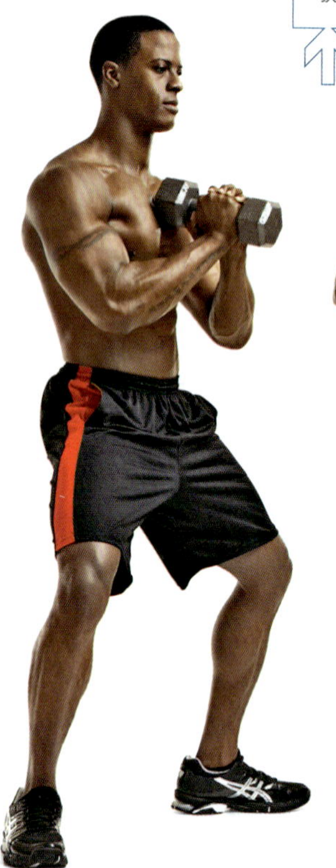

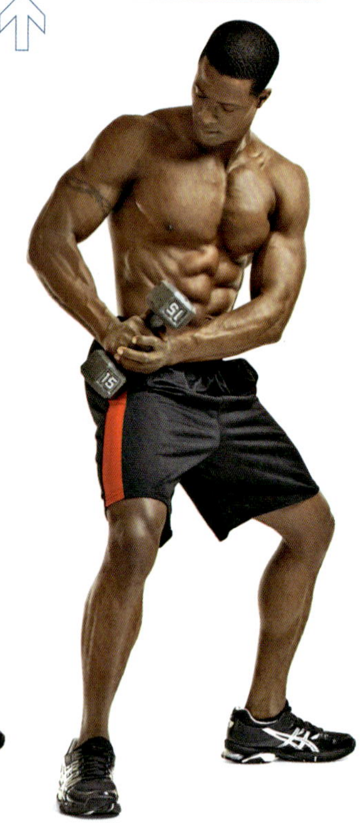

A

- 双脚张开约90厘米，膝盖微弯。
- 双手握住1个哑铃，置于胸前。

B

- 臀部保持不动，将哑铃往后带至臀部右侧，就像在划独木舟。
- 回到起始姿势，换成划向左边。左右边完成算1下。

重复次数： 10下。

交互哑铃划船

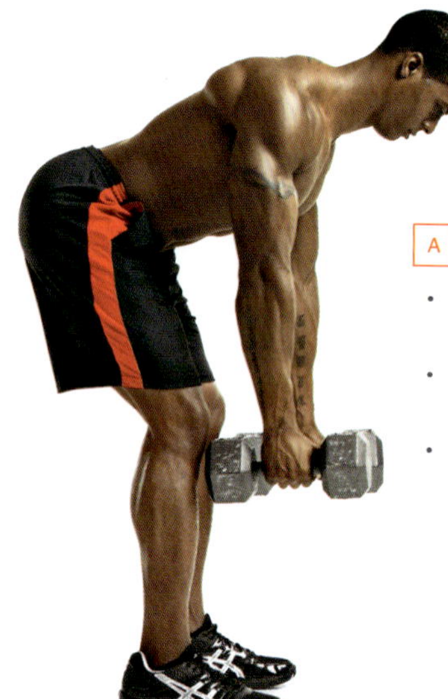

A

- 两手各握1个哑铃，双脚张开与肩膀同宽，膝盖微弯。
- 弯腰，下背自然前拱，直到身体几乎与地面平行。
- 手臂自然垂于肩膀下方。

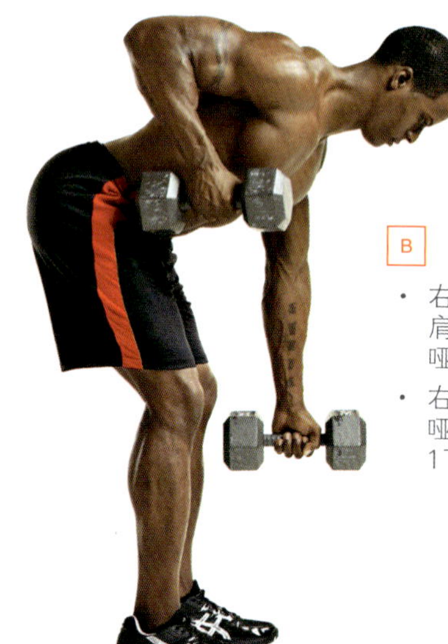

B

- 右上臂往上拉，手肘弯曲，肩胛骨往脊椎方向夹紧，将哑铃举至身侧。
- 右手放下哑铃时，将左手的哑铃举至身侧。左右完成算1下。

重复次数： 8~10下。

侧平板式下伸

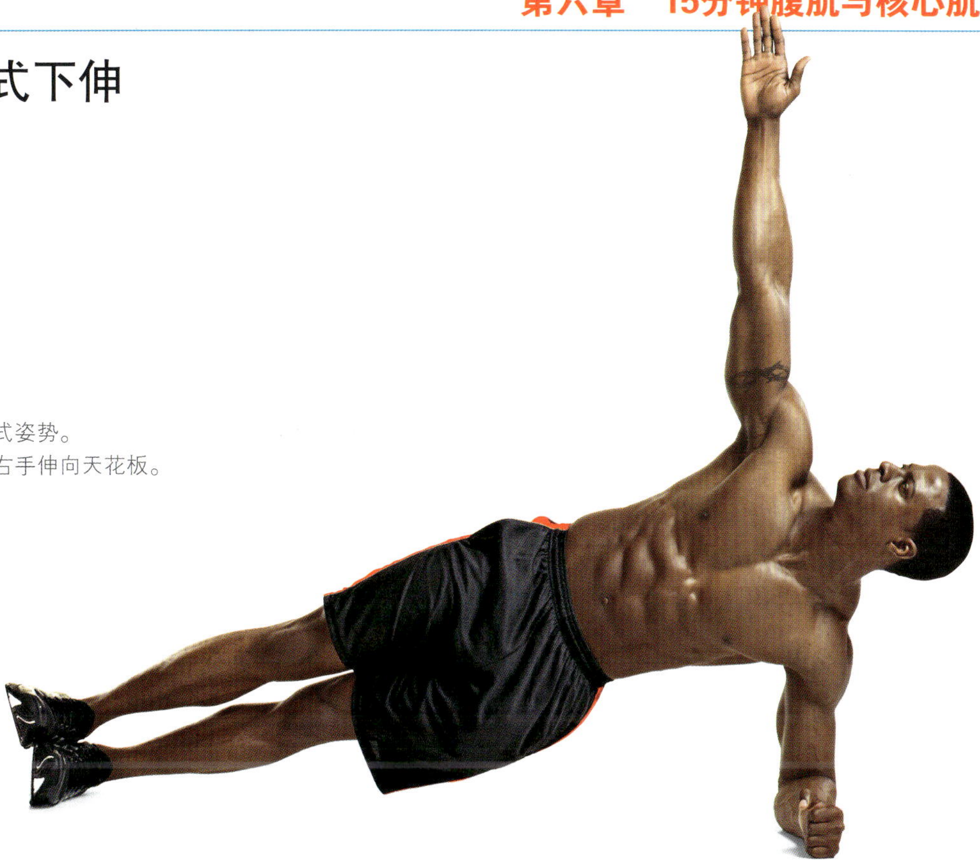

A

- 呈左边平板式姿势。
- 腹肌绷紧，右手伸向天花板。

B

- 腹肌保持紧绷，身体向右侧旋转，将右手穿过身体下方，往后伸展。
- 回到平板式姿势。以上动作算1下。

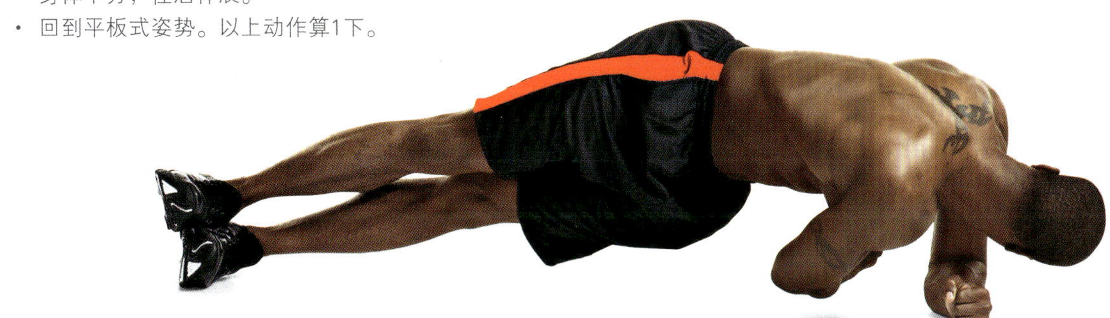

重复次数：两侧各做5~10下。

你专属的15分钟核心肌锻炼

斜劈柴式

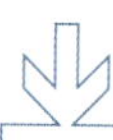

小提示：身材练壮之后，可试着握住一个1~2千克的哑铃练习这个动作。练习哑铃版的动作时，1组做12下。

A

- 平躺在地面上，双手伸直越过头顶，掌心相对。

B

- 腹肌绷紧，做出卷腹动作，将双手带至右大腿外侧。
- 躺平回到起始姿势，将双手带至左大腿外侧。左、右两边轮流做动作。

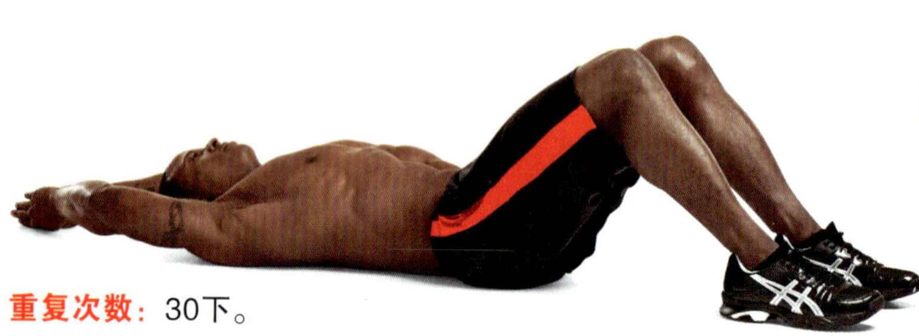

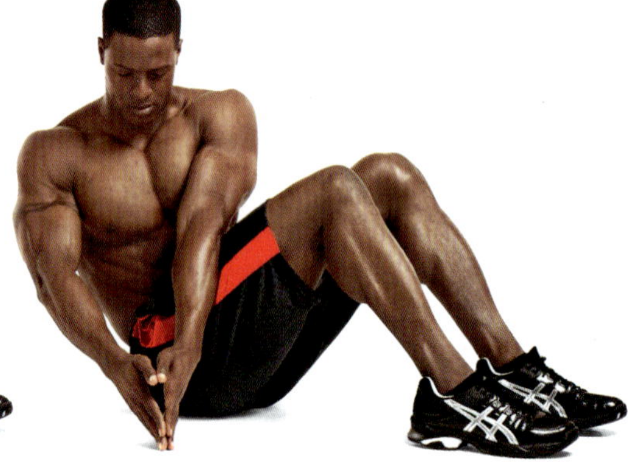

重复次数： 30下。

黑客任务下腰

A

- 双手抱着1个2~5千克的药球，双膝跪地，膝盖的间隔与臀部同宽。
- 脊椎挺直，把药球抵在胸前。

B

- 身体尽可能往后倾，膝盖保持稳定。
- 后倾的姿势保持3秒，然后核心肌用力，将身体慢慢带回到起始姿势。

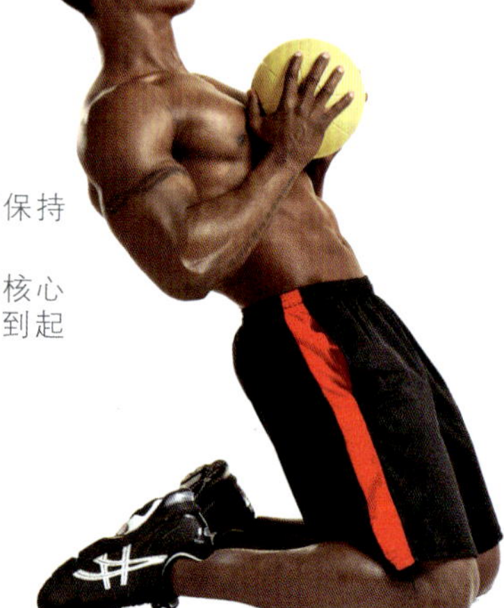

重复次数： 12~15下。

T字稳定运动

A

- 呈俯卧撑姿势。

B

- 将重心移到左手，旋转身体，将右手举向空中，全身呈T字形。
- 保持T字姿势1~2秒，然后回到起始姿势。以上动作算1下。

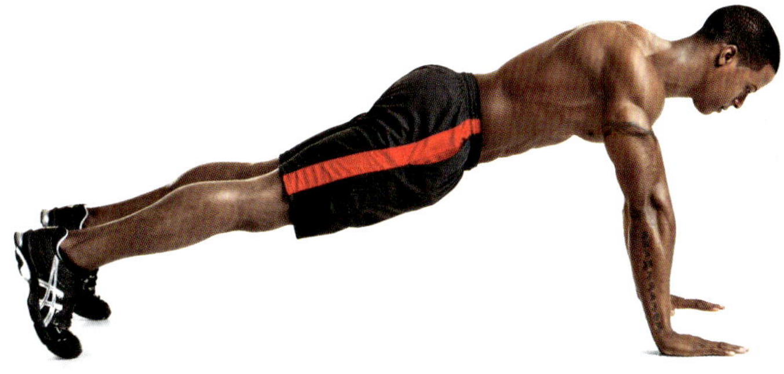

重复次数： 8~10下。

双腿伸展运动

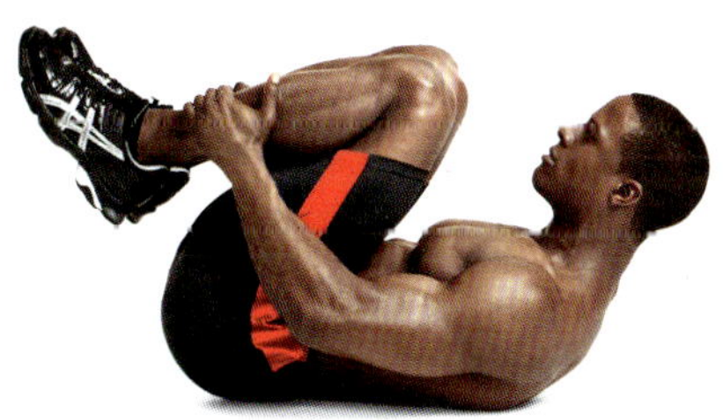

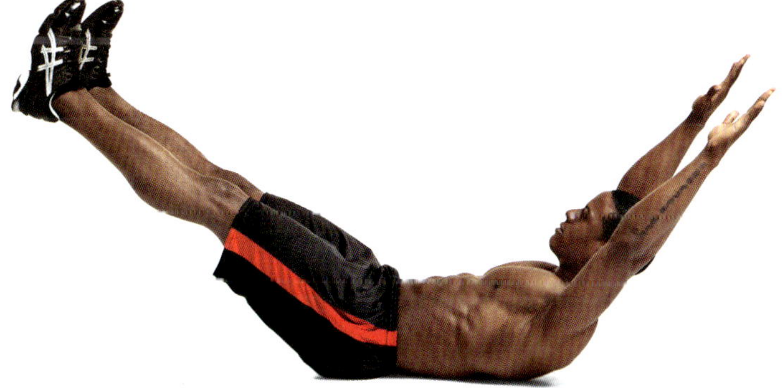

A

- 平躺在地，膝盖弯曲，双手抱住胫骨，肩膀抬高离地。

B

- 臀部不可抬高，以下背部抵住地板，双腿往前伸展，与地板呈45° 角。同时将手臂伸直，肱二头肌靠在耳朵旁，身体呈大U字形。
- 维持这个姿势，缩紧腹部。
- 利用腹肌的力量，将双手与双腿带回到起始姿势。

重复次数： 5~10下。

背部伸展抬腿

A

- 将髋部和腹部靠在平衡球上。
- 双腿伸直，双脚张开与臀部同宽，脚尖点地。
- 双手向前伸直，与肩膀呈一条直线。

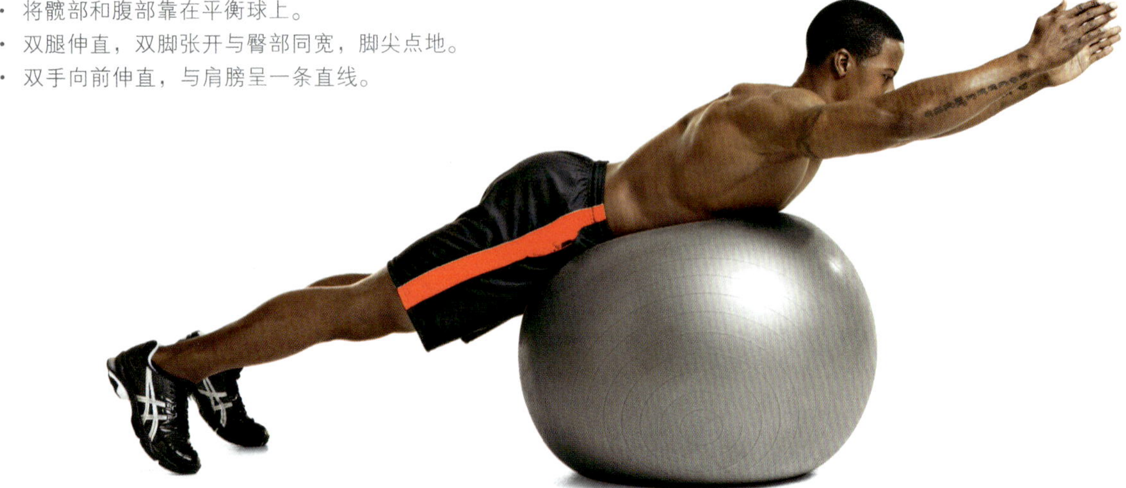

B

- 右腿抬高，离地约15厘米，同时双手尽量往前伸直。以上动作算1下。

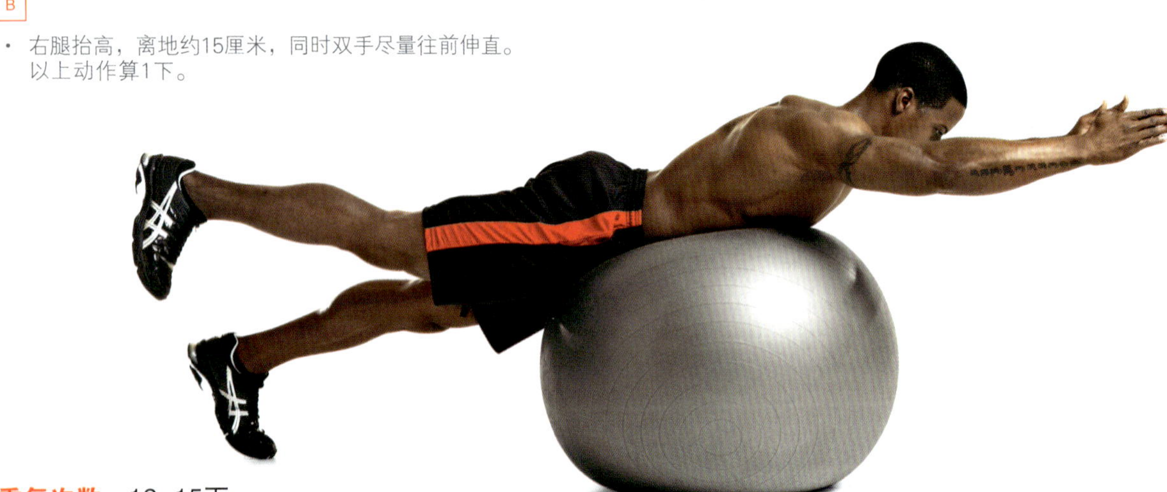

重复次数：12~15下。

平衡球平板式滚球

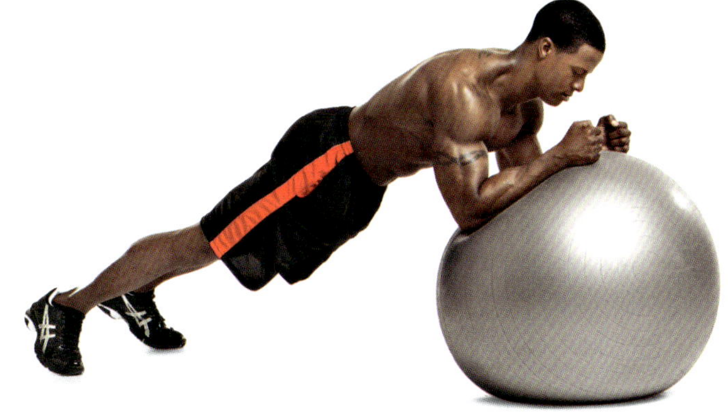

A

- 呈平板式姿势，将前臂斜靠在平衡球上。
- 身体从头部到脚踝呈一条直线。

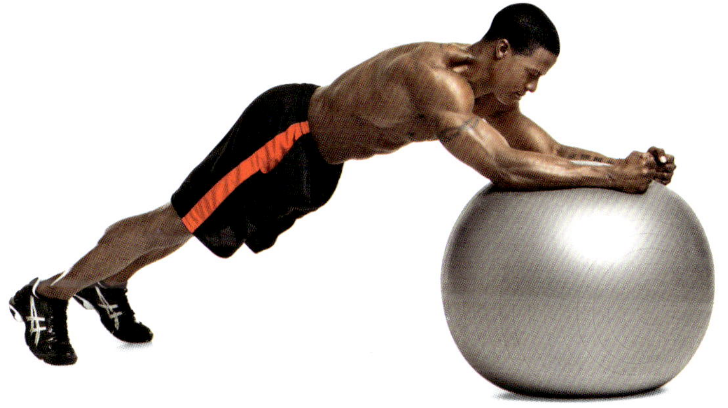

B

- 核心肌绷紧，双手向前推，让前臂带着平衡球向前滚动，然后把手收回，将平衡球滚回原地。前后重复5下。

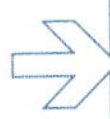

小提示：这一组动作还有1种变化动作“平衡球搅拌运动”。本动作是手臂向前向后，接着沿对角线移动。搅拌运动则是手臂画圆，想象自己搅动大锅子里的汤。变化动作的重复次数是，顺时针搅拌5下，再换逆时针搅拌5下。

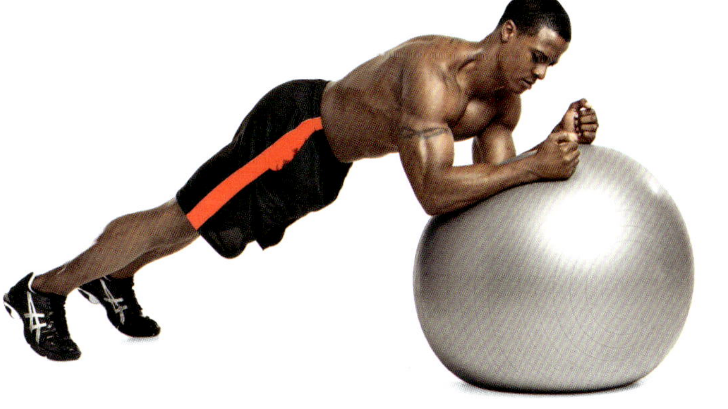

C

- 接着变换动作，将平衡球先往右斜角前后滚动，再往左斜角前后滚动，左、右完成算1下，共重复5下。

重复次数： 每个方向各做5下。

平衡球抬膝

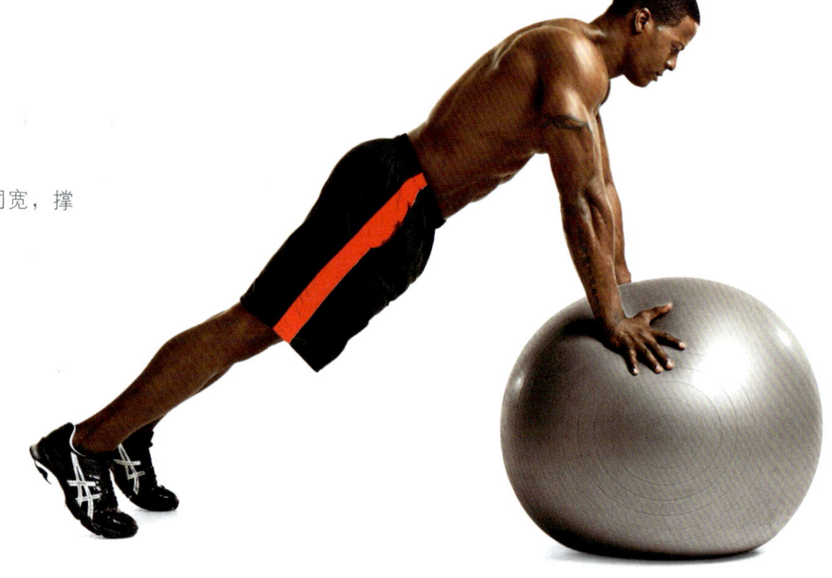

A

- 呈平板式姿势，双手张开与肩膀同宽，撑在平衡球的两侧。

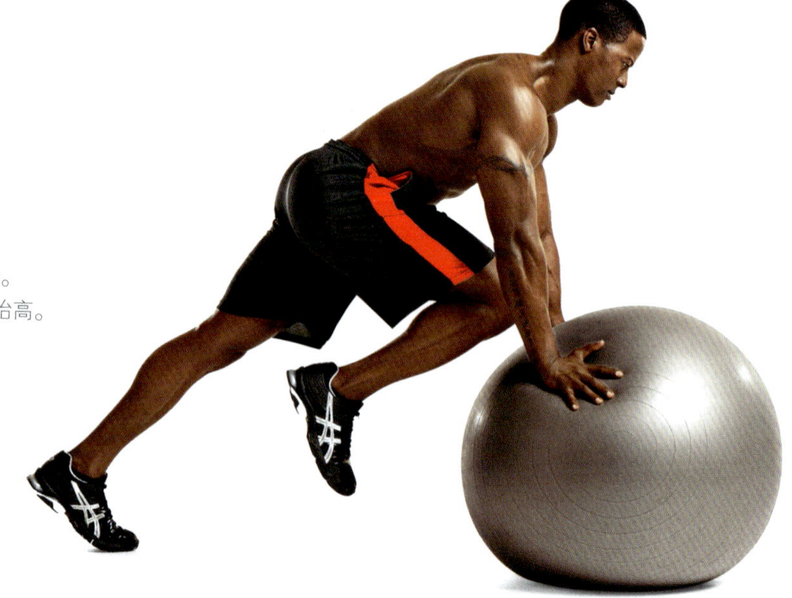

B

- 右膝抬至胸口。
- 姿势维持1秒，然后再回到平板式姿势。
- 右腿做完一轮动作之后，再换成将左膝抬高。

重复次数：左右腿各做12~15下。

U字卷腹

A

- 两手各握1个5~6千克重的哑铃。脸部朝上平躺于地，双臂伸直越过头顶。
- 举起双腿，与地板呈45°角。

B

- 双手举到胸口上方，肩膀离地，同时抬高双腿与地板垂直。
- 回到起始姿势，双腿不可碰地。

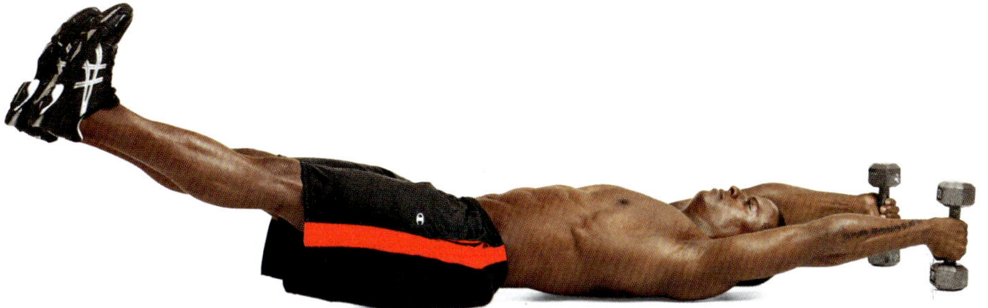

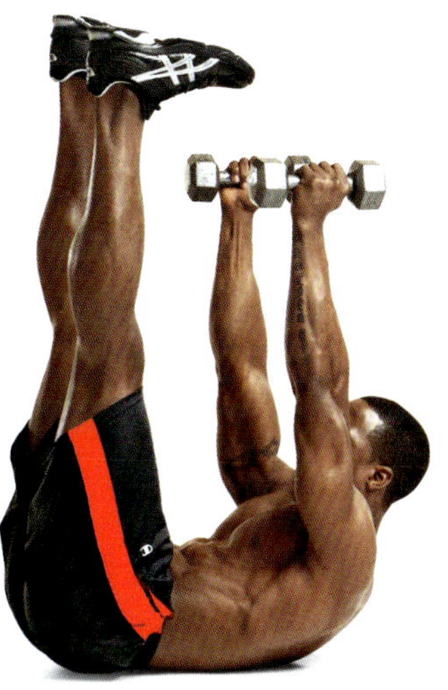

重复次数： 12~15下。

短跑式起坐

A

- 平躺在地上，双手置于身侧，双腿伸直，抬高离地15~30厘米。

B

- 坐起身子，同时举起右手、手肘弯曲，模仿短跑选手冲刺的姿势。
- 上半身挺至最高点之后，将左膝往胸口靠近。
- 回到起始姿势，双腿持续抬高，换成以左手右膝重复以上动作。
- 左、右边完成算1下。

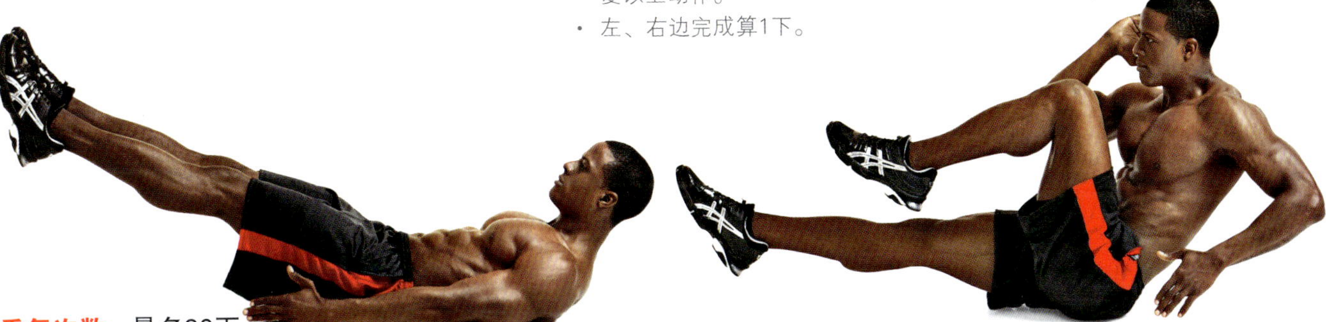

重复次数： 最多20下。

第七章
15分钟肩膀与臂肌训练

想要拥有粗壮的臂膀吗？
本章的健身计划让你快速练出傲人的肌肉线条

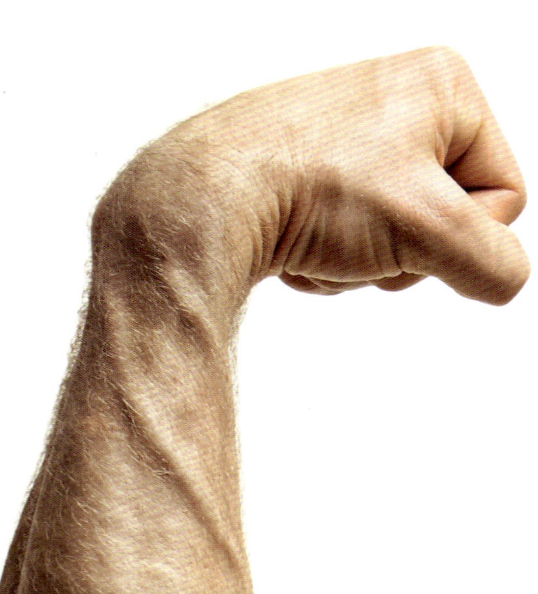

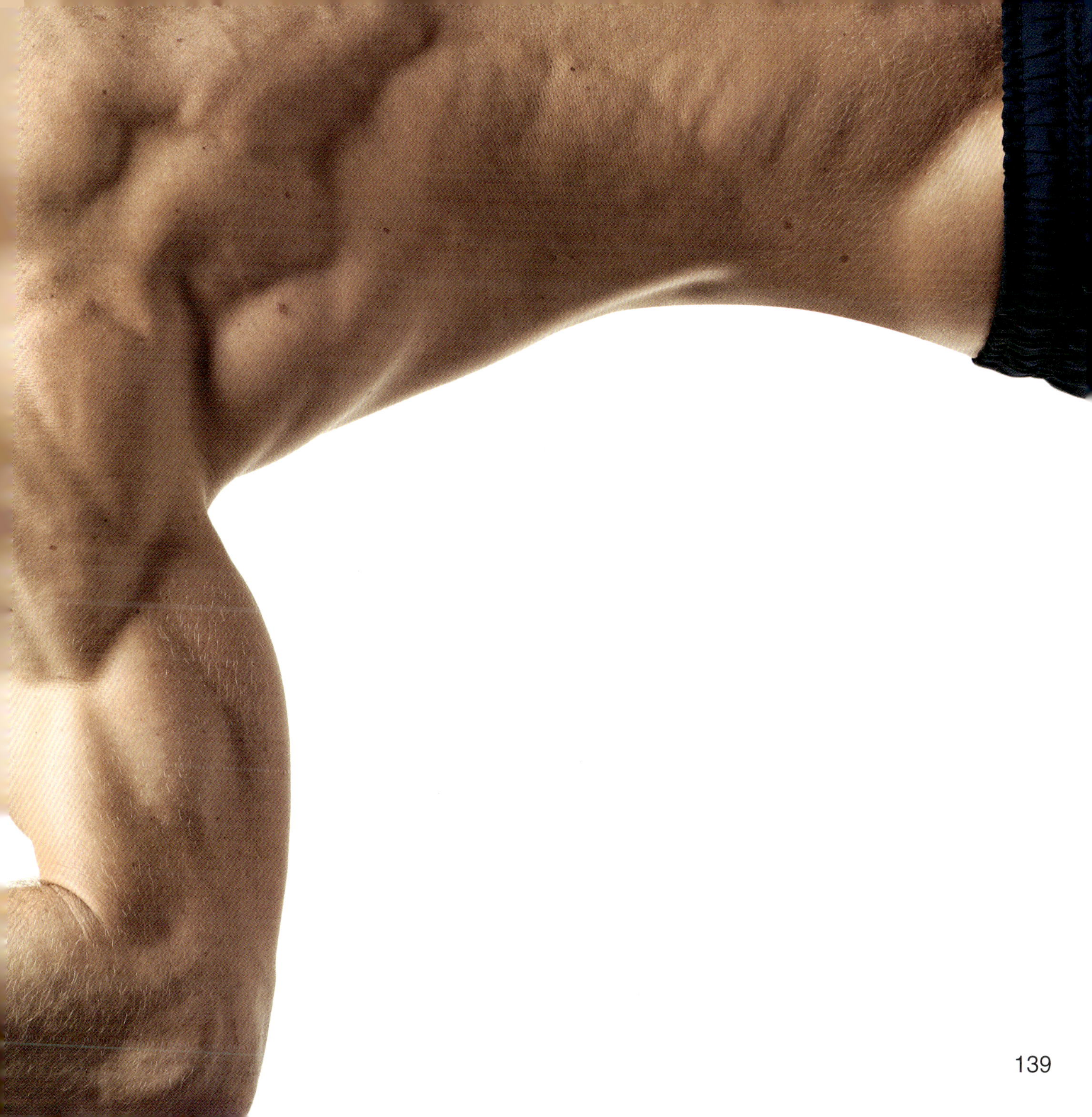

超快速打造完美的臂肌与肩膀

人们对你的第一印象，有一大部分来自你手臂和肩膀的肌肉线条。只要上半身够精壮，不论打赤膊或是穿上素净的衬衫都会非常吸引眼球，让你看起来健壮又有自信，而且身材更修长。此外，上背部的肌肉会把你的肩膀往后拉，让你站得更挺拔，不会像个驼背的钟楼怪人。附带的好处是：一旦肩膀往后挺，胸大肌就会显得更为雄伟。不管你穿上亚曼尼的三件式西装或是轻松简单的T恤，都能成为众人瞩目的焦点！

打好基础……

本章重点是肱三头肌、肱二头肌、肩膀、上背肌和胸肌。想达到最好的效果，建议每周2天进行1种以上的上半身训练，加强你最需要锻炼的部位。如果你的精力充沛，想要花更多天练习也没问题，只要确保运动隔天要休息1日。（闲暇之余，可以将本章的动作与其他15分钟健身组合搭配，进行全身训练。）健身时，要做完指示的次数和循环。挑选器材的重量时，应在姿势标准的前提下，尽最后一丝力气刚好可以做完最后一下。

先睹为快：15分钟肩膀与臂肌训练

健身胜于治疗

多练练肌肉，身体就能更有效率地调节血糖。洛杉矶加州大学的科学家发现：肌肉量较低的人，发生胰岛素抗性的概率比肌肉量较高的人多出67%。所谓的胰岛素抗性，是2型糖尿病的前兆。

哑铃手臂运动

哑铃是锻炼臂肌和肩膀的利器，动作范围再大也不是问题。每个男人家里都至少要有2件法宝：1对轻量哑铃，用来锻炼手腕和肩旋转肌群；1对重量哑铃，用来锻炼弯举和推举。一般人爱用六边形铃头的哑铃，因为可以稳稳放在地上，不会随意滚动。（还可以拿来当作大榔头使用。）这套训练动作，帮助你从手到肩都锻炼一遍，打造出完美的臂肌。只要做好每个动作，绝对让你受益良多。

尽全力去做：

以下6组动作为1次循环，先完成第一组动作所有的重复次数，然后再进行下一组。各组之间尽量不休息，完成一轮循环之后最多休息60秒，然后接着进行下一轮循环。

集中弯举

手臂打直垂下，弯举
时身体保持不动

朝肩膀方向慢慢弯
举哑铃，上臂必须
靠着大腿内侧

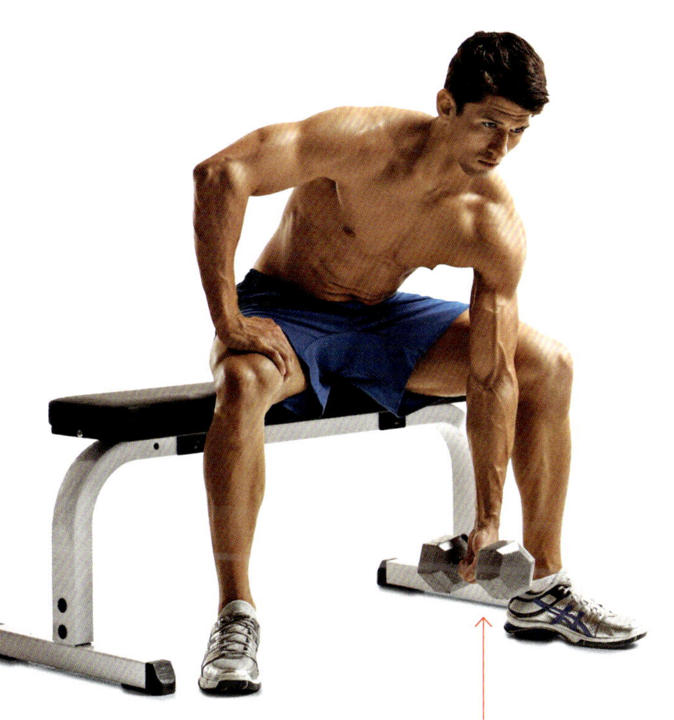

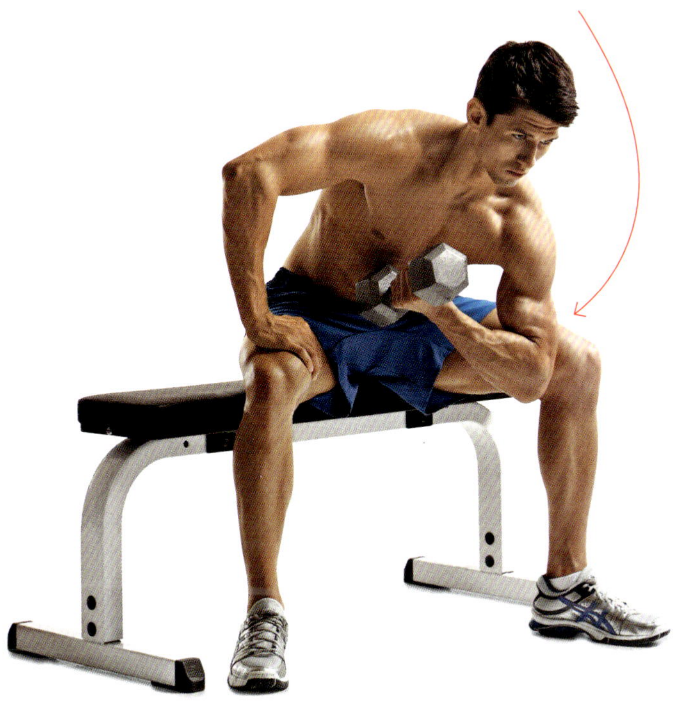

A

- 坐在训练凳或一般的椅子上，双脚张开比肩膀稍宽，双脚平贴于地。
- 左手握住1个哑铃，掌心朝内，身体稍微往下弯，将左上臂外侧靠在左大腿内侧。
- 右手撑在右大腿或右膝上。

B

- 手臂弯举，将哑铃举近肩膀，上臂和手肘紧靠大腿内侧。
- 放低哑铃，然后重复以上动作。

重复次数：左手8~12下，完成之后换右手。

哑铃手臂运动

坐姿肱三头肌伸展

坐姿必须挺直

身体不可往前
或往后倾
核心肌绷紧

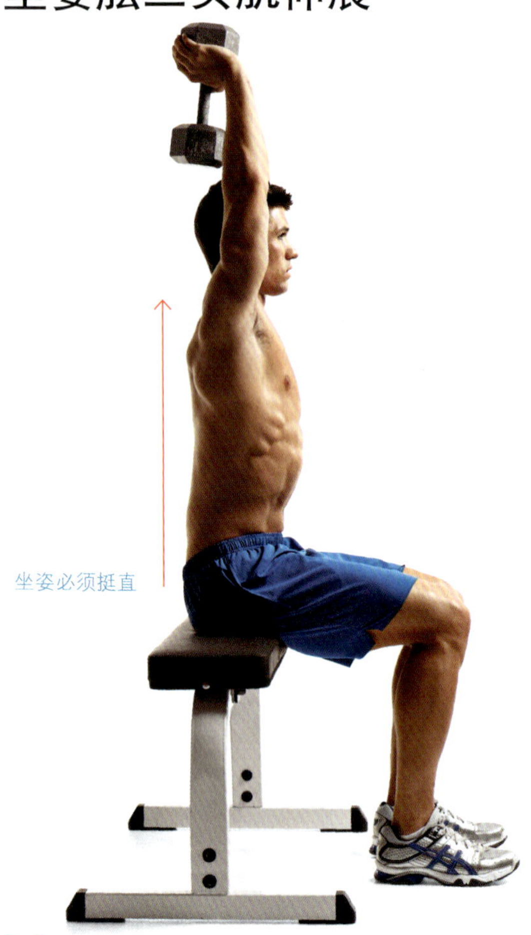

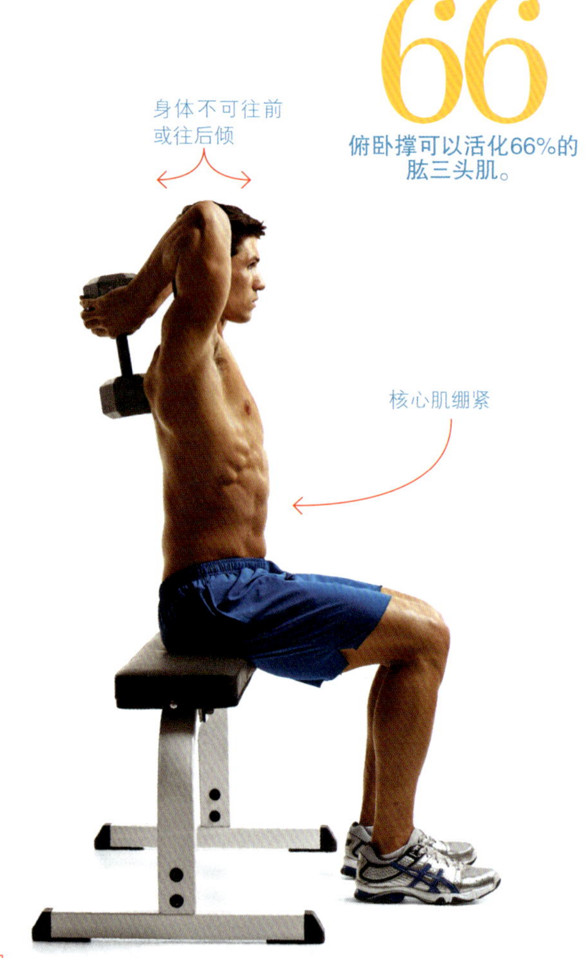

66

俯卧撑可以活化66%的肱三头肌。

A

- 坐在训练凳或一般的椅子上，背部挺直，双脚贴地，双手握住1个哑铃。
- 将哑铃高举过头顶，让哑铃与地面垂直，双手掌心托住铃头上端，拇指扣住握柄。这是起始姿势。

B

- 将哑铃在头部后方慢慢放低，直到前臂碰到肱三头肌，然后再往上举回起始位置。接着继续重复以上动作。
- 哑铃移动时，上臂保持不动。

重复次数： 8~12下。

正提腕弯举

这个姿势可锻炼前臂深层的肌肉。如果掌心朝下，可锻炼前臂外侧的肌肉

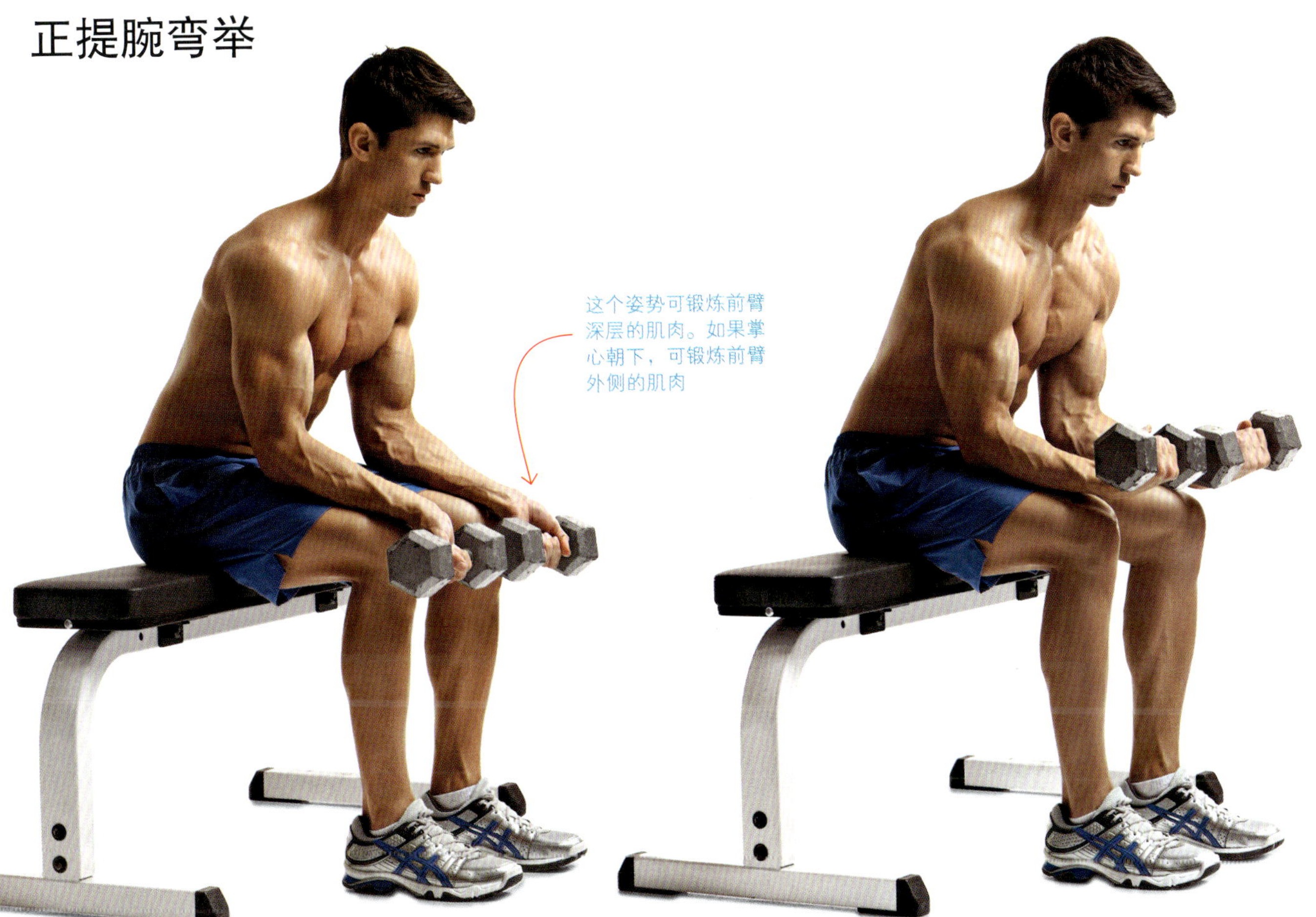

A

- 坐在训练凳或一般的椅子上，两膝张开约60厘米，双脚贴地。
- 两手各握住1个哑铃，掌心朝上，身体微向前倾。前臂放在大腿上，手腕悬于膝盖前方。
- 尽可能将手腕慢慢往下压。

B

- 靠手腕的力量尽量向上弯举哑铃。接着放低哑铃，继续重复动作。
- 完成一组之后，改将掌心朝下，进行反向弯举。
- 手腕尽量向上弯举，然后放低哑铃，继续重复动作。

重复次数：掌心朝上与朝下各做12~15下。

哑铃手臂运动

槌握反握直式弯举

A

- 坐在训练凳边缘，两手以槌握式各握住1个哑铃，让手臂自然垂在身侧，掌心朝内。

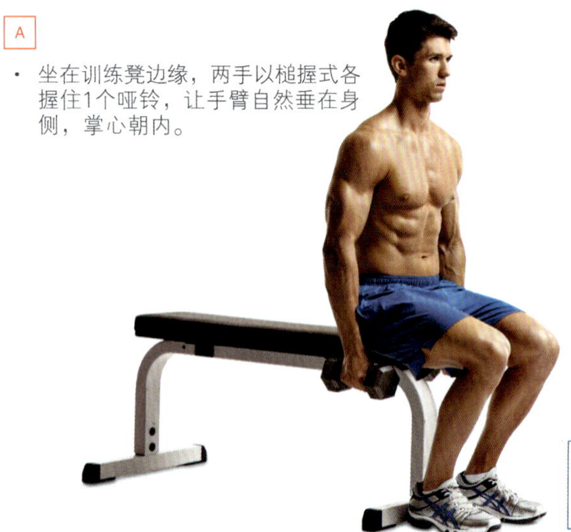

B

- 背部挺直，慢慢弯举哑铃，直到大拇指几乎碰到肩膀。
- 弯举至最高点时，绷紧肱三头肌，然后再慢慢放下哑铃。

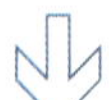

小提示：槌握式可以锻炼上臂的深层肱肌。

C

- 手腕往后转，掌心朝后（反握法）。

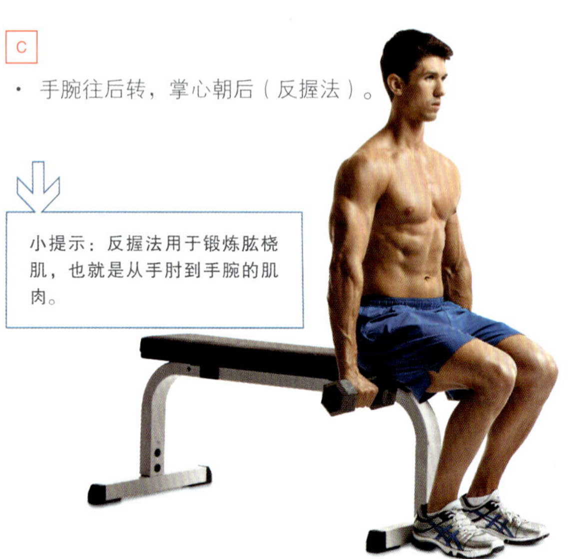

小提示：反握法用于锻炼肱桡肌，也就是从手肘到手腕的肌肉。

D

- 将哑铃慢慢向上弯举，然后再慢慢放回原位。

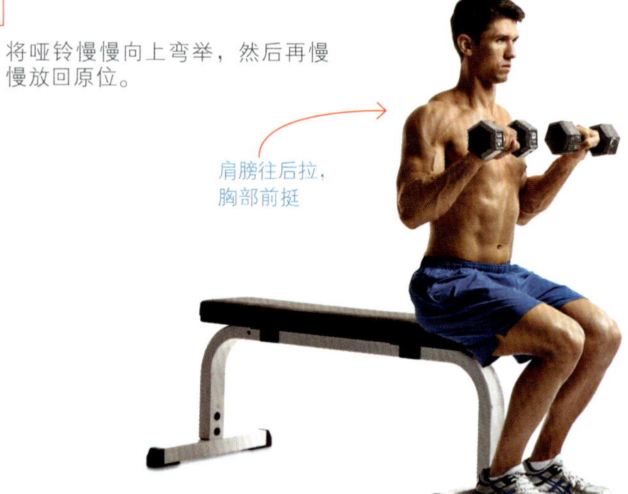

重复次数：8~12下，以槌握和反握轮流进行。

跨肩伸展

A

- 躺在上斜式训练凳上，右手握住1个轻量哑铃，并将哑铃高举过头，掌心朝左。
- 左手撑住右手的肱三头肌。

B

- 右手慢慢往下弯，将哑铃降至左肩，全程手腕保持打直。（头部可能要往右偏，以免挡到弯举的动作。）
- 将哑铃举回原位，然后再重复以上的动作。

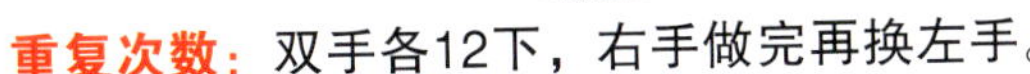
重复次数：双手各12下，右手做完再换左手。

站姿45° 前举

哑铃举到最高点时，一手朝向2点钟方向，另一手则朝向10点钟方向

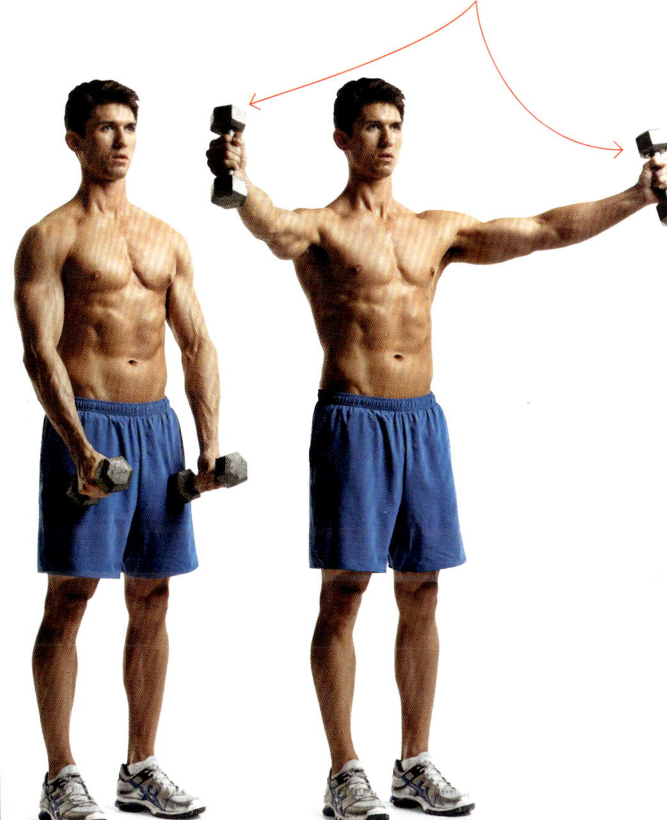

A

- 呈站姿，两手以正握法各握1个哑铃，并将哑铃置于大腿前侧，掌心相对。

B

- 手臂打直，双手张开45°角，然后慢慢举起哑铃。
- 将哑铃举至眼睛的高度。
- 慢慢放下手臂，然后重复以上的动作。

重复次数：8~12下。

“臂”胜绝招

粗壮的手臂线条可以显示你对健身运动的热诚！健壮的肱三头肌除了美观之外，还可以让你轻松提举任何重物，不论到超市购物或是搬运啤酒桶都不怕。在上半身需要支撑或是不小心跌倒的时候，肱三头肌也可担任肘关节的避震器，保护手肘不受到伤害。

尽全力去做：

以下7组动作为1个循环，各组之间不休息，完成一轮循环之后可休息60秒，接着再进行下一轮循环。

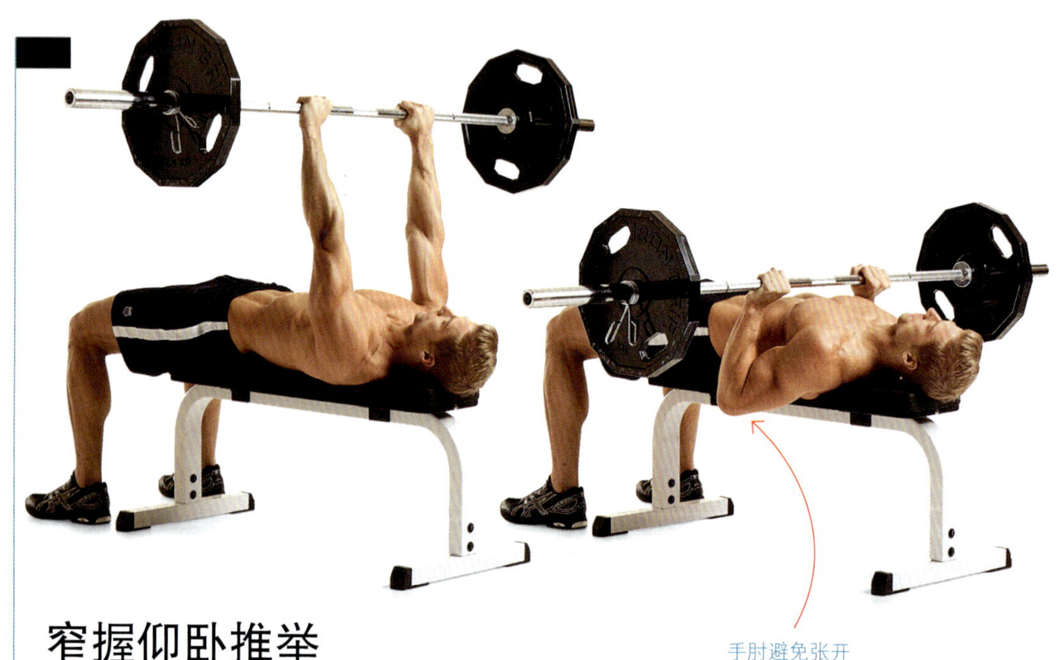

窄握仰卧推举

A

- 脸部朝上躺在训练凳上，双脚平放地面，正手握住杠铃的横杠，双手张开的距离比肩膀稍窄。

B

- 将杠铃放低至胸口，手肘保持贴近身侧。
- 将杠铃推回至原位，然后重复以上的动作。

重复次数：8~12下。

杠铃弯举

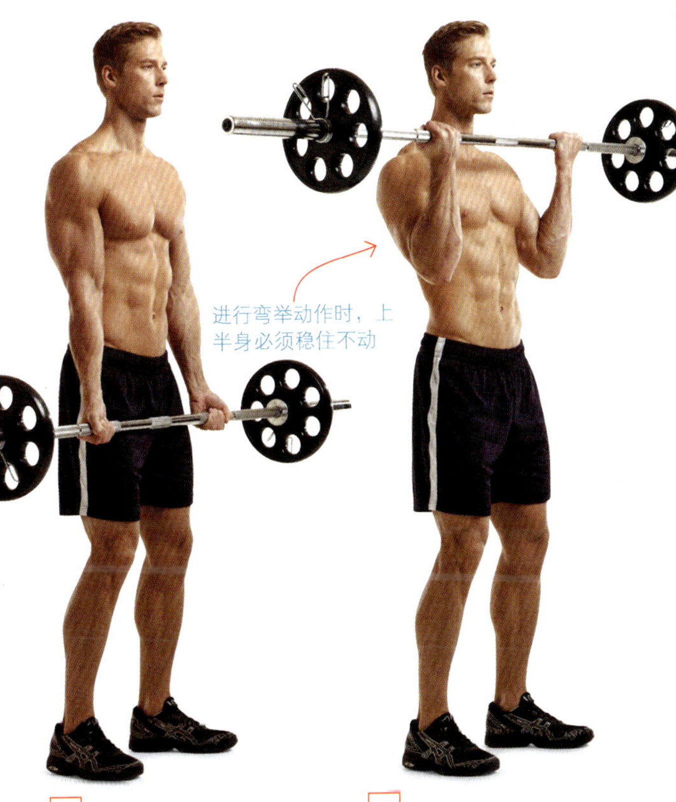

A

- 呈站姿，双手反握杠铃的横杠，置于大腿前侧，双手张开与肩膀同宽。

B

- 背部挺直，手肘贴在身侧，慢慢往上弯举杠铃，直到前臂碰到肱二头肌。
- 暂停片刻，然后将杠铃慢慢放下，直到杠铃离大腿前侧约2.5厘米为止，接着继续重复以上动作。

重复次数：8~12下。

仰卧滑轮上斜肱三头肌伸展

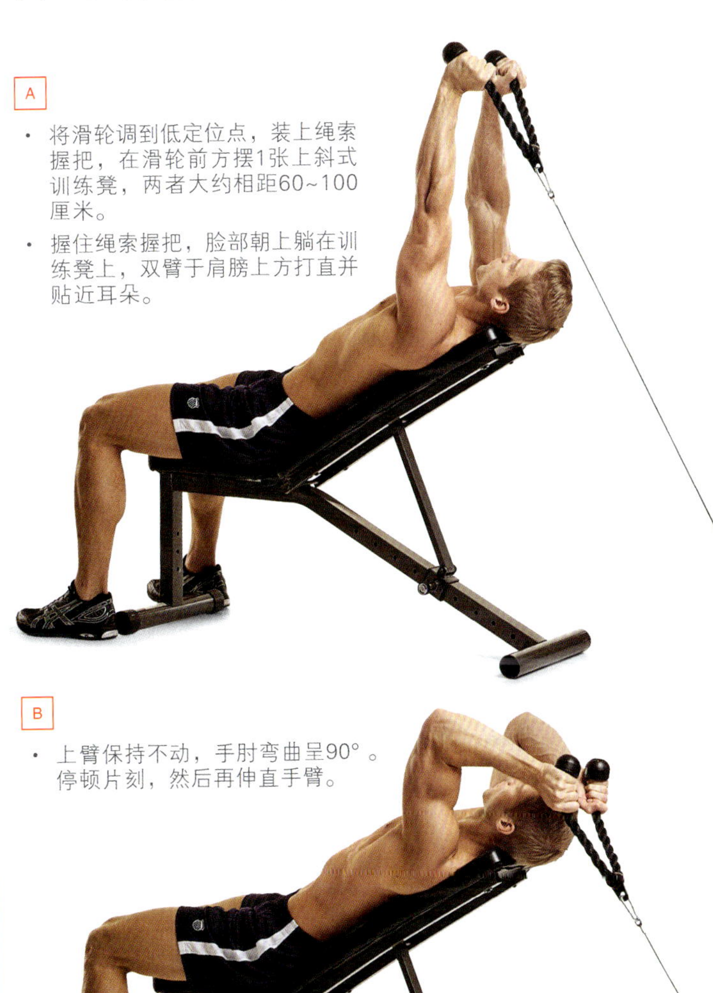

A

- 将滑轮调到低定位点，装上绳索握把，在滑轮前方摆1张上斜式训练凳，两者大约相距60~100厘米。
- 握住绳索握把，脸部朝上躺在训练凳上，双臂于肩膀上方打直并贴近耳朵。

B

- 上臂保持不动，手肘弯曲呈90°。停顿片刻，然后再伸直手臂。

重复次数：8~12下。

“臂”胜绝招

滑轮单手弯举

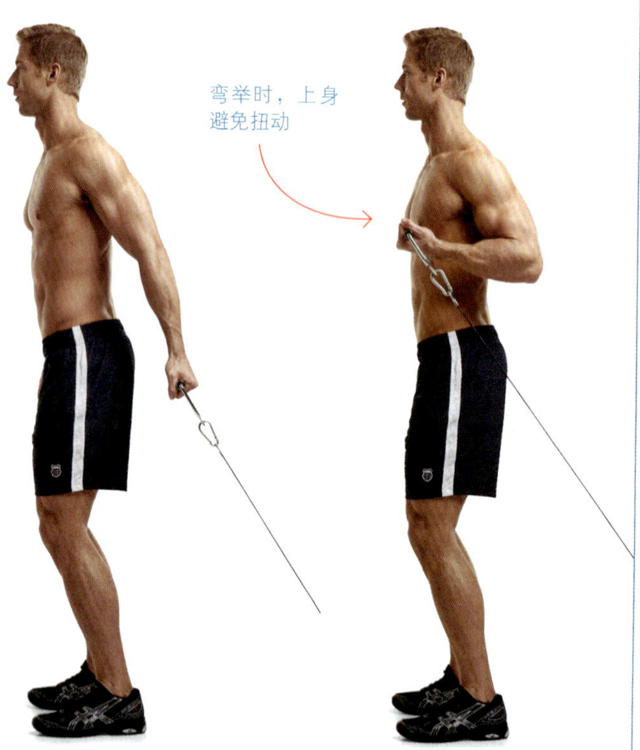

A

- 将滑轮调到低定位点，装上把手。背对滑轮站立，左手握住把手。
- 往前站一步，好让左手伸直，与身体距离约数厘米。

B

- 手肘保持不动，将手弯举到胸侧。停顿片刻，然后再慢慢放下手臂。

重复次数：8~12下。

转手拉绳

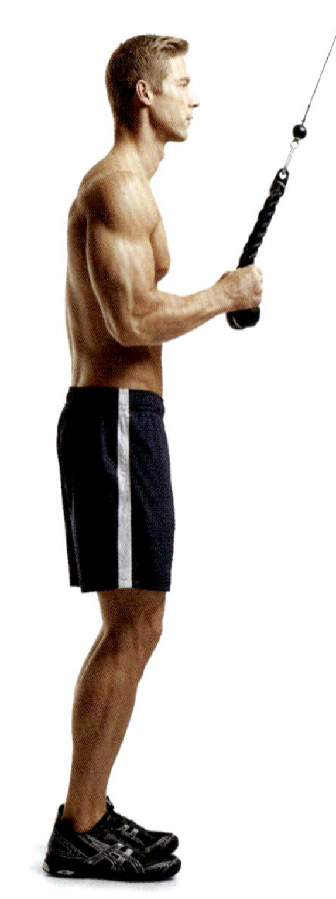

A

- 将滑轮调到高定位点，装上绳索握把，双手分别握住握把的一端，2个握把的距离约15~20厘米。
- 上臂紧贴身侧，将绳索握把往下拉，直到前臂与地板平行。这是起始姿势。

B

- 慢慢将握把往下拉，直到拳头碰到大腿。旋转手腕，让掌心朝向后方。
- 肱三头肌用力，维持1秒，然后回到起始姿势。

重复次数：8~12下。

反向弯举

举到此处，暂停3秒，接着再继续往上举到胸口

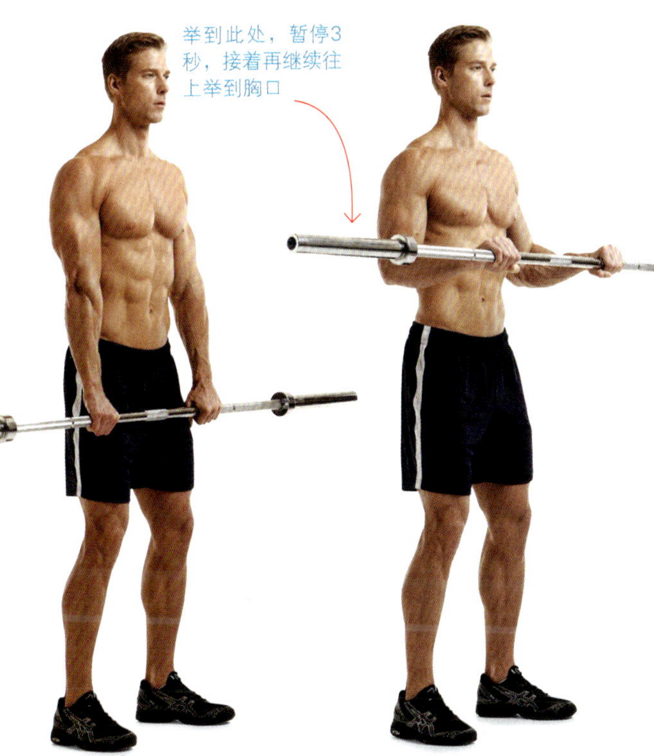

A

- 正手握住轻量杠铃的横杠，掌心朝下，将杠铃停在大腿前侧。
- 全程手肘紧靠身侧。

B

- 慢慢将横杠弯举向上，前臂与地板平行。维持姿势3秒，然后再继续向上弯举至胸口。
- 慢慢放下横杠，当前臂与地板平行时，再次停留3秒，然后回到起始姿势。

重复次数：8~12下。

过顶滑轮肱三头肌伸展

往前拉的同时，上臂保持不动
膝盖要微弯

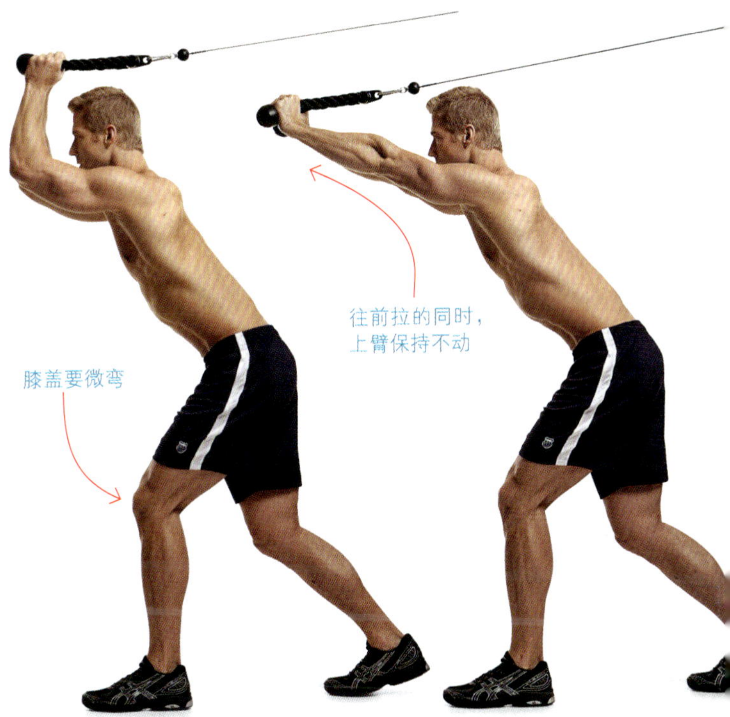

A

- 将滑轮调到高定位点，装上绳索握把，双手各握住握把的一端。
- 背向滑轮，身体向前倾，一脚在前一脚在后。将绳索握把停在头顶上方，手臂弯曲。

B

- 上臂不动，手臂向前伸直，锻炼肱三头肌。
- 停顿片刻，接着让滑轮将手慢慢带回到头顶上方。

重复次数：8~12下。

三角肌

练习举重的人最常忽略肩膀的训练，因为他们以为肩膀就算练了也不会有人注意，这真是大错特错的观念。宽厚的肩膀线条就像肩膀上装着2颗加农炮，让你整体的身形更臻完美。宽厚的肩膀可以让你的手臂看起来更粗壮，腰部线条也更明显，背影更硬挺结实，呈现出诱人的黄金V字形身材。想要锻炼肩膀，就得在三角肌下苦功，三角肌由三大肌肉组成，分别是前三角肌、中三角肌和后三角肌。本章健身内容专门为三角肌量身打造，保证让你练出充满男性美的肩膀线条。

3

北达科他大学的研究指出：经过5周的举重训练，肩膀关节的活动范围可以增加3英寸（约7.6厘米）。

尽全力去做：

肩膀是人体最不稳定的关节，因此练习这套健身动作之前，请先进行60秒的手臂绕环热身运动。首先将手臂向外伸直，让身体呈T字形，接着往前往后画大圈。热身结束后，开始练习以下4组动作，每组重复2次，每完成1轮就休息30秒，2轮结束之后再进行下一组动作。

简易版肩上推举

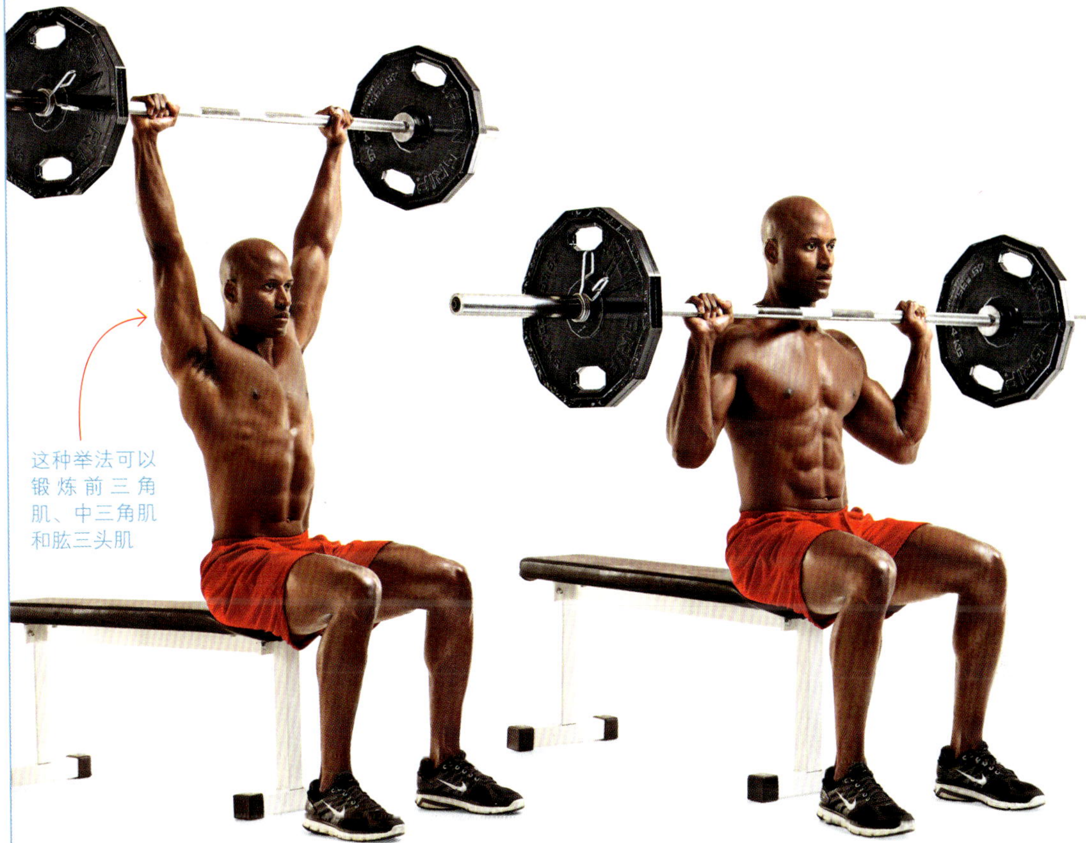

这种举法可以锻炼前三角肌、中三角肌和肱三头肌

A

- 在深蹲训练架前方摆1张训练凳。选择你可以举8~10下的杠片重量，然后将数字减半，就是你在练习这个动作时所需要的重量。
- 坐在训练凳上，双手张开比肩膀稍宽，握住杠铃的横杠，高举过头顶。

B

- 花6秒的时间，慢慢将杠铃放低至胸口。
- 再花3秒的时间，将杠铃举回头顶。

重复次数：8~12下。

三角肌

杠铃前平举

上举运动可以锻炼前三角肌
不要使用重量过重的横杠。这个练习的关键在于动作要到位

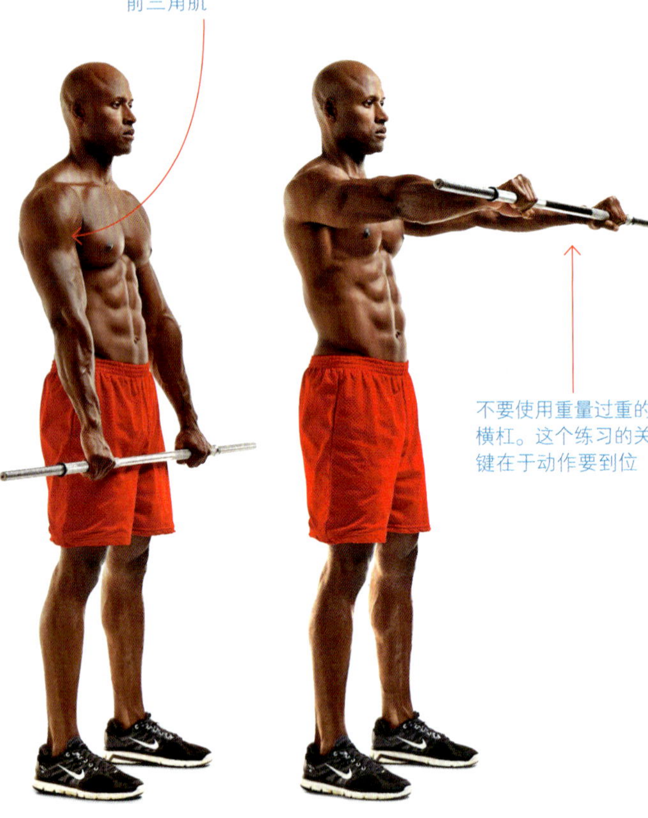

A

- 双脚张开与臀部同宽，双手的距离则与肩膀同宽。握住轻量横杠，手臂伸直下垂，掌心朝向大腿。

B

- 手臂保持伸直，慢慢将横杠往前举起，直到手臂与地板平行。
- 停顿片刻，然后慢慢放下横杠，直到双手几乎碰到大腿。

重复次数：8~12下。

坐姿侧举

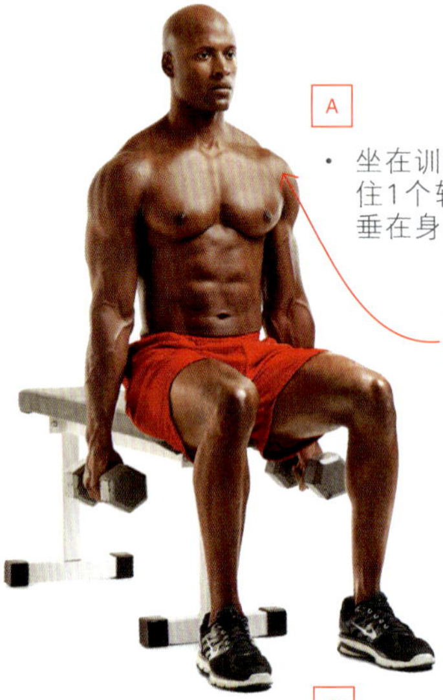

A

- 坐在训练凳上，双手各握住1个轻量哑铃，让手臂垂在身侧。

侧举运动可以锻炼中三角肌

B

- 手臂伸直，手肘不锁紧，将哑铃慢慢往上侧举，直到手臂与地板平行，掌心朝下。
- 停顿片刻，然后将手臂慢慢放回身侧。

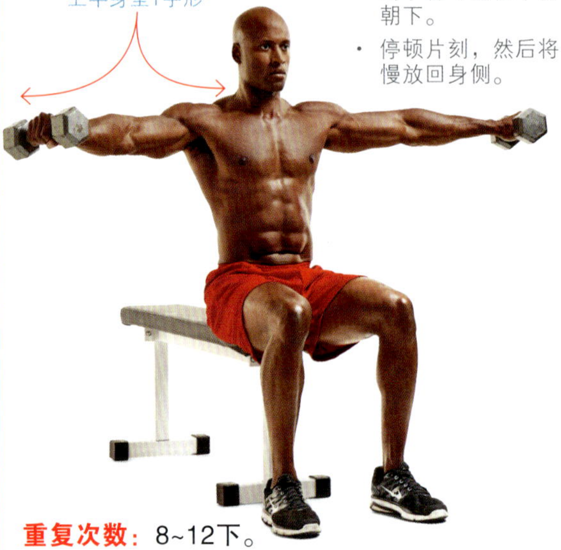

上半身呈T字形

重复次数：8~12下。

前弯滑轮外拉

交叉外拉运动可以
锻炼后三角肌
全程背部保持稳定，并
且几乎与地板平行

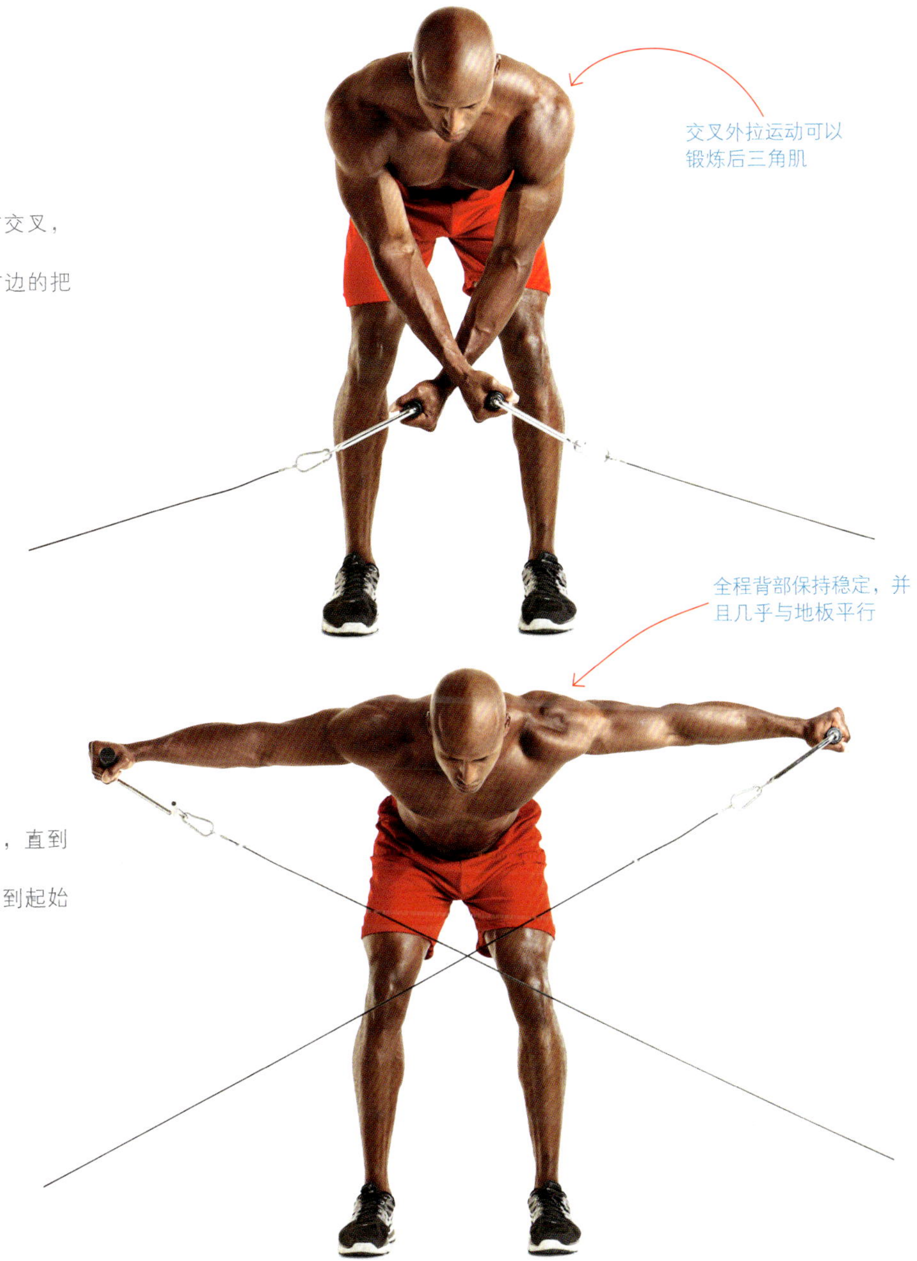

A

- 站立于两座滑轮中间，双手在身前交叉，身体下弯。
- 将滑轮调到低定位点，左手握住右边的把手，右手握住左边的把手。

B

- 膝盖微弯，手臂慢慢向上向外拉举，直到与肩膀平行。
- 停顿片刻，然后慢慢放下手臂，回到起始姿势。

重复次数： 8~12下。

肩膀手臂一起来（一）

先拥有强健的肩膀和手臂，接着才能朝雄伟的背肌和胸肌迈进，毕竟要先克服自己最弱的环节，才能够锻炼出强壮的体格。接下来的3套健身动作，内容综合各项举重训练，可以帮助你打造强壮的肩膀和双臂。

尽全力去做：

每组动作重复3次，做完1次循环后先休息60秒。做完3次循环，然后再继续下一组动作。

V字坐姿肩上推举

掌心朝前
核心肌绷紧，两腿往地板使力，以保持身体的平衡和稳定
A
B

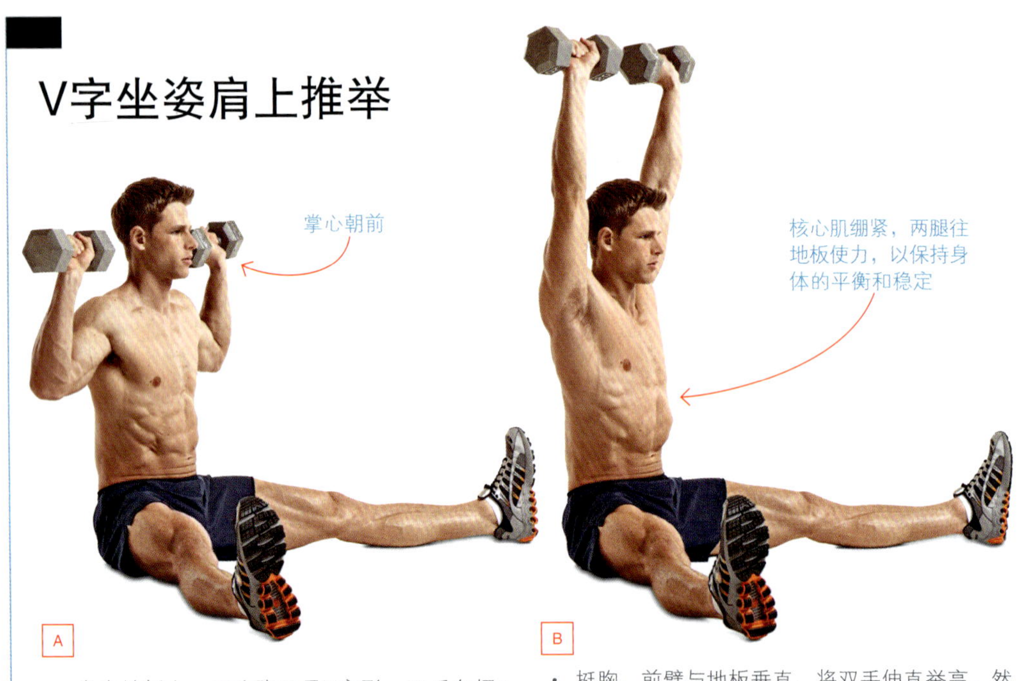

A
- 坐在地板上，双脚张开呈V字形，双手各握1个哑铃，将哑铃停在肩膀的位置。
- 臀肌群用力，让大腿后侧和小腿肌紧贴地板。

B
- 挺胸，前臂与地板垂直，将双手伸直举高，然后再慢慢把哑铃放下。

重复次数：12下。

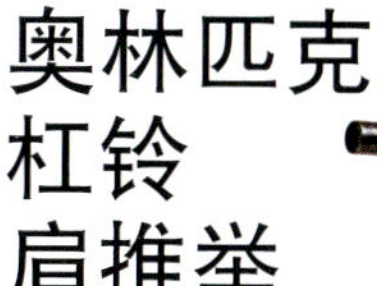

奥林匹克杠铃肩推举

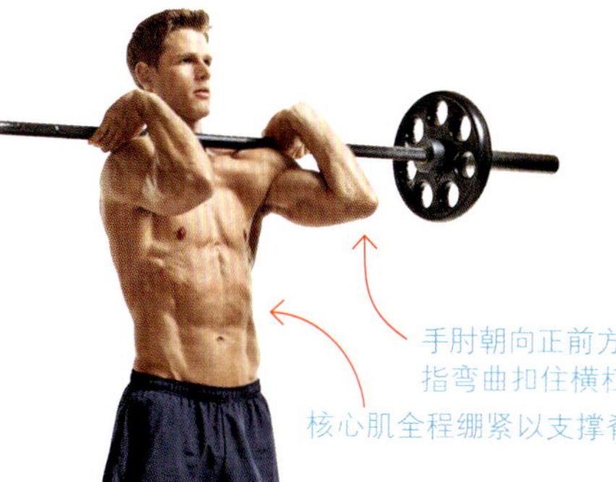

A

- 呈站姿，双手间距比肩膀稍宽。将杠铃举至肩膀位置。

重复次数：12下。

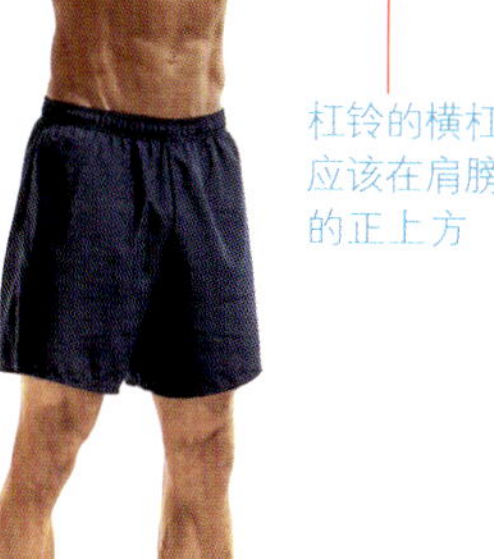

B

- 将杠铃往上推举，手臂稍微往后移。举到最高处时，双手手臂刚好在耳朵后侧。
- 臂肌收缩1秒，然后再慢慢放下杠铃，回到起始姿势。

单脚侧举

A

- 呈单脚站姿，双手各握住1个轻量哑铃于身侧，掌心朝向自己。

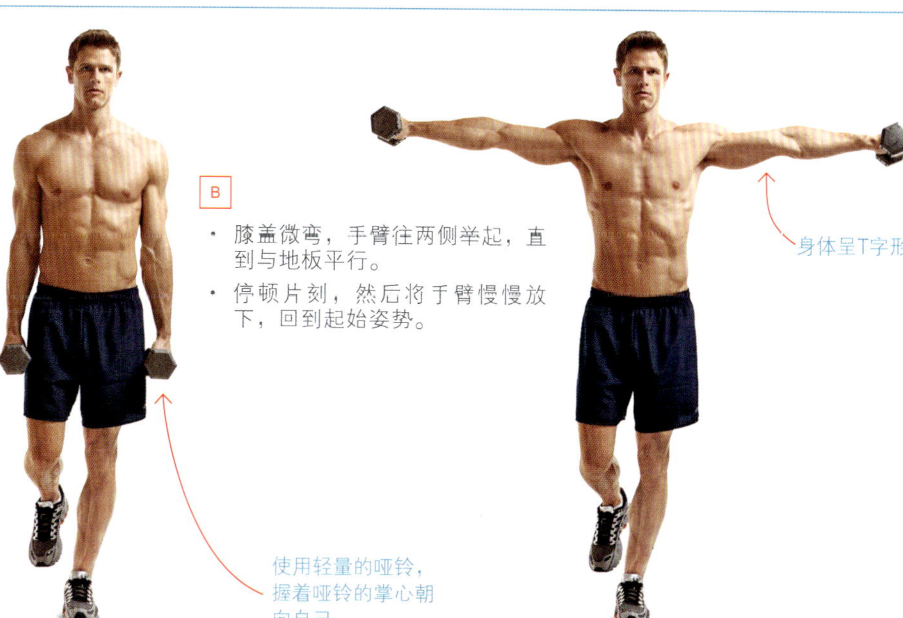

B

- 膝盖微弯，手臂往两侧举起，直到与地板平行。
- 停顿片刻，然后将手臂慢慢放下，回到起始姿势。

> 小提示：单脚保持平衡的秘诀，就是精神要专注在远处的事物。

重复次数：左右脚各6下。

肩膀手臂一起来（二）

尽全力去做：

每组动作重复2次，做完1次之后先休息60秒。完成2次之后，再接着挑战下一组动作。

哑铃肩上推举

A

- 呈站姿，双手分别正握1个哑铃，掌心对着掌心，停在肩膀上方。

B

- 向上推举，手臂完全伸直，接着慢慢放下，回到起始姿势。

手肘不可晃动
哑铃保持水平，不可往前或往后倾
膝盖微弯

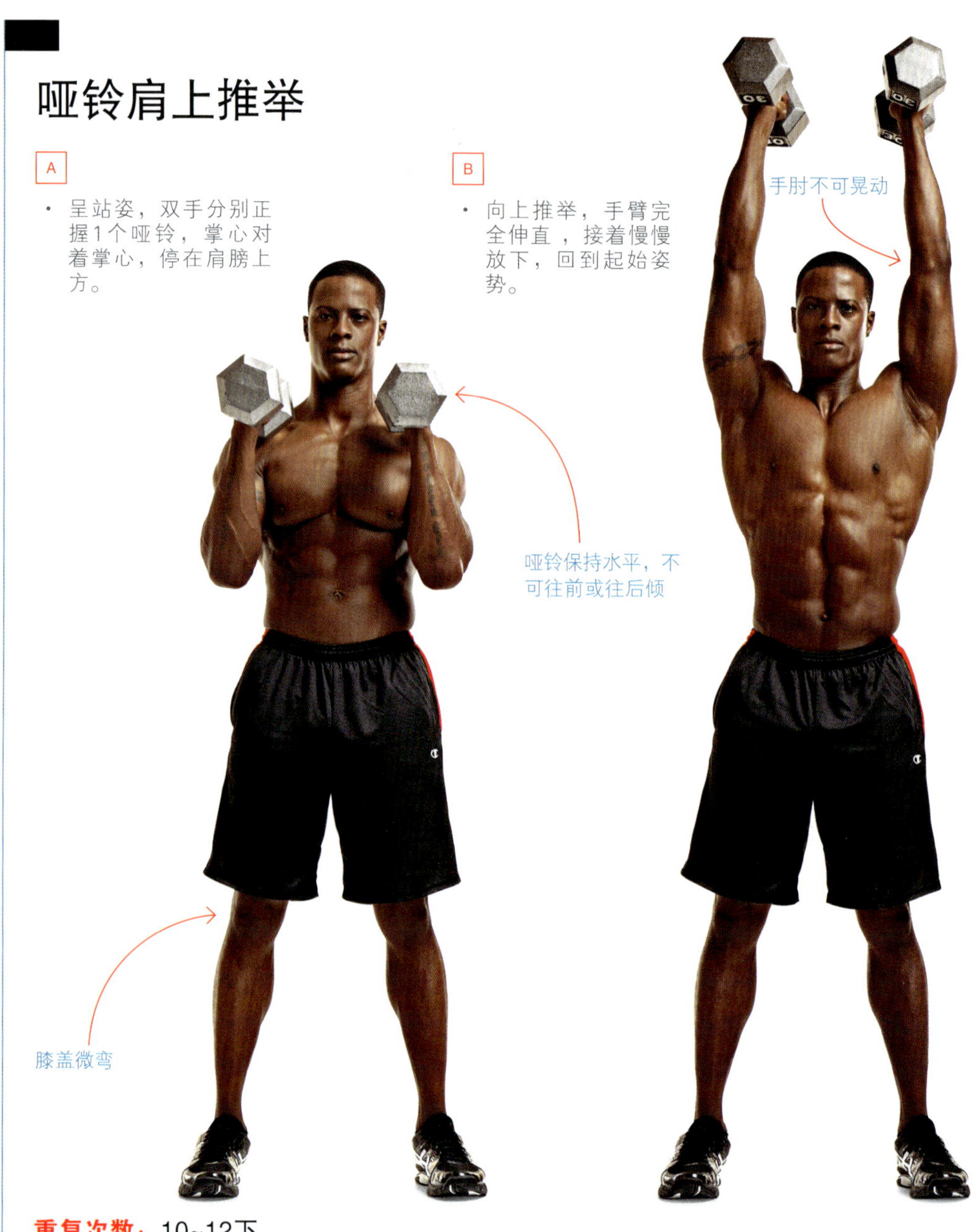

重复次数：10~12下。

哑铃前平举

将哑铃举到肩
膀的高度
身体不可往后仰，
全程必须挺直身体
站稳
双脚张开与肩
膀同宽
A
B

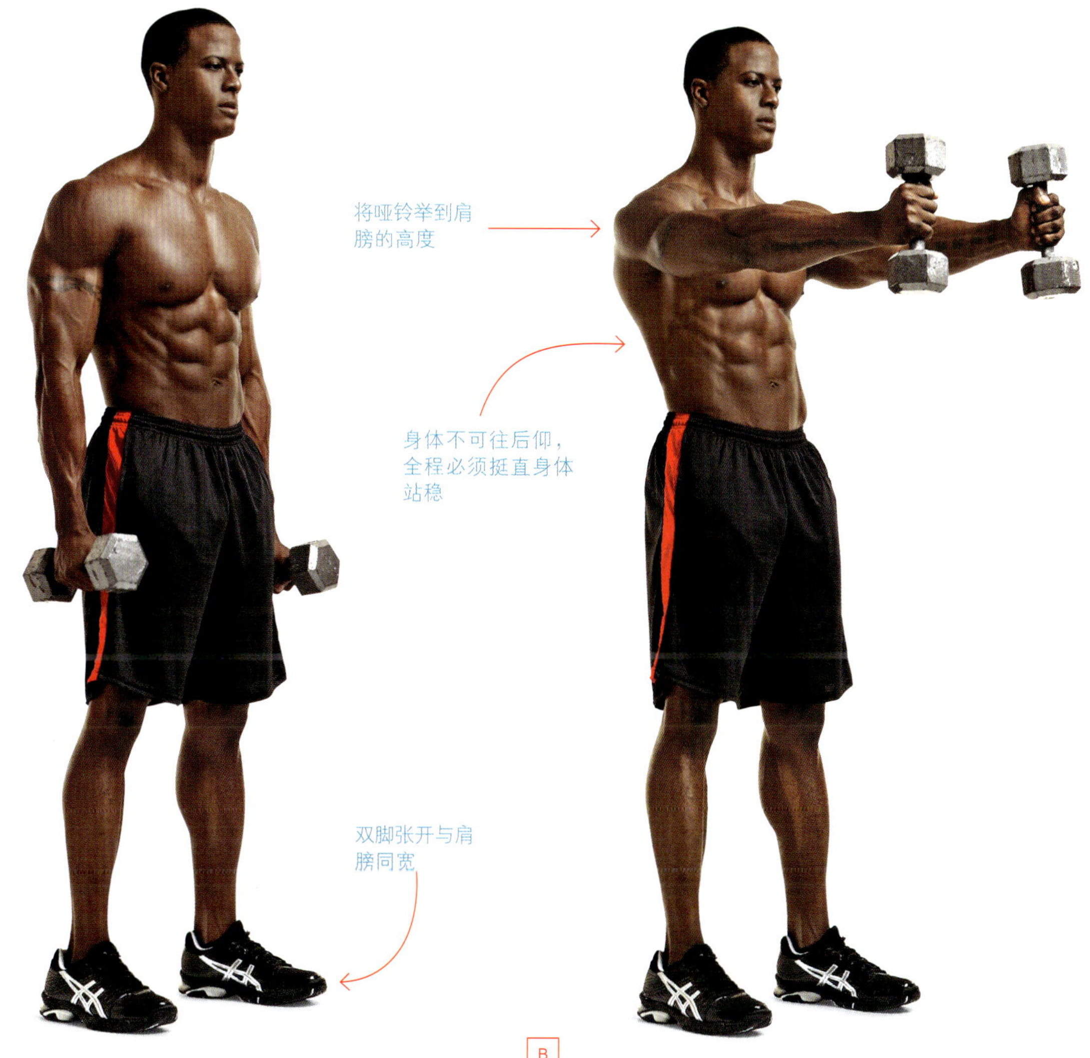

- 呈站姿，双手分别正握1个哑铃，手臂垂在身侧。

- 手臂保持伸直，慢慢往前举起哑铃，直到手臂与地板平行。
- 停顿片刻，然后再慢慢将哑铃放下。

重复次数： 10~12下。

肩膀手臂一起来（二）

滑轮反向飞鸟

背部保持打直，
与地板几乎平行

A

- 站在两座滑轮中间，手臂在身前交叉，左右手各握住1个把手。
- 身体向前下弯，几乎与地板平行，手臂垂在肩膀下方。

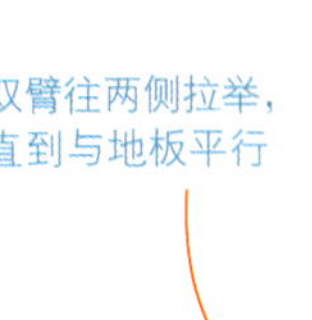

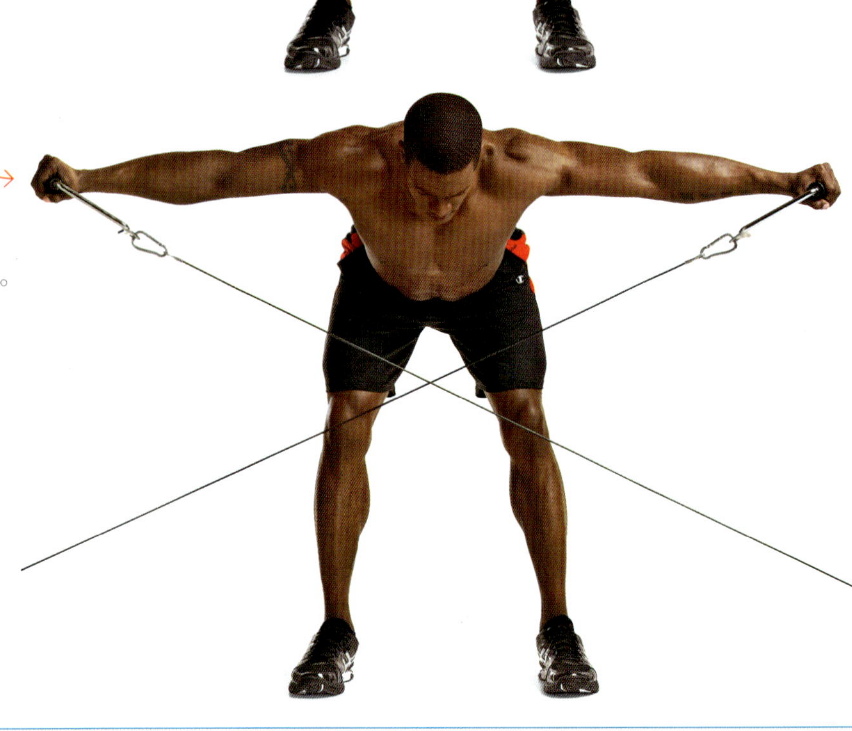

B

- 肩胛骨往后夹紧，然后将手臂往两侧拉举。
- 双手回到原位，然后再重复以上动作。

重复次数：10~12下。

哑铃古巴推举

从动作B到动作C，上臂都要保持与地板平行
哑铃位于肩膀正上方，掌心朝前

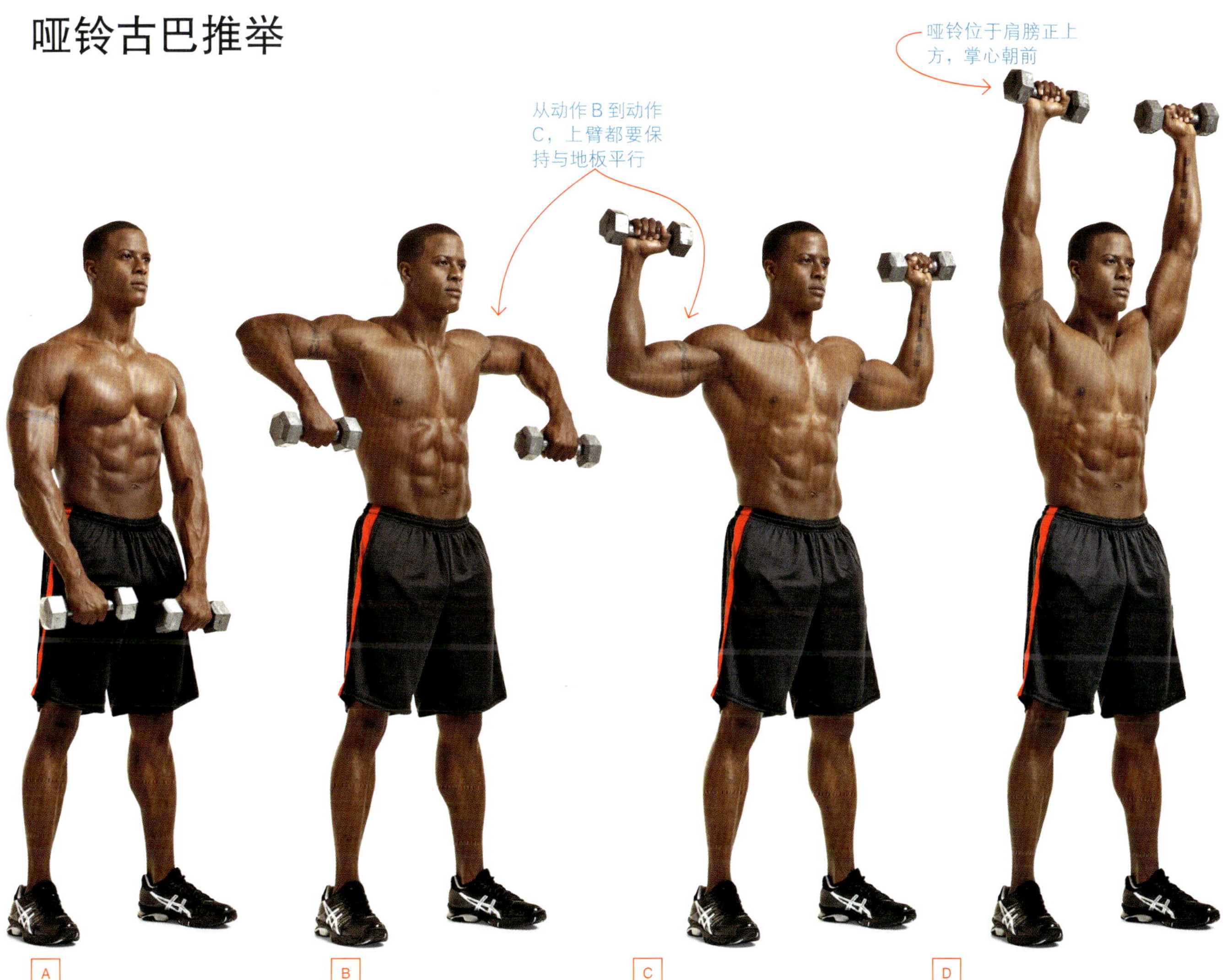

A

- 双手分别正握1个轻量哑铃，并且将哑铃置于大腿前侧。

B

- 将哑铃往上举起，停在身体前方并且贴近上身。手肘弯曲，上臂与地板平行。

C

- 上臂和手肘保持固定，然后旋转前臂，直到掌心面向正前方。

D

- 将哑铃高举过头顶。
- 从相反的顺序，将哑铃举回起始位置。

重复次数：10~12下。

肩膀手臂一起来（三）

尽全力去做：

每组动作重复2次，做完1次之后先休息60~90秒。完成2次之后，再接着挑战下一组动作。

坐姿夹肩运动

A

- 坐于划船机前，双手握住横杠把手。
- 手臂伸直，身体往后微倾，与地板垂直。

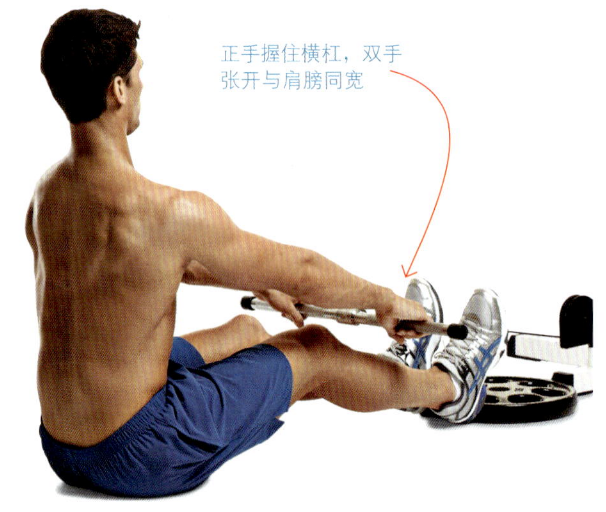

B

- 手肘保持打直，将横杠向后拉，同时慢慢收紧肩胛骨。
- 停顿片刻，然后让手臂慢慢往前回到起始姿势。

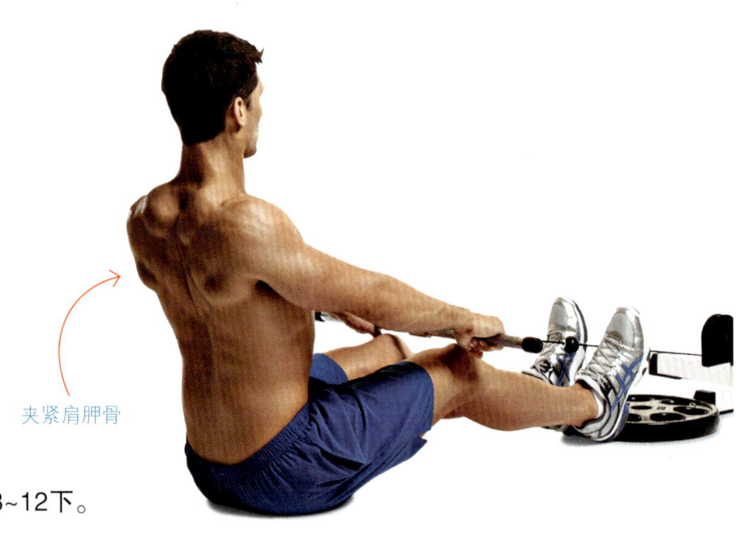

重复次数：8~12下。

上斜式L字平举

A

- 将训练凳调整为倾斜45°，然后正面朝下趴在训练凳上。双手分别正握1个轻量哑铃。

手臂往下垂，掌心朝向脚
手肘向外，手臂呈90° 角

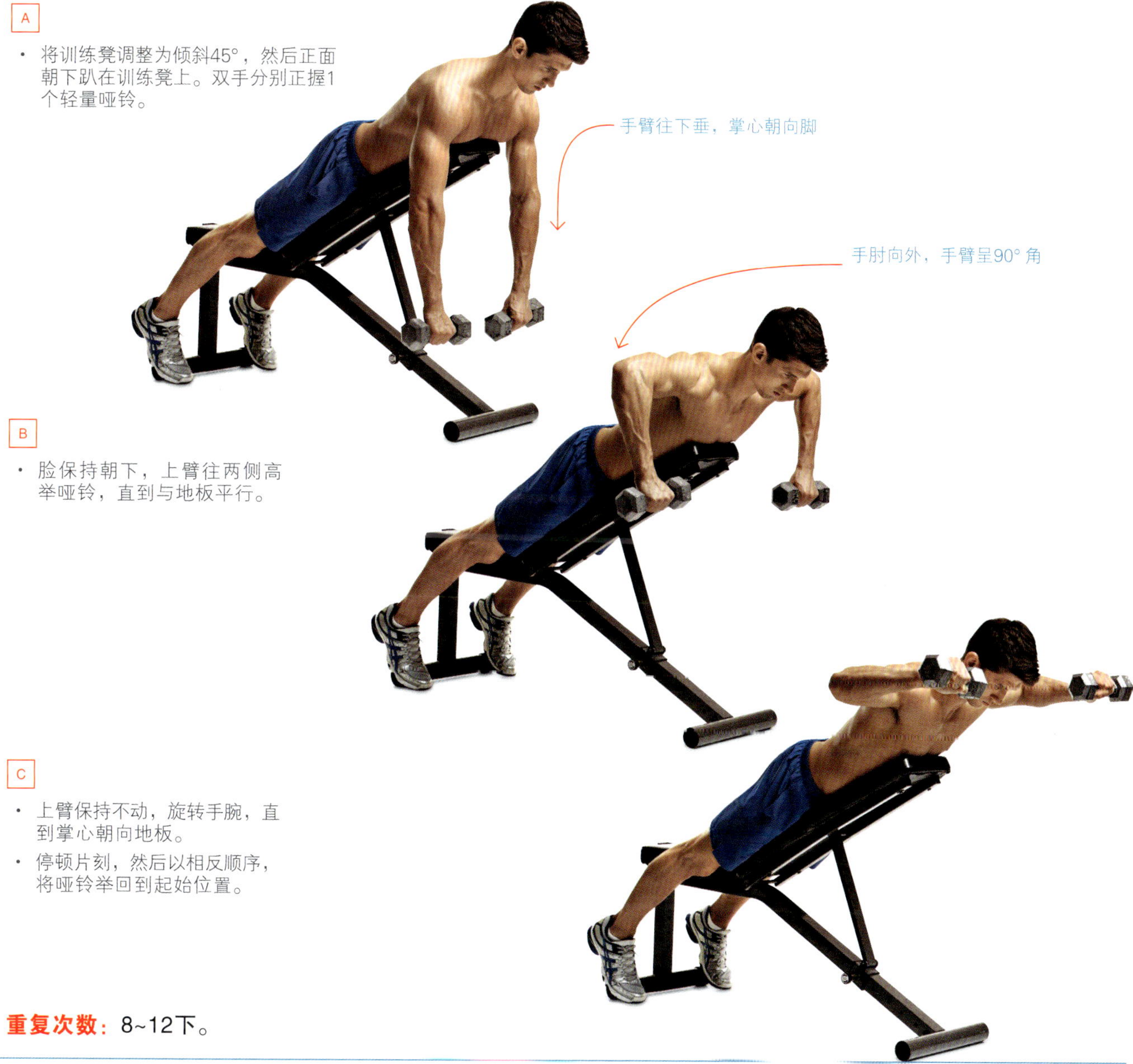

B

- 脸保持朝下，上臂往两侧高举哑铃，直到与地板平行。

C

- 上臂保持不动，旋转手腕，直到掌心朝向地板。
- 停顿片刻，然后以相反顺序，将哑铃举回到起始位置。

重复次数： 8~12下。

肩膀手臂一起来（三）

贾洛内魔鬼训练

小提示：这套连续动作是根据“哑铃之王”伊斯凡·贾洛内的省时训练理念设计的。贾洛内是罗马尼亚人，曾担任奥运教练，目前在德州农工大学担任健身教练。

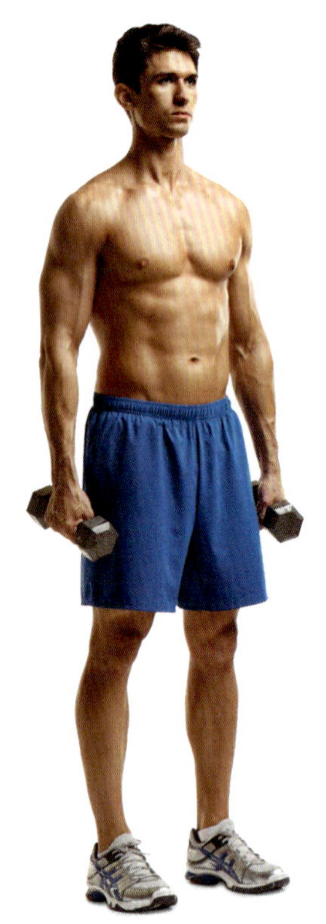

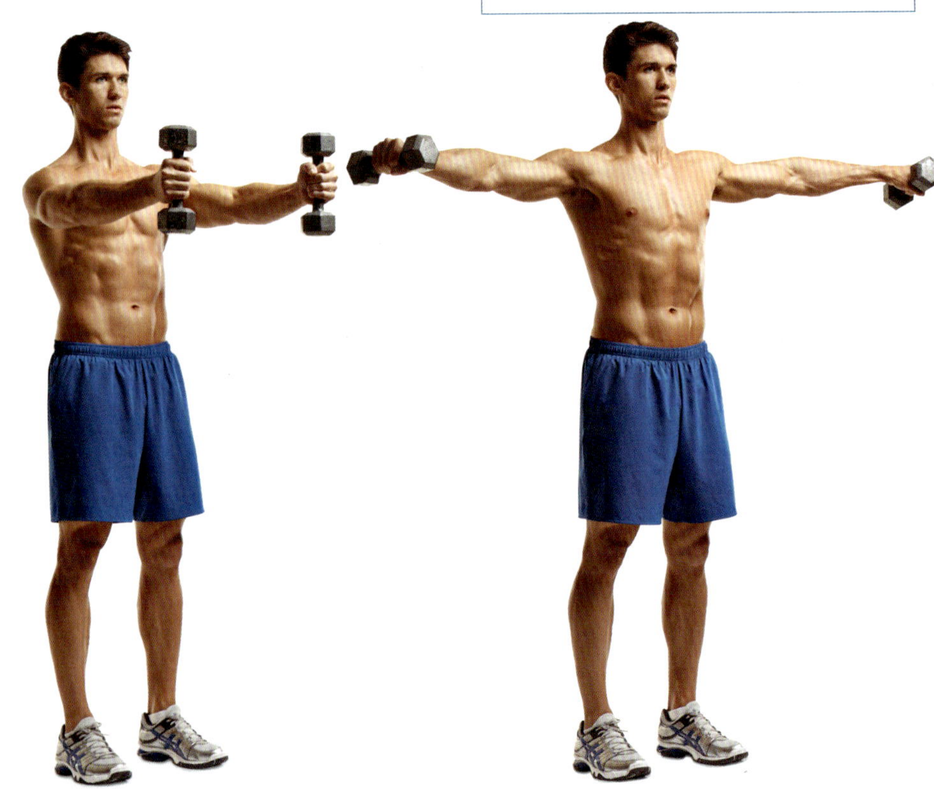

A

- 双手各握住1个哑铃，将哑铃置于身侧，掌心相对。

B

- 手臂往前高举，直到与地板平行。
- 接着放下手臂，然后重复相同动作6下。

C

- 将手臂往两侧高举，直到与地板平行，然后回到起始姿势，再重复相同的动作6下。

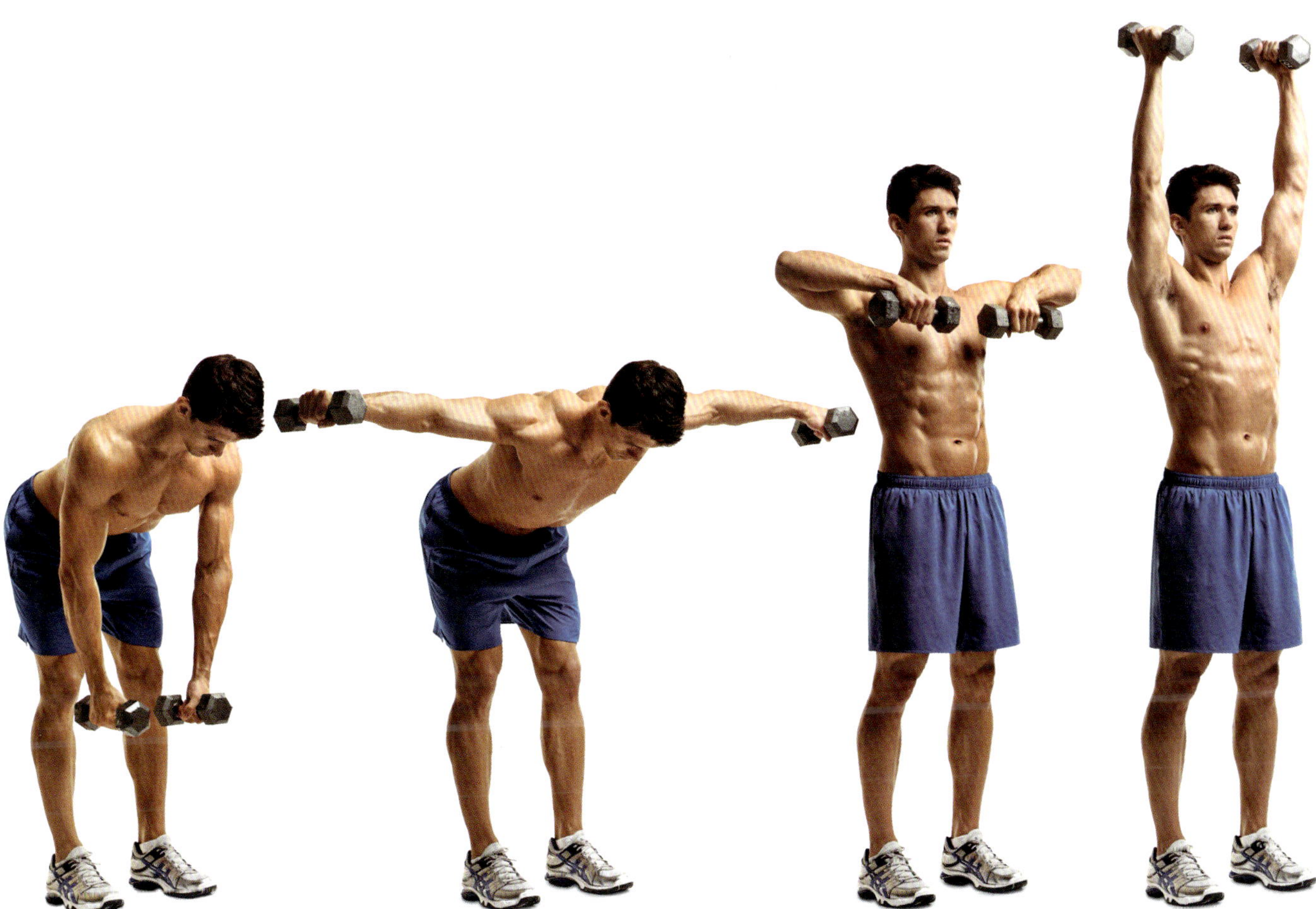

D

- 身体下弯，直到几乎与地板平行。

E

- 手臂往两侧高举，然后放下，总共重复6下。

F

- 站直身子，将双手停在大腿前侧，掌心朝向自己。
- 双手举高，停在下巴的位置。
- 将手放下，然后重复相同动作6下。

G

- 最后，掌心相对，将哑铃高举至肩膀，然后再往上推举过头顶。
- 以相反的顺序，将哑铃举回到起始姿势。重复相同动作6下。

重复次数：每种动作6下，总共做30下。

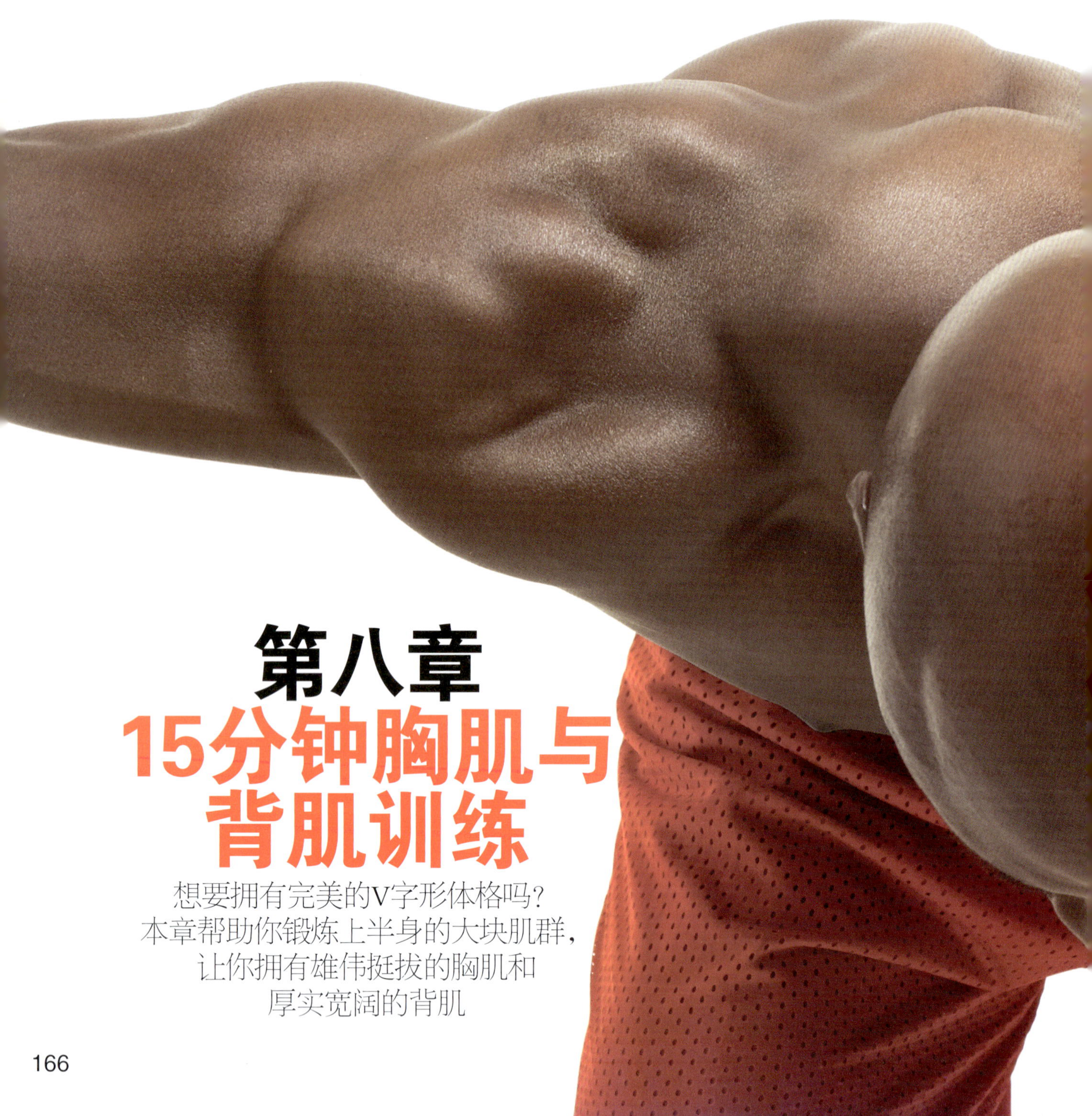

第八章

15分钟胸肌与背肌训练

想要拥有完美的V字形体格吗？
本章帮助你锻炼上半身的大块肌群，
让你拥有雄伟挺拔的胸肌和
厚实宽阔的背肌

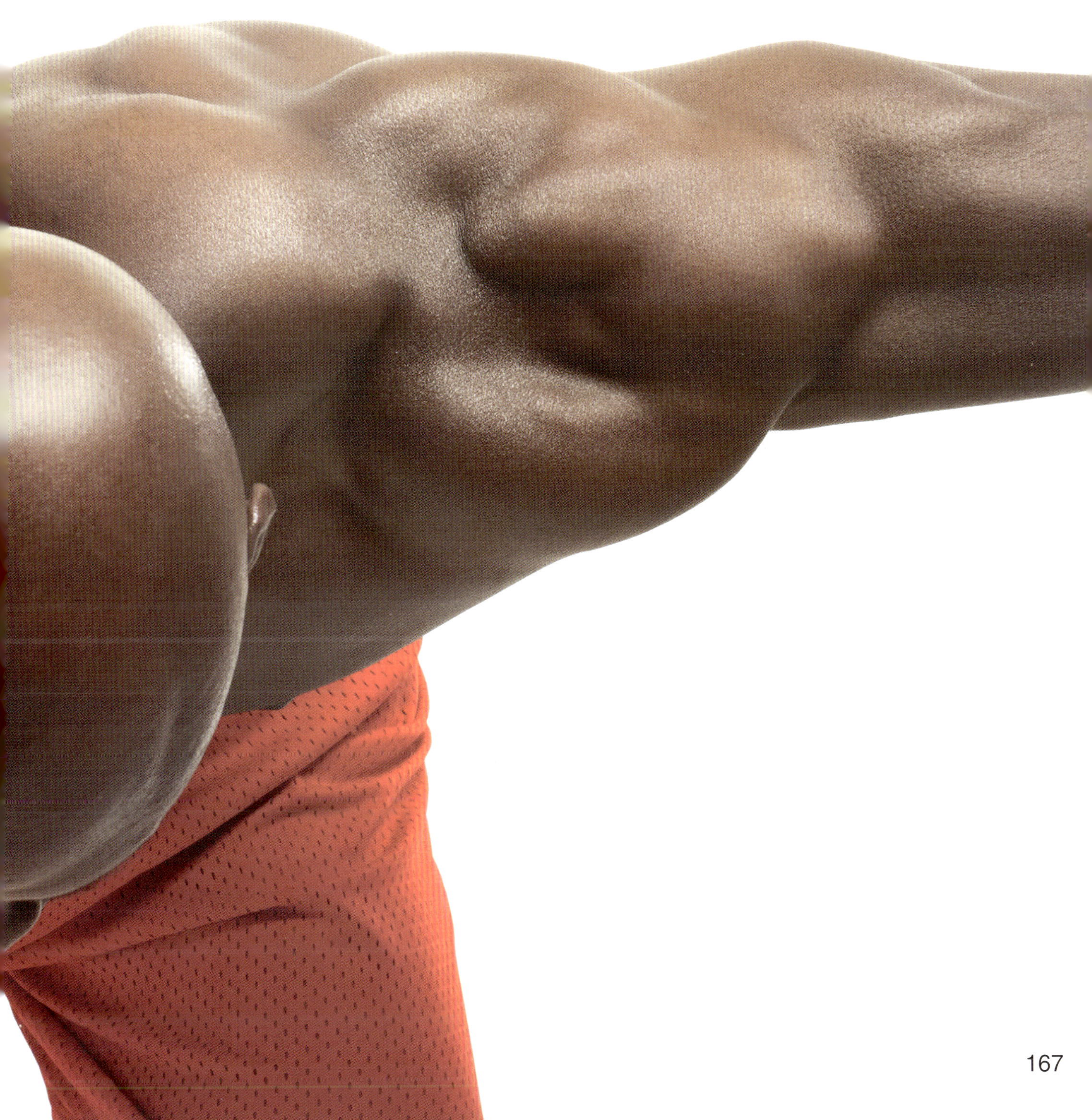

超快速胸肌与背肌训练

拥有精壮的胸肌和背肌，可以让肩膀和肱三头肌线条更健美，上半身看起来更宽厚。上半身越健壮，腰部就会显得纤细，身材自然呈现出漂亮的V字形。即便你的节食计划成效不彰，只要上半身练得够强壮，身体中段就会显得比较纤瘦。而且，肌肉练得越勤快，卡路里的消耗量就越多，即使身体处于休息状态亦然。因此，只要胸肌和背肌练得越壮，肚子的脂肪也就燃烧得越快。锻炼胸肌和背肌还有2项好处：体态会更优雅，运动的力道也会增强——例如打篮球时的掩护动作、玩橄榄球时的推挤动作、打网球时的击球动作。另外，借着锻炼背肌，胸肌为了平衡体态也会增强，进而拉抬肩膀的肌肉，让你的站姿更加挺立。

打好基础……

要锻炼出傲人的胸肌和背肌，你有2种选择：典型做法是利用单关节运动分别训练胸肌、肱三头肌和背阔肌，并且尽量避免使用次要肌群；另一种比较聪明的选择是利用复合性运动，同时训练你的胸肌、肩膀、背肌和上半部其他肌群。本章2种运动都会介绍，单关节运动可分别锻炼胸肌和背肌，让肌肉线条更精壮，复合性运动则同时增强肩膀、肱三头肌和肱二头肌的肌力。这2种运动分别有许多套动作可供你选择，每周锻炼时可轮流练习新的动作，看看哪一种组合比较适合你。锻炼时需要依照指示，以精准的动作完成整套运动的组数。至于选择哑铃的标准，做完动作时刚好让你耗尽力气的重量，就是最适合你的重量。

先睹为快：15分钟循环训练，雕塑完美V型身材

更上一层楼

一般的俯卧撑不够看？试着搭配平衡球练习吧！双手张开与肩膀同宽，撑在抗力球上。以脚尖撑地，背部挺直。在你把身体压低以及撑起手臂做俯卧撑动作时，必须同时保持身体的平衡状态，因此会刺激到更多的肌肉纤维。

胸肌复合性运动（一）

这是最棒的胸肌锻炼运动，透过丰富的上半身动作，从各种角度锻炼胸大肌和胸部其他的肌肉。只要遵照指示，1套仰卧推举就能帮助你练成超乎想象的雄伟背肌、肩膀、臂肌，当然还有胸肌！

尽全力去做：

连续完成所有动作当作1个循环，各组动作之间不休息。结束一轮循环后，休息60秒，然后再继续挑战下一轮。

平行双杠平板式

A

- 握住双杠练习器的握把，撑起身体，手臂打直。

B

- 手肘贴近身体并且慢慢弯曲，将身体放低直到上臂与地板平行。
- 停顿片刻，再将身体向上推回到起始姿势。

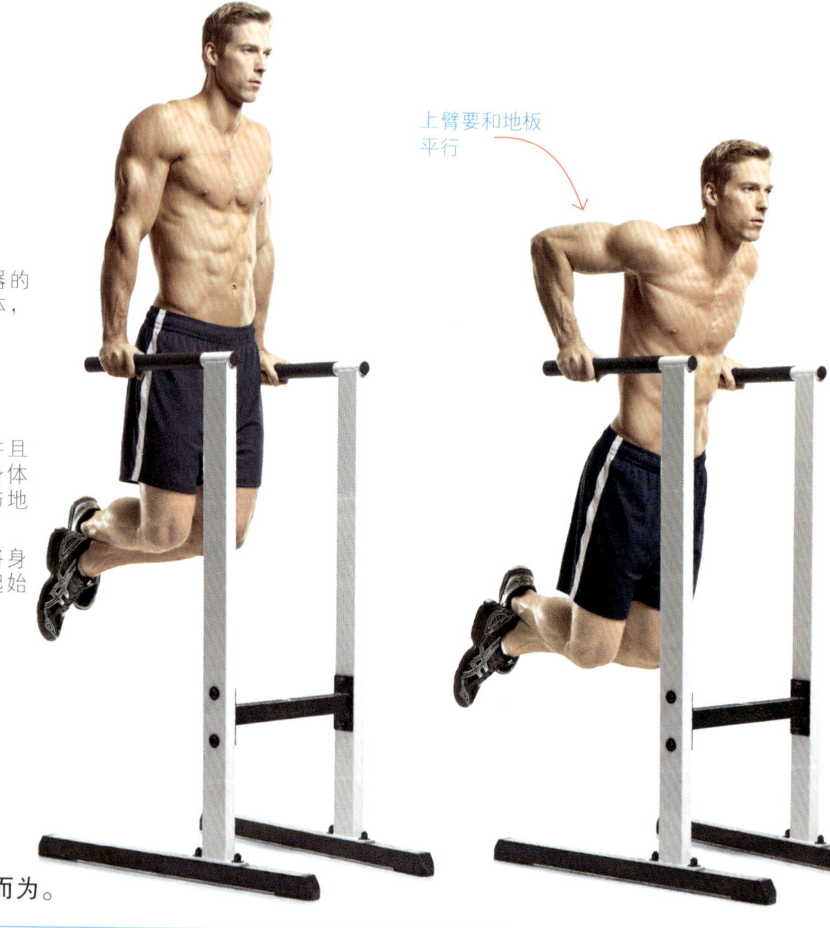

重复次数： 尽力而为。

杠铃仰卧推举

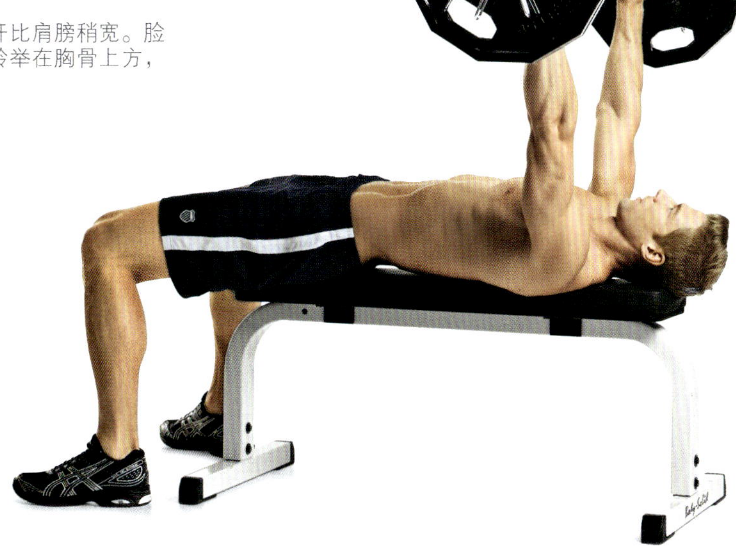

A

- 正手握住杠铃，双手张开比肩膀稍宽。脸朝上躺在训练凳上，杠铃举在胸骨上方，手臂打直。

B

- 放低杠铃，然后停顿片刻，再将杠铃往上推回到起始姿势。

小提示：为了安全考虑，进行杠铃仰卧推举时，一定要有人在旁边看着。

重复次数： 10~12下。

提升仰卧推举的力量

从铁架上举起杠铃之前，想象自己要徒手破坏杠铃，用力地握紧横杠。曾与多位专业运动员合作的体能肌力训练师艾力克·克瑞西表示："你的身体会自动锁紧。换句话说，你的身体中心会产生反射，提升身体的稳定性。"如此一来，你举重的力量也会跟着升级。

胸肌复合性运动（一）

上斜哑铃飞鸟

A

- 脸朝上躺于上斜式训练凳上，双手各握1个哑铃举至胸口上方，手臂伸直，掌心朝外。

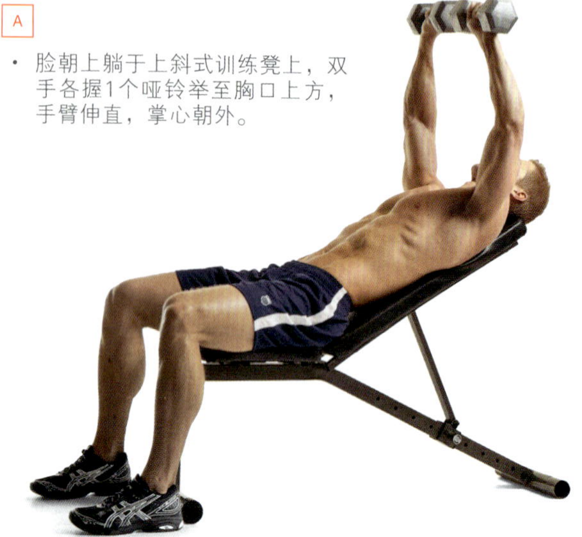

B

- 保持掌心朝外，手肘弯曲，慢慢朝两侧放下手臂，直到哑铃与胸口高度相同。
- 停顿片刻，再将哑铃举回身体上方，回到起始姿势。

双手慢慢放低，并且微微往后

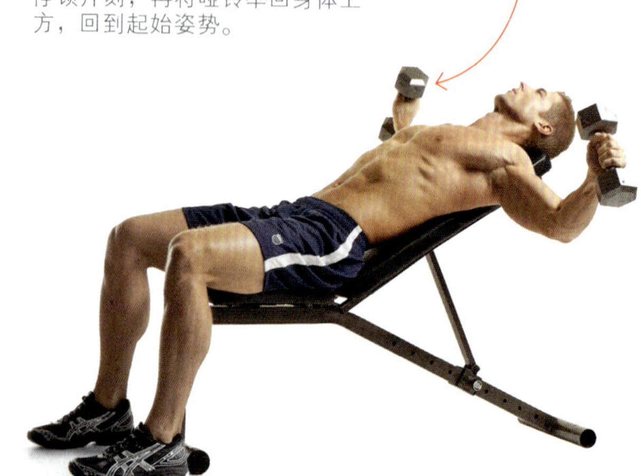

重复次数： 10~12下。

坐姿单臂哑铃旋转弯举

A

- 坐在训练凳上，右脚平放在训练凳末端，膝盖弯曲。左脚平放于地。
- 右手握住轻量哑铃，手肘靠在右膝上。
- 右手呈90°弯曲，将哑铃悬在右大腿旁。

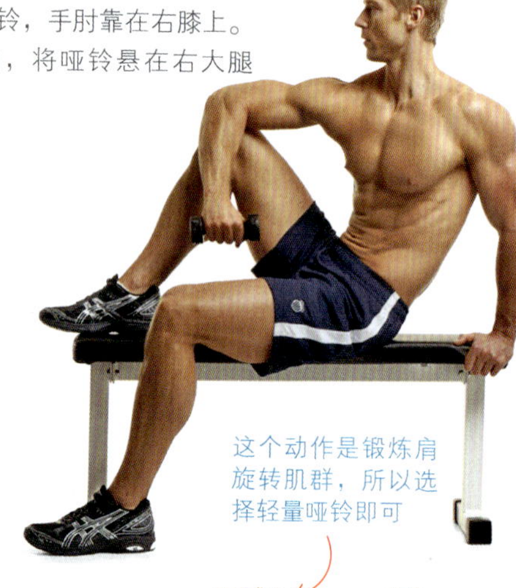

这个动作是锻炼肩旋转肌群，所以选择轻量哑铃即可

B

- 手肘保持不动，将右手臂慢慢往上旋转。
- 右前臂指向天花板，然后再慢慢往下旋转，回到起始姿势。

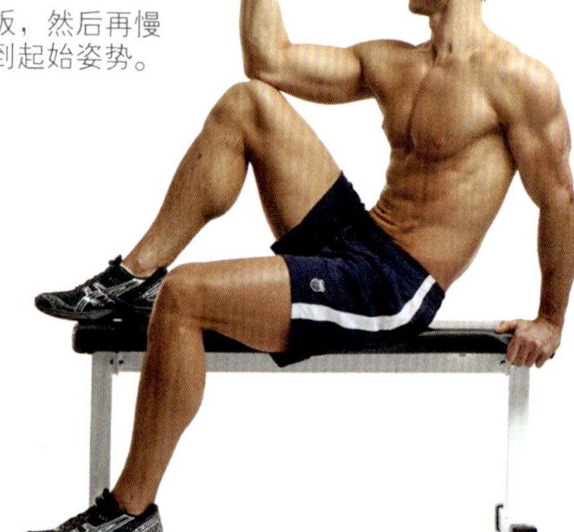

重复次数： 双手各10~12下，右手完成后再换左手。

单臂哑铃划船

左手放在背上，
掌心朝上

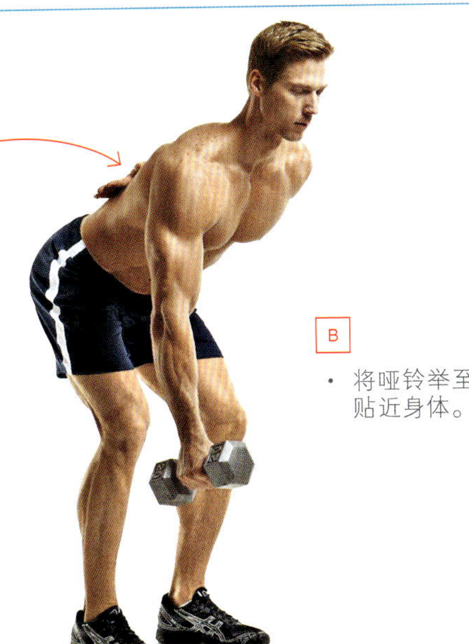

A
- 右手以槌握法握住哑铃，掌心朝内。
- 膝盖微弯，弯腰将身体放低。
- 手臂自然下垂于肩膀下方。

B
- 将哑铃举至身侧，手肘保持贴近身体。

身体下弯的角度约
介于45°角和与地板
平行之间

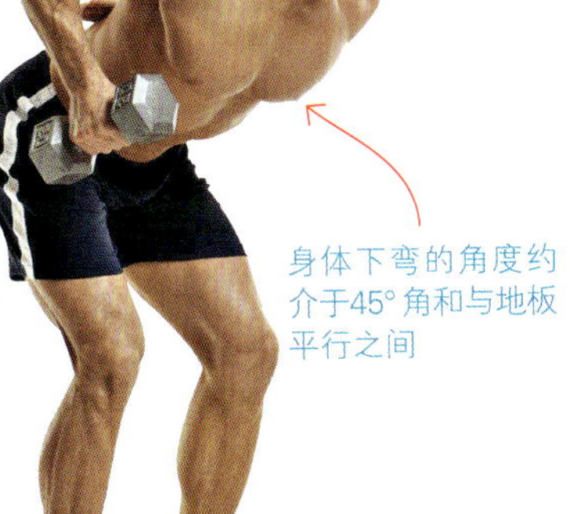

重复次数： 左右手各15下。

负重俯卧撑

A
- 呈俯卧撑姿势，双手位于肩膀下方。
- 请同伴将1片杠片放在你的背上，肩胛骨的中央。

B
- 身体保持平直，手肘弯曲，身体放低，直到胸口几乎碰到地板。
- 停顿片刻，然后再推回到起始姿势。

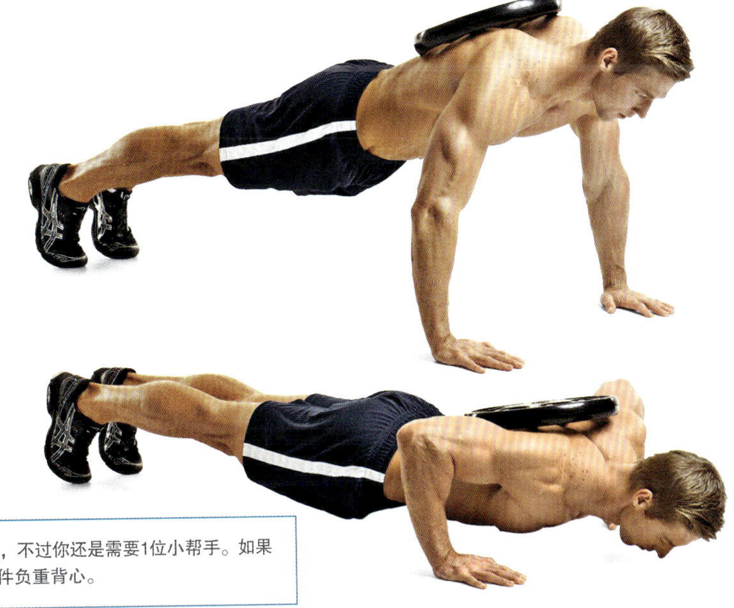

小提示：可以用沙包取代杠片，不过你还是需要1位小帮手。如果你想增加负重，可以多穿上1件负重背心。

重复次数： 10~12下。

胸肌复合性运动（二）

单臂哑铃仰卧推举

A

- 平躺于训练凳上，单手握住1个重量哑铃于胸侧，掌心朝内。
- 另一只手沿着训练凳边缘伸直或是往外侧伸展，以保持身体的平衡。

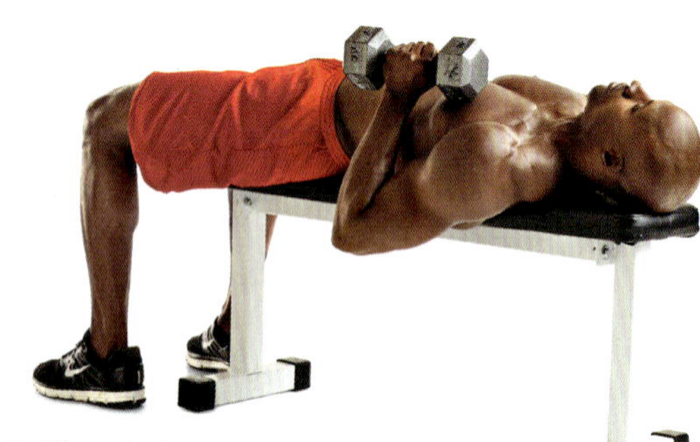

B

- 将哑铃往上高举，手臂打直，让哑铃位于胸口上方。
- 停顿片刻，然后将哑铃慢慢放下，回到起始姿势。

手腕不要转动

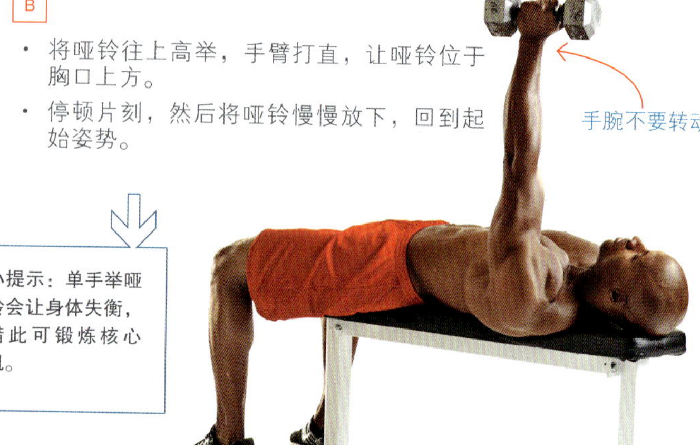

小提示：单手举哑铃会让身体失衡，借此可锻炼核心肌。

重复次数：左右手各做10~12下。

侧卧单臂哑铃弯举

A

- 左侧躺于地面，左臂弯曲，以左手撑住头部。
- 右手握住1个轻量哑铃，右手肘呈90°弯曲，右上臂紧贴身体。
- 将哑铃自然垂在腹部前方。

B

- 右上臂保持不动，慢慢旋转右前臂，直到右前臂指向天花板。
- 再将右前臂慢慢旋转回到起始姿势。

锻炼肩旋转肌群只需使用轻量的哑铃，0.5~2千克即可

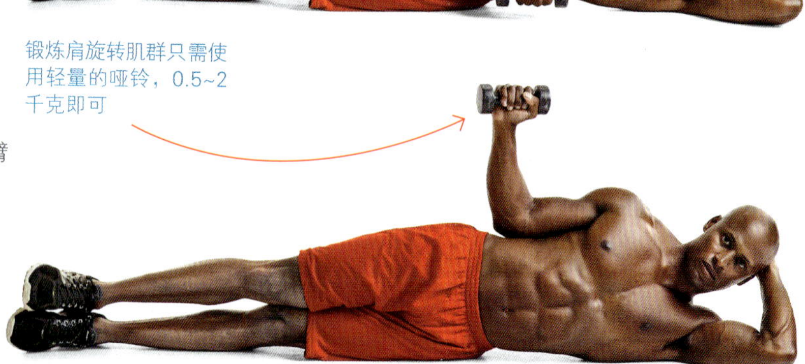

重复次数：左右手各做10~12下。

上斜式哑铃仰卧推举

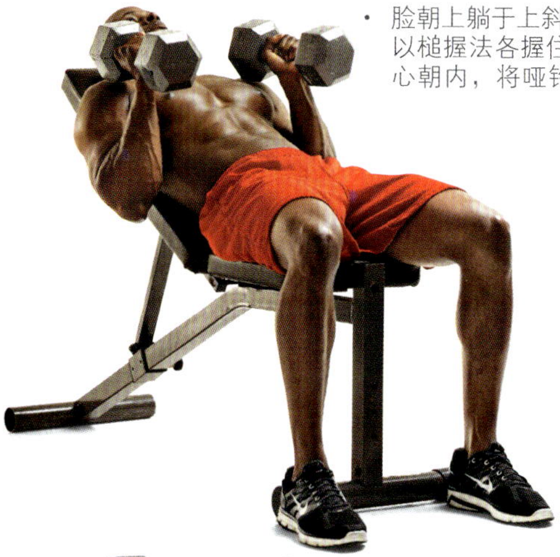

A

- 脸朝上躺于上斜式训练凳上，双手以槌握法各握住1个重量哑铃，掌心朝内，将哑铃停于胸口前侧。

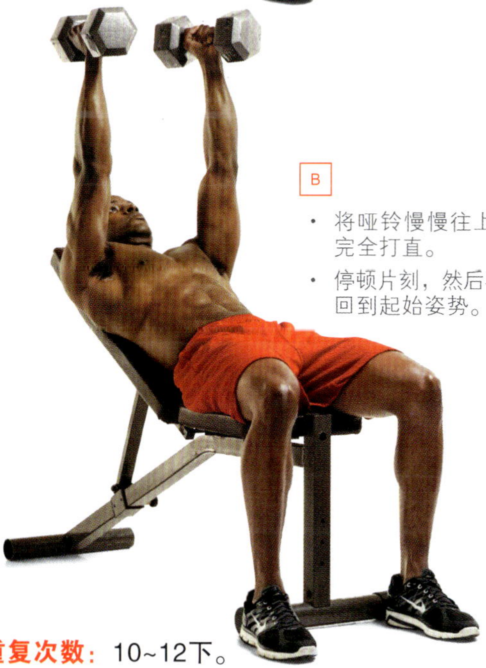

B

- 将哑铃慢慢往上推举，直到手臂完全打直。
- 停顿片刻，然后再慢慢放下哑铃，回到起始姿势。

重复次数：10~12下。

仰卧滑轮飞鸟

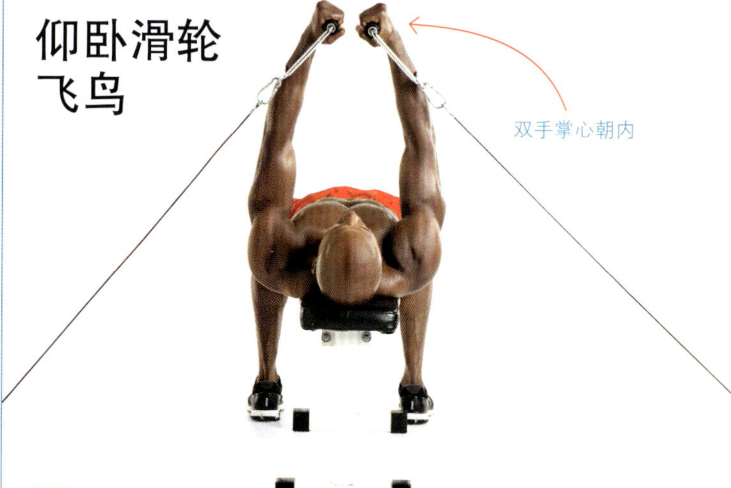

A

- 在交叉滑轮训练机中央摆1张训练凳，将滑轮调到低定位点，并且装上马鞍形握把。
- 双手各握住1个握把，脸朝上躺在训练凳上，双脚平放于地。
- 手臂伸直于胸口正上方，掌心相对。

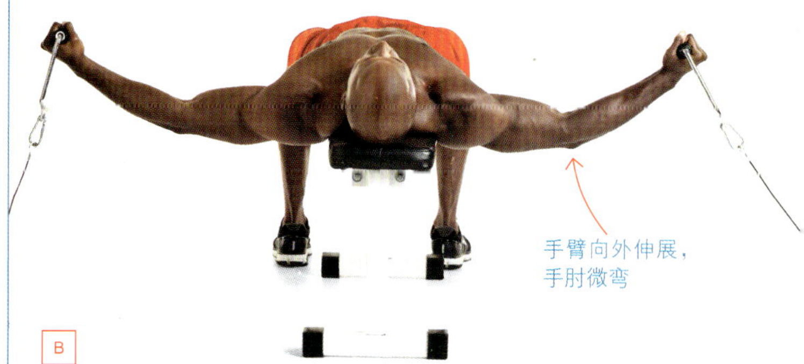

B

- 手肘微弯，将双手放低，手臂略呈拱形。接着再将握把拉回到起始姿势。

重复次数：10~12下。

胸肌复合性运动（二）

双杠平板式

3,989

双杠平板式的最高纪录是1小时3 989下。

绷紧核心肌
手肘保持贴近身体
双脚交叉于脚踝

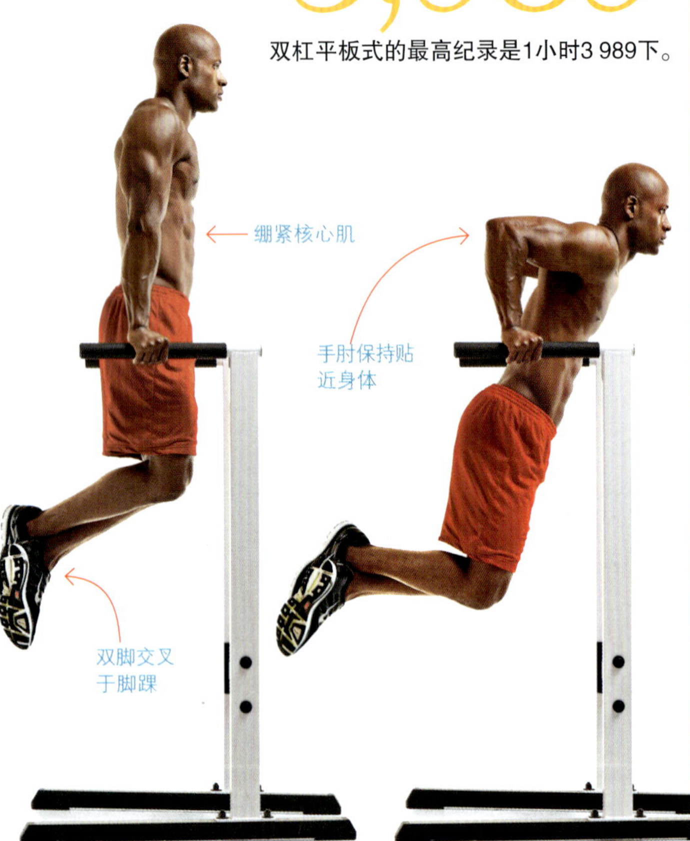

A

- 在双杠练习器上撑起身体，手臂完全打直。

B

- 手肘慢慢弯曲，身体放低，直到上臂的高度略低于手肘。
- 停顿片刻，然后将身体推回起始位置。

重复次数： 尽力而为。

正手引体向上

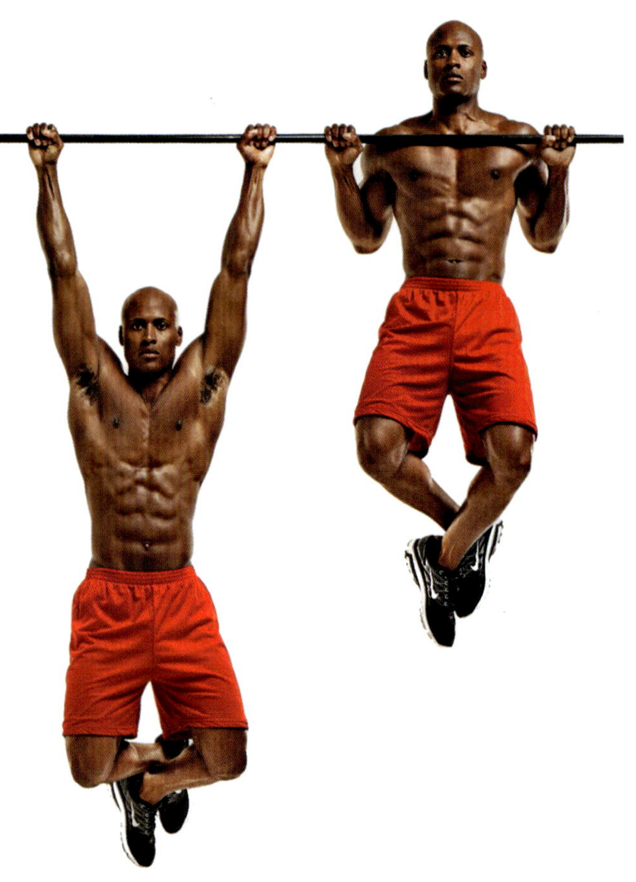

A

- 正手握住单杠，双手张开与肩膀同宽。

B

- 将胸口拉至单杠的高度。
- 停顿片刻。
- 回到起始姿势，然后再重复动作。

重复次数： 尽力而为。

哑铃颈后臂屈伸

往前拉动绳索握把的时候，上半身与上臂应稳住不动

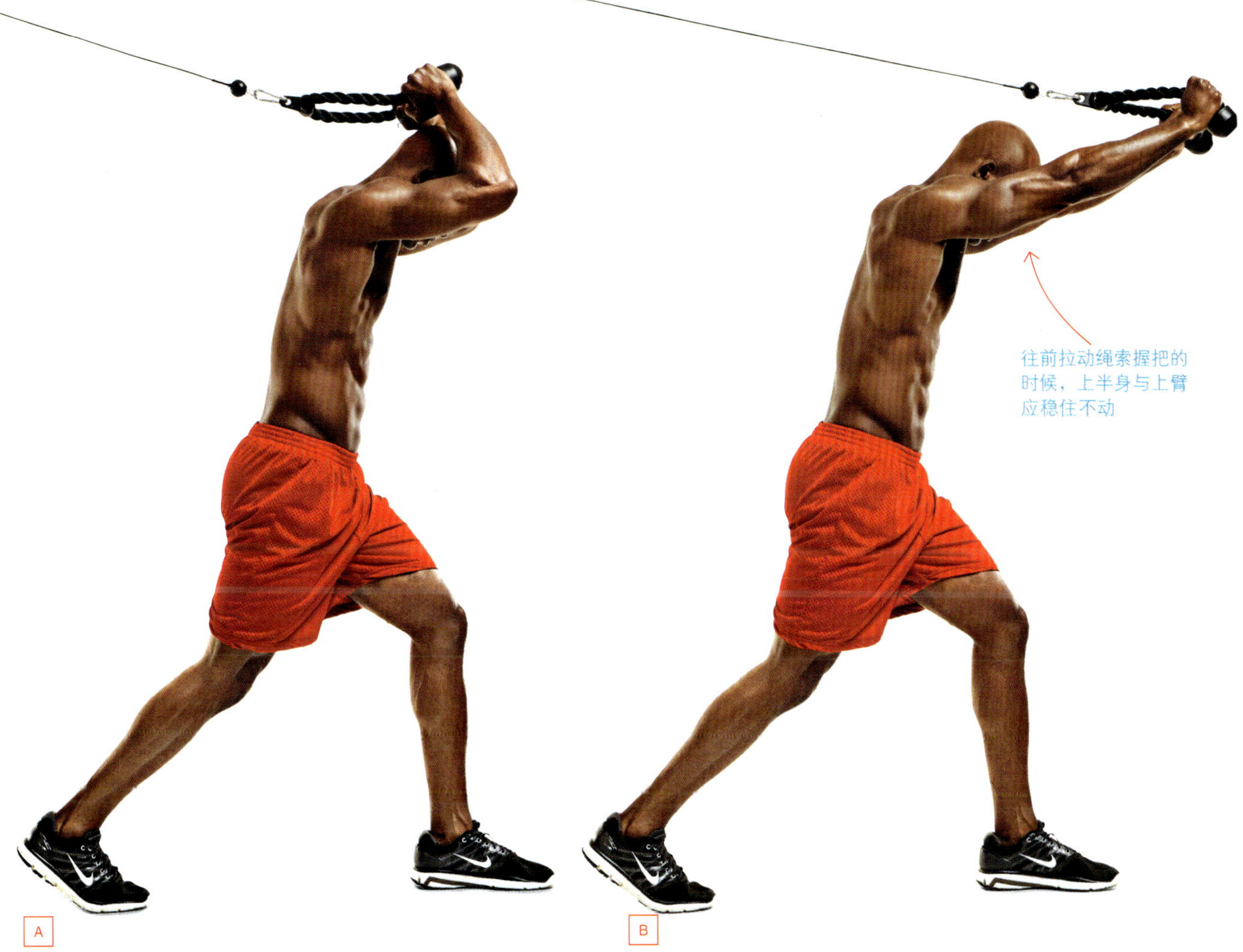

A

- 将滑轮调到高定位点，装上绳索握把。身体背向滑轮训练机。
- 双手各握住绳索握把的一端，站姿呈左脚在前右脚在后。

B

- 上臂保持不动，前臂往前伸展。停顿片刻，然后回到起始姿势。

重复次数：10~12下。

强化背肌训练

背肌和胸肌不同，背肌是由许多肌群组成。背肌的肌肉系统非常复杂，包括背阔肌、肩旋转肌到上、中、下斜方肌，每一块肌肉各司其职，负责不同的功能。因此，要打造完美V字形身材，可不是做点背部运动就可以打发的。你需要专门的训练，来对付这些平常容易疏忽的肌肉。

1,005

仰卧推举的重量，目前最高纪录是1 005磅（约456千克）。

尽全力去做：

依序完成以下7组动作，自行选择所能承受的重量上限。每组动作之间不休息，完成一轮循环后休息60秒，接着挑战下一轮循环。总共做3次循环训练。

跪姿胸椎旋转

A

- 呈跪姿，右手抱头，手肘指向侧边。
- 核心肌用力绷紧，右肩朝左手臂方向旋转。

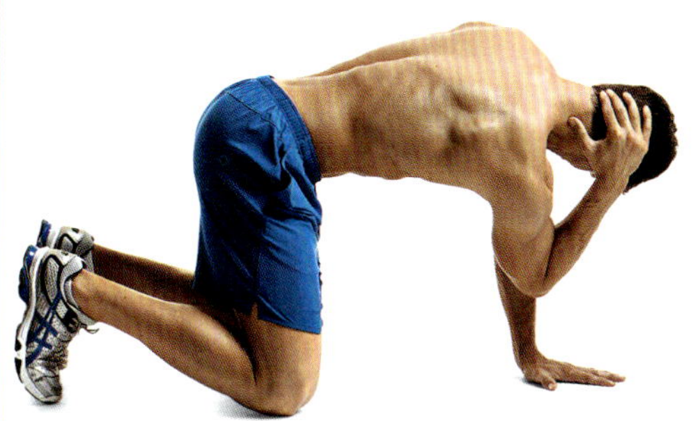

B

- 眼睛盯着手肘，右肩再沿着反方向往外旋转，直到手肘指向天花板。以上动作算1下。

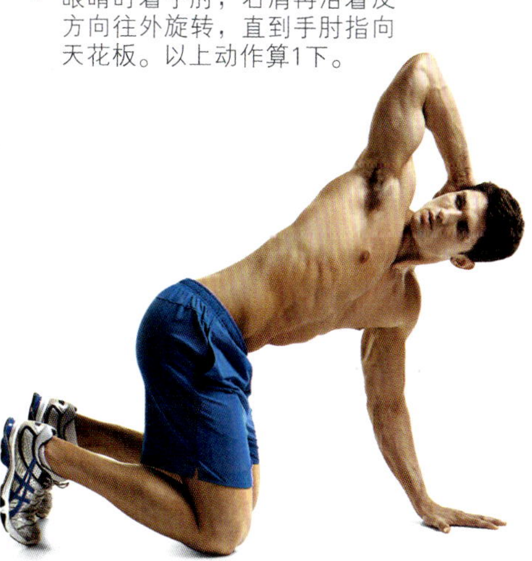

重复次数：两肩各做20下。

哑铃仰卧推举

A

- 平躺于训练凳上，双手各握住1个哑铃于胸侧，掌心朝内。

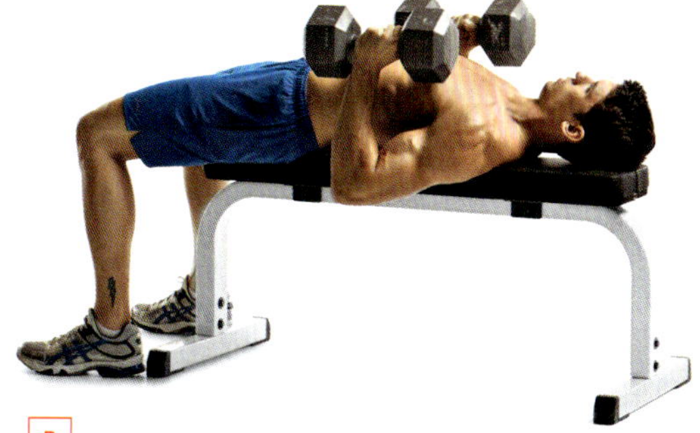

B

- 将哑铃往上推举，手臂打直于胸口上方。
- 停顿片刻，接着将哑铃慢慢放回胸侧，回到起始姿势。

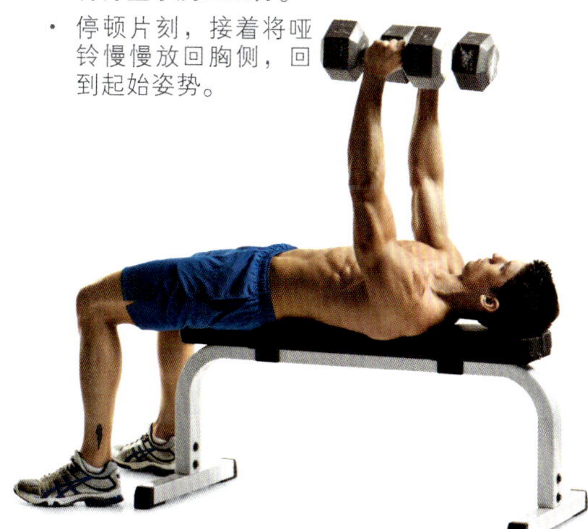

重复次数：10~12下。

强化背肌训练

架上硬举

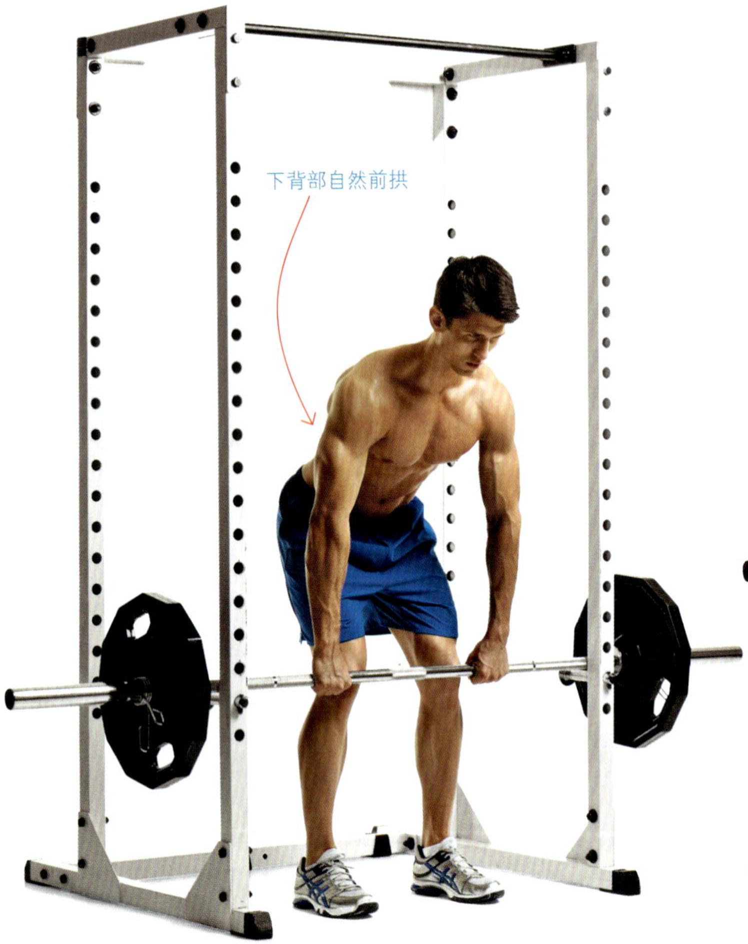

下背部自然前拱

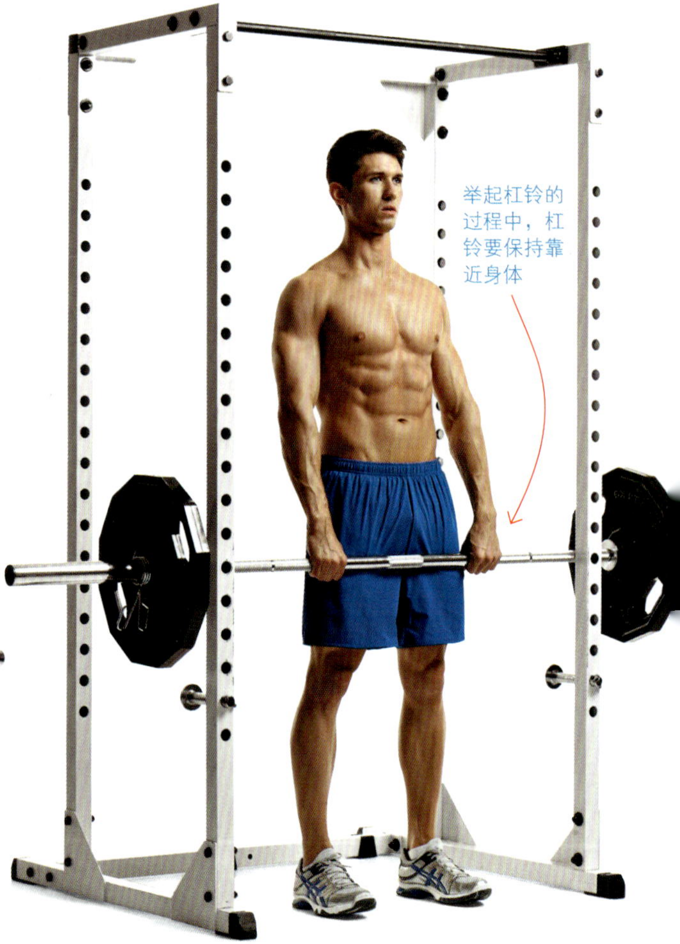

举起杠铃的过程中，杠铃要保持靠近身体

A

- 将杠铃架在深蹲训练架的低定位点。
- 呈棒球游击手的站姿，臀部向后推，膝盖微弯，抵住杠铃的横杠。
- 弯下腰，以正手握住杠铃，双手的位置分别在两腿外侧。

重复次数： 10~12下。

B

- 臀部往前推，身体站直。

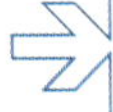

小提示：训练开始时先不要装杠片，练到动作流畅后才开始加重重量。身体适应训练的强度后，改成将杠铃放在地上硬举。

两段式俯身哑铃划船

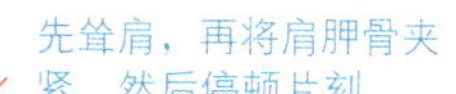

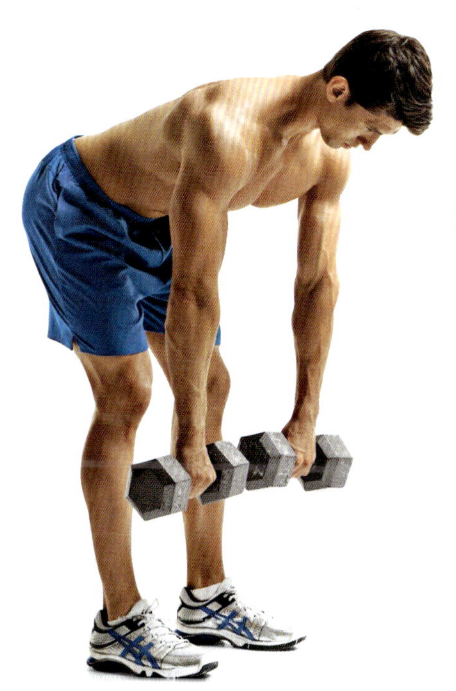

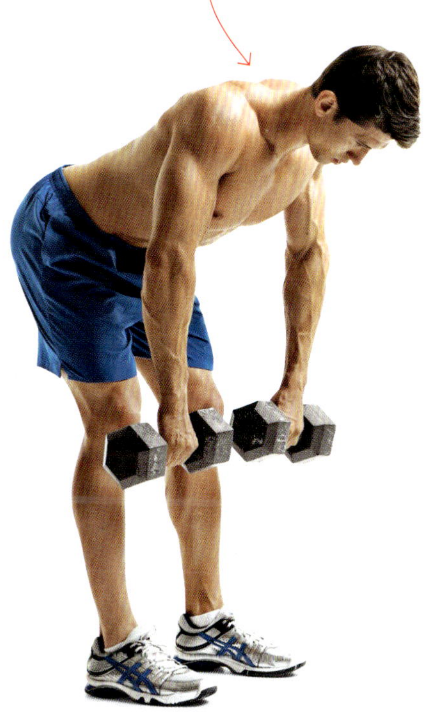

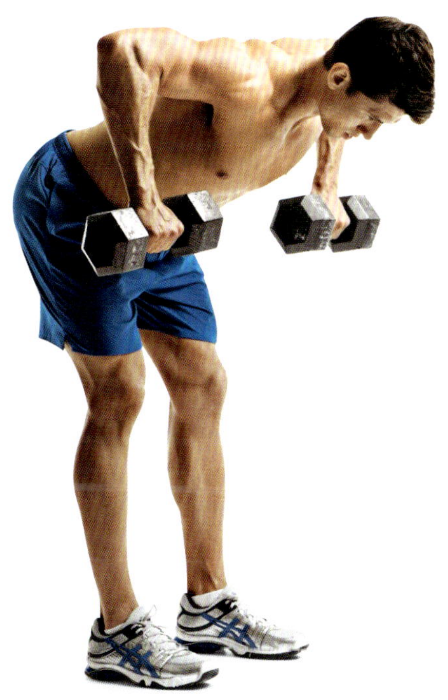

A

- 双手各握住1个哑铃，身体下弯，膝盖也微弯，让身体几乎与地板平行。
- 手臂自然垂于肩膀下方，掌心朝向自己。

B

- 耸肩并将肩胛骨夹紧，维持姿势2秒。

C

- 手肘微弯并往两侧抬高，将哑铃举至身体侧边。肩胛骨持续夹紧。
- 将哑铃放回到起始位置，然后再重复以上的动作。

重复次数：10~12下。

强化背肌训练

保持引体向上

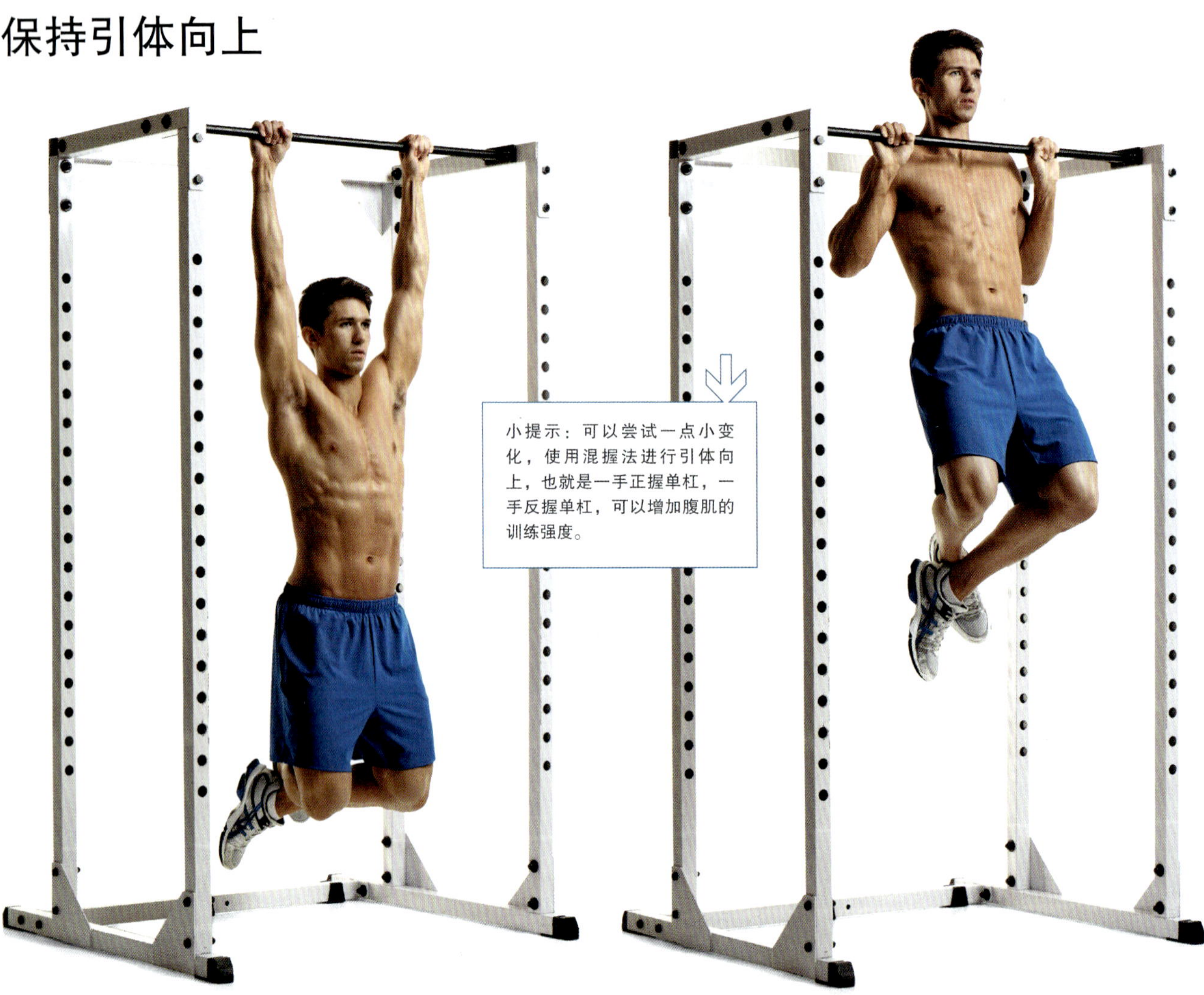

小提示：可以尝试一点小变化，使用混握法进行引体向上，也就是一手正握单杠，一手反握单杠，可以增加腹肌的训练强度。

A

- 正手握住单杠，将身体悬吊于单杠下方，双手张开距离与肩膀同宽。

B

- 胸口拉至单杠，维持姿势10~20秒。
- 如果能做到5下以上，不妨挑战穿着负重背心或双脚夹住1只哑铃进行动作，以提高训练难度。

重复次数：5下。

交互哑铃肩上推举

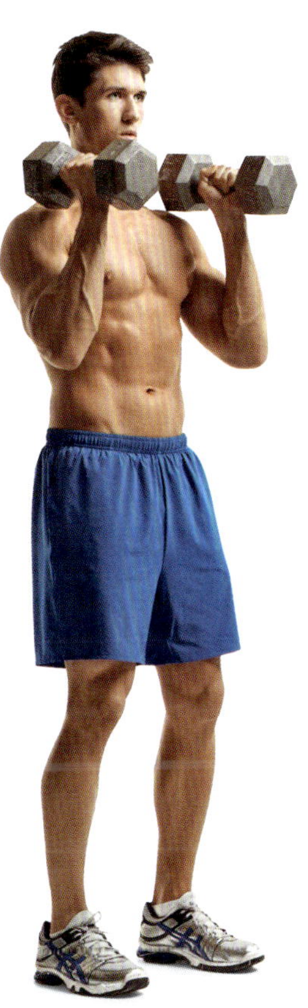

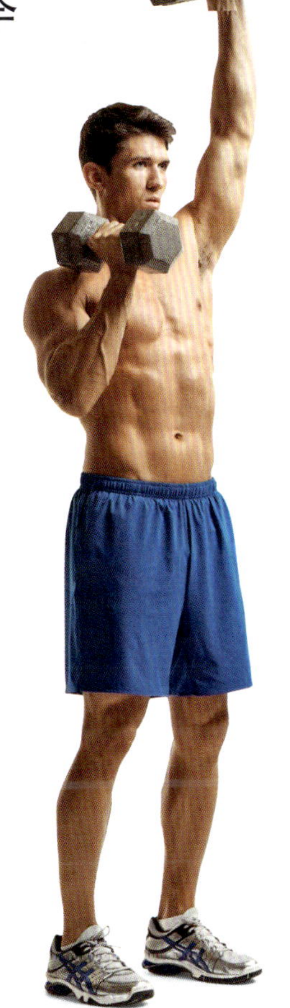

A

- 双手各握住1个哑铃于肩膀位置，手臂弯曲，掌心相对。
- 双脚张开与肩膀同宽，膝盖微弯。

B

- 左手将哑铃举高，手臂伸直。
- 左手放下哑铃时，换成右手将哑铃举高。左、右手完成算1下。

重复次数：10~12下。

滑轮侧平举

举到最高处时
掌心朝前
身体全程稳
住不动，保
持平直
掌心朝臀部

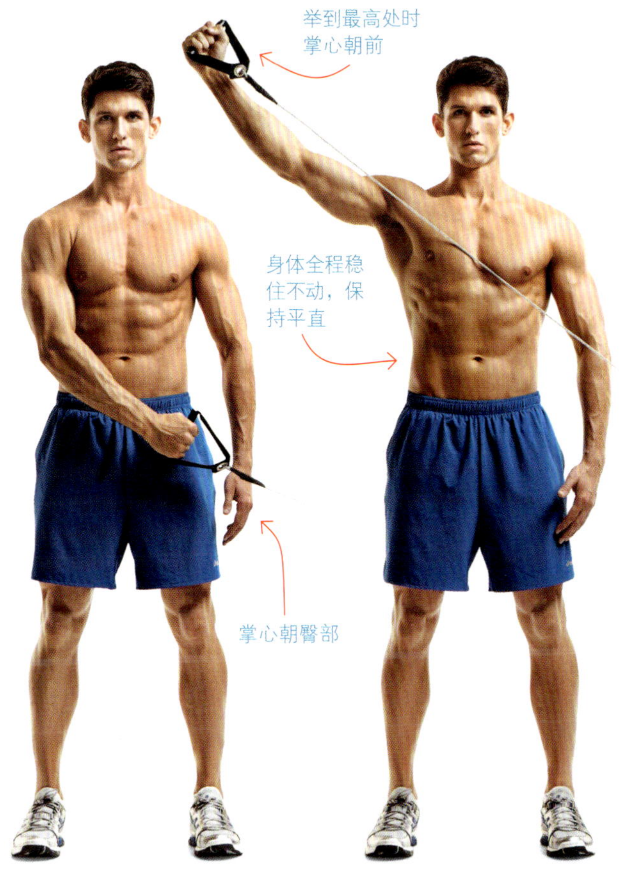

A

- 将滑轮调到低定位点，并且装上握把。
- 身体左侧面对滑轮机，右手握住握把，停放在左臀前侧，手肘微弯。

B

- 往斜上方高举握把，画过身体直到举过头顶，拇指朝上。
- 回到起始姿势，然后继续重复以上动作。

重复次数：10~12下。

强化肌力训练

这套动作的目标是加强稳定性肌肉的肌力与耐力，训练支撑脊椎的侧边稳定性肌肉以及背部中段的延展肌，让你站得又高又挺。只要身体的稳定性高，就可以挑战更高难度的举重练习。

尽全力去做：

以下4组动作为1个循环，各组之间不休息，做完一轮休息60秒，接着进行下一轮。总共要做3次循环。

猫驼式

A

- 膝盖跪地，双手撑地，张开距离与肩膀同宽。
- 将头慢慢低下，同时背部往天花板方向抬高，呈拱背姿势。

B

- 背部拱到最高点后再慢慢放低，接着抬起头并将脖子往前伸。肚脐往地板方向挺，下背部微弯。以上动作算1下。

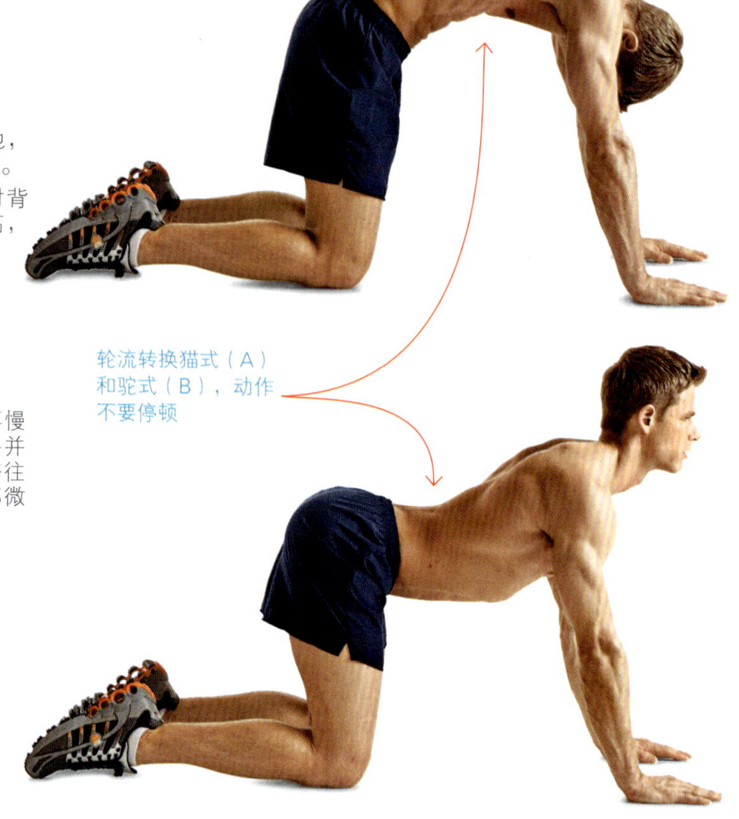

重复次数： 5~8下。

拱背卷腹

A

- 脸朝上平躺，左腿打直，右膝弯曲且脚掌贴地。
- 双手放在下背部后方，掌心贴地。

进阶动作：抬头时，手肘也跟着离地。如果还想挑战更高难度的动作，先用力绷紧腹肌，然后对抗腹肌的力量进行卷腹动作。

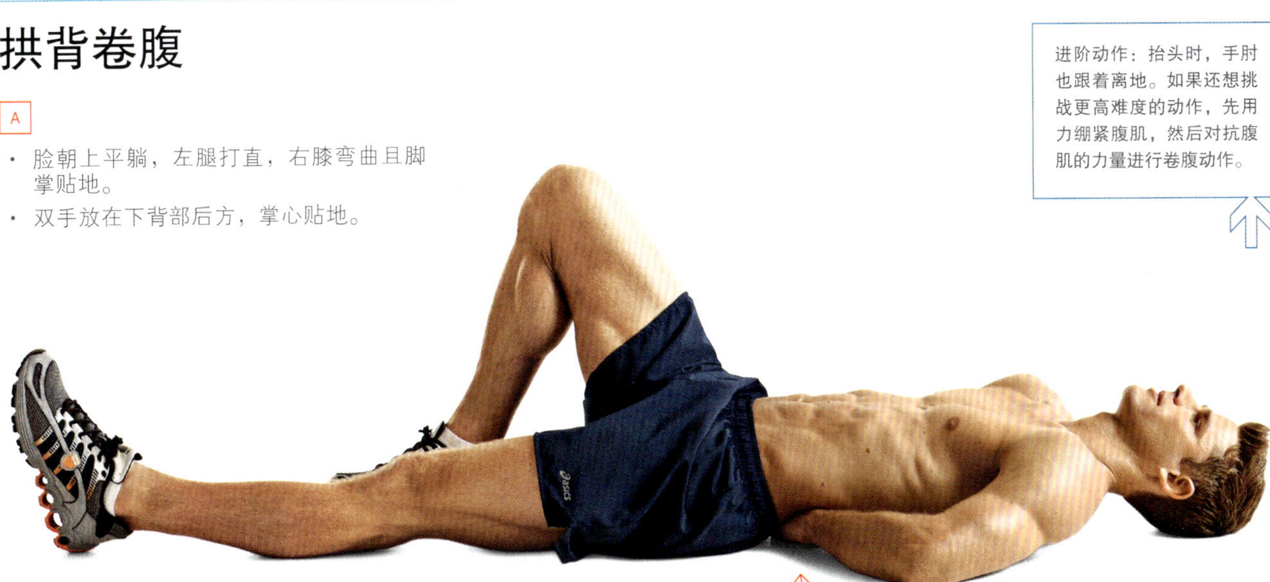

B

- 将头部和肩膀慢慢抬离地面，下背部保持前拱，脊椎不要弯曲。
- 保持姿势7~8秒，全程深呼吸，以上动作算1下。

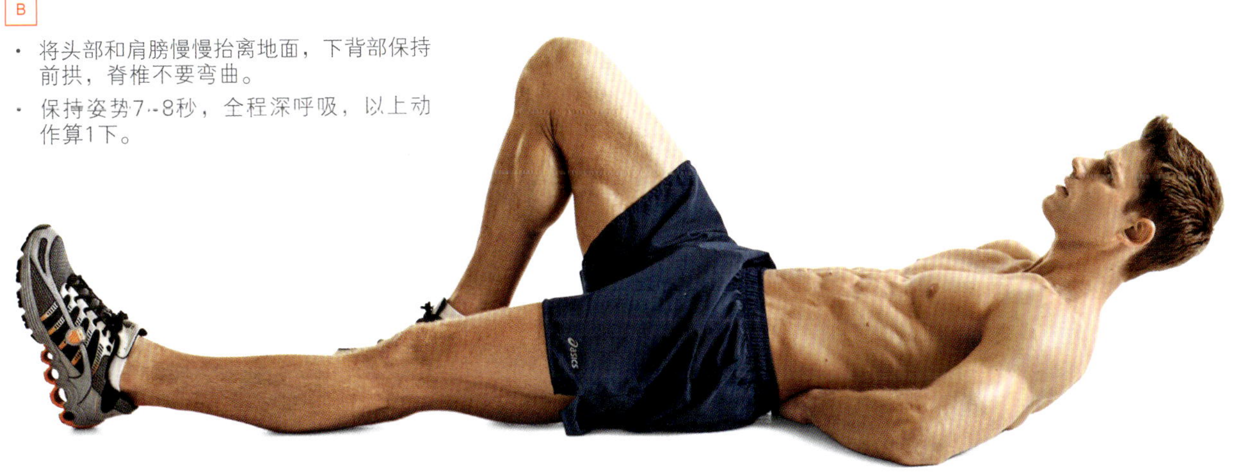

重复次数：4下，然后左右脚换边再做4下。

侧桥运动

A

- 左侧躺于地面，双腿伸直，左手手肘和前臂贴地撑起上半身。

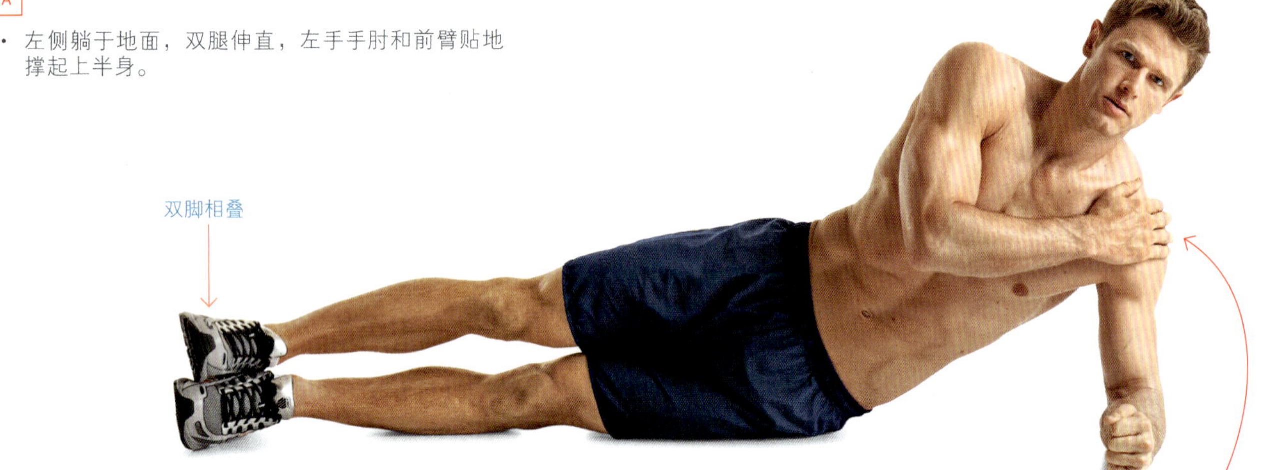

B

- 核心肌绷紧，臀部抬高，直到身体从肩膀到脚踝呈一条直线。
- 保持姿势7~8秒，全程深呼吸，以上动作算1下。

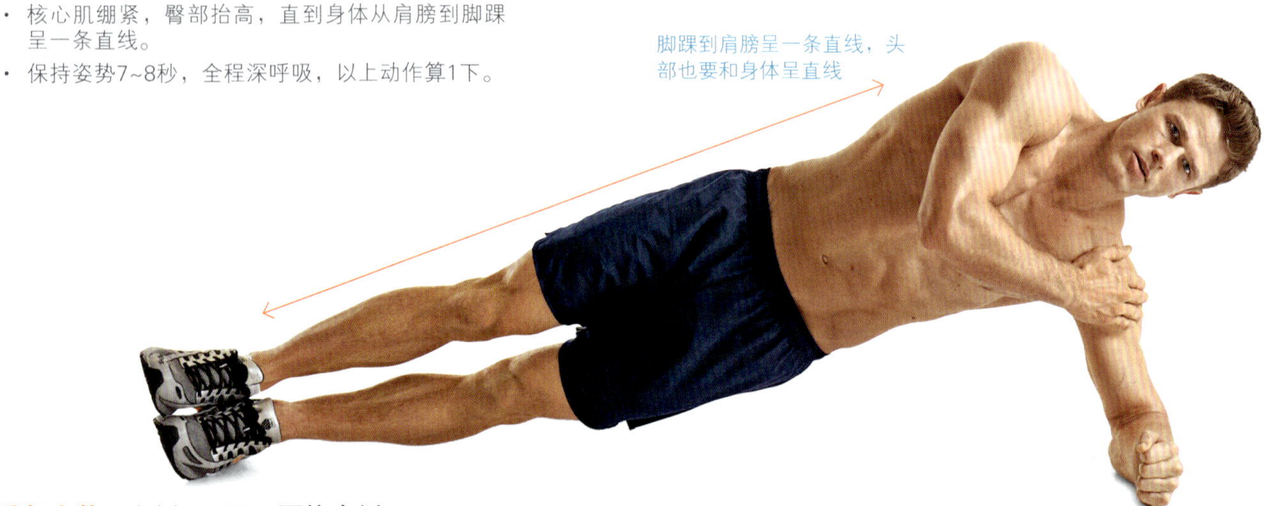

重复次数：左侧4~5下，再换右侧。

鸟狗式

A

- 膝盖跪地，双手贴地，张开距离与肩膀同宽。

大腿与地板垂直，两膝距离与臀部同宽

B

- 同时举起左手和右腿，向外伸展打直。
- 保持姿势7~8秒，全程深呼吸。
- 将左手右腿收回原位，换成伸出右手和左腿。以上动作算1下，接着继续轮流换边进行。

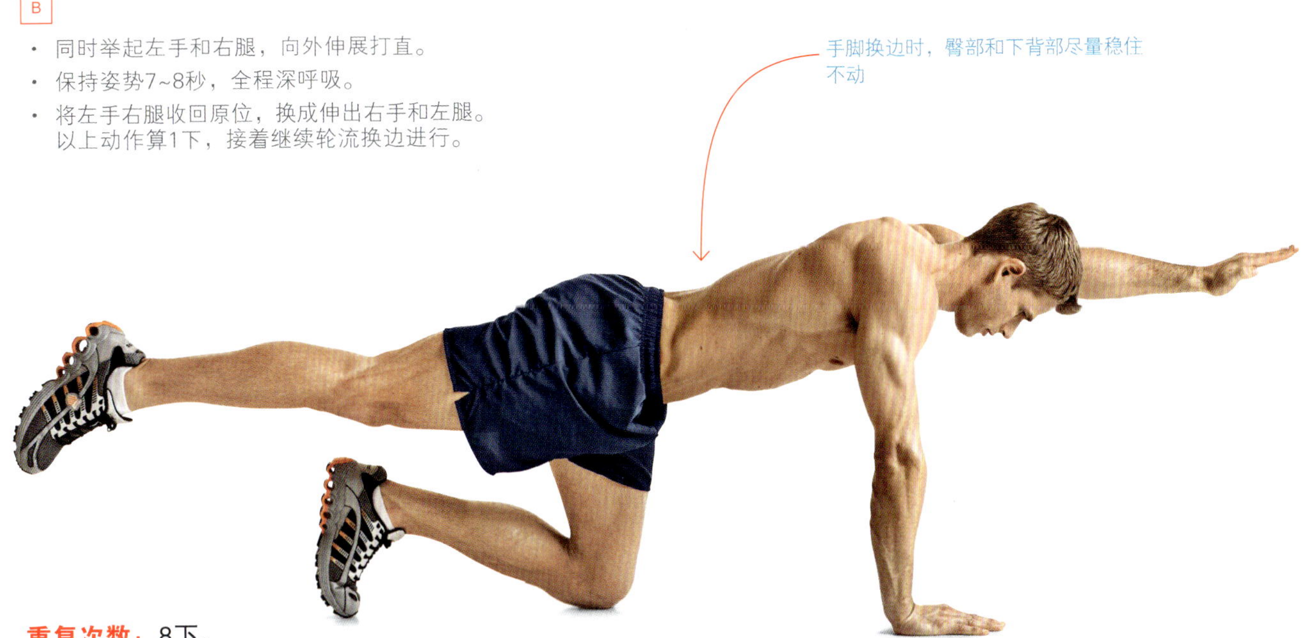

重复次数：8下。

胸肌与背肌组合动作

这套重量级的拼盘动作非常划算，不仅可以兼顾胸肌与背肌，连经常被忽略的上背肩胛肌与肩旋转肌群也能一并锻炼。如果想要拥有健康的肩膀和强壮的上半身，以下5种巩固上半身的肌群训练缺一不可。

尽全力去做：

以下5组动作为1轮循环，各组之间不休息。完成一轮后休息60秒，总共重复3次循环训练。

滑轮正拉外旋

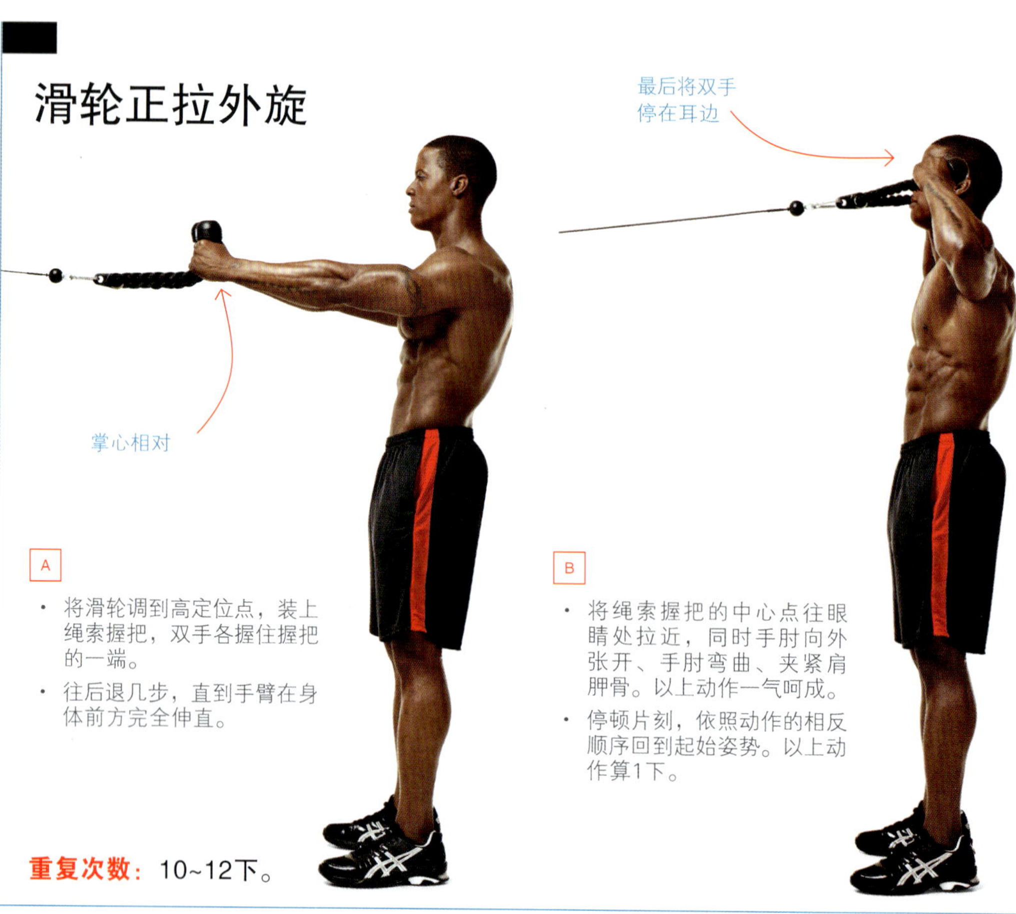

A

- 将滑轮调到高定位点，装上绳索握把，双手各握住握把的一端。
- 往后退几步，直到手臂在身体前方完全伸直。

B

- 将绳索握把的中心点往眼睛处拉近，同时手肘向外张开、手肘弯曲、夹紧肩胛骨。以上动作一气呵成。
- 停顿片刻，依照动作的相反顺序回到起始姿势。以上动作算1下。

重复次数： 10~12下。

交互哑铃仰卧推举

A

- 躺在训练凳上，双手各握住1个哑铃，停在胸口正上方，手臂往上伸直。

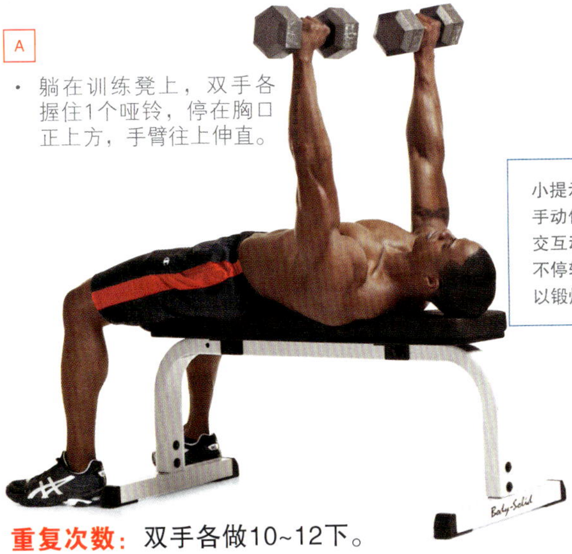

小提示：为何以单手动作？因为双手交互动作会让身体不停转换重心，借以锻炼核心肌。

B

- 左手降至胸侧，然后再往上推回原位。
- 接着换右手重复动作。

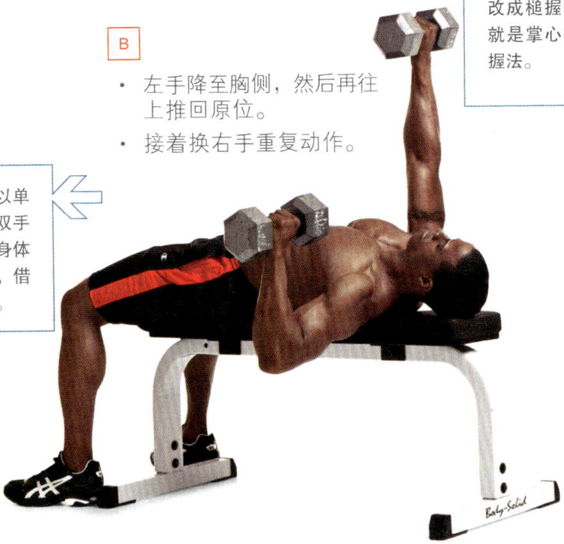

小提示：也可以改成槌握法，也就是掌心相对的握法。

重复次数： 双手各做10~12下。

曲杆杠铃颈后臂屈伸

A

- 正手握住曲杆杠铃的横杠，双手距离比肩膀稍窄。
- 脸朝上躺在上斜30°的训练凳上。
- 将杠铃举在前臂上方，手臂打直。

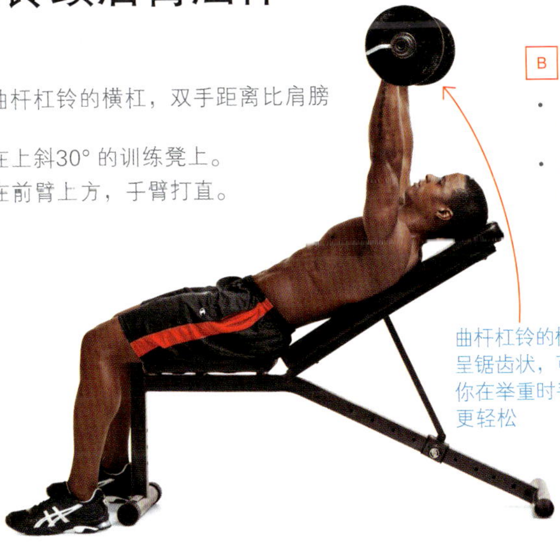

曲杆杠铃的横杠呈锯齿状，可让你在举重时手腕更轻松

B

- 上臂保持不动，将手肘弯曲放低杠铃，直到前臂与地板平行。
- 停顿片刻，接着再将手臂打直，把杠铃推举到起始姿势。

手肘弯曲，直到前臂和地板平行

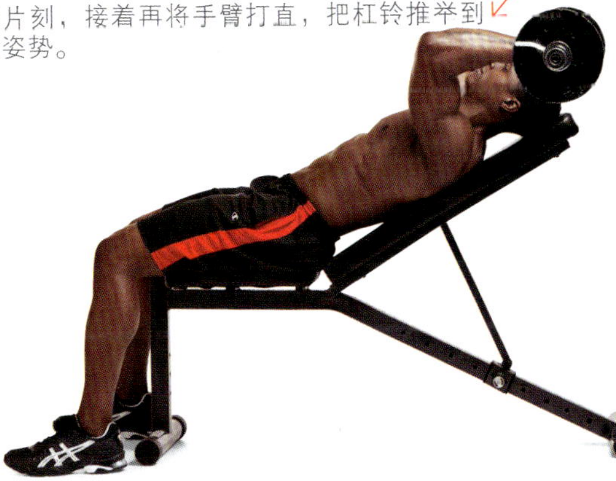

重复次数： 10下。

胸肌与背肌组合动作

反手悬垂臂划船

小提示：重点在于肩胛骨要夹紧。这个动作可以锻炼斜方肌、菱形肌、后三角肌和肩旋转肌群。以上这些肌肉都可以帮助肩膀更稳固。

反手握法可以
加强肱二头肌
的训练

全程稳住身体，脚跟到
肩膀呈一条直线

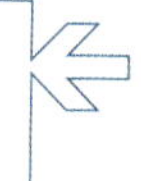

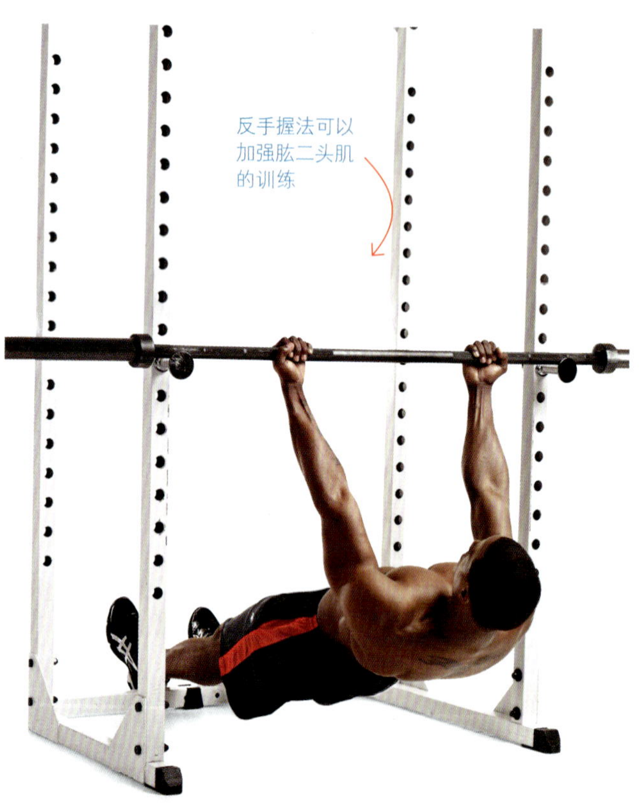

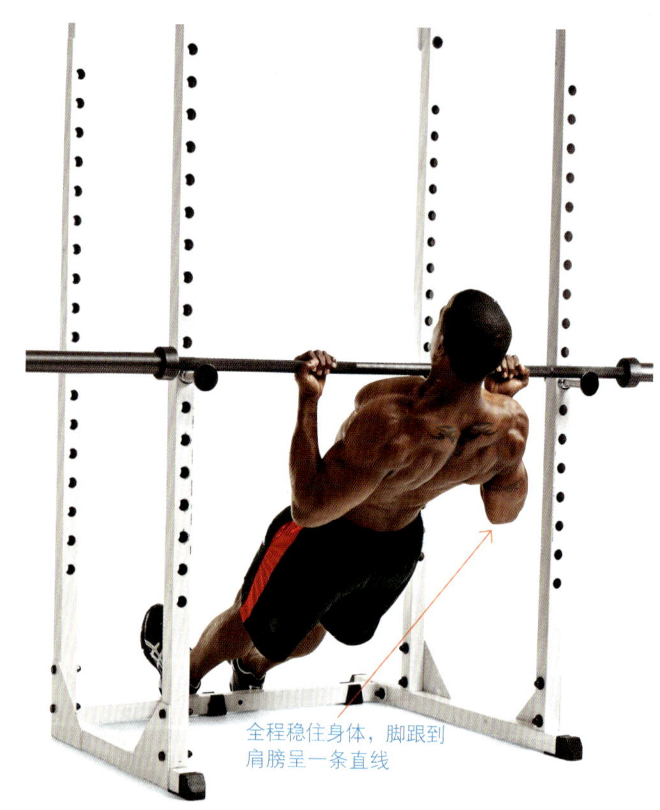

A

- 使用深蹲训练架或史密斯训练机，将单杠架在髋部的高度。
- 躺在单杠下方的地上，双腿伸直，脚跟着地。反手握住单杠，掌心朝向自己，让手臂悬垂伸直。

B

- 肩胛骨夹紧，以手臂的力量将身体往上拉，让胸口靠近单杠。
- 停顿片刻，然后慢慢放低身体，回到起始姿势。

重复次数： 10~12下。

后仰滑轮下拉

向后仰可以锻炼上背肌
和中背肌，减少背阔肌
的负担

将握把往下拉的时
候，身体不可往后躺
而变动原本的角度

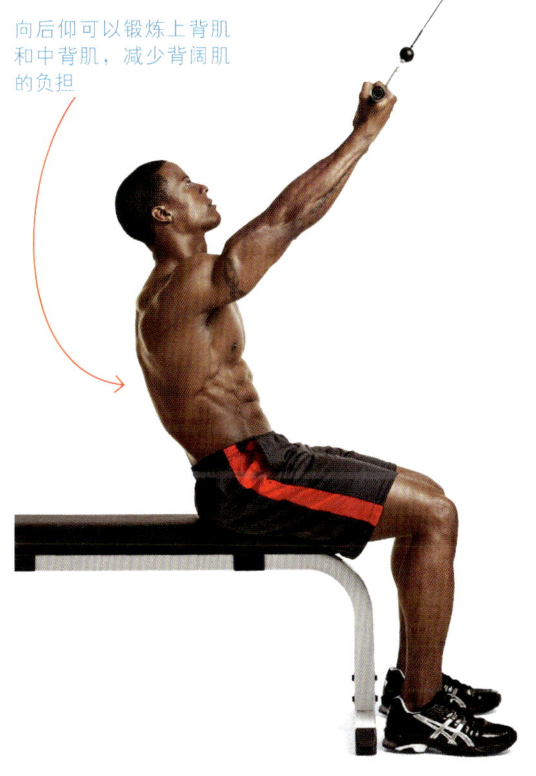

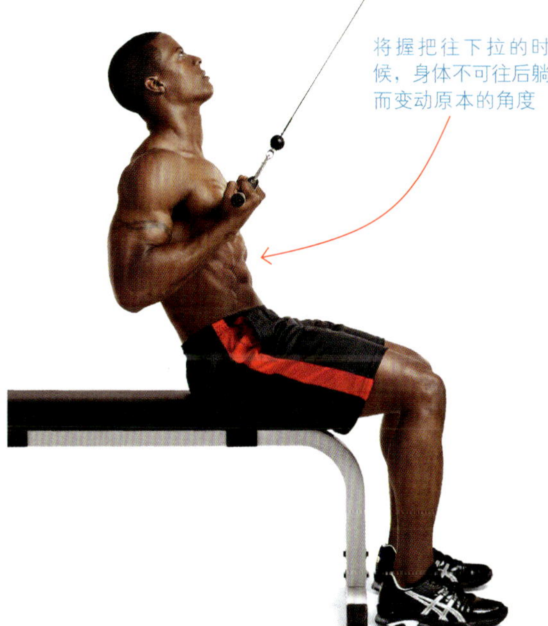

A

- 使用滑轮下拉机，反手握住握把，双手张开与肩膀同宽。
- 身体向后仰，与地板呈35°~40°，全程保持这个姿势。

B

- 身体不动，将握把拉低至胸口。
- 停顿片刻，然后再慢慢回到起始姿势。

重复次数： 10~12下。

俯卧撑的完美循环训练（一）

俯卧撑是最完美的健身训练，不仅动作简单、不需要器材辅助，还可以锻炼肌肉、肌力与耐力。相较于硬邦邦的训练机或举重器材，俯卧撑可以随时变换手臂的位置和身体的方向，在训练过程中还可以随意加入辅助器材，例如蹬脚箱、训练凳以及各种球类，进而创造出无限多种锻炼方法。

尽全力去做：

每组动作做1轮，而且除非必要，各组动作之间尽量不休息。循环一轮后休息60秒，总共完成3次循环训练。俯卧撑的完美循环训练（二）及（三）同样照这种模式进行。

菱形俯卧撑

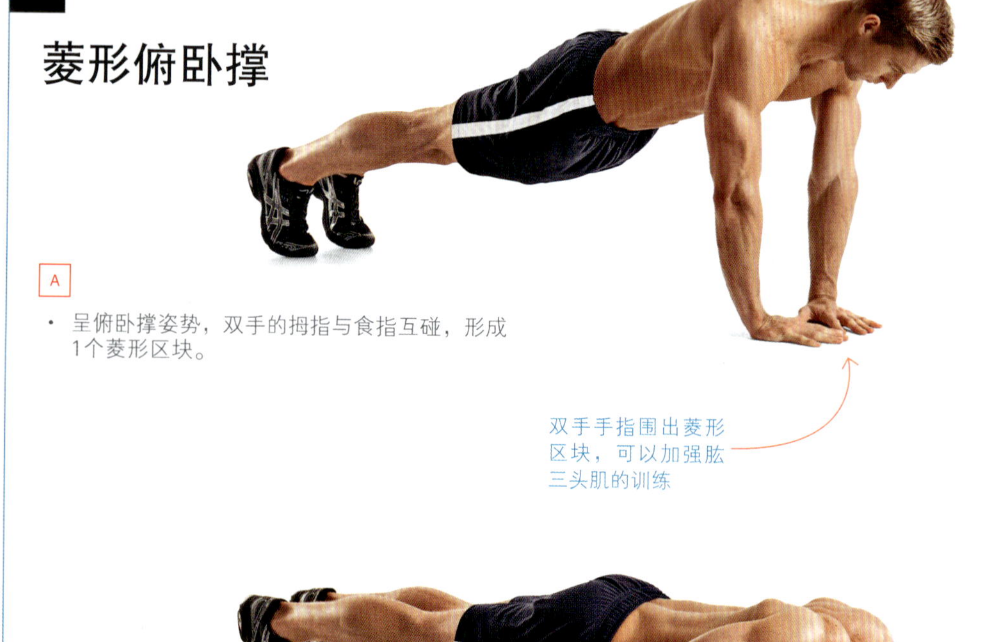

A

· 呈俯卧撑姿势，双手的拇指与食指互碰，形成1个菱形区块。

双手手指围出菱形区块，可以加强肱三头肌的训练

B

· 压低身体，然后再往上抬。重复以上的动作。

重复次数：10~15下。

位移式俯卧撑

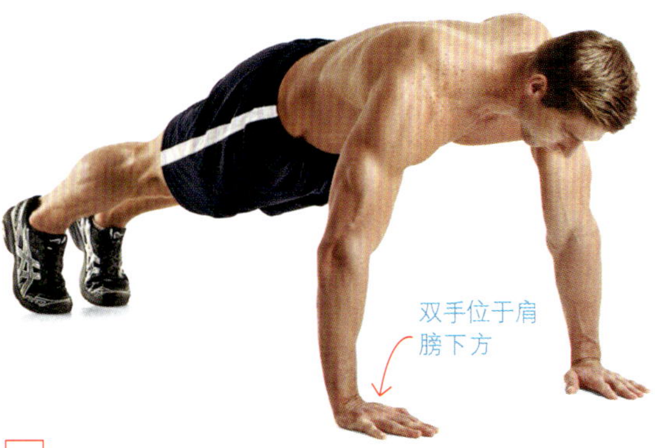

双手位于肩
膀下方

A

- 呈俯卧撑姿势，做1下俯卧撑。

右手往左移动时，双
手的拇指几乎相触

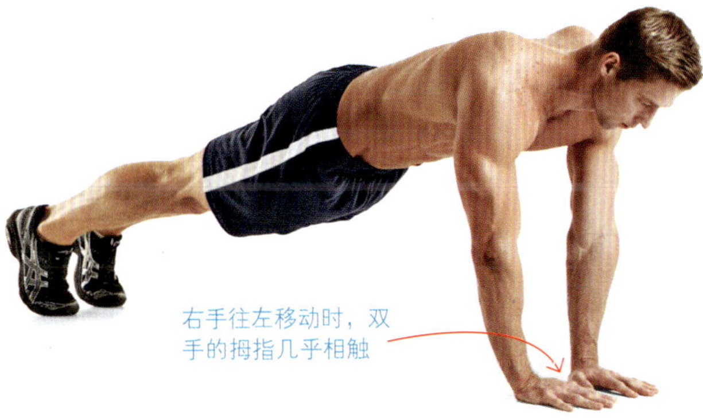

B

- 右手往左移动至左手旁。左手也往左移动，让双手回到与肩膀同宽的距离。
- 再做1下俯卧撑。
- 左手移回到右手旁，右手再往右移回原位。
- 做1下俯卧撑，然后重复以上的动作。每做1次俯卧撑算1下。

重复次数：10~15下。

悬吊式俯卧撑

比起地板俯卧撑，悬吊式俯卧撑在
下沉时，身体活动范围更广

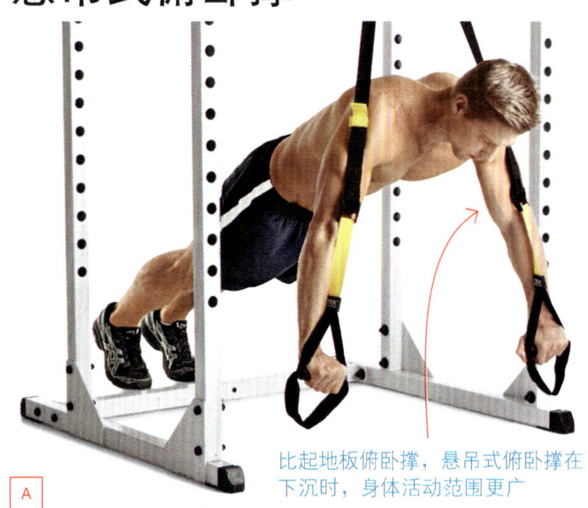

A

- 在单杠或训练架上面绕1圈悬吊带，Blast Straps或TRX皆可，让悬吊带的把手距离地面数厘米。
- 呈俯卧撑姿势，手臂打直，双手握住手把，只有脚着地。

身体下压时，前臂保
持与地板垂直

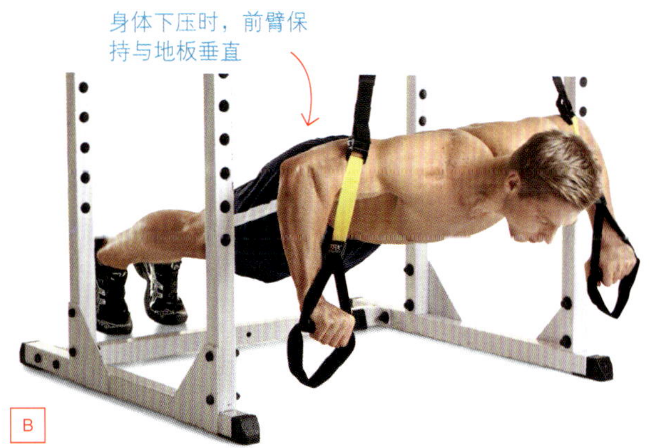

B

- 手肘弯曲，身体下压，让上臂与地板平行，然后再将身体推回原位。

重复次数：10~15下。

俯卧撑的完美循环训练（二）

交叉箱上俯卧撑

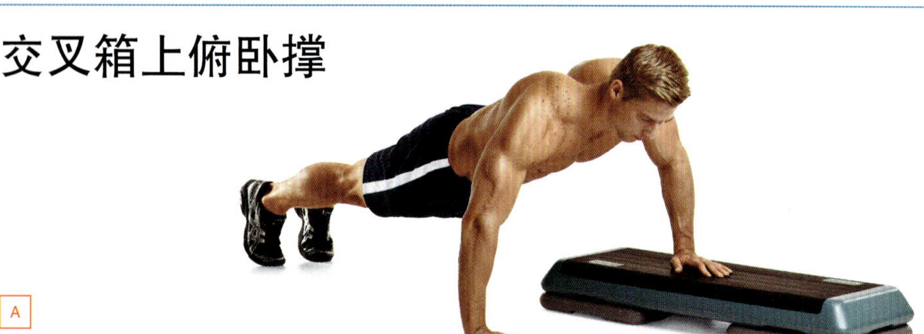

A

- 呈俯卧撑姿势，左手放在脚蹬箱或垫高箱上。

B

- 做1下俯卧撑。为了让胸部与地板平行，垫高的左手必须增加弯度。

如果想要多点变化，此时可以做1下俯卧撑，然后再把手移到地面

C

- 将身体往上推，并且将右手也放到箱上的左手旁。

D

- 将左手放到地板，双手又恢复到与肩膀同宽。
- 再做1下俯卧撑。
- 以上动作算1下。继续重复以上的动作。

重复次数：10~15下。

单臂箱上俯卧撑

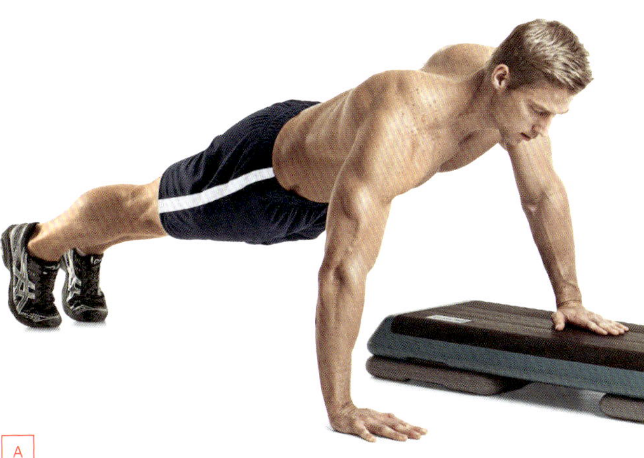

A

- 呈俯卧撑姿势，双手张开比肩膀稍宽，左手置于15厘米高的脚蹬箱或垫高箱，左手置于箱上，右手贴地。

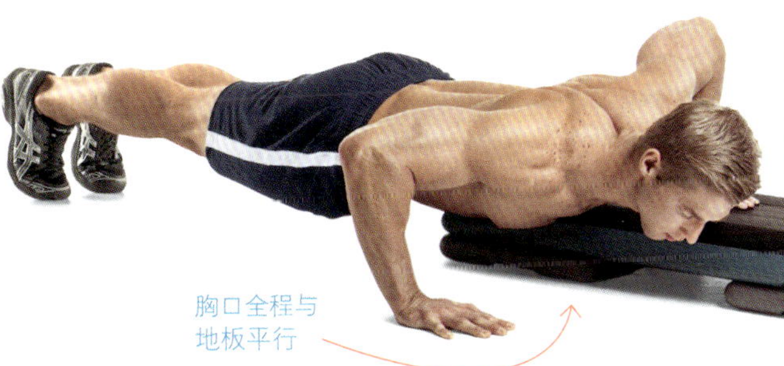

B

- 身体下压，直到胸口碰到箱子。完成指定的重复次数后，换成右手置于箱上、左手贴地，然后重复以上动作。

重复次数： 两边各做10~15下。

药球俯卧撑

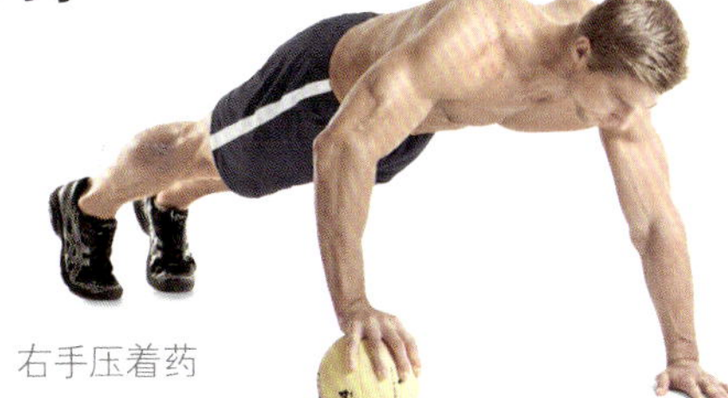

A

- 呈俯卧撑姿势，右手压着药球，左手贴地。

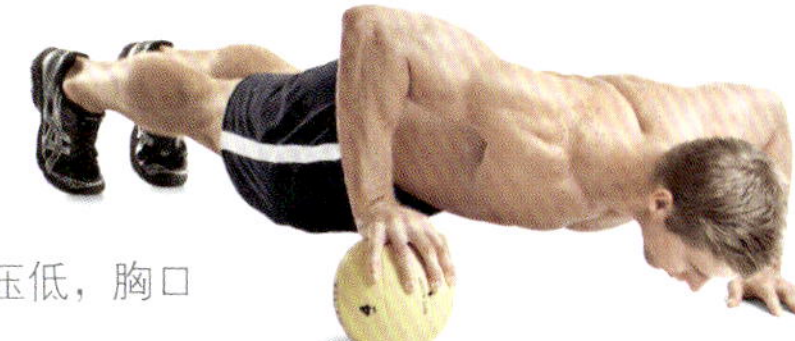

B

- 手肘弯曲，身体压低，胸口尽量靠近地板。

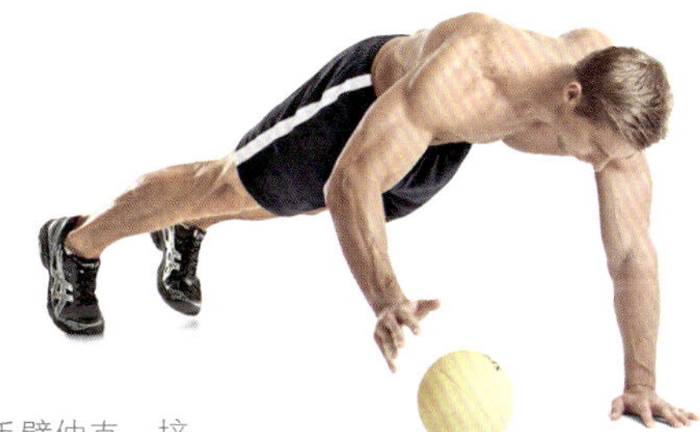

C

- 身体往上推，手臂伸直。接着将重心换到左手，并且将药球滚到左手边。

D

- 右手贴地，抬起左手压住药球。
- 再做1下俯卧撑，然后把药球滚回右手边。以上动作算1下。

重复次数： 5~10下，动作必须迅速。

俯卧撑的完美循环训练（三）

博速球俯卧撑

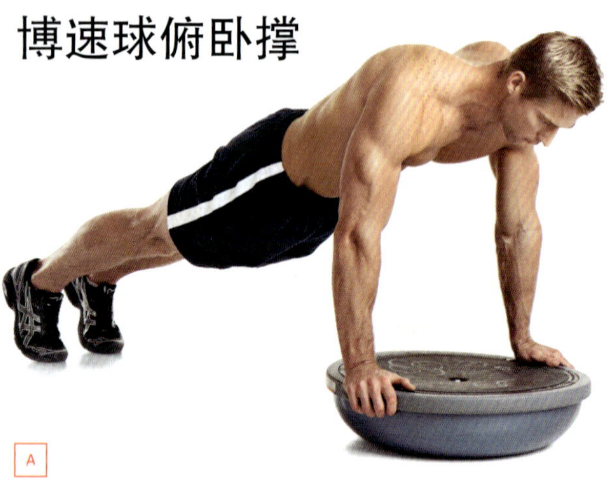

A

- 将博速球放在地上，半圆面贴地。
- 呈俯卧撑姿势，手臂伸直，双手位于肩膀正下方并握住博速球的边缘。

小提示：博速球无法固定，因此可以锻炼手臂和胸部的肌肉纤维来保持身体平衡。

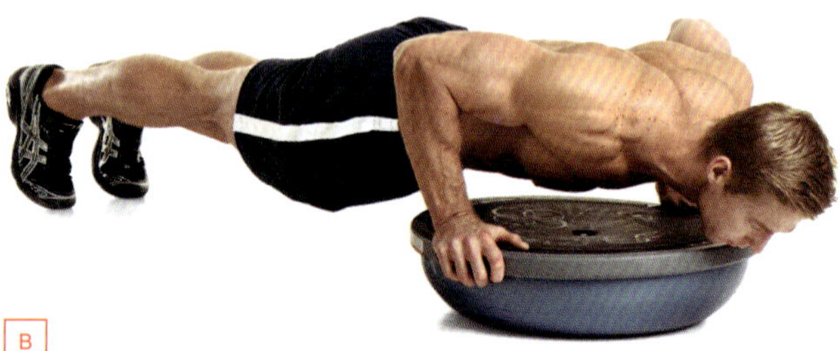

B

- 手肘慢慢弯曲，身体下压，直到下巴碰到球面。
- 手臂打直，将身体推回到起始姿势，然后继续重复以上的动作。

重复次数：10~12下。

单脚下斜式俯卧撑

A

- 在训练凳前方呈俯卧撑姿势，双手撑地，张开的距离比肩膀稍宽。
- 左脚放在训练凳上，右脚抬高。

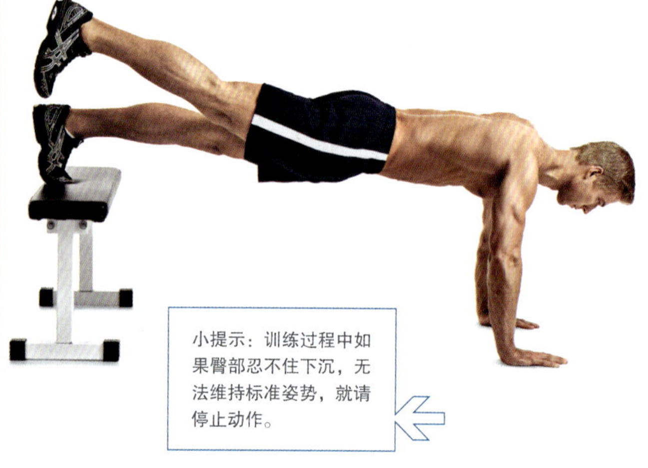

小提示：训练过程中如果臂部忍不住下沉，无法维持标准姿势，就请停止动作。

B

- 压低身体，让胸口几乎碰到地板。
- 在最低点时停顿片刻，然后再迅速将身体推回起始姿势。

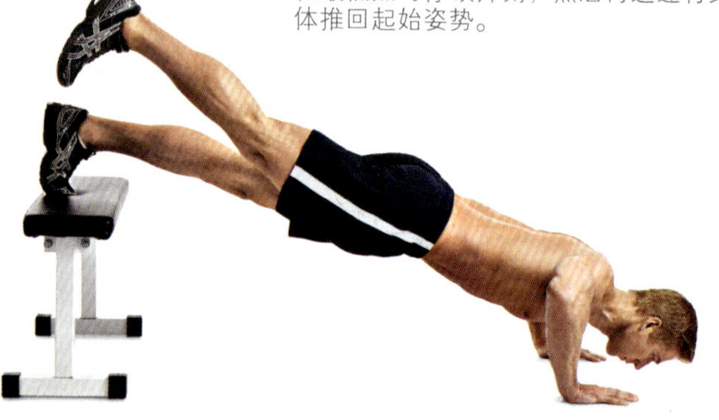

重复次数：10下，然后换成右脚放在训练凳上，左脚抬高。

箱上弹力俯卧撑

双手的拇指和食指几乎相触

3 416

在1小时内所完成的俯卧撑数，目前最高纪录是3 416下。

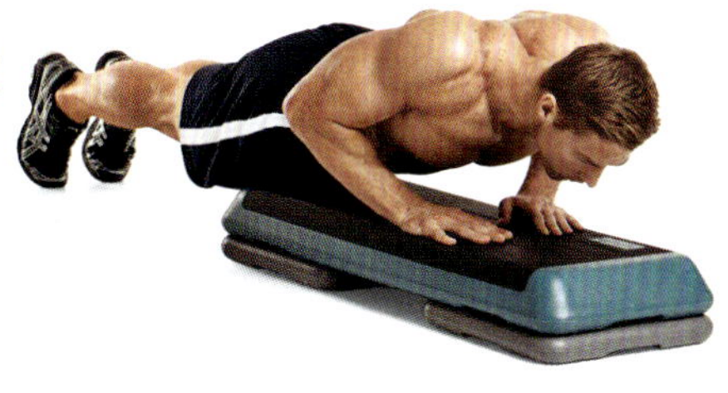

A

- 双手置于平台上，呈菱形俯卧撑姿势。

B

- 身体压低，让胸口几乎碰到双手。

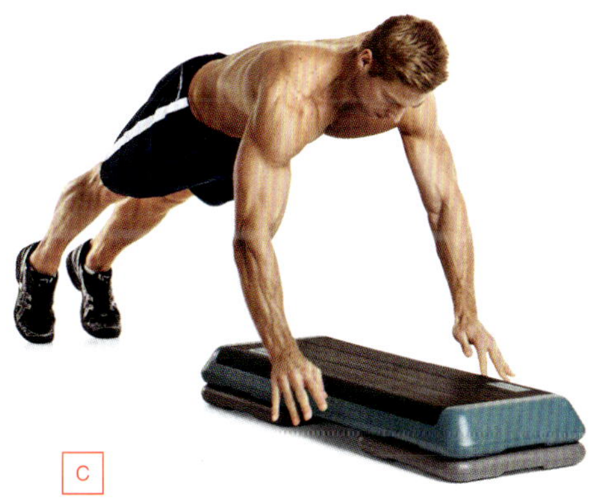

C

- 用力将身体推离平台，弹至空中。

D

- 着地时双手撑地于平台两侧。

胸口碰到平台时，将手臂打直并用力推起身体，往上弹的高度要让双手能回到中间，以便放回到平台上

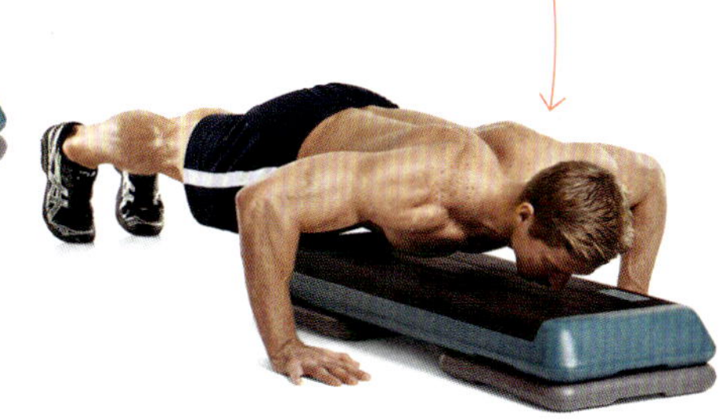

E

- 立刻压低身体，让胸口触碰平台，然后再用力推离地面，弹至空中。
- 双手往中央靠拢，着地时双手放回平台上，回到起始姿势。以上动作算1下。

重复次数：10~15下。

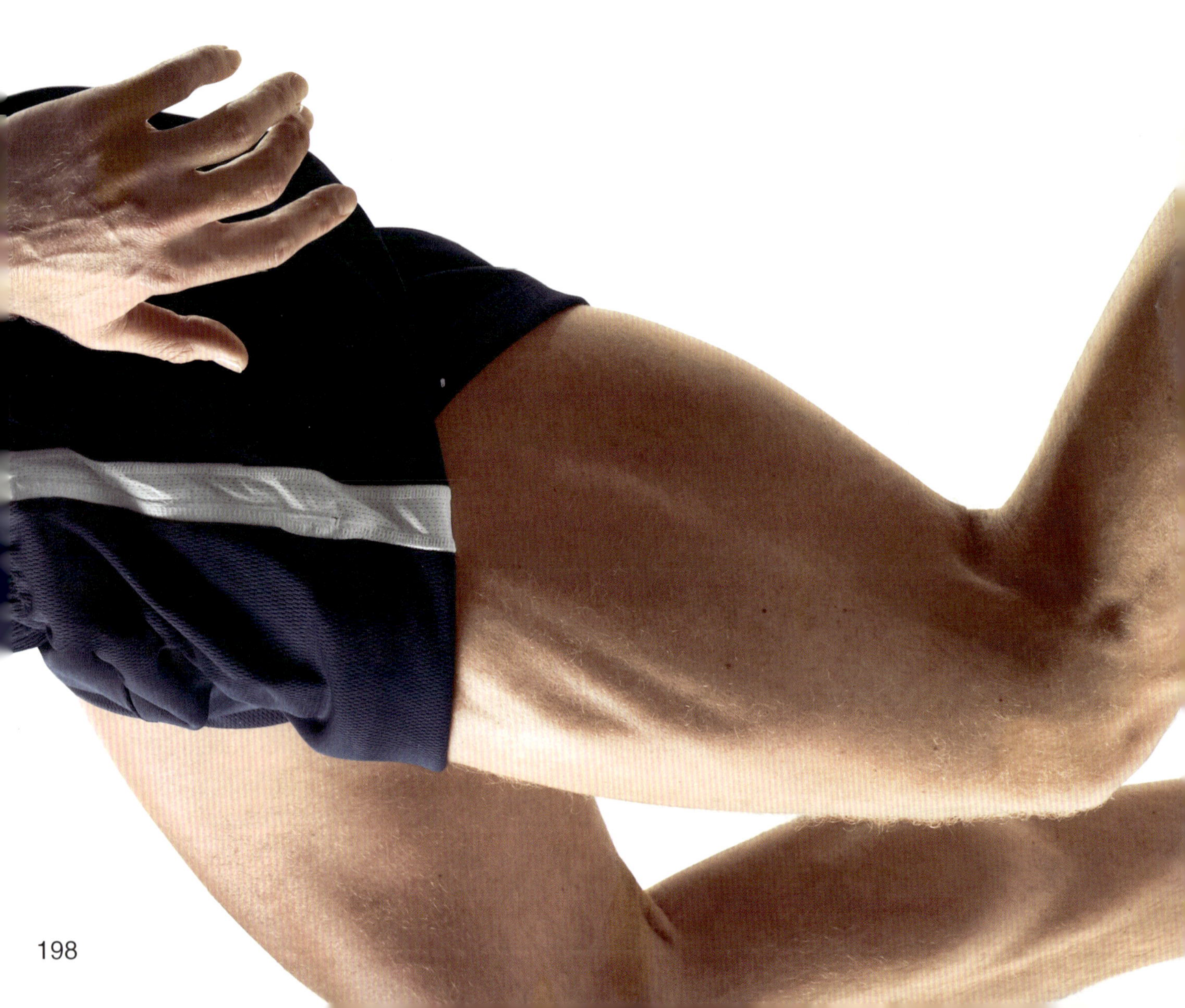

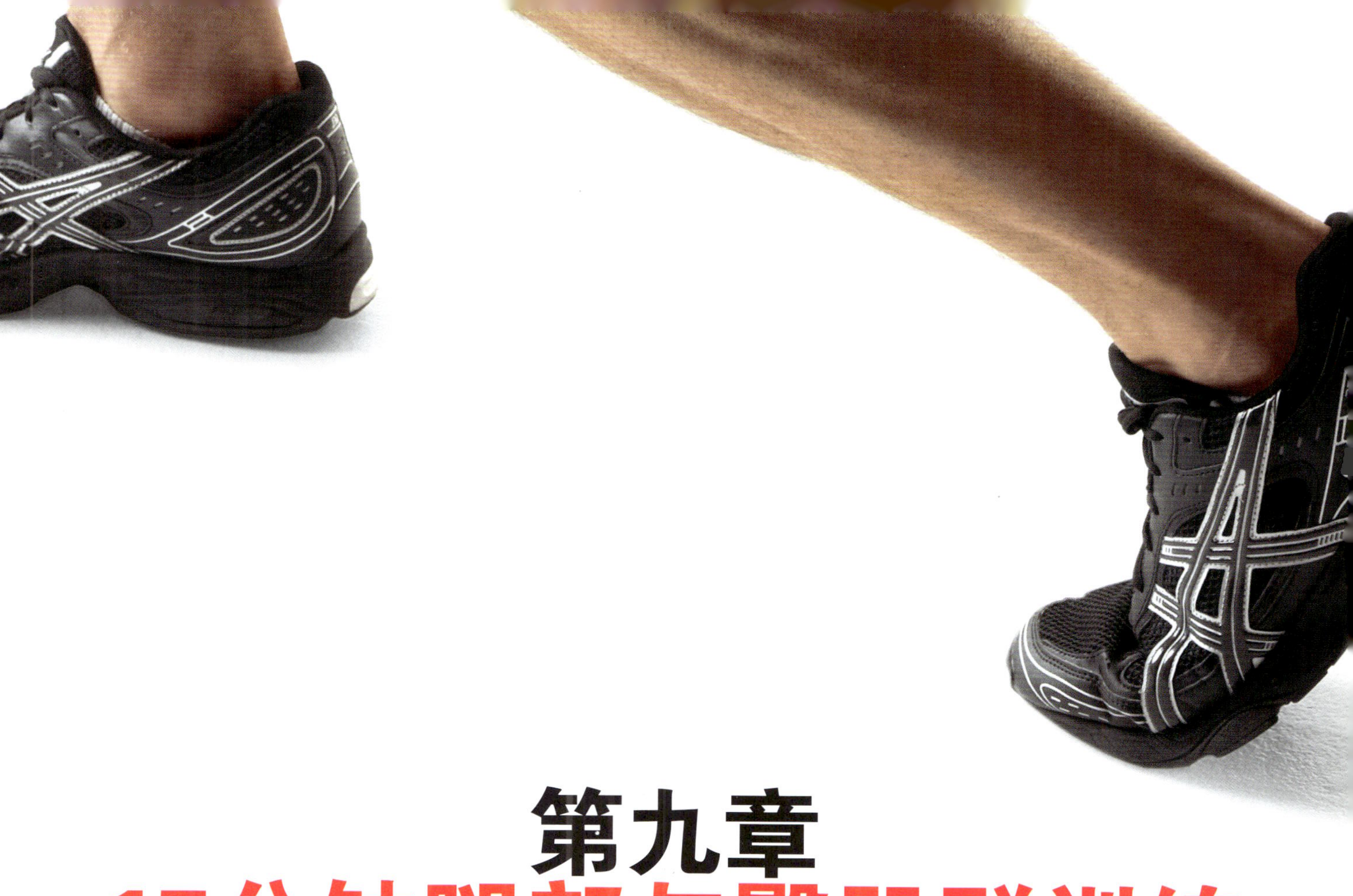

第九章
15分钟腿部与臀肌群训练

开发身体最强肌肉的力量，
让你体验最顶尖的健身成果

超快速下半身训练

健身房里一堆人的胸肌和肱二头肌都壮得吓人，但是他们的两条腿却看起来弱不禁风。对他们而言，双腿只是从仰卧推举训练椅走到肱二头肌训练椅的工具罢了。这是错误的观念。如果不努力锻炼下半身，你可能会变得像卡通人物一样头大身体小，上下身比例失调。身材要均衡发展，除了要拥有撑爆衬衫的上半身，周末假日时打打篮球、骑骑单车、跑跑5千米路所需要的强健双腿也不能少。此外，结实的臀部不仅能帮你撑起Levis牛仔裤，还可以保护你的背部。看看那些奥运的举重选手，他们不仅上半身肌肉发达，如果以评估运动员体能的基本项目——定点跳高——来测试他们，成绩一定也会相当优异。别再忽视你的双腿了，锻炼强健有力的双腿只需要15分钟！

关于本章……

本章囊括各种下半身的肌肉训练。如果想让本章的运动发挥出最极致的成效，建议每周挑选2天进行锻炼，而且每次练习1套以上的动作。如果觉得2天不够，想增加天数也OK，只要记得运动1天休息1天的原则，好让身体有时间修复肌肉。（本章的运动可搭配其他15分钟运动，帮你打造出超猛的全身肌肉。）依照指示完成各组规定的重复次数和循环组数。至于举重的重量，身体以正确姿势做完最后一下时刚好用尽力气，就是最适合你的重量。依照本章设计的健身运动练习，只要3~4周的时间，你的下半身将会稳如泰山，力大无穷！

先睹为快：15分钟下半身训练计划

激出爆发力

如果你手边没有器材，无法进行肌力训练，增强式训练是不错的替代方案，而且还可以当作下半身训练的快速热身运动。爆发性的动作让你的心跳加快，充分热身。试试以下这组锻炼腿力的增强式训练吧！

猫跳滑雪运动：站在15~20厘米高的台阶或踏板前约30厘米处，身体右侧面对台阶，双手握拳垂在身侧。身体往右边跳，双脚同时跃上台阶，同时右手肘弯曲但上臂保持不动，右拳往上举至肩膀（呈槌式弯举）。接着往左跳下踏板，双脚同时着地，同时举起左拳。以上动作算1下，总共跳30~50下。休息15秒，再换左侧面对踏板，重复上述动作。

翘臀大作战

如果你拿1个10元硬币从后脑勺往下滚，硬币是否一路顺畅滚到底，完全没有遇上障碍？如果被我说中了，那可就不妙了，因为这表示你有个扁屁股！这不光牵涉到外观好不好看的问题，还包含了健康的考虑。赶紧开始锻炼臀大肌，以及经常被忽略的臀中肌与臀小肌，让你的扁屁股进化成浑圆性感的电臀！

尽全力去做：

依序完成以下6组运动，各组之间不休息，作为1次循环。总共要完成3次循环。

弓步抬膝

A

- 双手各握1个5~7千克的哑铃，双脚并拢，双手摆在身侧，此为起始姿势。
- 左脚往前跨成弓步，臀部下沉，双脚膝盖都呈90°角。

B

- 右腿用力，将身体拉回站姿，同时抬高左膝，让左脚大腿与地板平行。
- 右脚保持平衡1秒，然后回到起始姿势。
- 换成右脚踏出弓步，重复以上的动作，最后回到起始姿势。以上动作算1下。

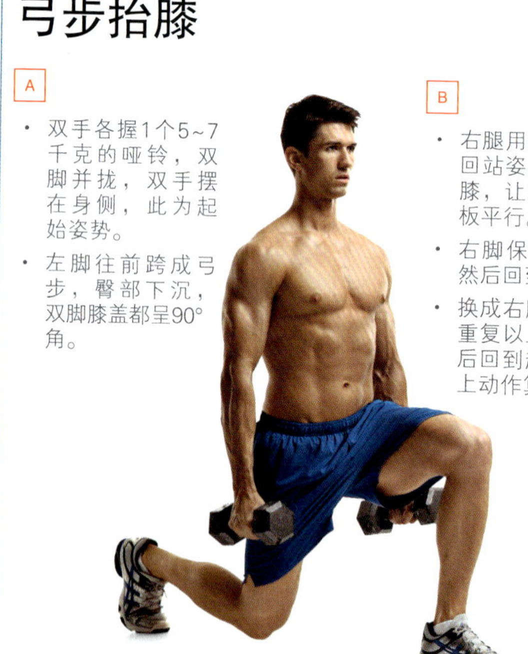

重复次数： 5~6下。

小提示：单脚站立时，记得臀肌群夹紧，眼睛盯着前方，可以帮助保持平衡。

1 1/4杠铃深蹲

身体回到1/4处就停住，
将身体压低，然后再一
口气回到站姿

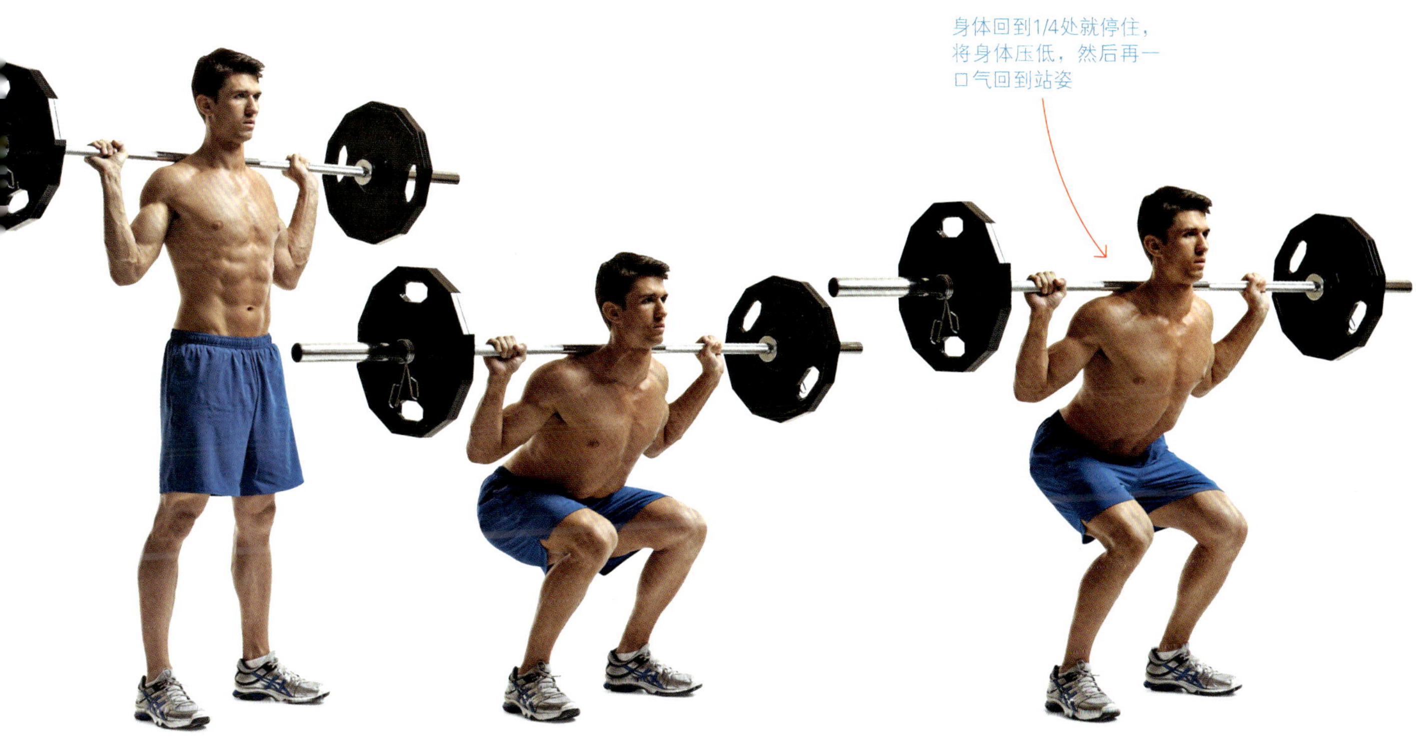

A

- 将杠铃置于颈后，双脚张开与臀部同宽。

B

- 膝盖弯曲，臀部下沉，大腿与地板平行。

C

- 身体往上站直约1/4，停顿片刻，然后身体往下沉，回到大腿与地板平行的姿势。
- 停顿片刻，接着起身回到起始姿势，以上动作算1下。

重复次数：10~12下。

翘臀大作战

垫高桥式屈膝

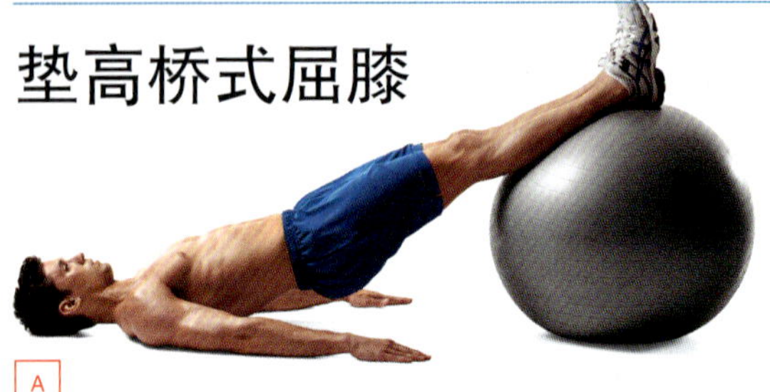

A

- 脸朝上平躺，并将双脚靠在平衡球上。
- 臀部抬高，让身体从肩膀到双脚呈一条直线。

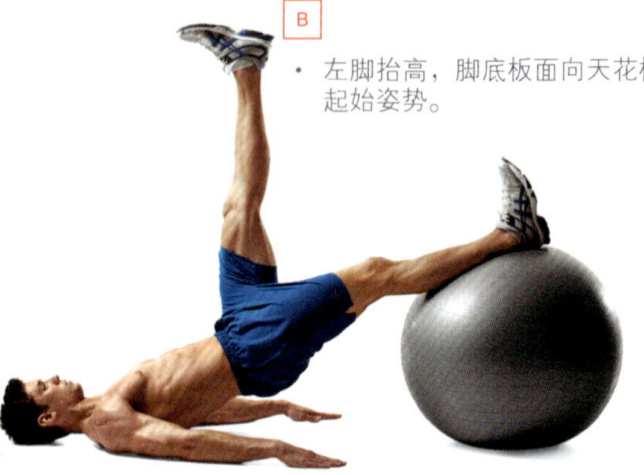

B

- 左脚抬高，脚底板面向天花板，这是起始姿势。

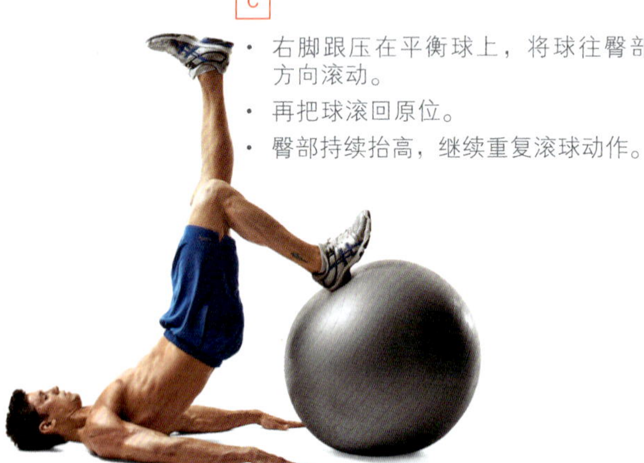

C

- 右脚跟压在平衡球上，将球往臀部方向滚动。
- 再把球滚回原位。
- 臀部持续抬高，继续重复滚球动作。

重复次数：10~12下，双脚轮流。

单脚硬举

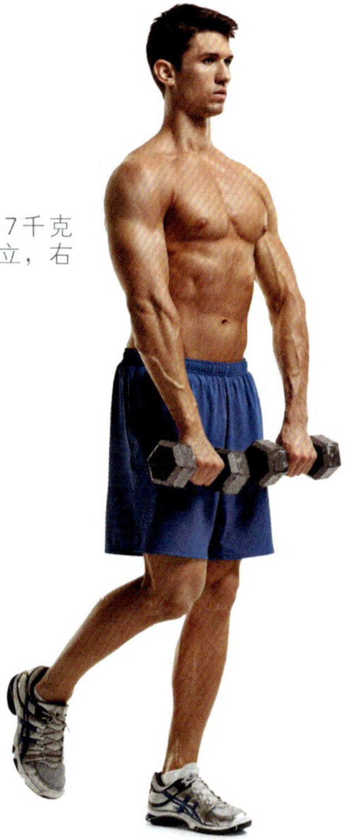

A

- 双手各握1个2~7千克的哑铃，左脚站立，右腿往后抬高。

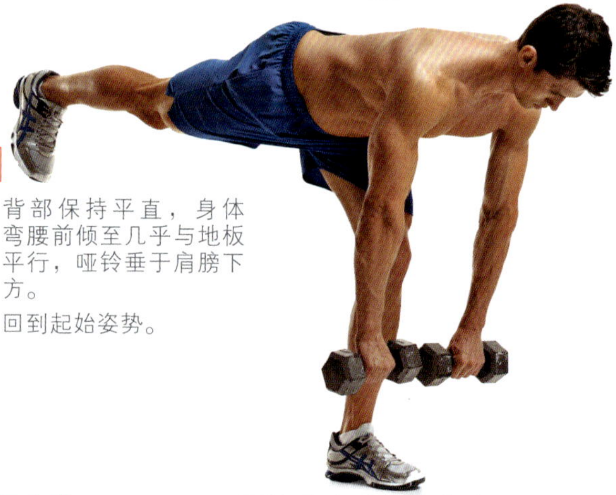

B

- 背部保持平直，身体弯腰前倾至几乎与地板平行，哑铃垂于肩膀下方。
- 回到起始姿势。

重复次数：10~12下，再换右脚站立抬左脚。

哑铃单脚登阶

A

- 双手各握1个2~5千克的哑铃，站在训练凳或踏板前方，左脚稳稳踩在训练凳上。

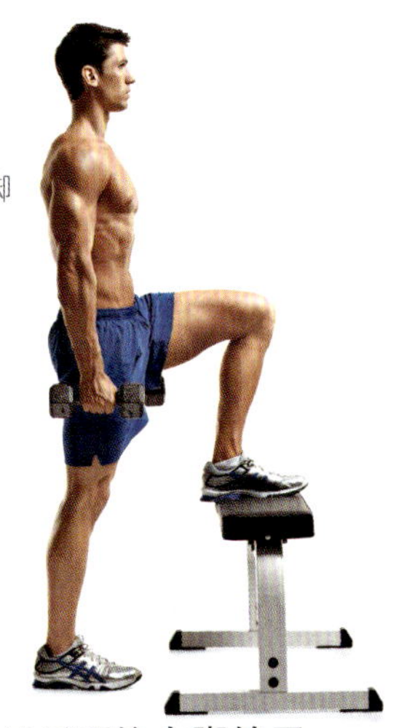

B

- 左脚跟用力踩训练凳，身体向上，左脚站直。
- 慢慢回到起始姿势。
- 以上动作算1下。

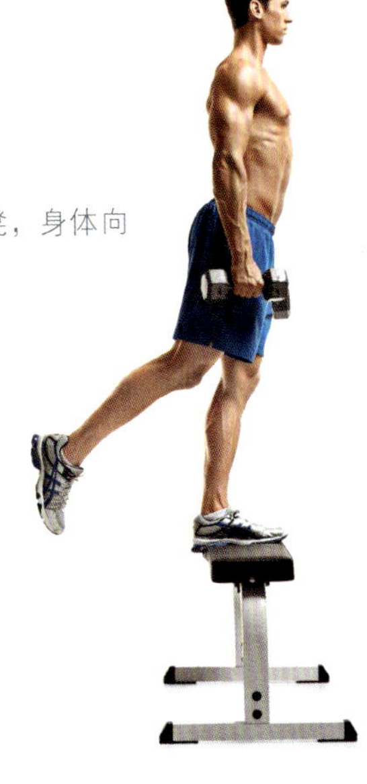

重复次数： 左脚10~12下，然后再换右脚练习。

桥式抬膝

A

- 脸朝上平躺，膝盖弯曲，双脚贴地。
- 双臂往旁伸直贴地，掌心朝上。
- 臀部抬高，身体从肩膀到膝盖呈一条直线。

抬膝的动作可以锻炼臀肌群

B

- 腹肌绷紧，将右膝抬近胸口。
- 停顿2拍，接着将右脚放回地板。
- 换左脚重复动作，左右完成算1下。

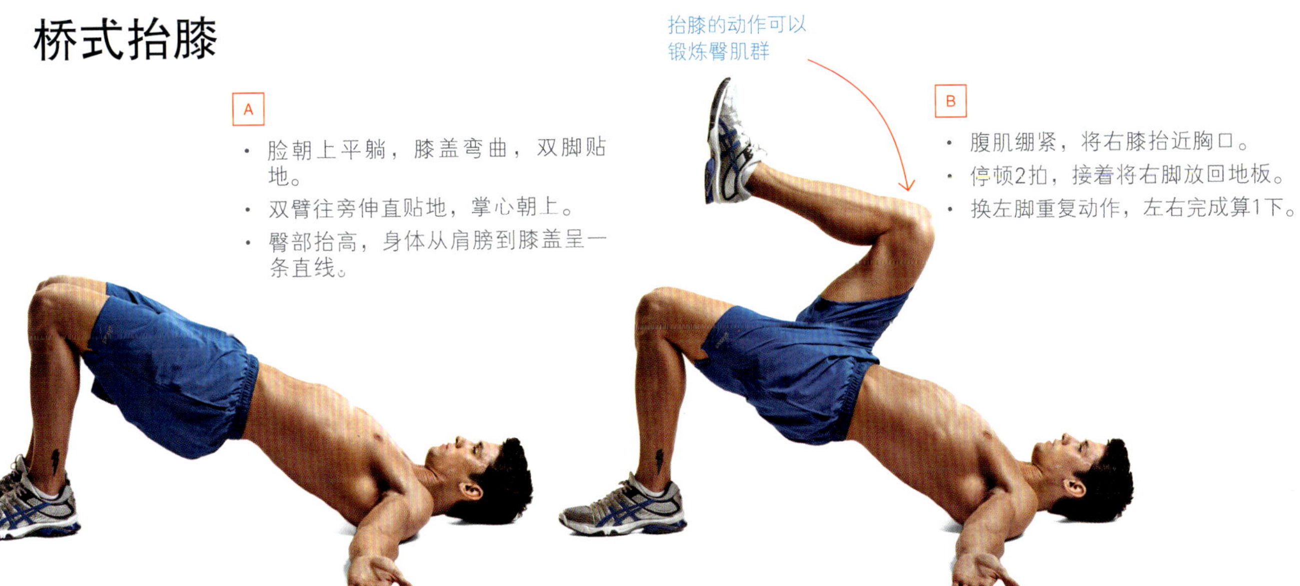

重复次数： 5~10下。

钢铁臀运动

每天长时间坐在椅子上工作，会让你的臀肌群越来越无力，导致骨盆前倾、下腹外推，就算你没有啤酒肚，下腹部看起来还是凸凸的。

尽全力去做：

以下7组动作为1个循环，各组之间不休息，总共需完成2次循环。

旋转弓步

A

- 双手握住1个2~7千克的哑铃。
- 双脚张开与臀部同宽，手臂往前伸直。
-

B

- 右脚往前跨1步，腹肌绷紧。身体转向右边，同时膝盖弯曲，身体下沉，直到双脚膝盖都呈90°。
- 身体转回中央，右脚将身体推回原位，收回右脚。换左脚重复相同动作，左右完成算1下。

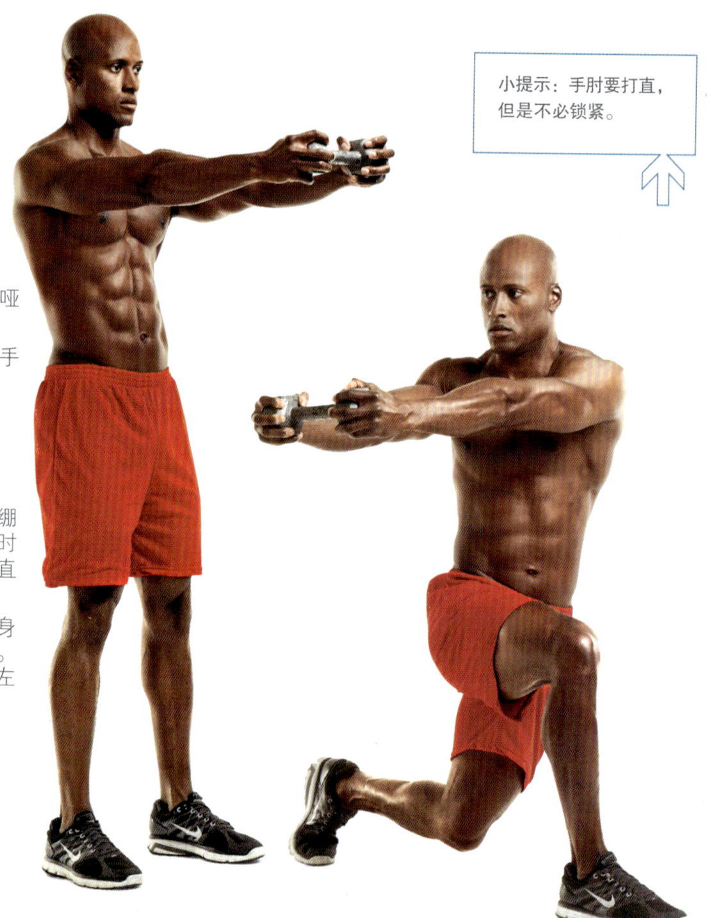

小提示：手肘要打直，但是不必锁紧。

重复次数： 10~15下。

反向弓步单臂推举

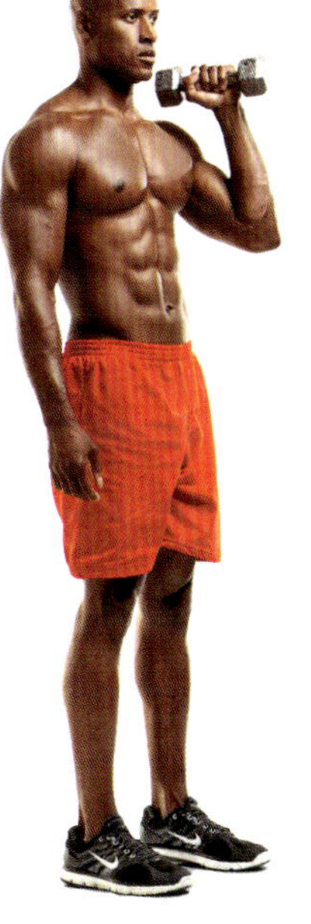

A

- 左手握住1个哑铃，举至左肩，掌心朝内。

重复次数： 10~15下，双手双脚轮流。

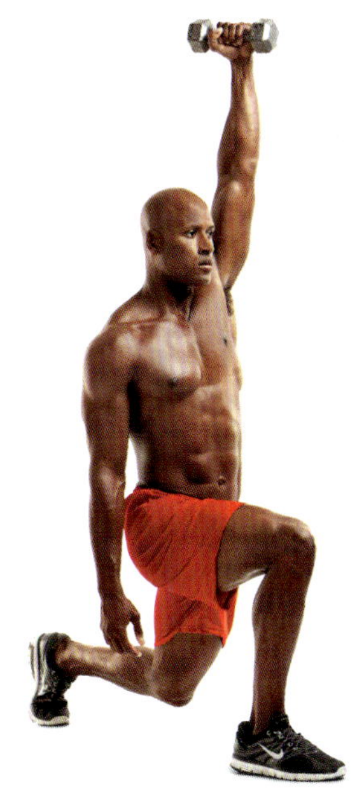

B

- 左脚往后1步，身体压低，双脚膝盖呈90°（左膝几乎碰到地板）。同时左手将哑铃推举向上，手臂伸直，腰部挺直不弯曲或倾斜。
- 哑铃回到肩膀位置，身体回到站姿，以上动作算1下。

消防栓式伸展

下背部尽量保持平稳

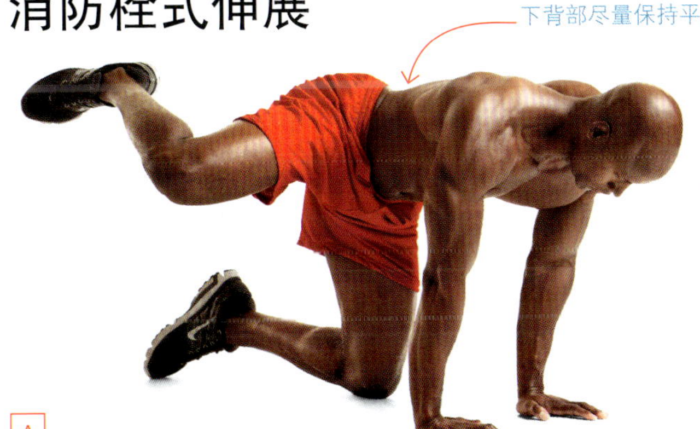

A

- 双手双脚撑地，膝盖跪地于髋部正下方，双手撑地于肩膀正下方。
- 膝盖保持弯曲，右脚往侧边尽量抬高。

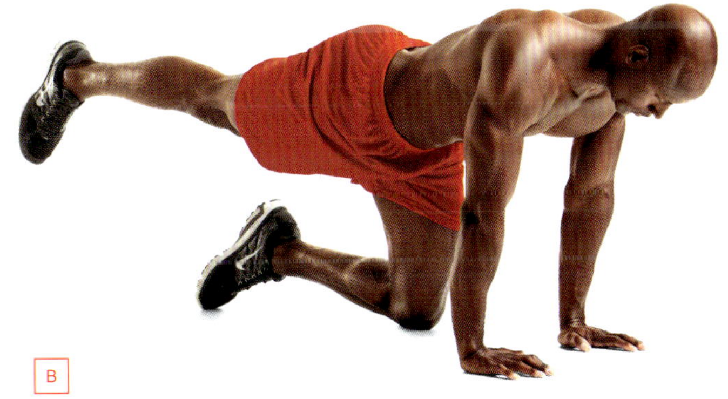

B

- 右腿往后打直，与身体呈一条直线。
- 停顿片刻，然后收右腿回到起始姿势。改以左腿重复动作，左右完成算1下。

重复次数： 12~15下。

钢铁臀运动

侧踏并步

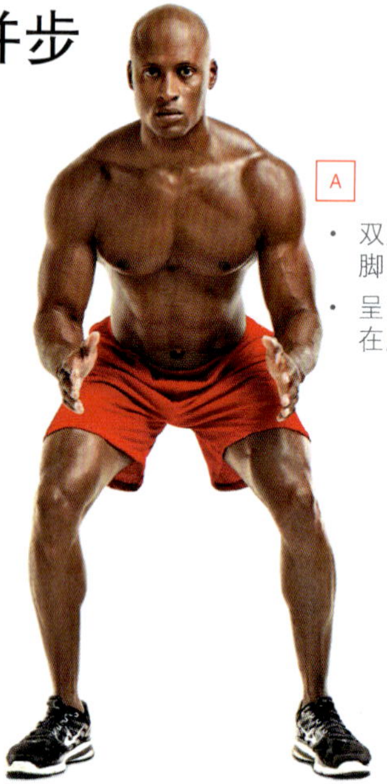

A

- 双脚张开比臀部稍宽，脚尖朝外约45°。
- 呈深蹲姿势，膝盖保持在脚踝上方的位置。

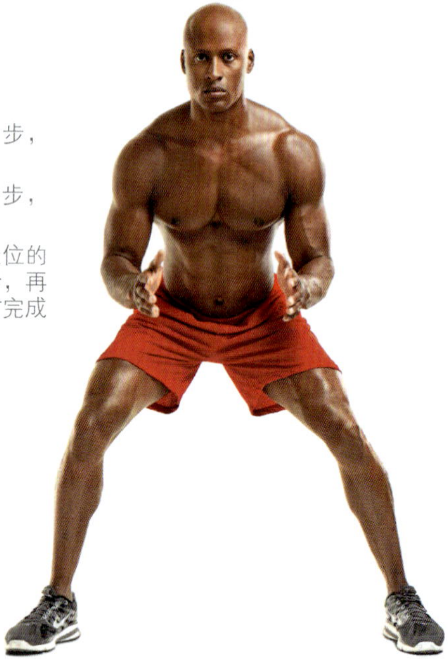

B

- 左脚往左边跨1步，膝盖保持弯曲。
- 右脚往右边跨1步，回到起始位置。
- 继续重复侧边走位的动作，往左10步，再往右10步，左右完成算1下。

重复次数： 4下。

平衡球宽腿深蹲

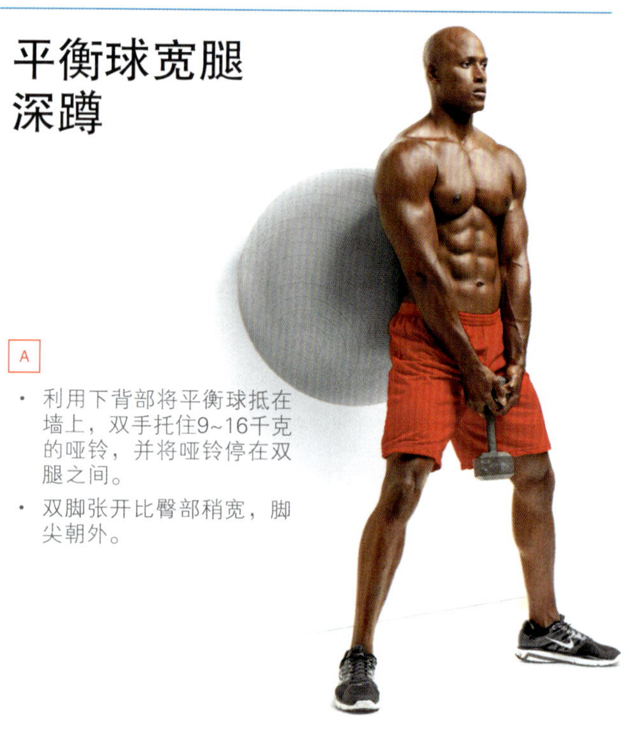

A

- 利用下背部将平衡球抵在墙上，双手托住9~16千克的哑铃，并将哑铃停在双腿之间。
- 双脚张开比臀部稍宽，脚尖朝外。

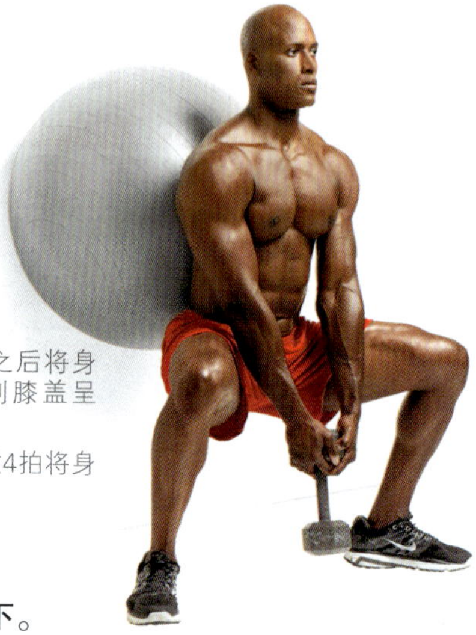

B

- 缩紧腹肌，数4拍之后将身体慢慢放低，直到膝盖呈90°。
- 维持姿势4秒，再数4拍将身体往上推。

重复次数： 10~15下。

45°弓步

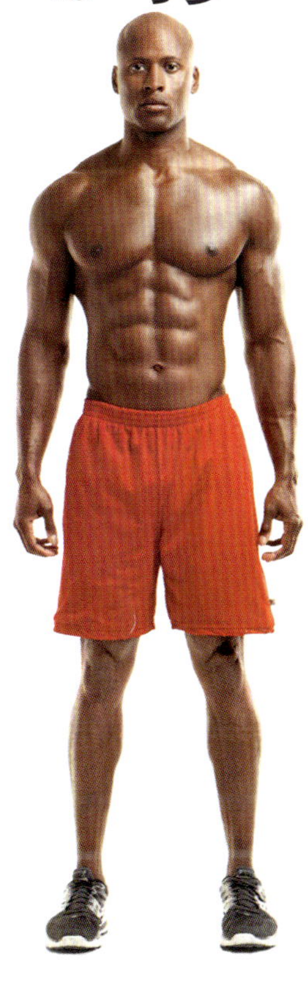

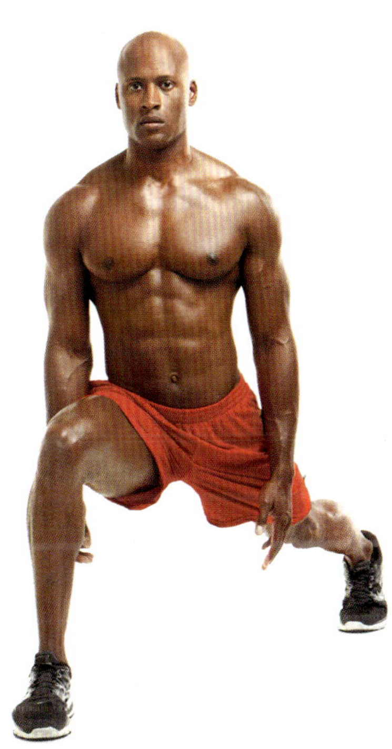

A

- 双脚张开与臀部同宽，双手垂在身侧。

B

- 右脚往右前方45°跨出弓步，髋部保持向前，左腿伸直。
- 停顿片刻，然后回到起始姿势。以上动作算1下。

重复次数：10~12下，再换左脚跨出弓步。

深蹲前平举

A

- 利用下背部将平衡球抵在墙上，双手各握1个2~5千克的哑铃。
- 往前站1步，双脚张开距离与臀部同宽，身体往后抵住平衡球。

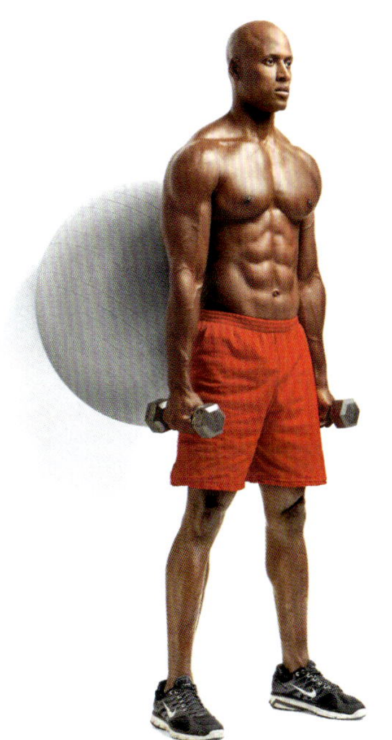

B

- 缩小腹，臀肌群夹紧并且往下蹲，膝盖呈90°。
- 双手向前平举8次，高度与肩膀齐平。
- 身体站直，回到起始姿势。

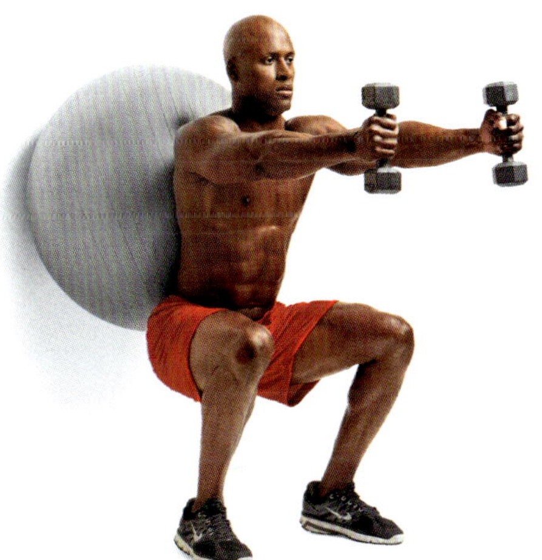

重复次数：2~4下。

三二一发射！

利用这套激烈的障碍训练来强化腿力吧！这套运动发挥创意，把杠铃当成障碍物，让你借着跨过横杠的动作来活化腿部肌肉，在更短的时间内练就更多的肌肉。许多人练习弓步动作时都会犯2个毛病：脚跨得不够远，以及跨出去的动作不够有力。把杠铃当成障碍物，可以改正这些坏习惯。

尽全力去做：

每一套超级组里有2组动作，连续完成这2组动作后可休息60秒。超级组1先进行3次循环，再进入超级组2，并且同样进行3次循环。

超级组1

跨杠弓步

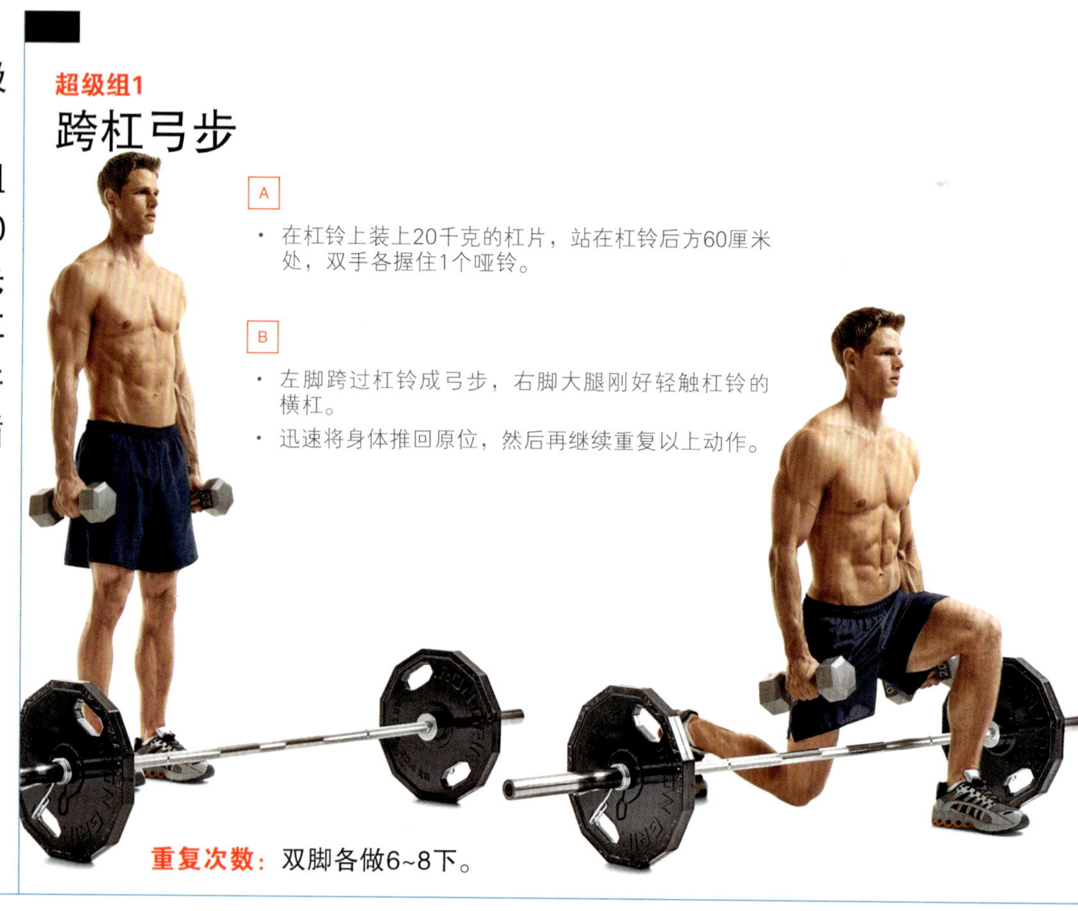

A

- 在杠铃上装上20千克的杠片，站在杠铃后方60厘米处，双手各握住1个哑铃。

B

- 左脚跨过杠铃成弓步，右脚大腿刚好轻触杠铃的横杠。
- 迅速将身体推回原位，然后再继续重复以上动作。

重复次数：双脚各做6~8下。

跨杠侧弓步

A

- 站在杠铃的右侧，双手各握住1个哑铃。

B

- 左脚跨过杠铃的横杠。
- 左膝弯曲，身体尽量往左边伸展。
- 用力将身体推回原位。

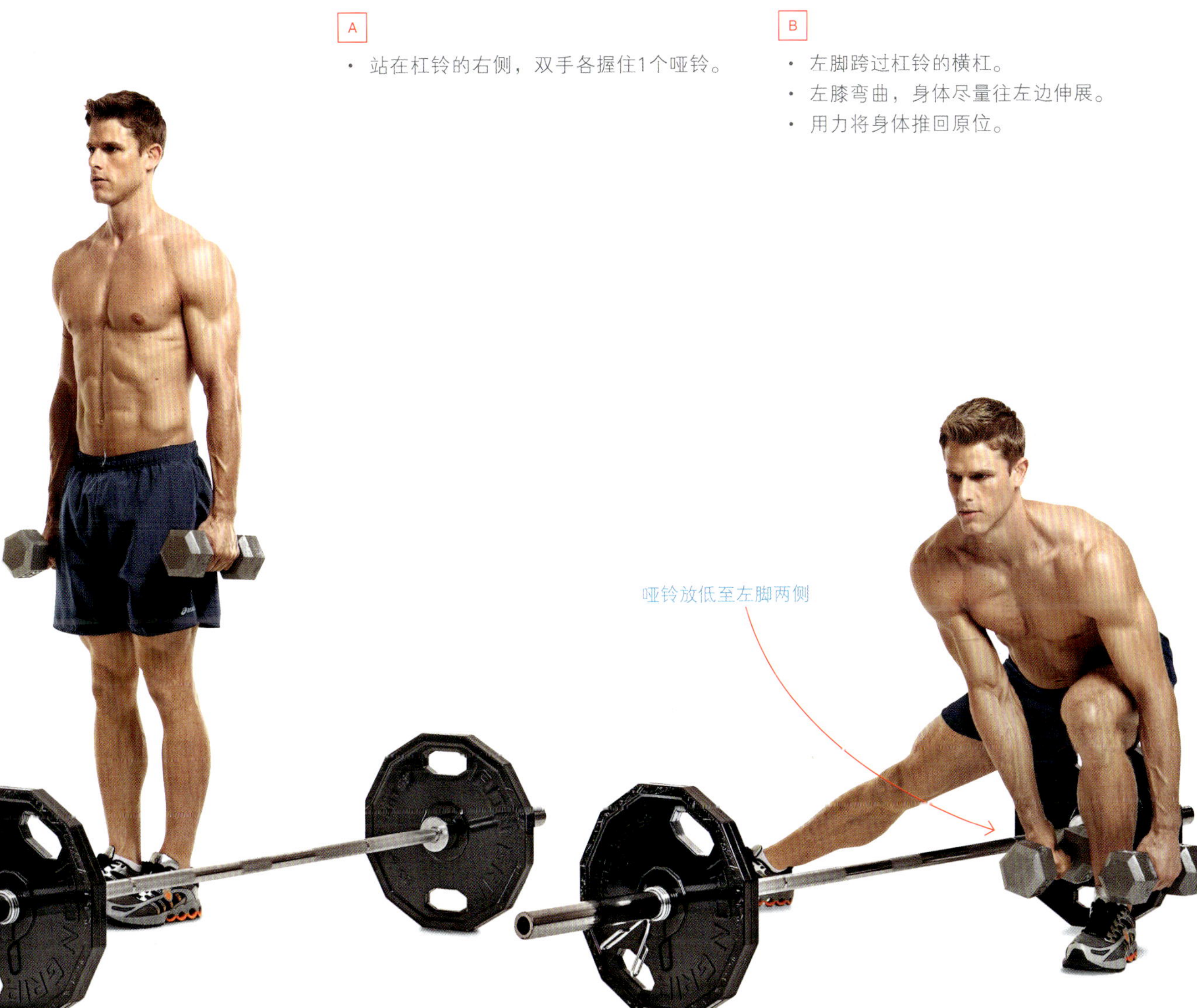

重复次数：双脚各做6~8下。

三二一发射！

超级组2

单脚硬举碰杠

A

- 将1个杠铃摆放在距离你45厘米处的地上。
- 左脚单脚站立，右手握住1个哑铃。

B

- 背部自然前拱，臀部往后推，右腿往后伸，同时将重心移往杠铃。
- 以手上的哑铃轻碰杠铃的横杠，然后回到起始姿势。
- 完成指定次数后，换成右脚站立，左手握住哑铃。

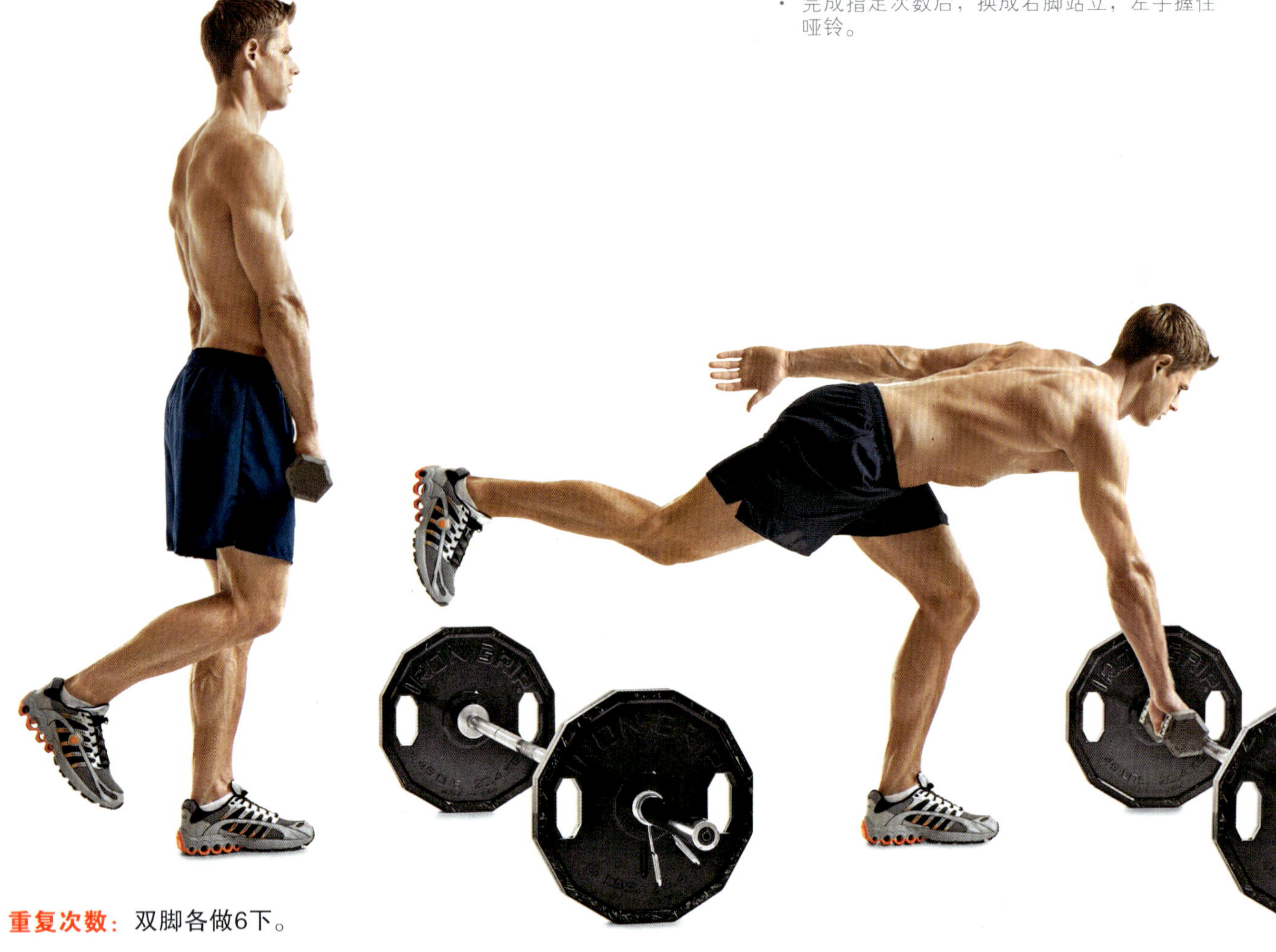

重复次数：双脚各做6下。

哈克深蹲

A

- 杠铃放在支架上，高度与臀部同高。
- 背向杠铃站立，正手握住杠铃的横杠。

B

- 双手伸直，将杠铃握于身后，弯腰屈膝，身体放低，大腿与地板平行。
- 身体往上，回到起始的站姿。

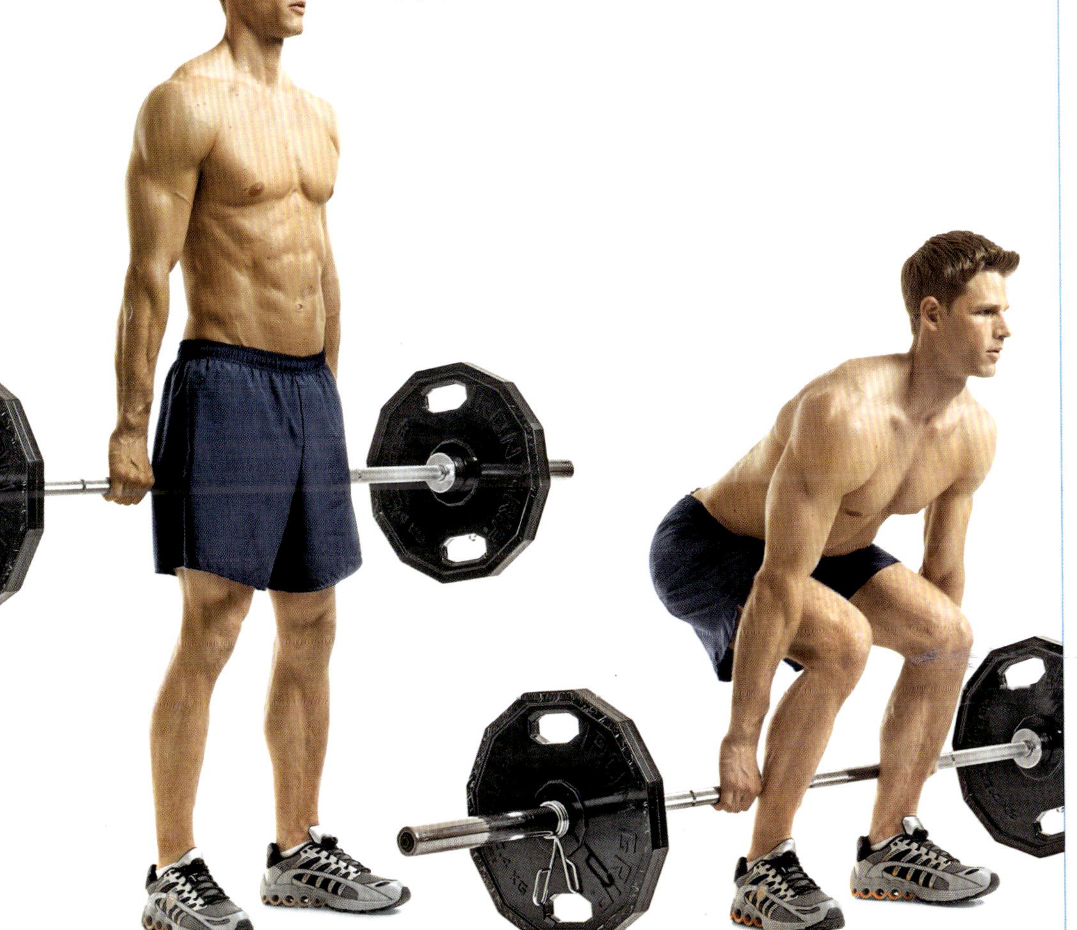

重复次数：6下。

深蹲可预防膝盖受伤

臀肌群如果不够强壮，很可能会导致膝盖受伤，例如肌肉拉伤或撕裂伤。本章动作的首要任务就是训练臀肌群和腿后肌肉，让膝盖常保健康。

下半身激爆运动

安排每周健身计划时，记得要经常更换动作，否则身体适应同一组动作的强度后，健身效果会跟着减低。这一组激爆运动让你有更多新动作可供轮替。本运动能坚挺臀部肌肉、增强大腿肌力、紧实核心肌，顺便消除腰间的游泳圈。总而言之，你的腰部线条会更明显，更紧实，你最爱的那条牛仔裤也可以穿得更好看！

尽全力去做：

以下6组动作为1个循环，各组之间不休息，总共重复2次循环训练。

交互后抬腿硬举

A

- 双手各握1个7~9千克的哑铃，双脚张开与臀部同宽。

B

- 身体向前倾，右脚往后伸直，右脚和背部与地板几乎平行。
- 身体站直，换成左脚重复动作。左右完成算1下。

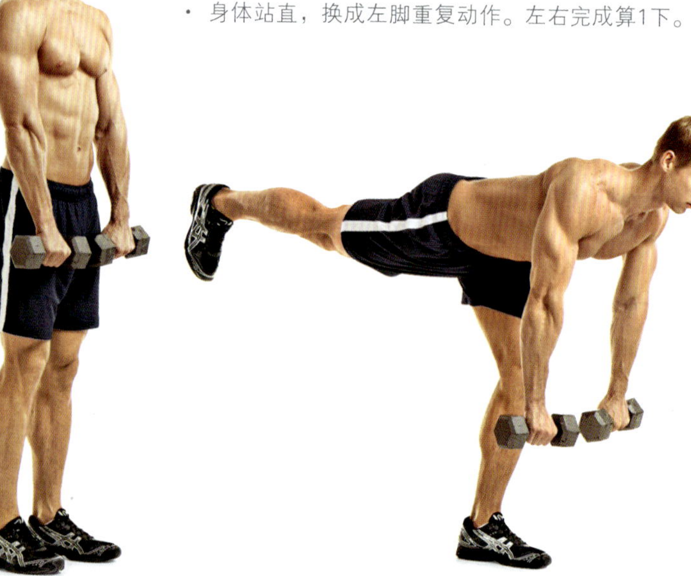

重复次数：
10~12下。

俯卧臀部伸展

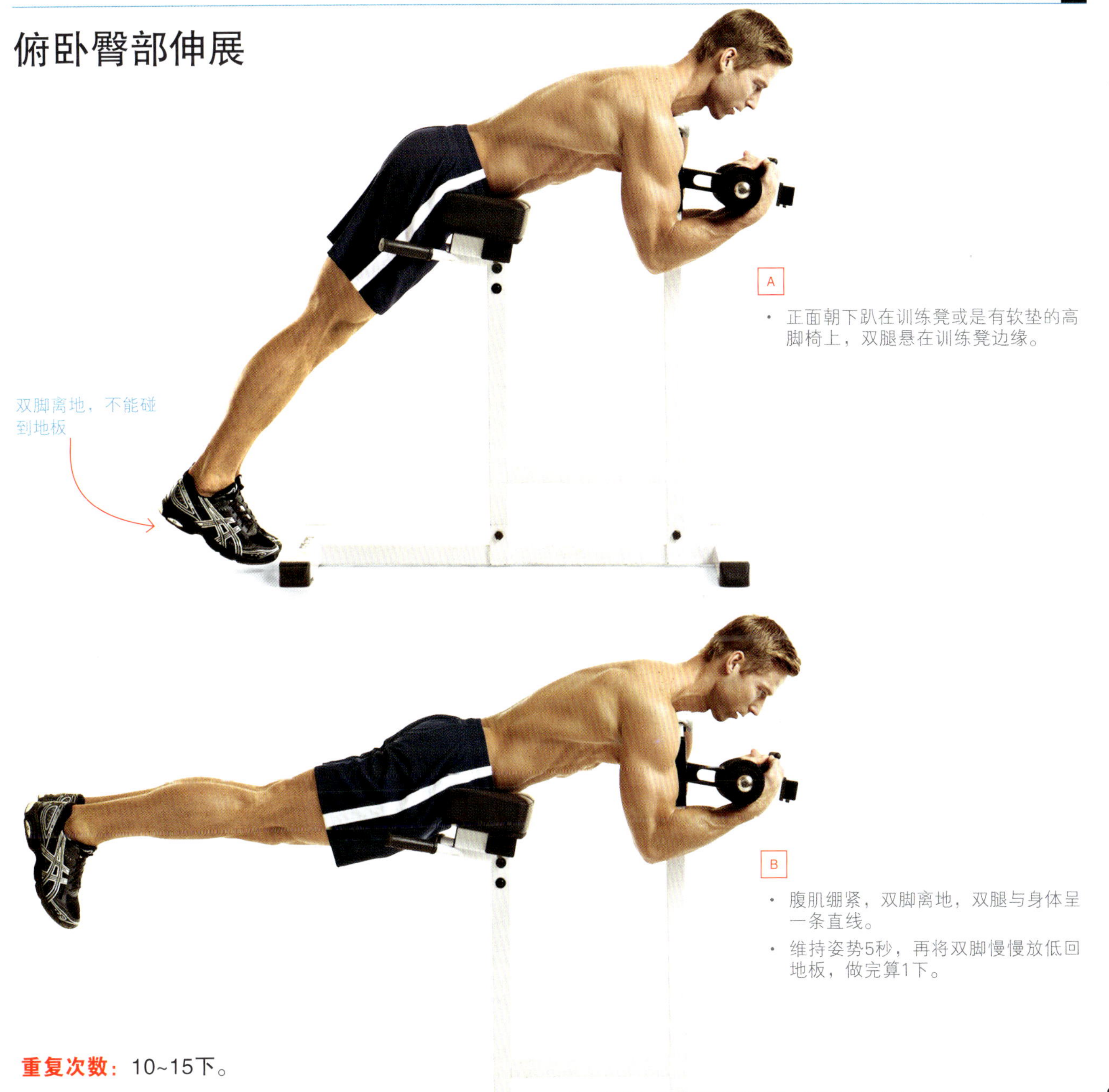

A

- 正面朝下趴在训练凳或是有软垫的高脚椅上，双腿悬在训练凳边缘。

B

- 腹肌绷紧，双脚离地，双腿与身体呈一条直线。
- 维持姿势5秒，再将双脚慢慢放低回地板，做完算1下。

重复次数：10~15下。

下半身激爆运动

早安式俯身

往前弯腰，臀部向后推

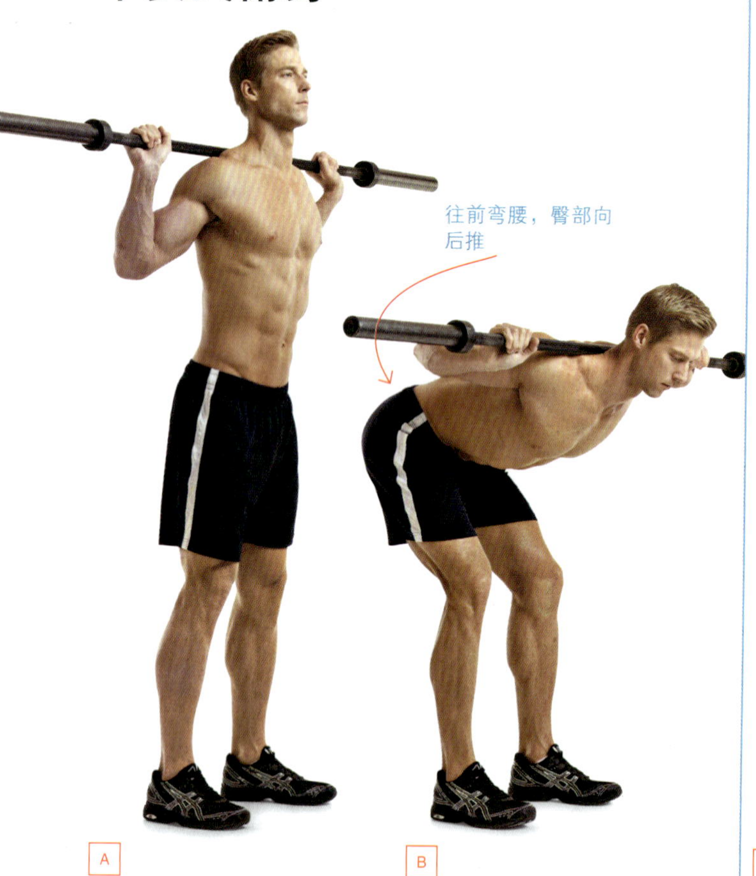

A

- 双脚张开与肩膀同宽，将轻量横杠置于上背部，掌心朝向前方。

B

- 膝盖保持微弯，身体打直，再慢慢弯下腰，上半身几乎与地板平行。
- 维持姿势5秒，然后回到起始姿势。做完算1下。

重复次数：8~10下。

单脚平衡弓步

先维持5秒钟，再往前跨出弓步

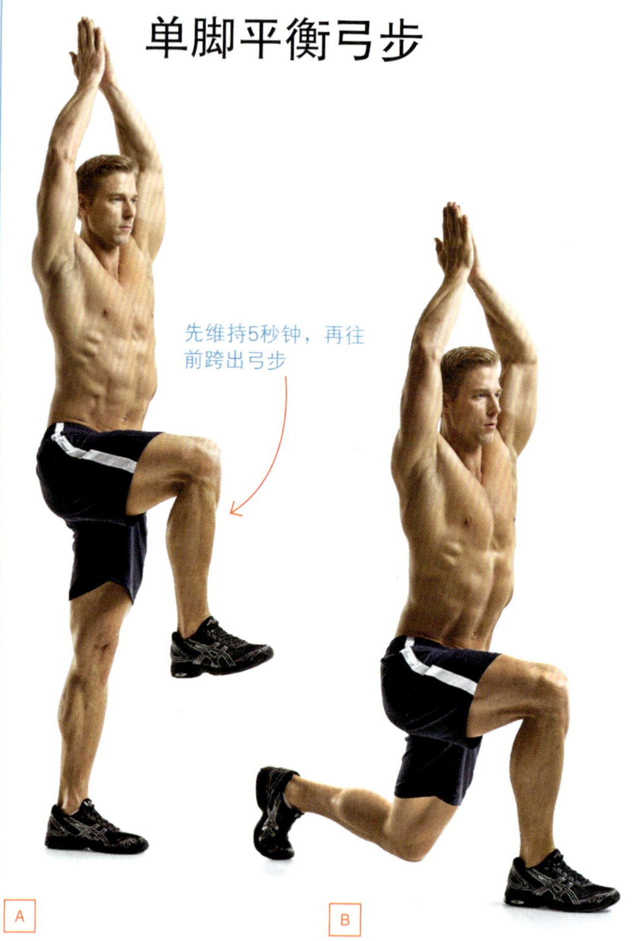

A

- 双脚张开与肩膀同宽，手臂垂在身侧。
- 右膝抬高，右大腿与地板平行，手臂向上伸直合掌。
- 维持姿势5秒。

B

- 膝盖保持弯曲，慢慢将右脚往前跨成弓步。
- 左脚向前踩，身体站直回到起始姿势，做完算1下。

重复次数：双脚各做10~12下，右脚完成再换左脚。

溜冰式登阶

A

- 双手各握1个5~11千克的哑铃于臀部两侧，右脚踩在前方的踏板上。
- 胸口微向前倾，左脚往后踩成弓步，右腿膝盖呈90°。

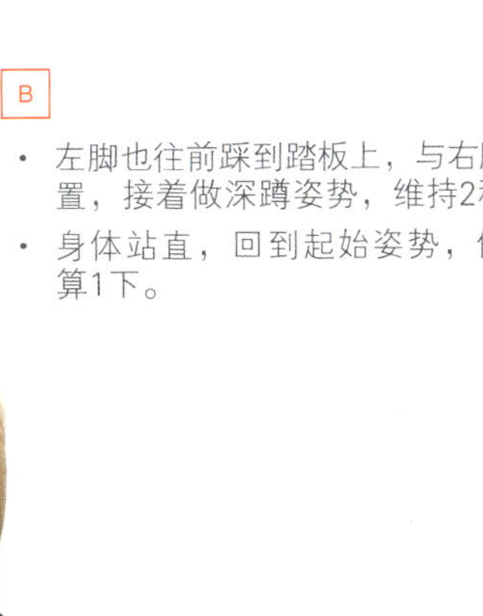

B

- 左脚也往前踩到踏板上，与右脚并置，接着做深蹲姿势，维持2秒。
- 身体站直，回到起始姿势，做完算1下。

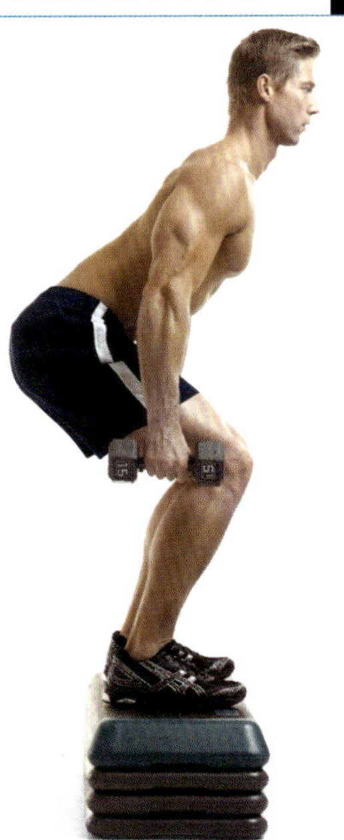

重复次数： 双脚各做10~12下。

单脚平板式

A

- 呈平板式姿势，前臂撑地，手肘位于肩膀正下方，脚趾弯曲贴地。

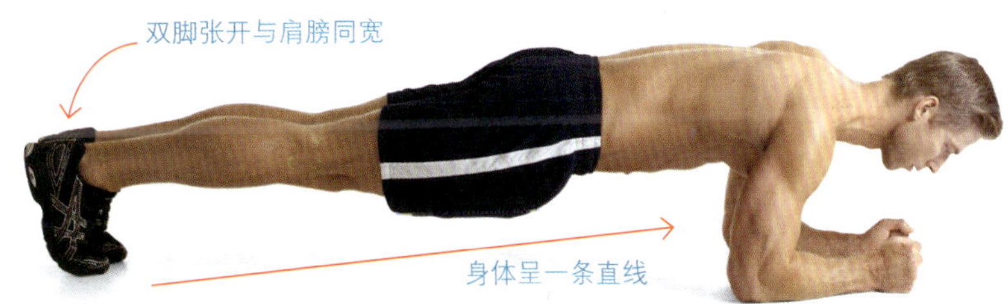

B

- 腹肌绷紧，抬高右腿约25厘米。
- 将身体重心移至前臂，双腿稳住不动。
- 维持姿势60秒钟。
- 换成抬起左腿，重复以上动作。

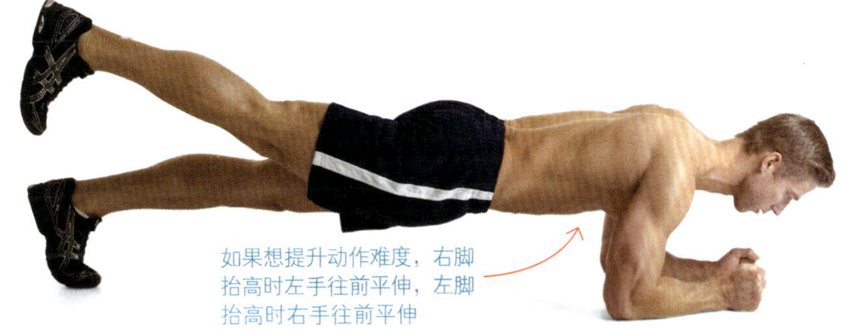

重复次数： 左右脚各抬1下，维持60秒。

飞跃巅峰

不论打篮球、网球或是骑单车，增强式训练都可以帮助你在运动时表现得更出色。增强式训练模拟各种动作，借此强化大小腿的爆发力和肌耐力。不仅如此，以下6组动作也可以使你的心跳加速。

尽全力去做：

以下6组增强式训练动作为1个循环，最后3组动作需要立锥和脚蹬箱，准备器材时可以顺便喘口气，调整呼吸。完成6组动作后可休息60~90秒，总共要做2~3次循环训练。

举臂跳高

A

- 双脚张开与肩膀同宽，膝盖微弯，手臂置于身侧。

B

- 迅速用力往上跳起，双手同时高举过头。
- 落地时膝盖放轻松，接着再度用力往上跳。

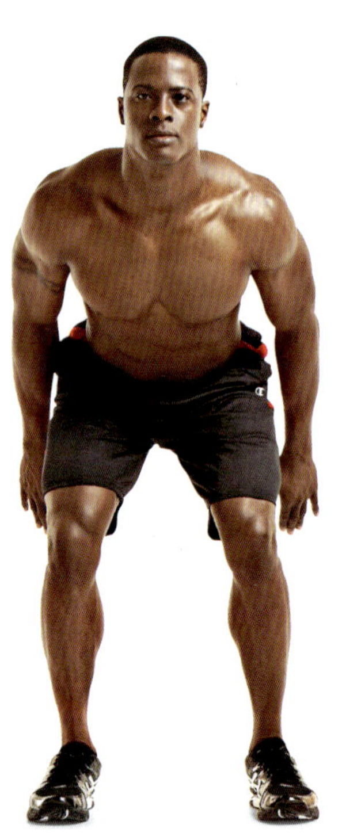

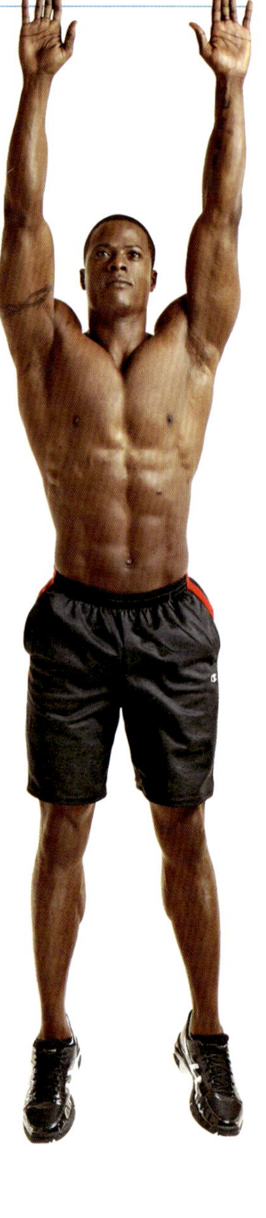

重复次数：8~10下。

空中转身

上半身尽量稳住不
动，利用髋部和双
脚的力量旋转

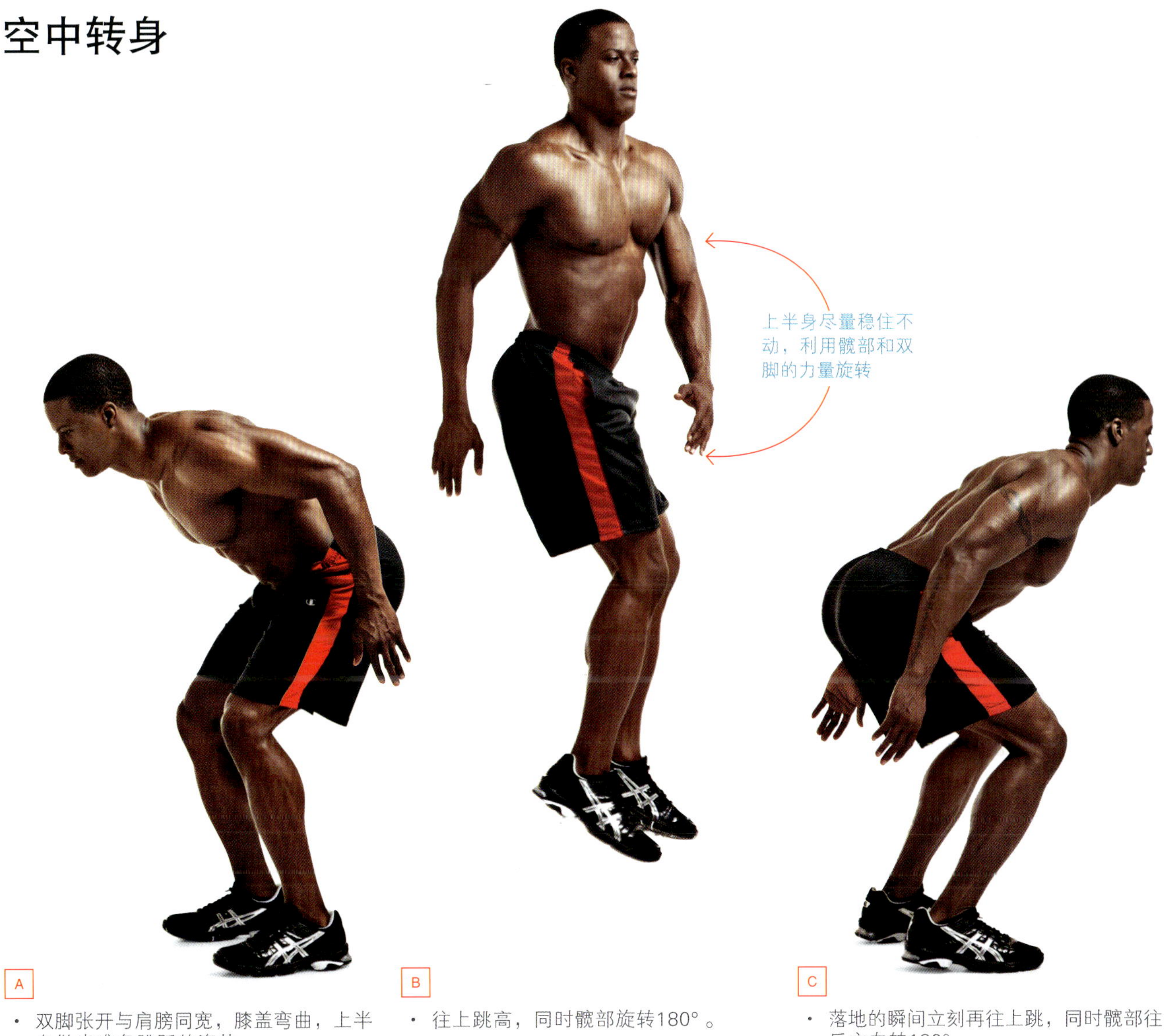

A

- 双脚张开与肩膀同宽，膝盖弯曲，上半身做出准备跳跃的姿势。

B

- 往上跳高，同时髋部旋转180°。

C

- 落地的瞬间立刻再往上跳，同时髋部往反方向转180°。

重复次数： 8~10下。

障碍物前跳

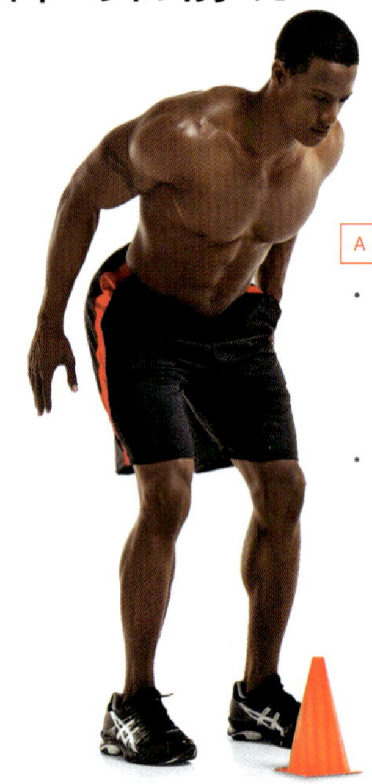

A

- 在地上设置6~10个高度约30厘米的立锥，将立锥排成一条直线当作障碍物，每个立锥彼此间隔约60厘米。
- 站在立锥前端，双脚张开与肩膀同宽，双臂置于身侧。

B

- 往前跳越过第1个立锥，利用双手的摆动来帮助跳跃动作。

C

- 双脚同时着地。
- 继续往前跳，直到跳过一整排立锥。以上动作算1下。

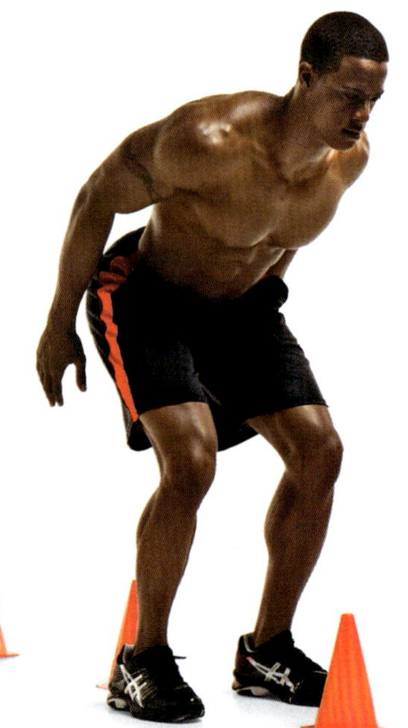

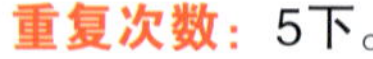

重复次数：5下。

障碍物侧跳

A

- 站在高度约30厘米的立锥或踏板旁，双臂置于身侧，双脚张开与肩膀同宽。
- 往侧边跳过立锥，双脚同时落地。

B

- 落地的瞬间立刻再往回跳过立锥。来回算1下。

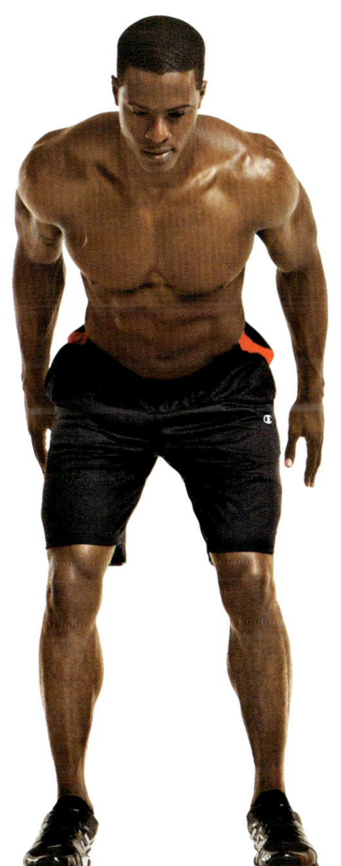

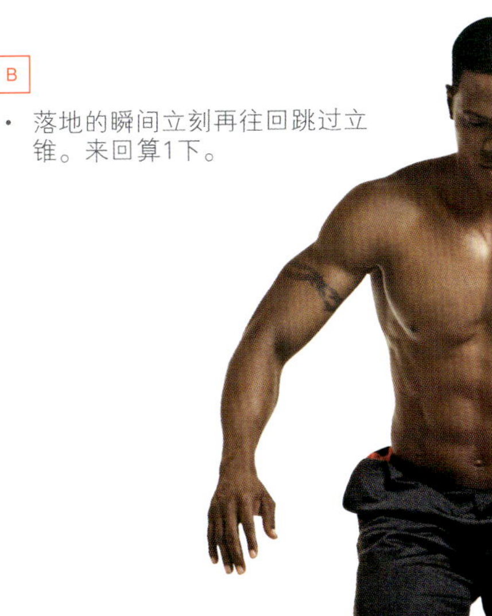

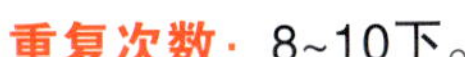

重复次数：8~10下。

体育小知识

评估运动员的运动能力，最基本的标准就是运动员垂直往上跳跃的高度。

飞跃巅峰

交互箱上飞跃

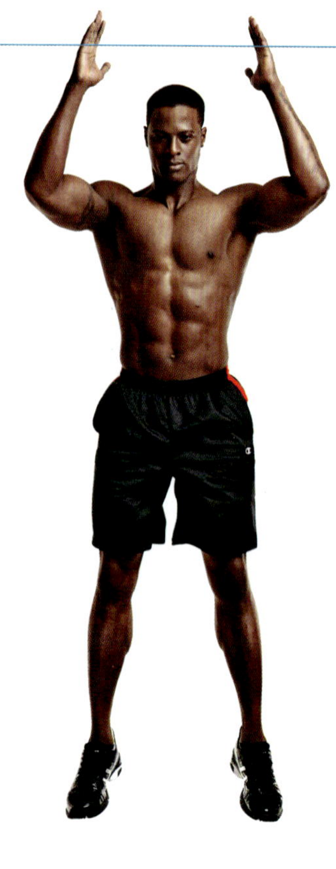

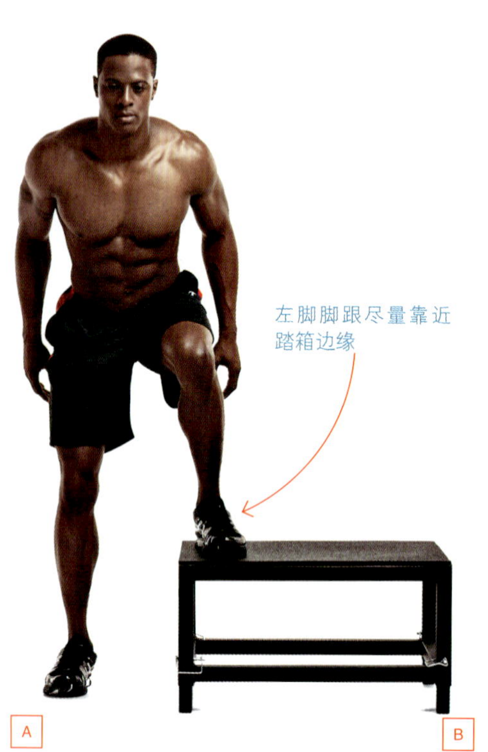

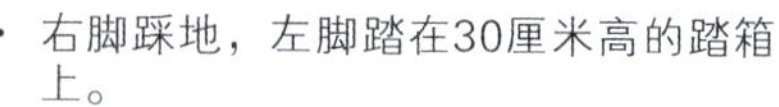

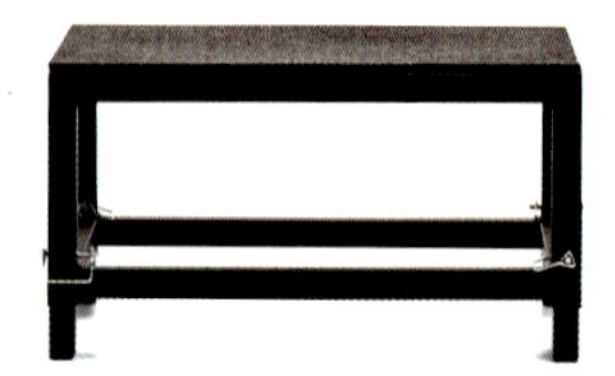

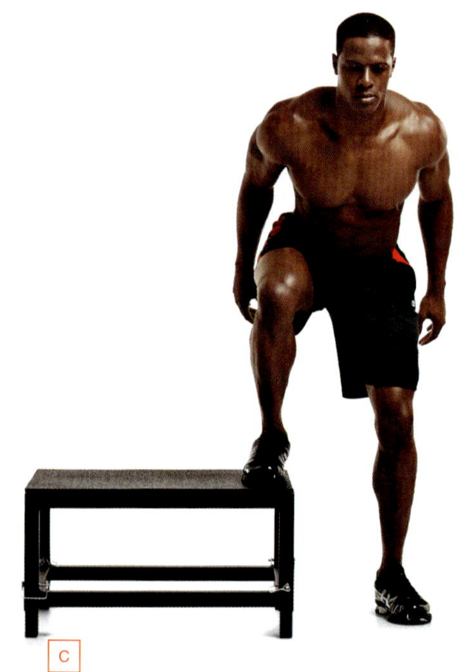

A

- 右脚踩地，左脚踏在30厘米高的踏箱上。

B

- 左脚用力，身体往上跳得越高越好。双手往上摆，可帮助身体跳得更高。

C

- 跳到踏箱的另一侧后，再换成右脚踩在踏箱上，左脚踩地。
- 落地的瞬间立刻重复动作，跳回到起始位置。

重复次数： 双脚各4~6下。

深蹲深跳

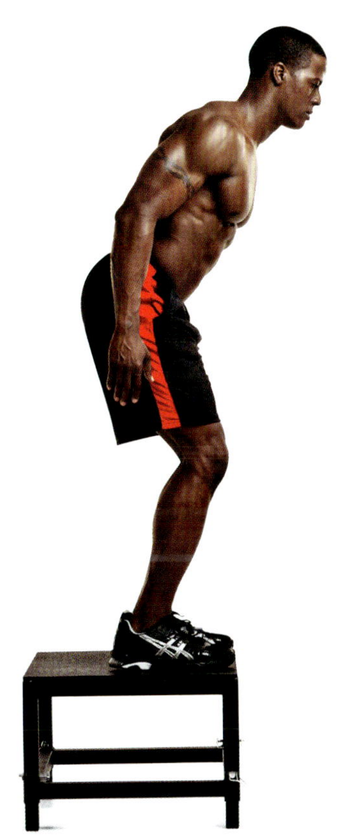

A

- 站在稳固的踏箱上，高度约30~60厘米。
- 屈膝弯腰，呈1/4~1/2的深蹲姿势，脚尖位于踏箱边缘。

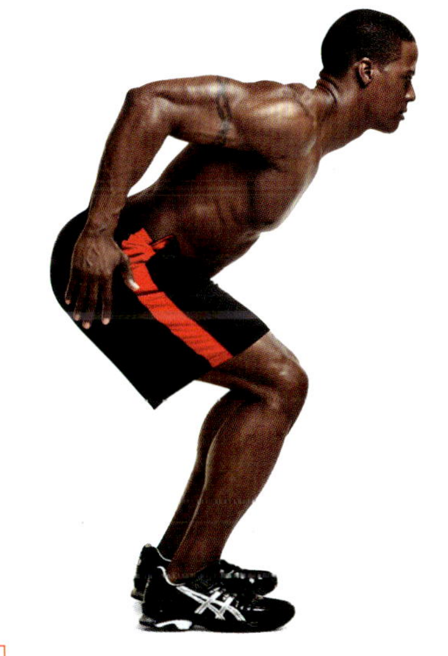

B

- 往前跳离箱子，轻轻着地，并呈1/4深蹲姿势。

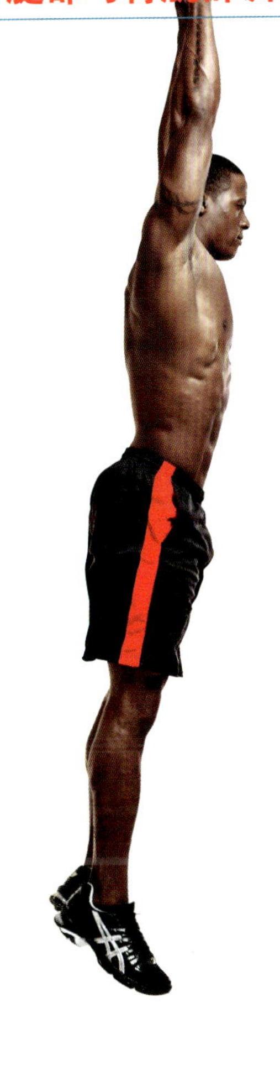

C

- 接着继续跳跃。手臂往上伸展，尽可能往上跳高。

重复次数：8~10下。

宝贝你的臀部

如果你的膝盖或背部常有酸痛的毛病，可能是因为你的臀肌群不够强壮。如果臀肌群不够强壮，走路、跑步甚至运动时就无法固定骨盆。这套运动由肌力体能训练师兼私人教练比尔·哈特曼设计，目标是加强髋部和臀肌群的功能，以活化这些长期被压在椅子上的肌肉。

尽全力去做：

每组动作重复3次，3次做完之后再继续进行下一组动作，每完成1轮可休息30~60秒。

垫高抬臀

A

- 平躺在地板上，膝盖微弯，双脚放在训练凳上。

B

- 臀部抬高，与身体和双腿呈一条直线。维持姿势5秒，再回到起始姿势。

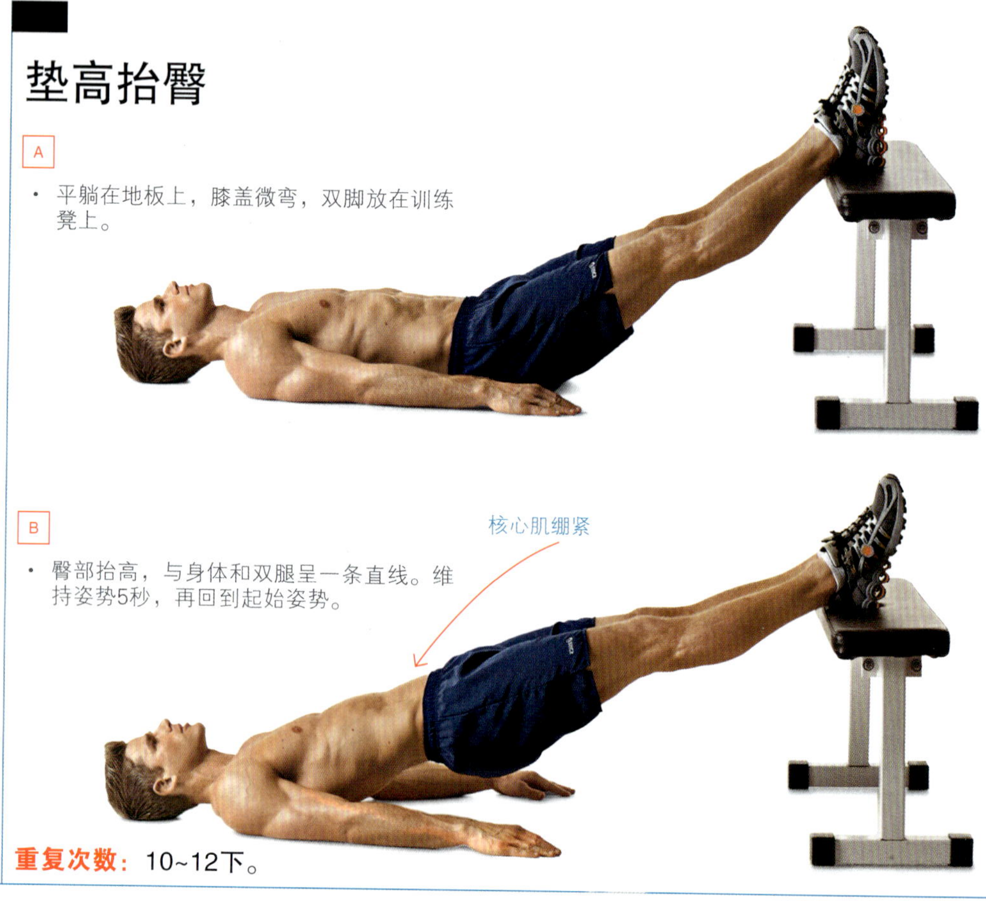

重复次数：10~12下。

蛙壳式抬腿

A

- 双腿穿过弹力带，弹力带束在膝盖上方。侧身躺在地上，膝盖弯曲90°，脚跟摆在髋部正下方。

B

- 骨盆和背部稳住不动，膝盖尽量张开。
- 停顿片刻，然后再回到起始姿势。

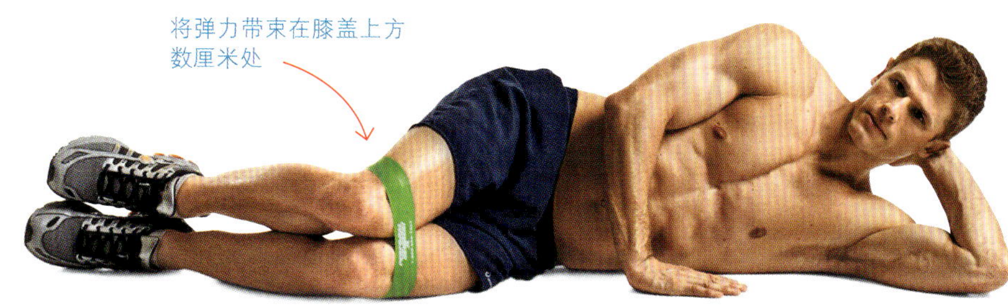

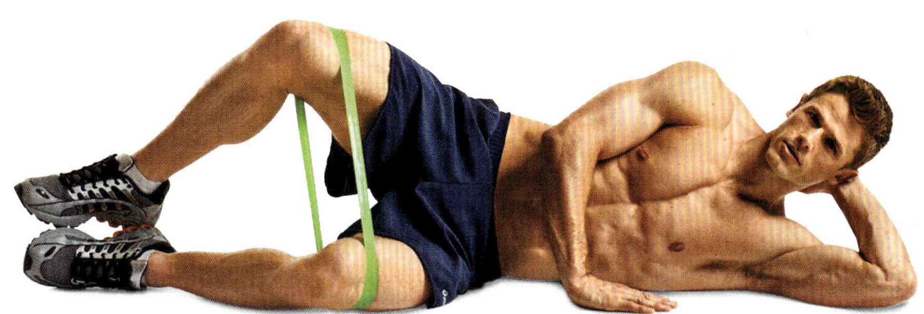

重复次数：两边各10~12下。

单脚站起

A

- 坐在训练凳上，左脚平放于地，右脚抬高。
- 双臂往前伸，与地板平行。

B

- 左脚用力推地，身体站直。
- 右脚保持离地，手臂保持向前伸直。
- 慢慢坐下，完成指定次数后，再换脚进行相同动作。

站起身后，右脚
可以稍微放低，
但是全程不可碰
到地板
左脚用力踩地，
让身体站起来

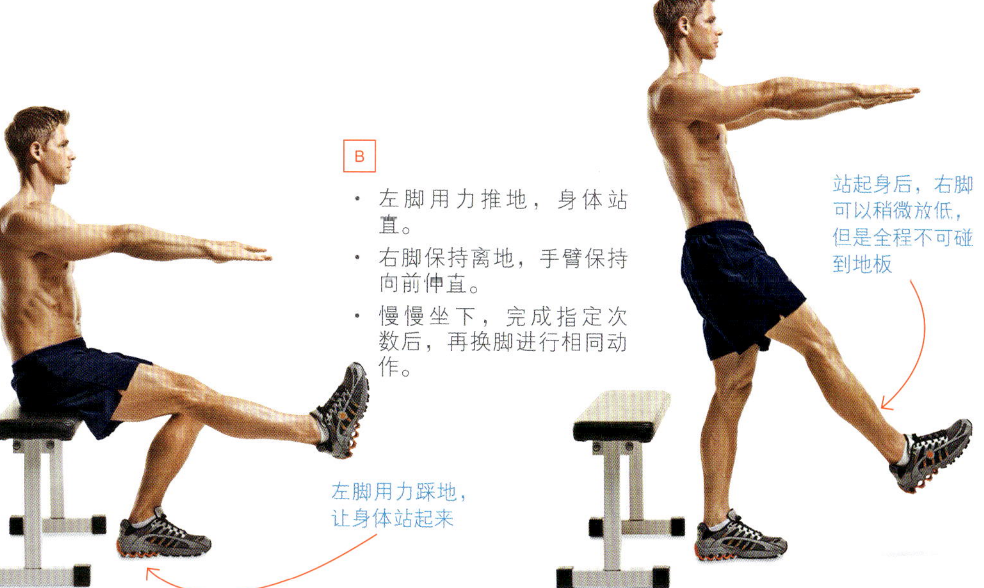

重复次数：双脚各做5下。

第十章
15分钟有氧间歇训练

"高强度间歇训练"（HIIT）是你每周锻炼的超强秘密武器，
让你减肥又强身

本章的有氧健身训练将颠覆你以往的运动习惯。不论跑步、骑单车或游泳，你以前总是习惯以千米数来衡量当天的运动量。现在，我们要你按照运动的秒数、速度和拼命程度（大部分是视呼吸困难度而定）来记录1天的运动量。我们准备了6套有氧运动，每一套都非常具有挑战性，如果你按照指示练习，就会发现这些运动都是来真的！只要试过1次高强度间歇训练，你就能立刻体验其中的奥妙，并且深深着迷！1组间歇训练只需要15分钟，但是你的身体会觉得仿佛已经运动了1个小时。我们敢预测：本章的运动将会成为你的最爱！

超快速有氧间歇训练

下一次你到健身房的时候，不妨注意一下跑步机（椭圆机或健身车）的面板，上头有彩色的直方图，提醒你心跳率达到多少时，身体就会开始燃烧脂肪。你也许会感到好奇：为什么燃脂心跳率这么容易就可以达成。（或者，为什么运动那么久，卡路里却只消耗一点点？）原因很简单：你在跑步机上不停挥洒汗水，希望这几个小时的努力可以尽量燃烧脂肪，但是这种运动方式就好比把肉放进锅里，开小火慢慢炖熟。如果你时间够多，这种做法还不错，但如果你讲求效率，最快的方式当然是开大火直接把肉煮熟。本章的超快速有氧运动就是你需要的大火，利用高强度间歇训练，把储存在你体内的脂肪燃烧殆尽。

先睹为快：15分钟高强度间歇训练

全力冲刺摆脱糖尿病

挪威一项研究发现：高强度间歇训练计划可以改善新陈代谢综合征，也就是2型糖尿病的前兆。研究人员将受试者分组，一组进行45分钟的一般运动，另一组则进行4次4分钟的间歇运动，并让心跳维持在最高心跳率的90%。结果证实：高强度间歇训练比一般慢速又耗时的运动更能预防肥胖、糖尿病和心血管疾病。

我们在第一章提过：高强度间歇训练所强调的就是快速，所以1套训练可以同时运动到每一条肌肉纤维，消耗大量的卡路里，刺激新陈代谢，效果维持数小时（甚至数天）之久。间歇训练会迅速加快心跳，只要开始训练，身体就会消耗热量。听起来有点吓人？别担心，这种“冲刺运动”只需进行30秒~2分钟，接下来就回复到平时运动的节奏。杰森·泰拉尼安博士在加拿大安大略省的基辅大学研究高强度间歇训练，他表示：间歇训练是甩除脂肪相当有效的方式。泰拉尼安博士说：“高强度间歇训练可以在短时间内快速改造骨骼肌，还能增强你的运动能力，也就是耗氧燃脂的能力，效果比其他中低强度的运动更佳。”也就是说，身体会练就更多肌肉组织，产生更多燃脂的酶和激素。

我们依照高强度间歇训练的原则，结合你最喜欢的几种有氧运动形式，设计出这一套超快速健身计划，1周挑1天练习即可（详见第19页的范例）。如果你越练越有心得，想要增加天数也可以。不过请记住：这些计划是健身特效药，1周不可超过3天，而且运动1天后至少要休息1天。本章运动的模式是在“短时间高强度”和“长时间中强度”之间轮流，如果强度分成1~10级，高强度大约为8~9级，而中强度则是6级。

跑步机计划

要提升跑步机的训练强度，可以“加快速度”或“加高坡度”。我们2种方案都有，任你挑选。

训练1：速度决定一切

这项训练利用全力冲刺的方式甩掉肥油，不过同时我们也建议你将坡度调整为1（因为如果把坡度设定为0，感觉会像是在跑下坡路）。身体练壮之后，可以再加快速度或调高坡度，以提升训练的强度。如果你是跑步机新手，可以先把速度（每小时英里数）调降1级或更低，重点是要达到指定的拼命程度。

时间	训练内容	速度（每小时英里数）	拼命程度（1~10）
0:00—3:00	热身走步	3.5~3.8	4~5
3:00—3:45	冲刺！	8+	9~10
3:45—4:30	轻松慢跑	5.5~6.5	7
4:30—5:30	冲刺！	8+	9~10
5:30—7:00	轻松慢跑	5.5~6.5	7
7:00—8:15	冲刺！	8+	9~10
8:15—9:15	轻松慢跑	5.5~6.5	7
9:15—10:15	冲刺！	8+	9~10
10:15—11:15	轻松慢跑	5.5~ 6.5	7
11:15—12:00	冲刺！	8+	9~10
12:00—12:45	轻松慢跑	5.5~6.5	7
12:45—15:00	缓和走步	3~3.5	4~5

训练2：坡度决定态度

这项训练借由调整跑步机的坡度，营造出跑上坡路的感觉。如果你觉得挑战难度过高，可以先将坡度调低1%。等身体练壮之后，再挑战更高坡度的跑步机，战胜陡坡和卡路里！

时间	训练内容/拼命程度（1~10）	速度（每小时英里数）	坡度%
0:00 — 3:00	热身走步(4 ~ 5)	3.5 ~ 3.8	1
3:00 — 4:00	小坡度慢跑 (8 ~ 9)	4 ~ 5	5 ~ 6
4:00 — 6:00	平地轻松慢跑 (7)	5.5 ~ 6.5	0
6:00 — 7:00	中坡度慢跑 (9)	4 ~ 5	7
7:00 — 9:00	平地轻松慢跑 (7)	5.5 ~ 6.5	0
9:00 — 10:00	大坡度慢跑 (10)	4 ~ 5（尽力而为）	8 ~ 9
10:00 — 12:00	平地轻松慢跑 (7)	5.5 ~ 6.5	0
12:00 — 13:00	陡坡！ (10)	4 ~ 5（尽力而为）	10 ~ 12
13:00 — 15:00	缓和慢跑到走步 (4 ~ 5)	3.5 ~ 3.8	1

跑步计划

如果将跑步距离拉长，身体效能会变得较高，因此会导致卡路里的消耗量减少。以下2组训练要在最短距离内把身体逼到极限，发挥罕见的减肥成效。只要15分钟，你就可以提升跑步的速度，并且促进身体的健康！请在附近学校的操场跑道上进行以下2组练习。

训练1：疾步如风

最适合跑步的距离是200米（半圈操场），因为你可以放胆冲刺，不必保存体力。你可以马力全开向前冲，然后再慢跑1圈恢复体力。跑步老手们大概15分钟内就可以完成，新手则需要多花一些时间。

时间	速度	距离
0:00 — 5:00	轻松慢跑热身	大约2圈
5:00 — 5:30	冲刺！	目标1/4 ~ 1/2圈
5:30 — 7:00	慢跑	目标约1圈
7:00 — 7:30	冲刺！	目标1/4 ~ 1/2圈
7:30 — 10:00	慢跑	目标约1圈
10:00 — 10:30	冲刺！	目标1/4 ~ 1/2圈
10:30 — 13:00	慢跑	目标约1圈
13:00 — 13:30	冲刺！	目标1/4 ~ 1/2圈
13:30 — 15:00	缓和慢跑到走步	

找朋友运动去

开始觉得这些训练让你生不如死了吗？赶紧揪你的三五好友一起运动吧！牛津大学的研究人员发现，一群人一起运动比单独运动更能激发对痛苦的忍耐力。科学家推测：在健身过程中，团体动力可能会刺激身体分泌内啡呔。我们倒是认为：人体会吸收别人的能量，并转为自己的力量。这两种说法的意思应该差不多吧？

训练2：健步如飞

这项训练能挑战体能的极限。在前一项练习中，你可以从一开头就使出全力，但这项练习相反，你必须保存足够的体力，最后一圈的表现要比第一圈更为有劲。跑步老手们大概15分钟之内就可以完成这项练习，新手则需要多花一些时间。

时间	速度	距离
0:00 — 5:00	轻松慢跑热身	大约2圈
5:00 — 7:00	冲刺	目标约1圈
7:00 — 8:00	轻松慢跑	目标约1/2圈
8:00 — 10:00	冲刺	目标约1圈
10:00 — 11:00	轻松慢跑	目标约1/2圈
11:00 —13:00	冲刺	目标约1圈
13:00 — 15:00	缓和轻松慢跑	

单车计划

无论在户外或室内，脚踏车都称得上是完美的燃脂工具，因为骑单车不伤膝关节，身体只会持续产生乳酸，非常适合超快速燃脂计划。户外脚踏车、飞轮车和健身车都适用于本计划，不过飞轮车和健身车要将阻力调大，户外脚踏车则调整变速，换成大齿轮。

训练1：猛男爱骑车

这项练习的做法是逐渐提升难度，直到身体被逼到极限（这时候一定要撑住），借此打开消耗热量的开关。请将运动强度分为1～10级来衡量你的运动强度。如果是户外脚踏车，请以平常的速度当作分级标准。铁马老将可以加快速度。

时间	训练内容	强度级别（1～10）	速度估计值
0:00—3:00	热身	6	每小时10～15英里
3:00—5:00	快速踩踏板	8	每小时16～17英里
5:00—6:00	加紧脚步	9	每小时18～19英里
6:00—6:30	冲刺	10	每小时20英里以上
6:30—9:30	轻松踩踏板	6	每小时10～15英里
9:30—11:30	快速踩踏板	8	每小时16～17英里
11:30—12:30	加紧脚步	9	每小时18～19英里
12:30—13:00	冲刺	10	每小时20英里以上
13:00—15:00	缓和	6	每小时10～15英里

训练2：猛男爱爬山

户外脚踏车可以按照计划分配的时间骑上坡路，然后再往原路骑下坡回到原点，接着再进行下一组上坡训练。如果以室内健身车练习，则可调节为大齿轮以增加阻力。本练习的宗旨就是让你踩踏板踩得很吃力。虽然随着阻力增加，你的速度会跟着变慢，但是你踩踏板的速度还是必须顺利流畅，不可以忽快忽慢。“站姿爬坡”表示臀部必须离开坐垫，站着踩踏板；“坐姿爬坡”顾名思义就是坐着骑车，但是以最快的速度踩踏板。

时间	训练内容	难度级别 / 齿轮	坡度 / 阻力
0:00 — 3:00	热身	6	0 ~ 3%/低阶
3:00 — 4:00	坐姿快速爬拔	7	4% ~ 6%/中阶
4:00 — 5:30	坐姿爬坡	8	6% ~ 8%/高阶
5:30 — 6:00	站姿爬坡	9	8% ~ 10%/更高阶
6:00 — 8:00	平地奔驰	6	0 ~ 3%/低阶
8:00 — 9:00	坐姿快速爬拔	7	4% ~ 6%/中阶
9:00 — 10:30	坐姿爬坡	8	6% ~ 8%/高阶
10:30 — 11:00	站姿爬坡	9	8% ~ 10%/更高阶
11:00 — 13:00	平地奔驰	7	0 ~ 3%/低阶
13:00 — 15:00	缓和	6	0 ~ 3%/低阶

椭圆机计划

椭圆机向来是健身房的超人气器材，也是高强度间歇训练的好帮手，让你可以汗流浃背，又不必担心关节因冲击力而受伤。接下来这组计划会把椭圆机切换到地狱模式，让全身进入燃脂状态。你必须同时加快速度和提高阻力，机器面板上的每分钟滑步数代表你的速度，不停往上加速并增强阻力，直到你完全累垮为止。记住，手不要扶在握把上，要用力摆动手臂，尽量加快脚步。如果你的椭圆机有调整坡度的功能，也可以利用椭圆机来进行爬坡训练，详见第231页的“坡度决定态度”计划。

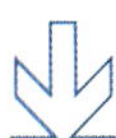

这可不是在公园散步！

椭圆机是非常理想的康复器材，但是近来名誉受损，被误认为只有想偷懒的人才会用椭圆机运动。使用椭圆机确实可以不必太认真，只要手扶在把手上，任由踏板顺着惯性运转，自己根本不必出力。不过，要是按照正确的方式善加利用，椭圆机照样可以让身体的新陈代谢攀向高峰。内布拉斯加大学最新的研究发现：以同样的时间与强度操作椭圆机和跑步机，两者消耗的热量一样多，带动的耗氧量也相同，不过就平均心跳数而言，使用椭圆机的平均心跳率较高。这可能是因为身体比较不熟悉椭圆机的动作，所以肌肉必须耗费更多力气来保持平衡。为了让身体经常保有运动的新鲜感，可以轮换使用椭圆机和跑步机这2种器材。

无聊终结者

进入到冲刺阶段时，不要让惯性替你带动踏板，而应确定双脚用力踩出每一步。

时间	训练内容	每分钟滑步数 / 拼命指数（1~10）	阻力
0:00 — 2:00	热身	130 ~ 140 (5 ~ 6)	3 ~ 5
2:00 — 4:00	加快（中等速度）	150 ~ 180 (7 ~ 8)	7 ~ 8
4:00 — 5:00	冲刺	190 (9 ~ 10)	8 ~ 9
5:00 — 6:00	稳定持平	150 (6 ~ 7)	7
6:00　8:00	加快（中等速度）	160 ~ 190 (7 ~ 8)	7 ~ 8
8:00 — 9:00	冲刺	200 (10)	9 ~ 10
9:00 — 10:00	稳定持平	150 (6 ~ 7)	7
10:00 — 12:00	加快（中等速度）	170 ~ 200 (7 ~ 8)	7 ~ 8
12:00 — 13:00	冲刺	210 (10)	9 ~ 10
13:00 — 15:00	缓和	130 ~ 140 (5 ~ 6)	3 ~ 5

游泳计划

水的密度比空气高800倍，因此在水中冲刺的燃脂效果可说无人能敌。这项计划可以帮助你减掉赘肉，让你的身材更匀称。我们列出了建议的泳式、趟数，还有从1~10的拼命程度，敬请依照指示进行练习。一般游泳池的水道长25米，奥运专用池的水道则是50米，请在一般游泳池练习即可。1趟是指从起点游到终点，到终点后再游回原点则是1圈。

神来之手

想要将游泳计划发挥到最大的效用，划水时记得要又快又深。试试以下的方法：右手划2次，左手划1次，右手划1次，左手划2次。然后右手左手各划1次，接着各划2次。美国游泳协会的基思·贝尔博士表示，依照上述模式游5分钟，可帮助你划水的力量更平均，节奏也更稳定。

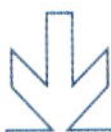

自由式的二三事

姿势正确才能有好的表现，因此在水中以自由式奋力前进时，别忘了以下的叮咛：

1. 游泳时脸部朝下，因为抬头会让臀部往下掉，导致速度减慢。
2. 把自己当成1条鱼，在水里安静流畅地游泳，不要拍击水面，因为那只会浪费体力。
3. 划水时，等手臂沉入水面下20厘米之后再往后滑水，并想象你抱着1个大圆桶，要将大圆桶用力往后推。
4. 翻身时要运用背阔肌、核心肌和背部肌肉，这可以帮助你拨开水的阻力，换气也能更为顺畅。以下提供1种练习翻身的方式：穿上蛙鞋，在水中侧身踢腿前进，并将一只手往前伸直。

混泳大派对

时间	泳式	趟数	拼命程度
0:00—3:00	自由式/混式踢水	约2圈	4～5
3:00—5:00	自由式	约2圈	6～7
5:00—5:45	自由式	约1圈	9
5:45—7:00	自由式/混式踢水	约1圈	6
7:00—7:45	自由式	约1圈	9
7:45—9:00	自由式/混式踢水	约1圈	6
9:00—9:45	自由式	约1圈	9
9:45—11:00	自由式/混式踢水	约1圈	6
11:00—11:30	蛙式	约1趟	8～9
11:30—13:00	自由式	1圈加1趟	8～9
13:00—15:00	仰式/混式踢水	约1圈	4～5

跳绳计划

拳击手和综合武术家的身体非常精实，几乎没有一点脂肪，这可能和他们的跳绳训练大有关系。跳绳会强迫身体认真运动，消耗卡路里。这套间歇训练结合了多种跳绳步法和跳法，设计出快速又具爆发性的跳绳运动。试着跳离地面5厘米即可，让绳子扫过你的脚底。甩动绳子的时候，记得把手肘贴紧身体，双脚以前脚掌做为着地点。

加紧脚步

强劲的腿肌可以保护脚踝、臀部或背部，避免在跑步或跳绳时受伤。“脚夹弹珠”是一项很有帮助的练习。首先将弹珠洒满地板，光着脚坐在椅子上，脚趾用力夹起弹珠，并将弹珠放进杯中。每只脚练习2~3次，然后换边。这项动作可以强化双脚的足弓，降低产生内旋足的概率。在锻炼脚踝方面，可试着在枕头或沙发上以单脚站立，如果觉得太轻松，可以同时闭上眼睛，或是手持药球以顺时针和逆时针方向画圈。至于强化脚底板的肌腱和韧带，可试着以脚尖走路：踮起脚尖，用前脚掌慢慢行走。以上动作请每次练习数分钟，每周2~3次。几个月之后，你的双脚将会更加强壮有劲。

蹦跳大挑战

如果觉得这项练习难度太高，可以放慢速度，或是将练习分成两部分，完成前6分钟的指定动作后，改做30秒的双圈跳绳然后休息1分钟，接着再从双脚跳绳继续往下完成。

时间	跳跃式	速度	拼命程度
0:00 — 1:00	双脚跳绳	中等	5 ~ 6
1:00 — 1:30	单脚跳绳	中等	7
1:30 — 2:30	双脚跳绳	中等	5 ~ 6
2:30 — 3:00	单脚跳绳	中等	7
3:00 — 5:00	双脚跳绳	快速	8 ~ 9
5:00 — 6:00	双脚跳绳	中等	5 ~ 6
6:00 — 7:30	双圈跳绳*	快速	9 ~ 10
7:30 — 8:30	双脚跳绳	中等	5 ~ 6
8:30 — 10:30	开合跳绳**	中等至快速	8
10:30 — 11:30	双脚跳绳	中等	5 ~ 6
11:30 — 13:30	跑步跳绳***	中等至快速	8 ~ 9
13:30 — 15:00	双脚跳绳	中等	5 ~ 6

* 跳高一点，让绳子绕过脚底两次。
** 落地时一次张开双脚，另一次并拢双脚，如此轮流开合。
*** 一边跳绳一边原地跑步。

第十一章
15分钟食物大作战计划

想要吃得健康，就先要有正确的食材、最佳的厨具以及美味的食谱。
本章让你1次满足3个愿望！

谈到营养，最常见的问题就是人们会为了贪图方便迅速而舍弃营养的食物。其实，想要吃得方便迅速，除了快餐店和便利商店之外，你还有别种选择。你在第三章已经学到快速减肥的方法，但是知道哪些食物该吃，哪些不该吃，以及如何做出一道道美味的料理，又是另外一回事了。这就是为什么我们特地在本书加入饮食计划的篇章，告诉你如何吃出健康又不必担心发胖。恰当的厨具、理想的厨房摆设以及精心规划的饮食计划，三者都是健身减肥的得力助手，帮助你更快达成强健体魄的理想目标。

超快速厨房整理计划

男人的行程多半满到爆表，时间对男人而言是非常珍贵的。因此，你在厨房里需要以赛车级的速度完成本章介绍的超快速料理。想要做到这一点，首要条件就是把对的厨具摆放在对的位置。分享1个小秘诀：只要2个步骤，15分钟内就可以把厨房整理得有条有理，比叫外卖还快！

诱惑大搜查

整理厨房的第一步，要先从冰箱、橱柜和食物柜下手，把垃圾食物全都丢掉。无论开封与否，只要是对健康有害的食物，不论再怎么美味可口，通通杀无赦。整理厨房的重点，就是排除身边所有的诱惑。只要橱柜里没有零食，即使嘴馋或意志力薄弱，你想吃也吃不到。现在，拿出1个大型垃圾袋，开始动手吧！所有的甜食零嘴，譬如饼干、糖果，全部都丢进垃圾袋里。至于昂贵的顶级巧克力，如果真的舍不得丢，至少也要藏到你看不见的地方，不能让自己轻易拿到。告诉你一个更好的办法：把顶级巧克力藏起来之前，先把它们装进不透明的容器里。根据研究显示，如果把零食装在不透明的罐子里，减少食用的效果比装在透明容器里来得好。伊利诺斯大学研究发现：上班族如果把巧克力收在视线范围以外的地方，例如办公桌的抽屉里，比起直接放在伸手可及之处，吃下巧克力的概率大约少了25%。

其他小西点和糕饼也都清干净了吗？非常好。接下来轮到精制面包、白米、面条、罐装或盒装的调理包，以及其他所有过度加工的食品。如果是保质期内的食物，包括果汁和汽水，可以捐给当地有需求的慈善团体。最后，所有含糖饮料也都必须滚出你家。听好，只要把家里这些邪恶的食物清空，你就没机会碰它们。眼不见为净，嘴不吃才能瘦！

必先利其器

好的，你的柜子已经清干净了，垃圾袋也装满了，但是15分钟的厨房整理计划还剩5分钟，这时候轮到厨具登场了。假如你厨房的抽屉像个大黑洞，找只量匙就要花上10分钟，那么你永远无法快速做好料理。现在请利用5分钟，把下列用具翻出来，放在台面上显眼的地方，或是柜子里容易拿取的位置，日后你打算下厨的时候，就可以轻松拿到所需的下厨用具。

砧板：用来切水果、蔬菜、肉类，或是其他备菜。

菜刀：一把好菜刀是每个男人的厨房必备品。优秀的大厨师都知道，菜刀如果不够锐利，会是非常危险的用品，所以记得检查菜刀刀锋是否锐利。另外，再加入锯齿菜刀和削皮水果刀，你的刀类用具就完备无缺了。

量杯量匙：测量食材的分量。

滤锅：清洗蔬菜。

果汁机／料理机：可用来搅碎冰块做成蔬果昔、把食材捣成泥状、制作汤料理或酱料、把肉类绞碎，或是把坚果打碎。

食物切碎机：切碎奶酪块、姜，或其他调味用的食物。（刨丝器或刨丝刀也推荐，可以拿来磨香料或柑橘皮。）

隔热手套：用来端热锅或热盘。

具弹性的尼龙锅铲：选购尼龙材质的锅铲，才不会刮伤不粘锅。

食物夹：准备 1 支不锈钢食物夹和 1 支不粘锅专用的尼龙食物夹。

木制汤匙：用来搅拌酱汁，顺便试试味道如何。

胡椒研磨罐：新鲜现磨的胡椒粒最能提味了。

多喝水

放下手上那罐无糖的饮料，改喝凉开水吧！根据犹他州大学的研究发现，每天用8盎司（1盎司≈28毫升）的水杯喝8～12杯凉开水（约1 800～2 700毫升），比起只喝4杯，更能促进新陈代谢。梅德琳·芬斯卓博士是匹兹堡大学体重控制中心的主任兼创办人，芬斯卓博士表示，身体会燃烧脂肪，以调和凉开水的低温，帮助体温回到核心温度。虽然喝杯凉开水只能消耗一丁点儿热量，但是只要养成习惯天天喝，日积月累下来也能看得出差别，而且不需要费力气。

把以下健康食物全送进你的冰箱和食物柜吧。

优质蛋白质	低淀粉蔬菜*		天然脂肪
牛肉	洋蓟	蘑菇	牛油果
奶酪	芦笋	洋葱	奶油
蛋	小白菜	甜椒	椰子
鱼类	绿色花椰菜	白萝卜	坚果种子类
猪肉	球芽甘蓝	沙拉菜叶类	橄榄、橄榄油和菜籽油
鸡鸭鹅	胡萝卜	菠菜	全脂沙拉酱
大豆	白色花椰菜	西红柿	
乳清蛋白和酪蛋白	芹菜	芜菁	
	小黄瓜	栉瓜	

*除了马铃薯、豆类和玉米之外的各类蔬菜都很好。

15道去脂肪、长肌肉的好料理 15分钟内轻松上桌

话先说在前头：你不会因为学会这几道料理，就摇身变成美食频道的当家主厨。不过你一定会因此吃得更健康，同时还能轻松瘦身，而且不必在厨房耗上几个小时，全身沾满各种食材。最重要的是：这些料理非常美味，保证能让你食指大动。

为了贯彻本书宗旨——简单又省时，我们准备了15道营养满点的料理，而且15分钟内就可完成。万一你吃腻了，或是哪天时间比较充裕，可以另外参考《腹肌革命减肥食谱》，里面介绍200道以上的食谱，而且该书和本章一样，都是选用健康又营养的食材。现在，拿出盘子，准备开始下厨吧！

早餐

蔬菜奥姆蛋卷

大号鸡蛋2个
蛋白2份
鲜奶1茶匙
奶油1茶匙
洗干净的嫩菠菜叶3/4杯
磨好的低脂切达奶酪1/4杯
现磨黑胡椒粒

- 把蛋打到碗里，和牛奶一起搅拌。
- 以中火加热平底锅，放入奶油使其熔化，然后倒入打好的蛋汁，煎成蛋皮。
- 把菠菜和奶酪加在蛋上，再煎1分钟，以刮刀或尼龙锅铲把蛋皮和内馅包成蛋卷。
- 煎到全熟即可起锅。
- 加点盐和黑胡椒粒调味，好菜即可上桌！

本食谱为1人份。

每份营养标示：热量260卡、蛋白质23克、碳水化合物4克、脂肪15克（含饱和脂肪7克），纤维素1克。

超快速饱足餐

奶酪1/4杯
新鲜蓝莓1/2杯
碎核桃1茶匙

- 将所有食材放进碗里拌一拌。

本食谱为1人份。

每份营养标示：热量198卡、蛋白质10克、碳水化合物14克、脂肪12.5克（含饱和脂肪2.5克）、纤维素3克。

高能量燕麦粥

燕麦片1杯
低脂鲜奶1杯
冷冻草莓1/2杯
盐巴少许
糖1茶匙（可不加）
肉桂粉少许
香草乳清蛋白粉1勺

- 把燕麦片和鲜奶倒进微波碗里。
- 放微波炉里加热1分钟，拿出来搅拌一下，再加热1分钟。
- 放置1分钟让其冷却，然后加入乳清蛋白粉、盐巴、肉桂粉和糖。

本食谱为1人份。

每份营养标示：热量585卡、蛋白质43克、碳水化合物80克、脂肪11克（含饱和脂肪3.6克）、纤维素10克。

蛋白质男孩

三餐多吃富含蛋白质的食物，有助于维持肌肉的质量。伊利诺斯大学营养学教授唐诺·雷曼博士表示：无论是运动或休息状态，肌肉永远都能燃烧更多脂肪。建议每餐摄取30克左右的蛋白质，大约等于1杯低脂奶酪或110克的去骨鸡胸肉。

摄取纤维素10招

根据美国农业部的数据显示，每天应摄取20~35克膳食纤维，但是很少人达到这个标准。膳食纤维的好处多多，不仅能降低胆固醇、增加饱足感，还可以促进新陈代谢。以下10招教你增加纤维素的摄取量。

1. 在沙拉里撒一点鹰嘴豆，半杯鹰嘴豆含有6克纤维素。
2. 在原味或香草酸奶里加一把莓果，不但可以增加风味，而且半杯莓果含有4克纤维素。
3. 烤马铃薯连皮吃，可以多吸收2克纤维素。
4. 玉米片蘸着加入黑豆或腰豆的莎莎酱品尝，也可以增加纤维素的摄取。
5. 杏仁、花生或葵花子30克，即一把的分量含有2~4克纤维素。

午餐与点心

意式风情

脆皮面包 2片
意大利熏火腿薄片 4片
罗勒或嫩菠菜叶 6片
西红柿切片 2片
部分脱脂莫扎瑞拉奶酪片（约60克）2片
特纯初榨橄榄油 1茶匙
磨碎的黑胡椒粒

- 每片脆皮面包上摆放2片火腿、3片罗勒、1片西红柿和1片奶酪。
- 滴入几滴橄榄油，再撒一点黑胡椒粒。

本食谱为1人份。

每份营养标示：热量409卡、蛋白质23克、碳水化合物15.5克、脂肪26.5克（含饱和脂肪5.3克）、纤维素3克。

呛辣鲔鱼三明治

蛋黄酱 1/8杯
芥末酱 1/4茶匙
罐头鲔鱼 110克
全麦吐司 4片
红洋葱薄片 2片
红甜椒去籽切细圈 2片
切块牛油果 1/2杯
红姜片切片 1/4杯
西生菜（结球莴苣）4片

- 将蛋黄酱和芥末酱倒进小碗拌匀， 然后加入鲔鱼一起搅拌。
- 将拌好的鲔鱼酱平均涂抹在2片吐司上。
- 放上洋葱、甜椒、牛油果、红姜和西生菜，最后再分别盖上吐司。

本食谱为2人份。

每份营养标示：热量315卡、蛋白质22克、碳水化合物35克、脂肪10克（含饱和脂肪2.3克）、纤维素7克。

活力口袋饼

莎莎蘸酱 1/4杯
全麦口袋饼 1份
煮熟火腿丁 1/4杯
莫扎瑞拉奶酪丝 1/4杯

- 用汤匙把莎莎酱平均涂满口袋饼内侧。
- 撒上火腿丁和奶酪丝。
- 放到微波炉专用的盘子里，加热数秒钟，待奶酪丝熔化后即可取出。

本食谱为1人份。

每份营养标示：热量360卡、蛋白质23克、碳水化合物39克、脂肪13克（含饱和脂肪5.5克）、纤维素5克。

无淀粉蘑菇比萨

大龙葵菇（去蒂）1朵
意大利面酱 1茶匙
莫扎瑞拉奶酪 1/2杯
意式辣香肠薄片 5片

- 将烤箱预热到400℃。
- 去掉龙葵菇的蒂头，顺便去掉菇头内面的一些菌褶，才有空间放面酱和奶酪。
- 烤盘涂油，将龙葵菇反置于烤盘上，送进预热完毕的烤箱，大约烤4分钟，使水分收干。
- 取出烤盘，把意大利面酱、奶酪和香肠薄片放在龙葵菇上。
- 再送进烤箱约10分钟左右，等奶酪熔化就大功告成。

本食谱为1人份。

每份营养标示：热量235卡、碳水化合物10.6克、蛋白质19克、脂肪13.6克（含饱和脂肪6.6克）、纤维素2.3克。

蔬果昔

抗氧化精力蔬果昔

绿茶包 1份
蜂蜜 1茶匙
冷冻蓝莓1 1/2杯
香蕉 半根
香草豆奶 3/4杯

- 冲1杯绿茶，取出茶包，然后加入蜂蜜搅拌。
- 让茶放凉后，在果汁机里加入5匙绿茶以及蓝莓和香蕉，最后再加入豆奶。
- 将食材完全打成蔬果昔状。

本食谱为2人份。

每份营养标示：热量151卡、蛋白质5克、碳水化合物30克、脂肪1克（含饱和脂肪0克）、纤维素3克。

黛克丽海滩风情

低脂鲜奶 1/2杯
低脂原味酸奶 2茶匙
浓缩柳橙汁 1/4杯
香蕉 半根
草莓 1/4杯
杧果切丁 1/2杯
香草乳清蛋白粉 2茶匙
冰块 3块

- 在果汁机里倒入鲜奶、酸奶和柳橙汁，接着放入香蕉、草莓、杧果和高蛋白粉，最后加入冰块。

本食谱为2人份。

每份营养标示：热量154卡、蛋白质7克、碳水化合物31克、脂肪1克（含饱和脂肪0.5克）、纤维素2克。

（摘自《腹肌革命减肥食谱》）

6. 咬1口苹果，然后在苹果上涂上一些杏仁奶油，再咬1口，如此重复直到吃完。

7. 在汤里加一点小扁豆，1/4杯小扁豆就含有11克纤维素。

8. 大口咀嚼2杯低脂爆米花，可补充2克纤维素。

9. 早上做蔬果昔的时候，在果汁机里加入1个去皮橙子一起搅拌，可以增添风味。1个橙子比富含果肉的橙子汁还多出将近3克纤维素。

10. 在你最喜欢的意大利面酱里加入1/2杯冷冻碎菠菜。菠菜不会破坏肉酱的美味，而且还可额外补充2克纤维素。

晚餐

腌牛肉佐嫩甘蓝

事前准备工作可以在15分钟内完成，接着放进炖锅里焖煮，你就可以去上班了。

红皮小洋芋（带皮）8颗

中型胡萝卜（切半）4根

大蒜 3瓣

红糖 1茶匙

月桂叶 1片

腌牛腩肉1.5千克

水 3杯

健力士啤酒 1瓶

绿甘蓝（切四份）1颗

- 把小洋芋、胡萝卜（别拿甘蓝）、蒜头、红糖和月桂叶放进焖锅。
- 接着把牛腩肉放在这些蔬菜上面，倒入水和啤酒。
- 盖上盖子，焖煮10小时。
- 上桌前1小时再加入甘蓝焖煮。
- 煮好之后，以大浅盘装盛。
- 拿掉月桂叶，加一点黄芥末和辣根酱提味。

本食谱为8人份。

每份营养标示：热量350卡、蛋白质19克、碳水化合物23克、脂肪17克（含饱和脂肪6克）、纤维素4克。

奶酪羊肉汉堡排

绞羊肉500克

烟熏莫扎瑞拉奶酪 110克

西生菜 4片

调味用的盐巴和黑胡椒

- 将莫扎瑞拉奶酪切成4等份。
- 将绞羊肉分成4等份，和4份奶酪搭配成4组。
- 两面各烤4分钟。
- 最后用西生菜包住汉堡排。

本食谱为4人份。

每份营养标示：热量397卡、蛋白质26克、碳水化合物2克、脂肪31克（含饱和脂肪14.5克）、纤维素1克。

鲔鱼串烧佐泰式酸辣酱

泰式酸辣酱（需事先准备）

低钠豆奶 1/4杯

海鲜酱 1/2杯

芝麻油 1/2茶匙

糖 1/2茶匙

大蒜剁碎 2瓣

新鲜生姜剁碎 1茶匙

- 所有材料放进炖锅，用中火煮到起泡。
- 放凉之后放进玻璃罐，盖上盖子，放进冰箱，最多可冷藏2周。

鲔鱼串烧

鲔鱼排500克

白洋菇 12朵

小番茄 12个

葱（切成5厘米）6根

竹签或木签 4支

- 先将竹签浸泡30分钟。
- 鲔鱼排切块，每块大小约稍微大于一口的分量。
- 将鲔鱼块和蔬菜分成4等份，每份以竹签串起。
- 刷上酱料，煎烤6分钟，翻面，再刷1次酱料，继续煎烤2分钟。

本食谱为4人份。

每份营养标示：热量220卡、蛋白质30克、碳水化合物14克、脂肪5克（含饱和脂肪0.5克）、纤维素2克。

烤炖菜

1个中型茄子去皮，切成1厘米厚度

1个大栉瓜切成1厘米厚

1个中型红洋葱切丁

1个红甜椒去籽，切成5厘米厚

1个黄甜椒去籽，切成5厘米厚

半个球茎茴香，切成细丝

1罐腌制蕃茄 420克装

橄榄油 1茶匙

牛至 1匙半

粗盐或海盐 1/2杯

新鲜现磨黑胡椒 1/4茶匙

- 将烤箱预热到500℃。
- 在大型铁烤盘的盘面上涂一层烤盘油。
- 把茄子、栉瓜、洋葱、甜椒、茴香和番茄放到烤盘上。
- 加入橄榄油、牛至、盐巴和黑胡椒，拌匀。
- 放进烤箱，不时翻动搅拌，大约烤15分钟，直到蔬菜变软为止。

本食谱为4人份。

每份营养标示：热量127卡、蛋白质3.5克、碳水化合物19克、脂肪4克（含饱和脂肪1克）、纤维素7克。

特制牛肉沙拉

这份特制沙拉富含帮助肌肉增长的蛋白质和优质碳水化合物，以及可增添饱足感的脂肪，每一种营养大约含有30克。把上一餐没吃完的烤牛肉块入菜，只要几分钟就可以搞定。

侧腹横肌牛排或烤腹肉牛排，逆纹理切成薄片 110克

切碎的西生菜 2杯

全熟的水煮蛋切对半 1个

小番茄切对半 6个

牛油果切丁 1/4块

蓝奶酪切成碎块 1茶匙

甜豌豆蒸熟切半 1杯

特纯初榨橄榄油 1茶匙

煮熟培根，预先加热 1条

- 将全部食材搅拌均匀就搞定。

本食谱为1人份。

每份营养标示：热量650卡、蛋白质49克、碳水化合物32克、脂肪35克（饱和脂肪13.5克）、纤维素8克。

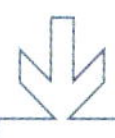

吃得更健康：吃半份沙拉，配上1碗汤，将剩下的半份留到明天当午餐，热量分成2天摄取。

球芽甘蓝佐柠檬酱汁

冷冻小球芽甘蓝440克装 1包

奶油 1茶匙

特纯初榨橄榄油 1茶匙

柠檬皮屑 1/2茶匙

柠檬汁 1茶匙

调味用的盐巴和黑胡椒

- 将球芽甘蓝放进大锅，加入1/4杯水，水滚后盖上锅盖，将火关小，焖10分钟直到甘蓝变软。
- 焖煮甘蓝时，以平底锅加热奶油。
- 加入橄榄油、磨好的柠檬皮屑和柠檬汁，拌匀。
- 将球芽甘蓝沥干，淋上调制完成的柠檬奶油，再撒一点盐和黑胡椒调味。

本食谱为4人份。

每份营养标示：热量187卡、蛋白质3克、碳水化合物8克、脂肪16克（含饱和脂肪8克）、纤维素3克。

鲜奶才是王道

鲜奶是运动后的最佳饮品，因为鲜奶可以帮助脂肪燃烧。根据《竞技与健身运动的医学与科学》研究显示，运动后补充脱脂鲜奶，12周就可以甩掉1.6千克的脂肪，相较之下，运动后选择饮用运动饮料的人，体重不减反增。鲜奶含有蛋白质，可促进身体燃烧更多脂肪，并且增长肌肉。

第十二章

15分钟特殊器材健身

球类、单杠、弹力带，再加上壶铃，这些全都是你健身的新伙伴。花样更多，乐趣更多，就等你来挑战

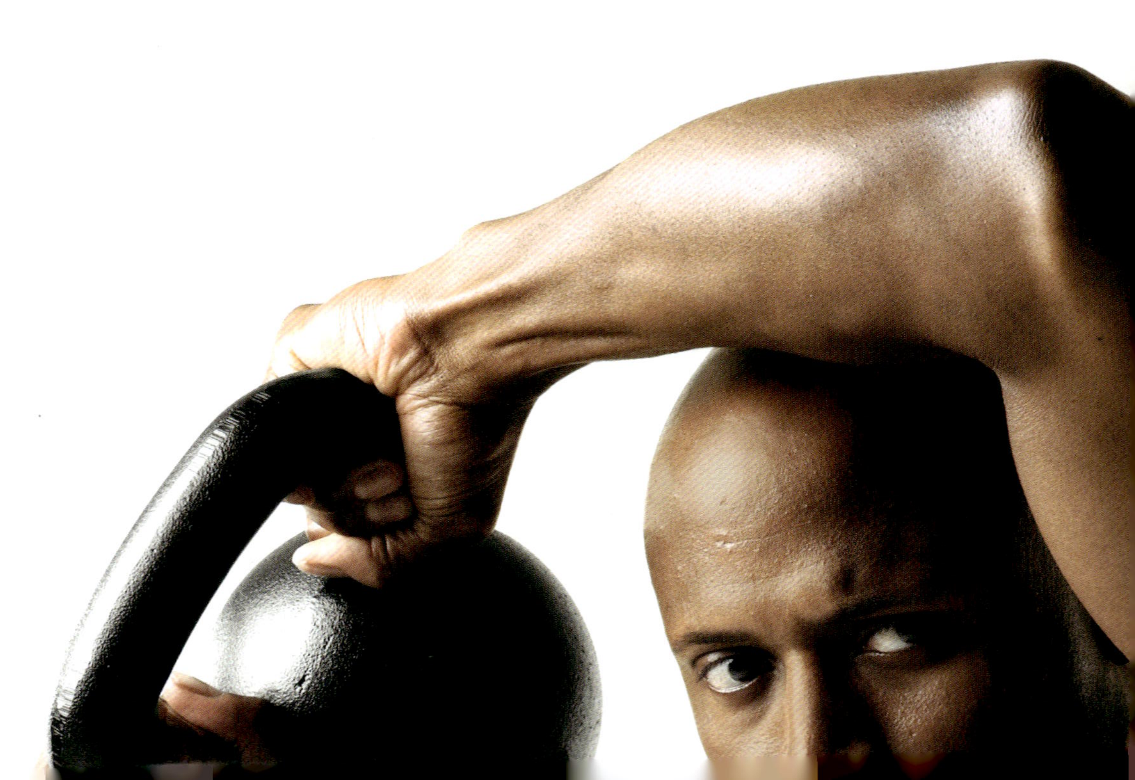

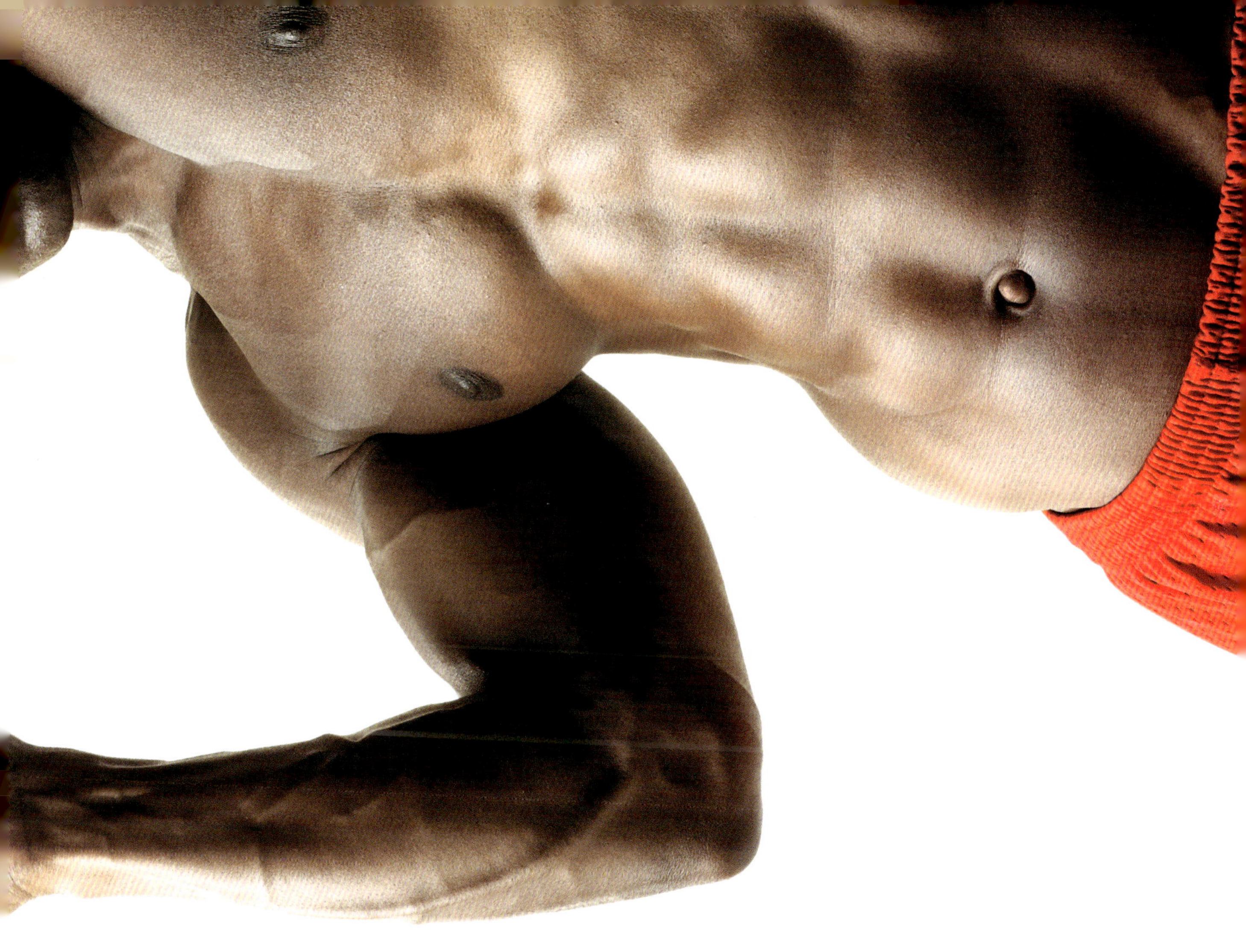

超快速
特殊器材
健身训练

我很爱这些小玩意：平衡球、药球、泡沫轴，再加上壶铃，样式五花八门。你可以不时变换训练的内容，或是选择全套的特殊器材训练。如果你之前对这些新玩意感到却步，终日与忠实可靠的杠铃和哑铃为伍，也许现在是你开开眼界的时候了。弹力带、壶铃和弹力球可以为肌肉带来全然不同的体验，活化不同部位的肌肉纤维，让你的体能与肌力晋升至全新的境界。话说回来，这本来就是当初发明这些小玩意的初衷啊！

打好基础……

本章透过5种特殊器材，介绍51项健身动作。特殊器材健身会比一般的肌力训练更具难度，尤其是壶铃健身。如果你才刚投入健身的行列，建议先练出一点心得之后再挑战特殊器材健身。另一方面，特殊器材健身的新挑战正好适合健身房老手，可以帮助你更上一层楼。不多废话，现在就拿起你的新器材，准备开始锻炼吧！

蹲姿画8字

小提示：速度要慢，但是动作必须掌控自如且平稳流畅。

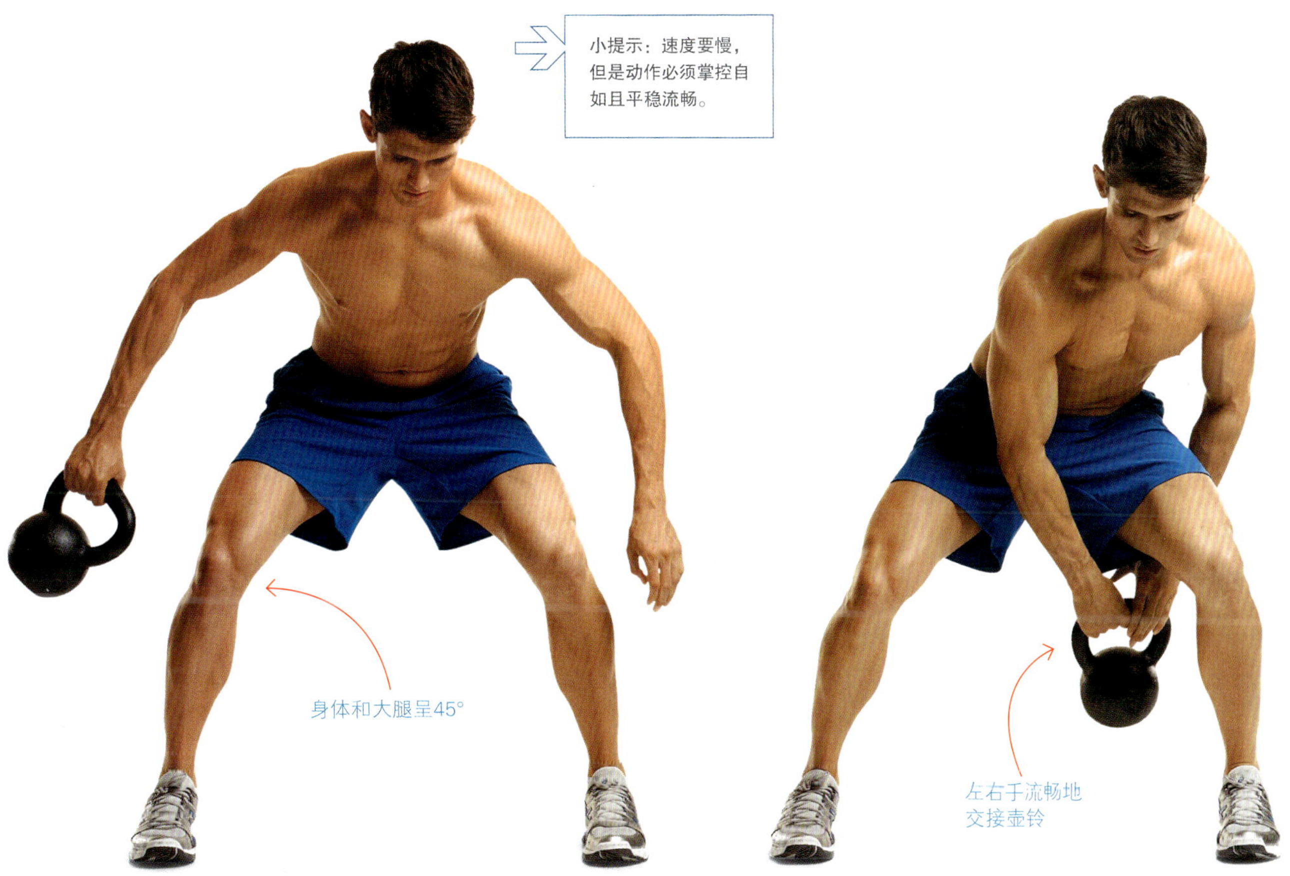

A

- 双脚张开，距离比臀部稍宽，膝盖弯成1/4深蹲姿势，背部打直，胸部挺起。
- 右手握住壶铃，荡过右腿前侧，穿过两腿中间，来到左腿后侧。

B

- 左手接过壶铃，右手放开，左手握着壶铃绕过左腿，穿过两腿之间，右手在右小腿后侧接过壶铃。以上为1组动作。

重复次数： 10组。

壶铃运动（二）

半起身举铃

A

- 正面朝上平躺，双腿打直，右手握住壶铃的把手，停在肩膀正上方。

B

- 左膝弯曲，左脚贴地，左手将身体撑起。壶铃与肩膀保持一条直线，背部挺直。
- 以相反顺序回到起始姿势。以上动作为1组。

握住壶铃，位于
肩膀正上方
全程眼睛看着壶铃
身体往下躺
平时，以左
手做支撑

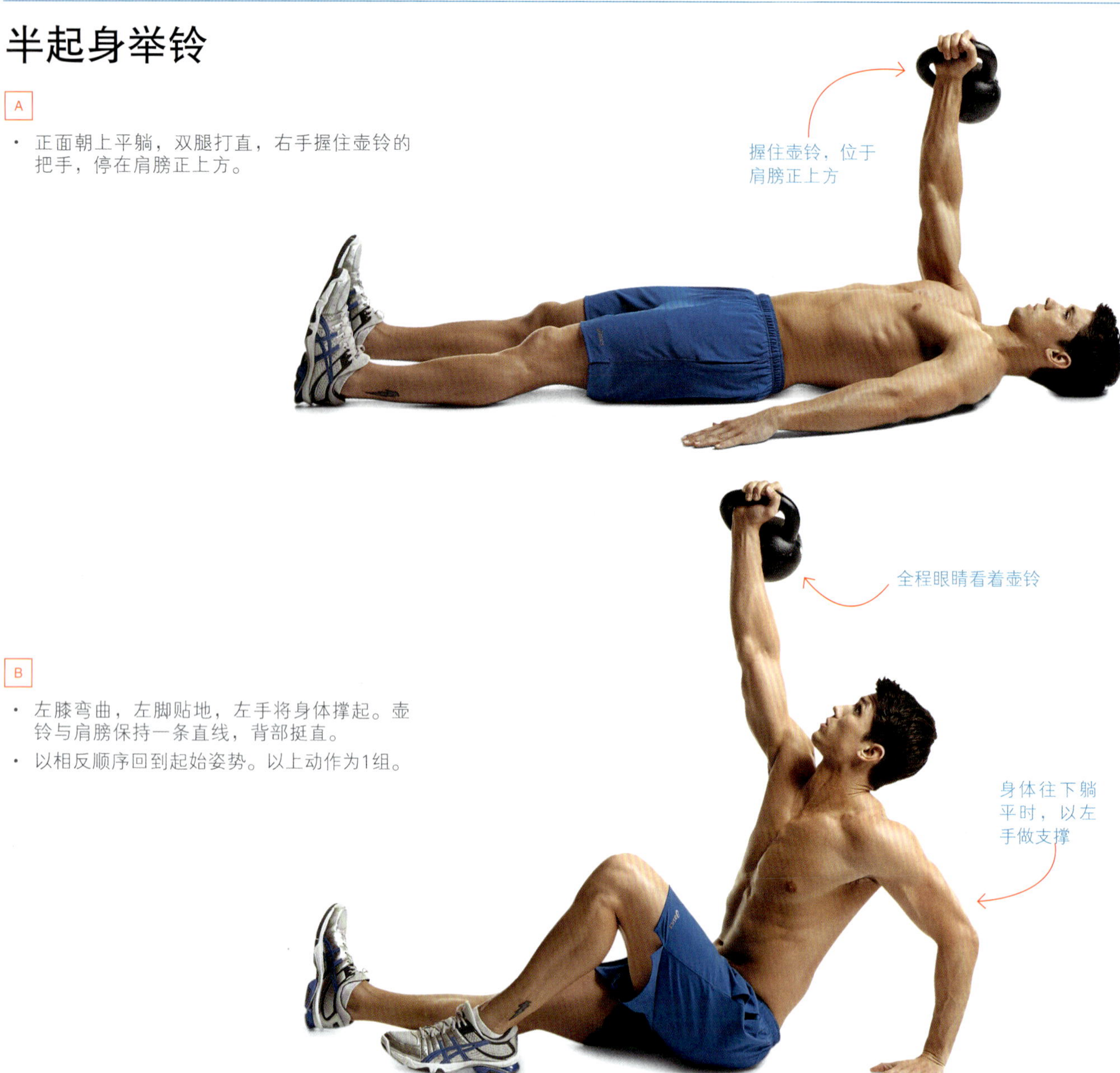

重复次数：5组，再换成左手握住壶铃。

壶铃抓拉推

臀部向后坐，准备抓铃动作
双手握住壶
铃的侧把

站起身的同时，将
壶铃上下颠倒
膝盖可以微弯，以
方便使力将壶铃向
上推举
将壶铃高举
过头，手臂
完全伸直

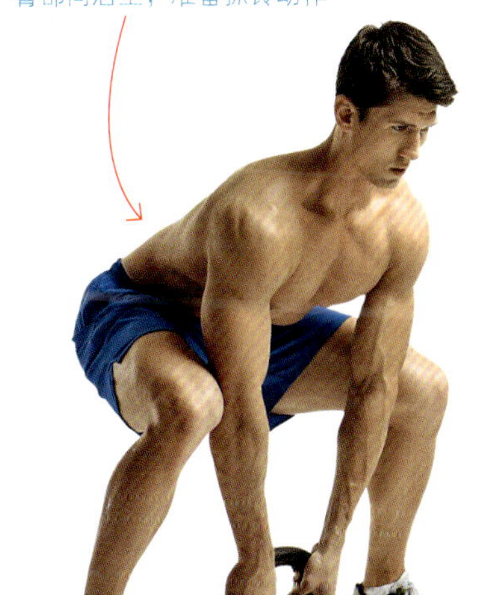

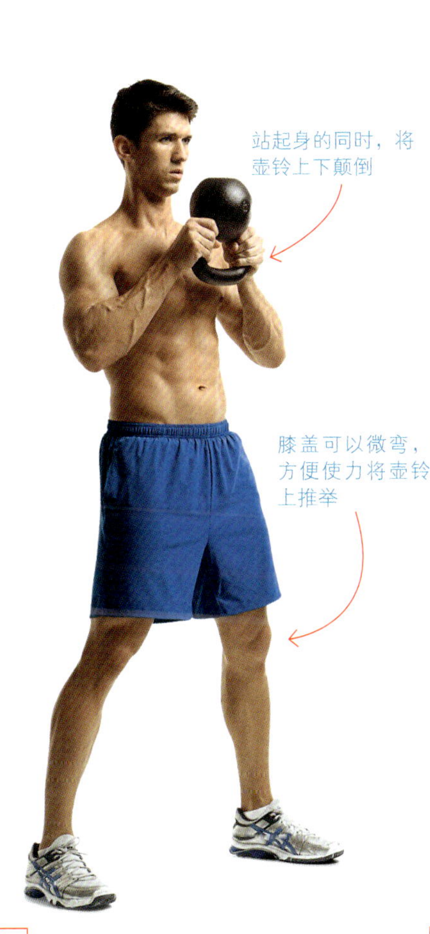

A

- 双手握住壶铃，双脚张开与肩膀同宽，脚尖朝外45度。
- 壶铃置于双脚中间的地板上。

B

- 用力起身，手臂弯曲，将壶铃举至胸前。

C

- 一口气将壶铃举过头顶。
- 将壶铃放回到胸前。臀部往后坐，回复成蹲姿，将壶铃正面朝上放回地板。以上动作为1组。

重复次数：10组。

弹力带运动（一）

由于弹力带和弹力绳的分量轻盈，人们经常不把它们当成健身器材，但这种观念是错误的。色彩鲜艳且重量轻盈的弹力带，可以全方位锻炼肌肉，持续对肌肉施予拉力，加强训练其他器材容易忽略的部位。弹力带和弹力绳双管齐下，可以让你体验不同的阻力训练，健身内容更加多元。弹力带便于随身携带，效果又好，是非常实用的健身器材。

头几次进行弹力带运动，身体可能容易失衡。一般健身器材的阻力训练都是头尾轻松，过程吃力，弹力带的辛苦程度则是逐渐增加，直到结束。进行本项训练时必须非常专注，以缓慢而流畅的步调完成。

尽全力去做：

按照顺序完成以下4组动作，各组之间不休息。完成后可休息30秒，总共要做3次循环训练。

阻力俯卧撑

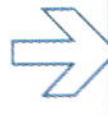

小提示：如果这个动作对你来说易如反掌，可以选用更厚实的弹力带，或是1次使用2条弹力带。

A

- 呈俯卧撑姿势，双腿往后伸直，双手张开与肩膀同宽。
- 将弹力带绕过肩胛骨，绳带绷紧，双手压住弹力带两端。

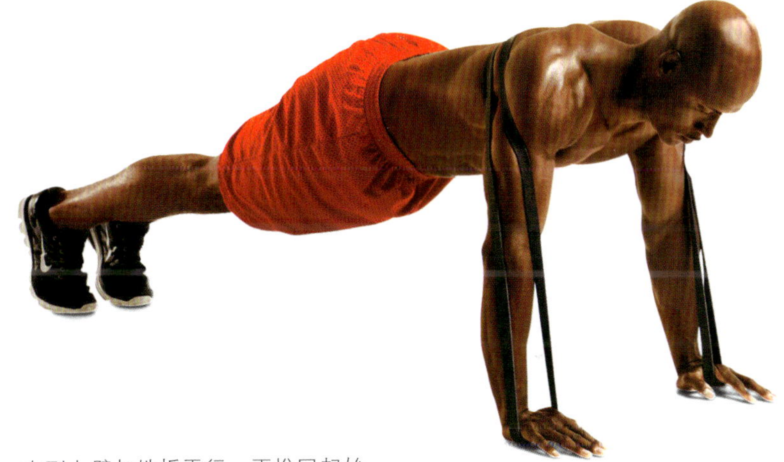

B

- 身体放低，直到上臂与地板平行，再推回起始姿势。以上为1组动作。

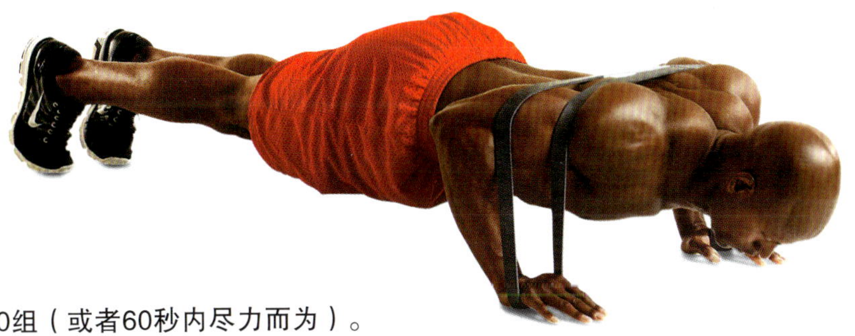

重复次数： 10组（或者60秒内尽力而为）。

弹力带运动（一）

深蹲侧踢

小提示：本动作使用有把手的长型弹力绳。
身体站直，同时抬起脚往侧边踢出

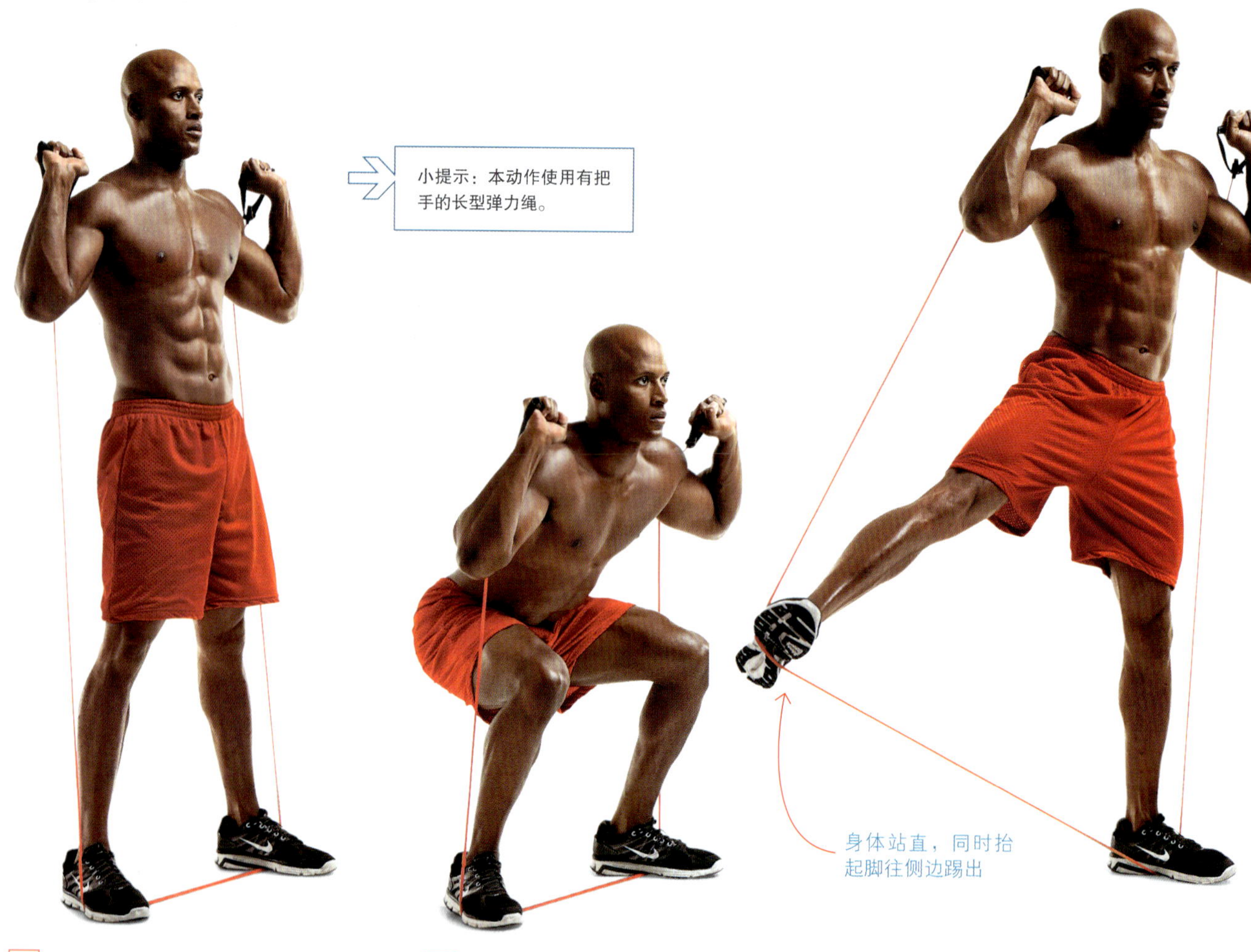

A

- 双脚张开与臀部同宽，腹肌绷紧，将弹力绳踩在双脚下。双手握住弹力绳两端，拉至肩膀的高度。

B

- 膝盖弯曲，身体下弯，臀部往后坐，想象自己坐在椅子上。膝盖与脚踝呈一条直线。

C

- 脚跟用力踩地，回到起始姿势。起身的同时，立刻抬起右脚侧踢。再次蹲下，然后起身换成抬起左脚侧踢。以上为1组动作。

重复次数：10~12组。

坐姿划船

双手握住手把，
掌心相对
A

上半身与地板垂直，划
船时身体不要往后仰
肩胛骨夹紧，手臂
靠在身体两侧
B

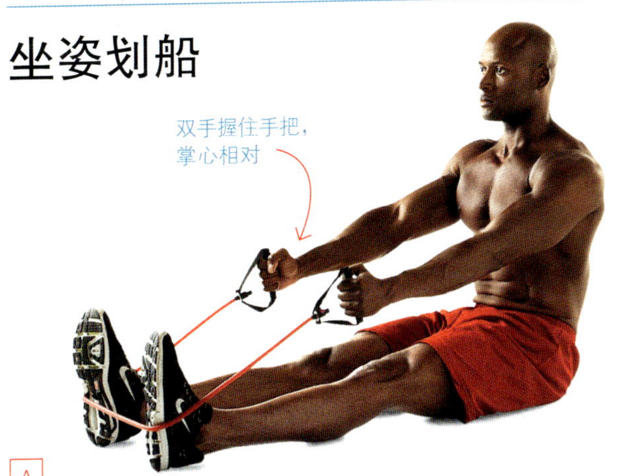

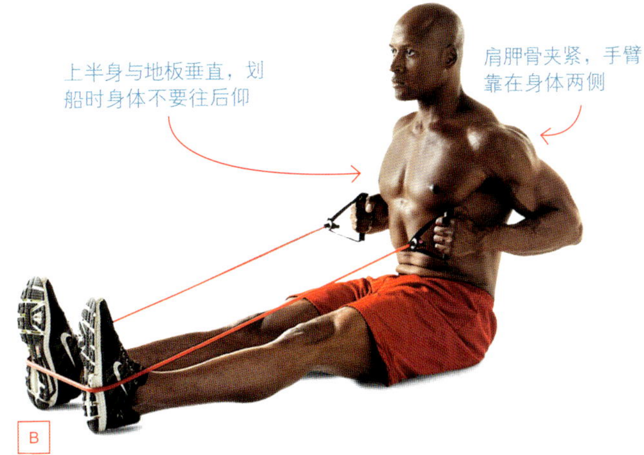

- 坐在地板上，双腿向前伸直，将弹力绳绕过双脚鞋底。双手各握住1个把手，手臂向前打直，背部挺直，肩膀放平。
- 手肘收拢至身体两侧，把手拉近身侧，肩胛骨用力夹紧。
- 停顿片刻，然后慢慢回到起始姿势。以上动作为1组。

重复次数：10~12组。

蛙式伸腿

弹力绳绕过双脚鞋底，
双手把手互换，让绳子
在双腿之间交叉
A

双腿向空中打直，同时紧
缩核心肌
B

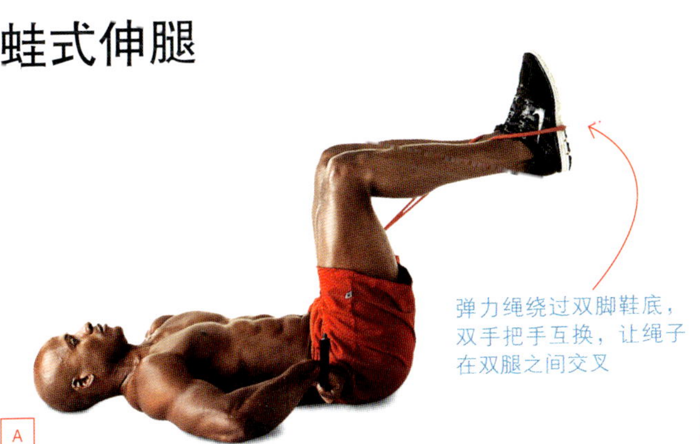

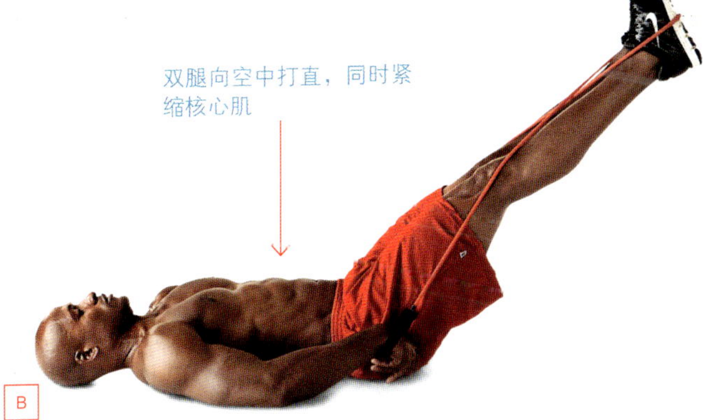

- 脸朝上平躺于地，下半身离地，膝盖呈90度弯曲。将弹力绳绕过鞋底并交叉，呈X字形。
- 双手各握住1个手把，视弹力绳的长度，将手置于髋部或肩膀两侧。
- 核心肌绷紧，双脚慢慢向空中伸直。
- 停顿片刻，然后回到起始姿势，双脚不碰地。以上为1组动作。

重复次数：10~12组。

弹力带运动（二）

这套运动利用弹力带、附扣环和有把手的弹力绳以及环状弹力带等3种器材，设计出具有挑战性的全身循环训练，与弹力带运动（一）交替进行，可为训练增添更多变化。

尽全力去做：

一口气完成以下4组动作，当作1次循环，结束后可休息30秒，再继续挑战下一轮循环。总共需完成3次循环训练。

深蹲

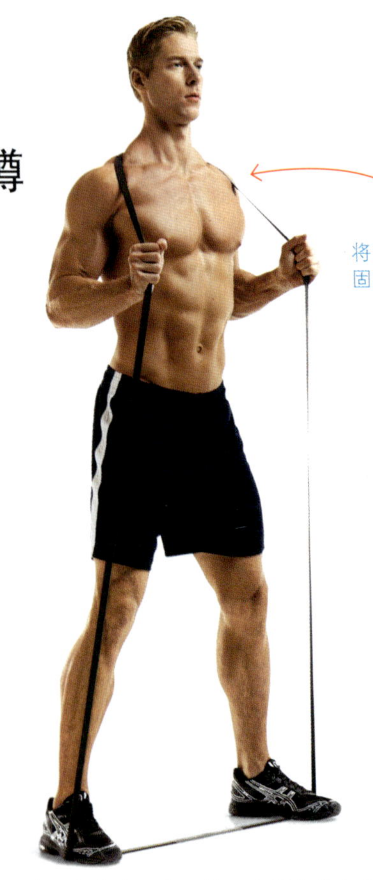

将弹力带拉过头部，固定在上背部

小提示：如果要提升动作的难度，可以将双手往外撑开弹力带。

A

- 双脚张开与肩膀同宽，并用脚踩住弹力带。
- 将弹力带往上拉高，越过头部，置于肩膀和上背部。

B

- 臀部往后推，身体往下呈深蹲姿，大腿至少要与地板平行，也可以试着蹲得更低。
- 将身体推回到起始姿势。

重复次数： 10~12下。

站姿上斜飞鸟

双手往前拉拢，
掌心相对，手肘
仍保持微弯
让弹力绳的拉力带动手
臂向外伸展，维持在肩
膀的高度
双腿膝盖微弯，双脚距离
约60厘米

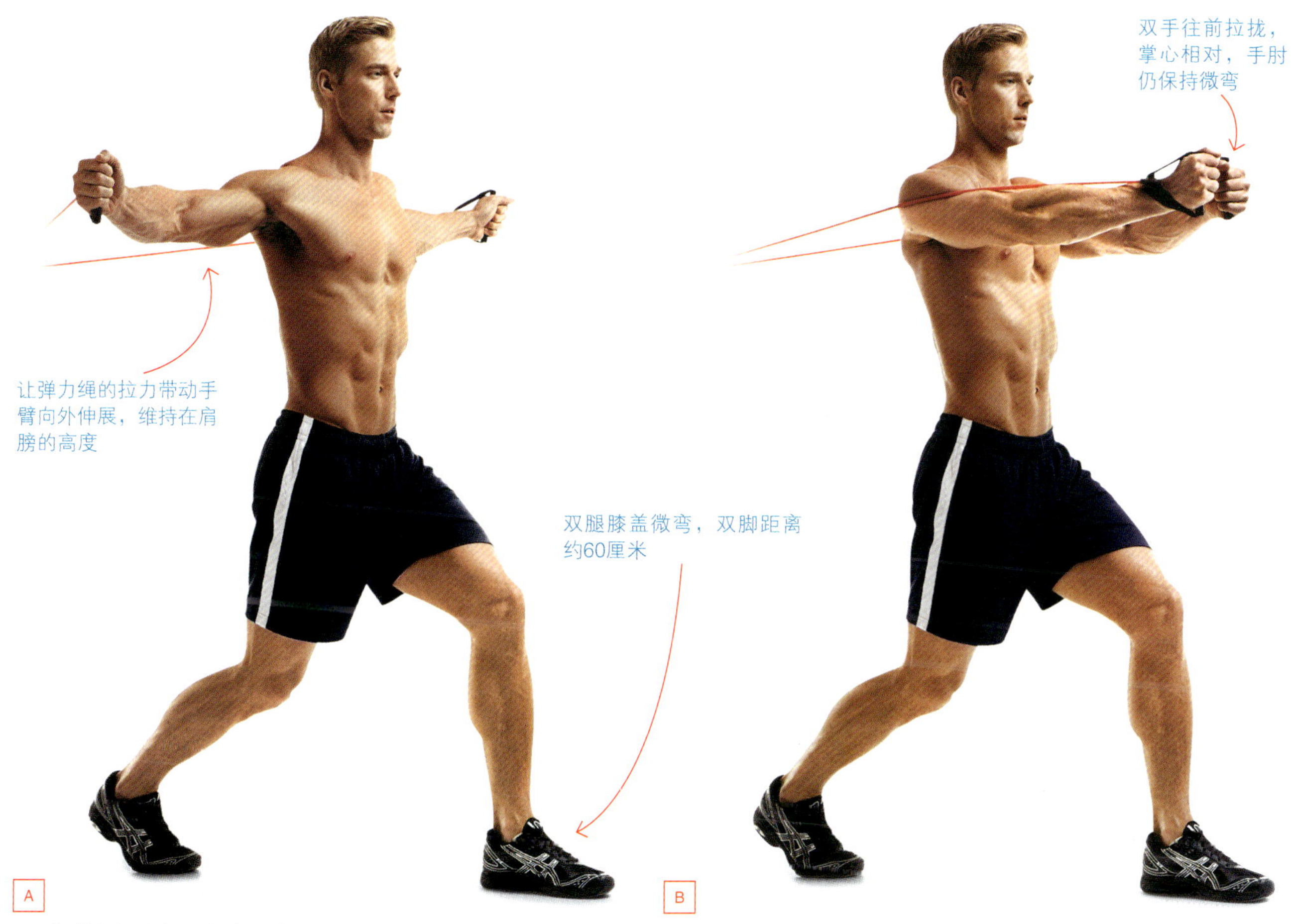

A

- 将弹力绳的扣环扣在门上。
- 背对门，双手握住把手，双手向外伸展并与肩膀同高，手肘不要锁紧。
- 往走前几步，让绳索保持紧绷。
- 双脚前后交错，手臂微微弯曲。

B

- 手肘保持微弯，双手向前拉至身体前方。
- 回到起始姿势。

重复次数：10~12下。

弹力带运动（二）

抗力仰卧卷腹

A

- 将弹力绳的扣环扣在房门最低处的铰链上。
- 脸朝上平躺于地，头顶朝门的方向。膝盖弯曲，双脚贴地。
- 掌心相对，握住弹力绳的把手，手肘弯曲呈直角，上臂与地板垂直。将弹力绳拉离房门，直到绳索紧绷。

将弹力绳固定
在房门最低处
的铰链上

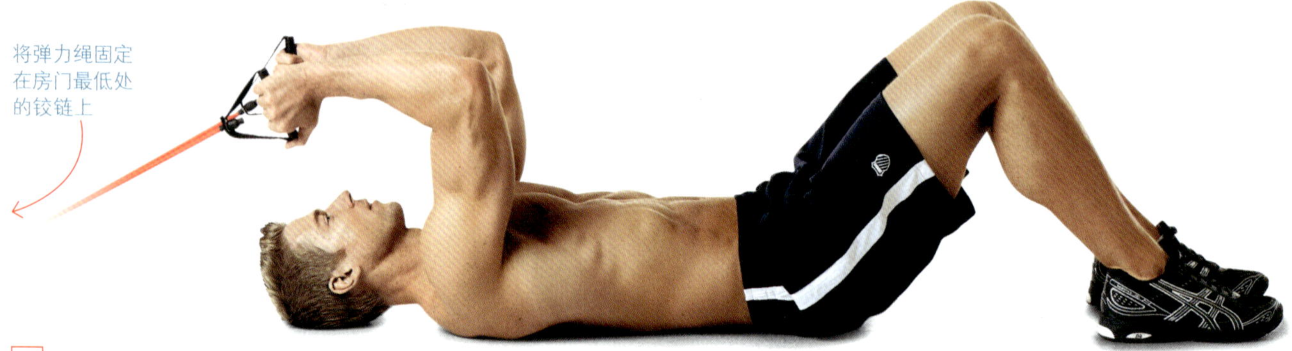

B

- 腹肌绷紧，尽可能抬高上半身，手臂姿势不变。
- 身体下躺，回到起始姿势，然后继续重复动作。
- 动作尽量迅速。

卷腹的时候，上臂和前
臂仍保持90° 弯曲

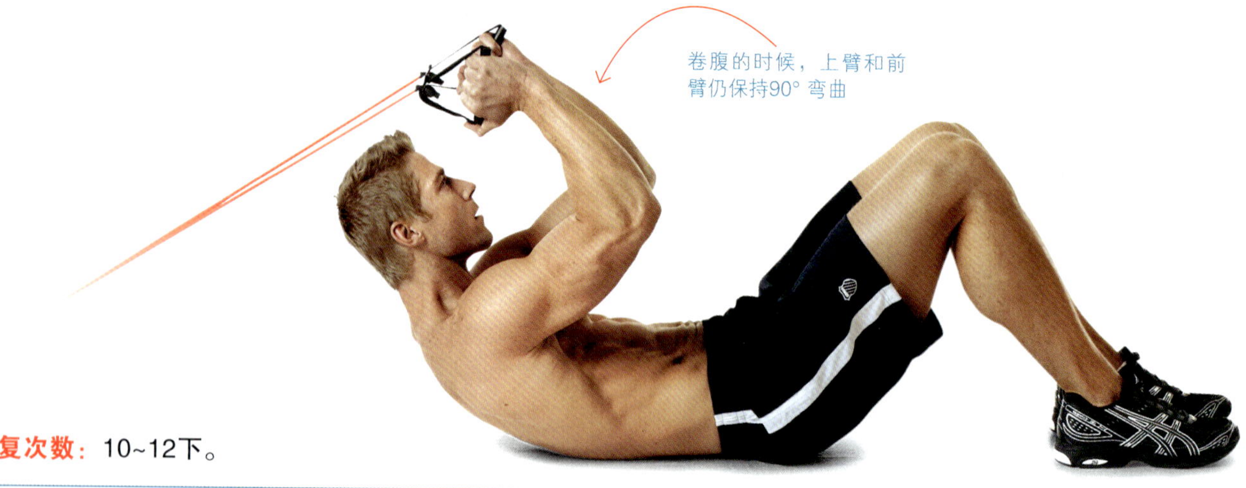

重复次数：10~12下。

弹力带侧步

小提示：如果手边没有环状弹力带，就把普通弹力带的两端绑紧，形成环状即可代替。
环状弹力带的松紧度要够紧，才能圈住小腿

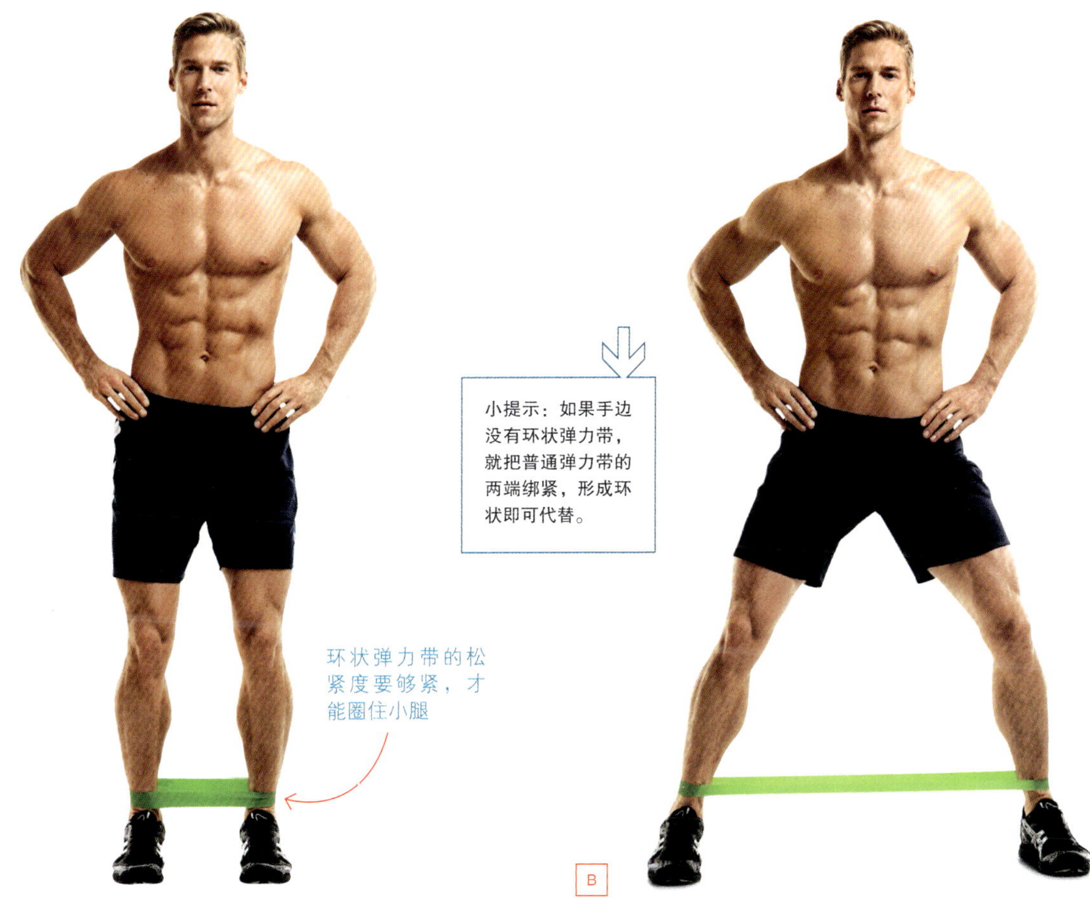

A

- 双脚踩进环状弹力带，张开与臀部同宽。
- 将弹力带套在脚踝上方。
- 呈站姿，双手放在臀部两侧。.

B

- 膝盖微弯，背部挺直，右脚往右跨一大步。
- 左脚跟着往右边跨1步，让双脚回到与臀部同宽的距离，并保持弹力带的拉力。
- 接着左脚往左边跨一大步，右脚跟上。以上为1组动作。

重复次数：10~12组。

药球运动（一）

药球可说是功能最多元的健身器材。首先，手臂、双脚和核心肌可以毫不费力地进行大范围动作；再来，身体也可借由药球模拟游泳、网球和其他运动的动作。还有一点：丢接球的动作可以刺激身体的中枢神经系统。早期药球的填料是沙子或珠子，外层则以厚重的皮革包裹。现代药球以表面粗糙的橡皮为材料，各种形状和大小应有尽有，说不定还有五花八门的颜色可以搭配你的运动短裤。以下2套运动的设计灵感，来自北卡罗来纳州大学篮球队。

尽全力去做:

以下7组动作为1个循环，各组之间不休息，完成一轮循环后可休息60秒，然后再进行下一轮循环。总共需循环3次。

伐木式

A

- 双脚张开比肩膀稍宽。
- 将药球握在双手中间，高举过顶，手臂尽量打直。

B

- 身体弯腰前倾，假装要将药球从双腿间往后抛，但是药球全程都握在手中。
- 快速将药球以相同力道举回头顶，回到起始姿势。以上动作为1组。

脚尖稍微朝
外打开

药球往下摆荡时，身体前
倾，背部自然前拱
弯腰屈膝，将药球
荡到双腿中间

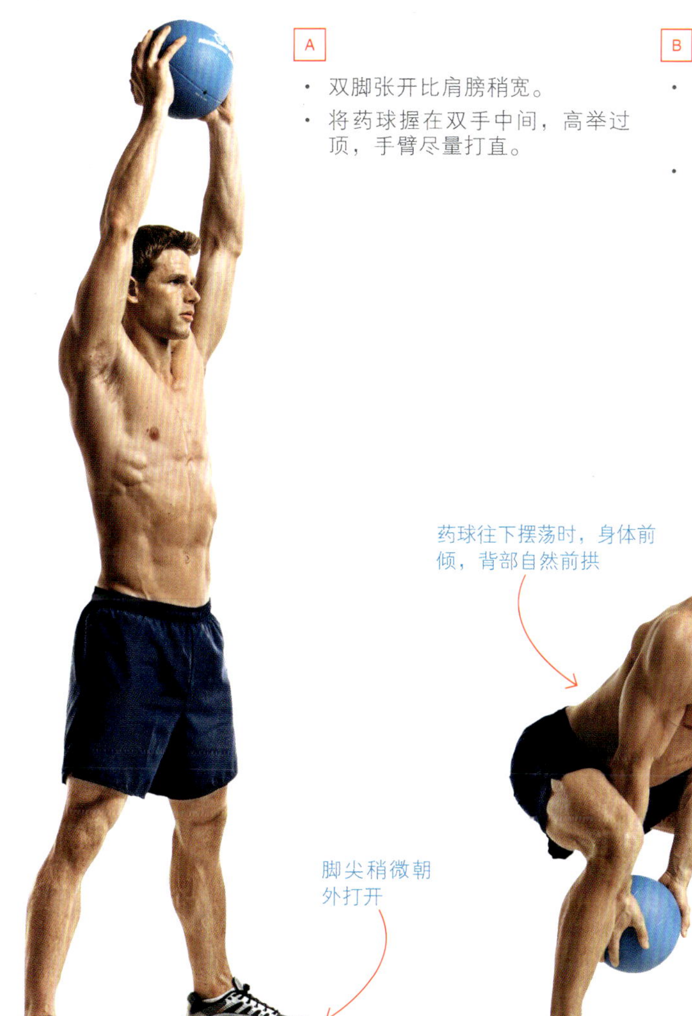

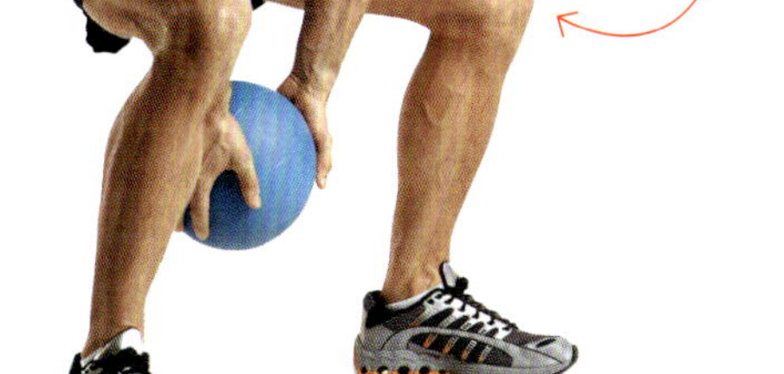

重复次数：15~20组。

药球运动（一）

登阶伸展

身体从脚跟到手
臂呈一条直线
完成指定的次数后，换成左
脚踩踏板，右腿向后伸展

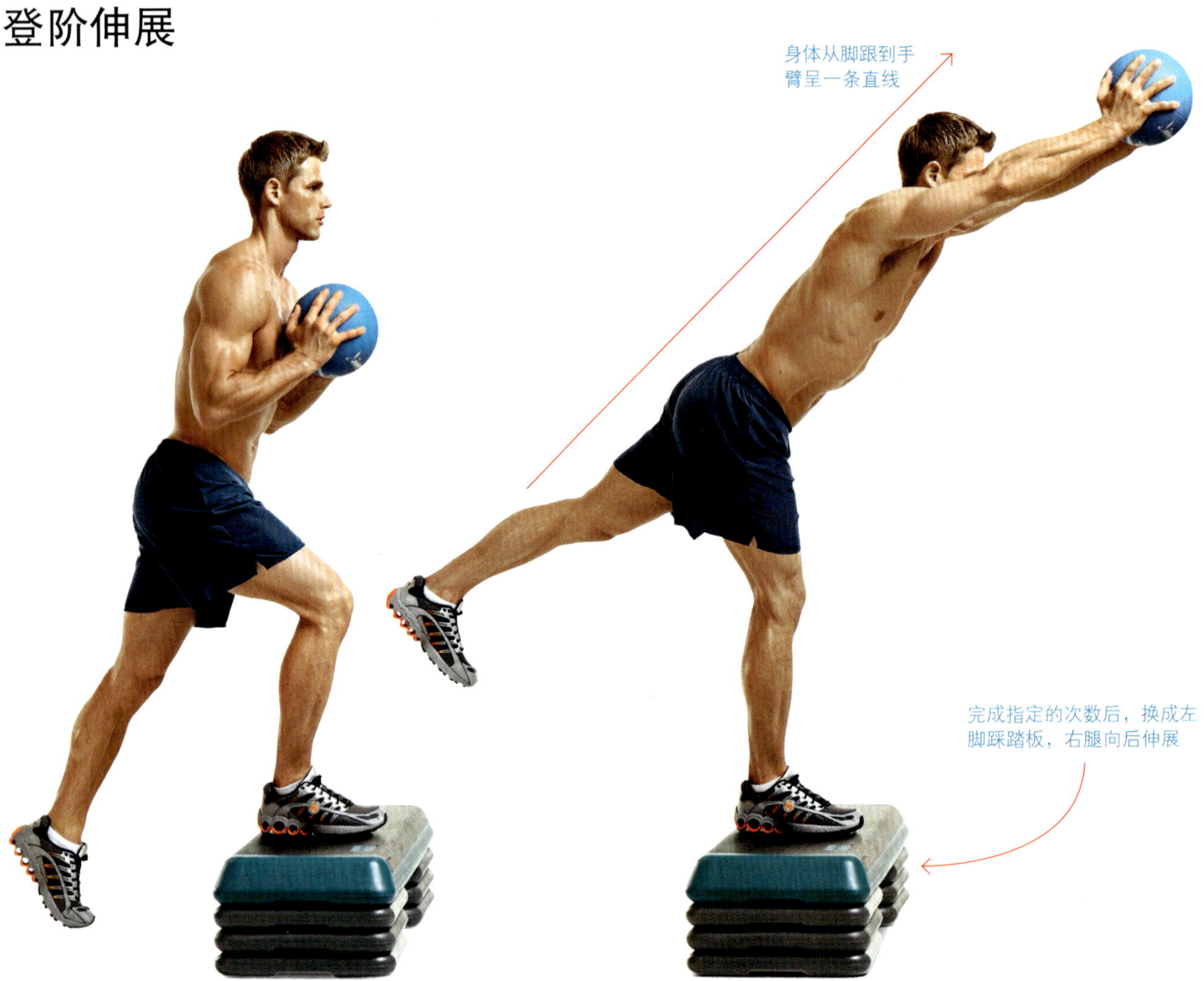

A

- 站在1个稳固的脚蹬箱或踏板旁，距离约30厘米，双手在胸前握住药球。
- 右脚踏到箱上。

重复次数：双脚各10~12下。

B

- 将药球推到头部上方，同时右腿伸直，身体微微弯腰，左腿向后伸展。
- 停顿片刻，再以相反顺序回到原位，重新站到地面。完成指定次数后再换左脚进行相同动作。

药球绕大圈

手臂全程打直
画大圆时身体一边旋转，但注意不要向前倾

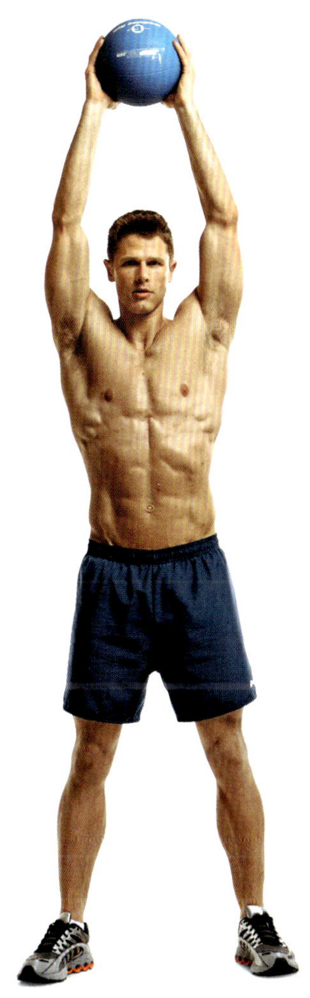

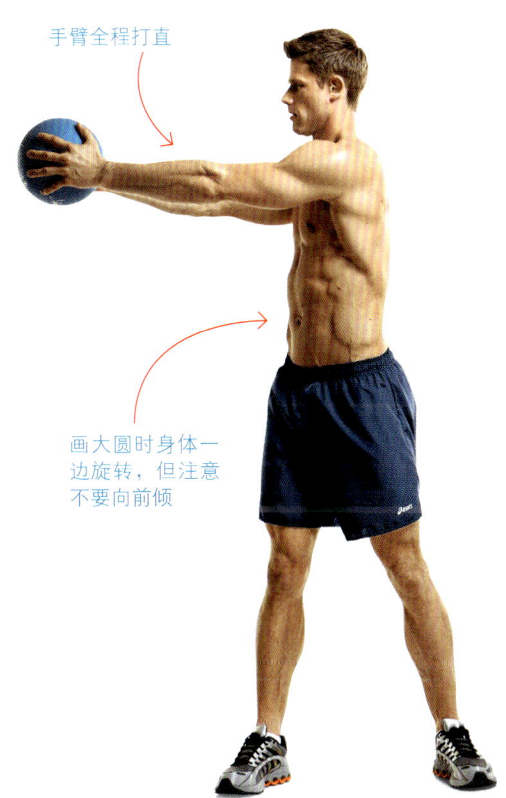

A

- 双脚张开与肩膀同宽，膝盖微弯，双手握住药球高举过头顶，手臂完全打直。

B

- 手肘不弯曲，手臂以顺时针方向绕1圈，在身体前方画出1个大圆。
- 完成指定的次数后，改成逆时针方向画大圆。

重复次数： 2种方向各10下。

药球运动（一）

蹲下推举

突然起身，同时将药球推到头顶上方

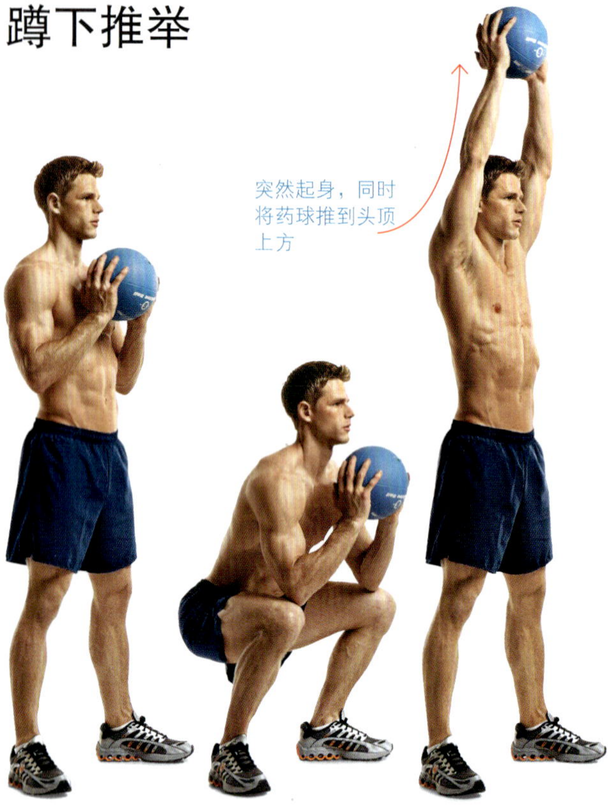

A

- 呈站姿，双手握住药球并靠近胸前，双脚张开比肩膀稍宽。

B

- 臀部向后推，膝盖弯曲，身体放低，大腿至少要与地板平行，也可以试着蹲更低。

C

- 脚跟用力推地，将身体推回站姿，同时双手把药球推举过头顶。
- 将药球放低，回到起始姿势。

重复次数：15~20下。

站姿俄罗斯旋转

A

- 双手于胸口前方握住药球，手臂打直与地板平行。
- 手臂保持平直，以右脚为轴心，将身体和药球尽可能向左旋转。

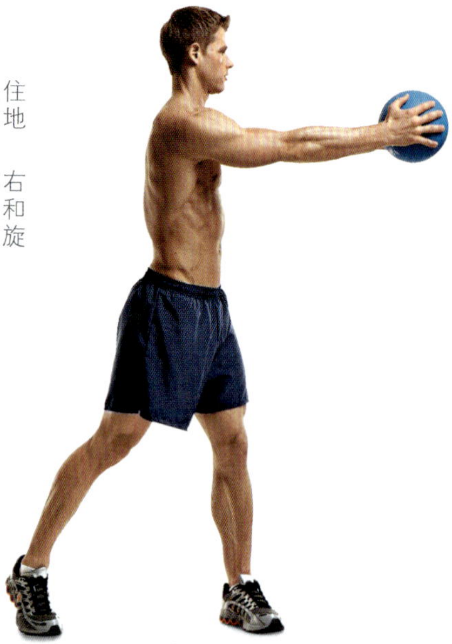

以右脚为轴心，身体尽量转向左侧

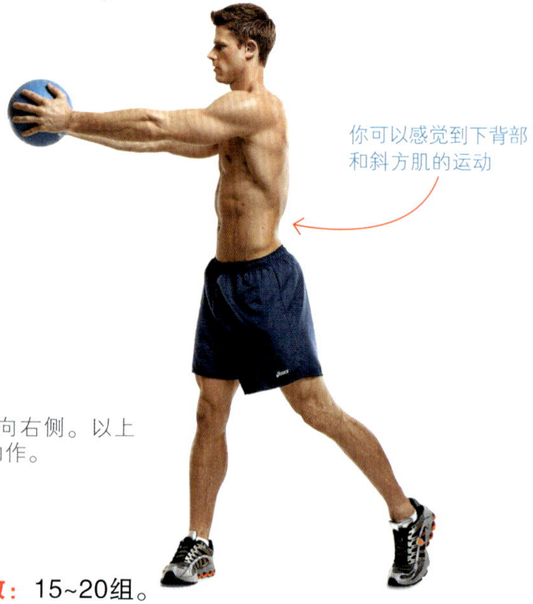

你可以感觉到下背部和斜方肌的运动

B

- 接着转向右侧。以上为1组动作。

重复次数：15~20组。

卷腹转腰

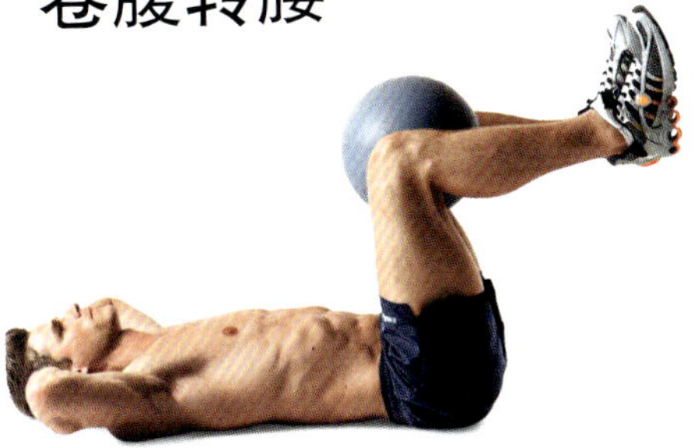

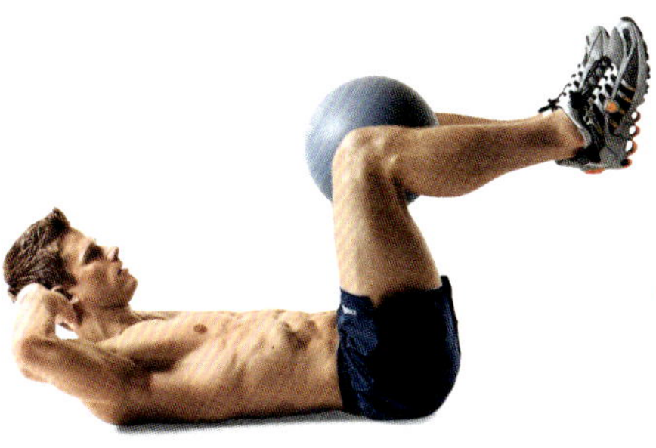

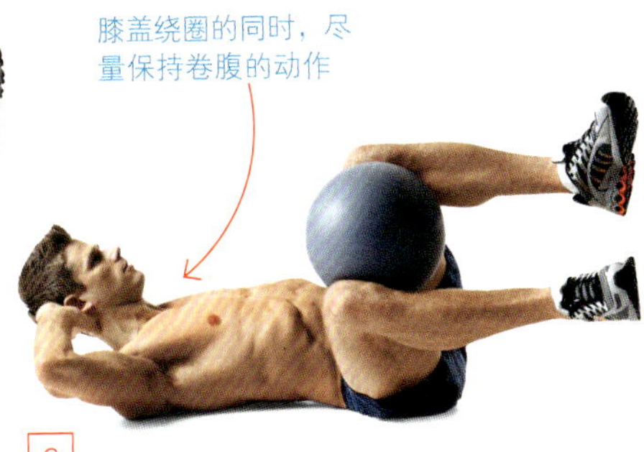

A

- 双膝夹住药球，脸朝上平躺于地，膝盖弯曲，大腿与地板垂直，小腿与地板平行。
- 双手抱头，手肘朝两侧张开。

B

- 收缩腹肌，将头部、上背部和肩膀离地30秒。

C

- 膝盖慢慢从右边转圈，总共转5圈。
- 停顿片刻，再慢慢从左边转5圈。

重复次数： 10下，左右脚各5下。

药球仰卧起坐

A

- 双手握住药球，脸朝上平躺于地。膝盖弯曲90°，双脚贴地，药球置于胸口。

B

- 做1次标准仰卧起坐，然后抬起上半身，改呈坐姿。
- 躺回地板，回到起始姿势。以上为1组动作。

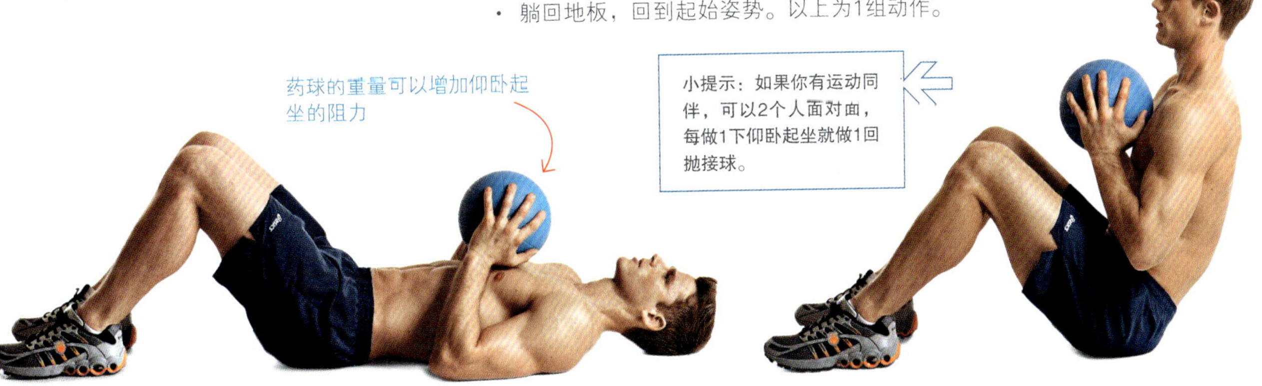

小提示：如果你有运动同伴，可以2个人面对面，每做1下仰卧起坐就做1回抛接球。

重复次数： 15~20组。

药球运动（二）

这里还有另外一套药球运动，提供你更多的选择。如果你喜欢药球可以全方位运动的优点，除了一般常用的6磅8英寸款式，还有其他重量较轻或较重的款式等你收集。

尽全力去做：

连续完成以下7组动作，结束一轮后休息60秒，再接着挑战下一轮。总共需要完成3次循环训练。

日升日落

A

- 双脚跨开，脚尖指向45°角，双手在头顶上方握住药球。

B

- 右膝和双手手肘弯曲，将药球带到右大腿上方，身体往右边蹲低。以上动作要一口气连续做完，全程左脚往左边延伸。
- 双脚位置不动，将右腿打直，回到起始姿势。
- 立刻往左边重复相同动作，以上动作为1组。

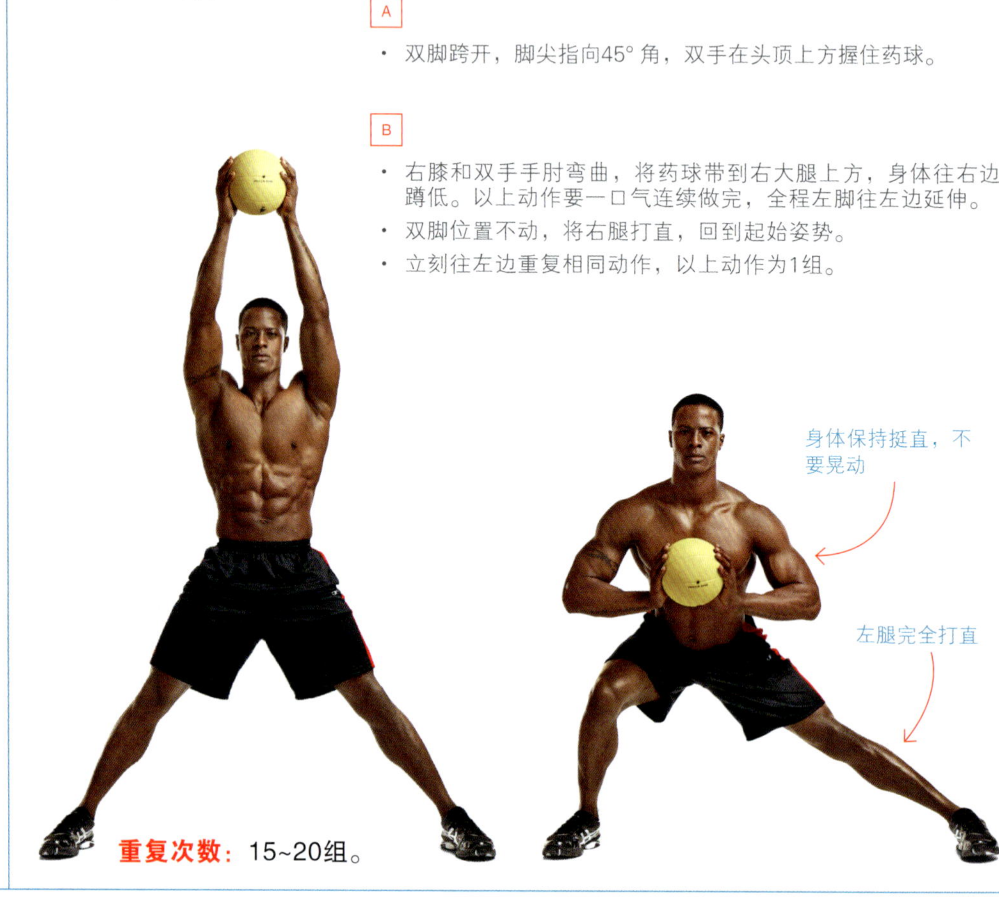

重复次数：15~20组。

走步弓步

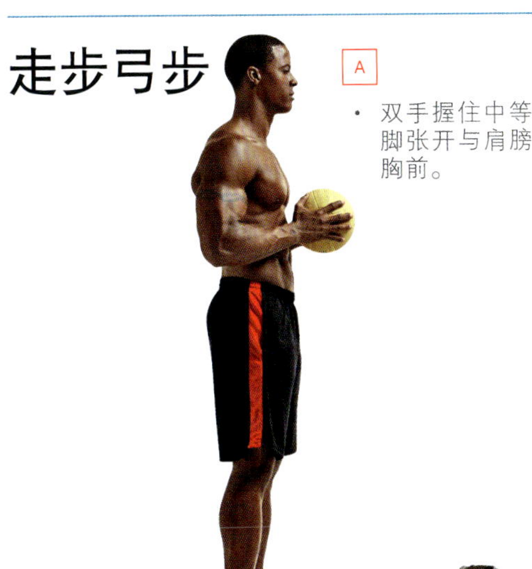

A

- 双手握住中等重量的药球，双脚张开与肩膀同宽，药球握在胸前。

B

- 左脚往前做出弓步姿势，左大腿与地板平行。
- 腰部以上尽可能往右转。
- 左脚跟用力踩，回到起始姿势。将球带回原位。换右脚做出弓步，重复相同动作。以上动作为1组。

重复次数： 左右脚轮流，共10~12组。

药球碰脚尖

A

- 双手握住药球，身体平躺在地上，双腿往天花板伸直，与地板垂直。手臂打直，将药球伸过头顶。

B

- 双腿保持垂直，手肘不弯曲，手臂和上半身同时离地，以药球触碰脚尖。
- 上半身躺平，回到起始姿势。

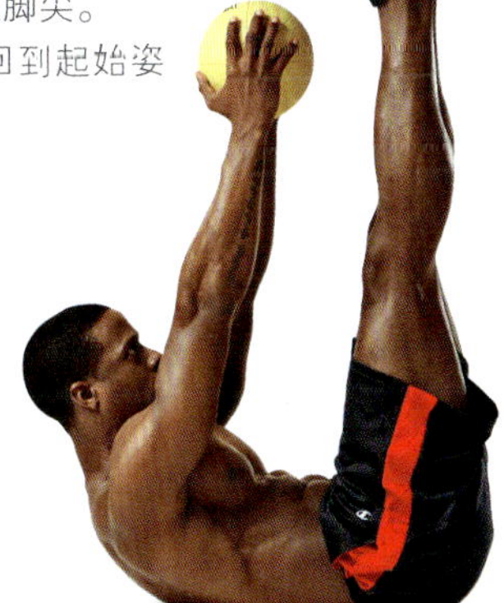

重复次数： 10~20下。

正确的弓步姿势

运动中的平衡动作非常重要，姿势必须正确而完美。有一项平衡动作许多人都没有做对，那就是弓步。是哪里做错了呢？有时候，我们的身体会不小心往前倾，后侧的脚跟就离开了地面。《身体的平衡力》的作者盖瑞·库克表示，拉近两脚距离就可以解决这个困扰。双脚站得越近，核心肌就必须出更多力，才能保持身体平衡。加州圣塔克拉利塔健身中心的教练克雷格·拉斯穆森表示："做弓步的时候，注意身体只能上下移动，不能往前。"这个小技巧让做出弓步的脚能够平均负担体重，并使脚跟踩在地面上，借此锻炼更多下半身的肌肉。

药球运动（二）

下斜式抛球

A

- 将可调式训练凳调整呈45°。头部朝地板方向躺下，双腿勾住支撑杠。双手握住药球靠在胸前，身体完全躺平。

B

- 做出卷腹动作的同时，将药球抛向正上方。
- 在卷腹最高点接住药球，再躺回椅面，然后重复相同动作。

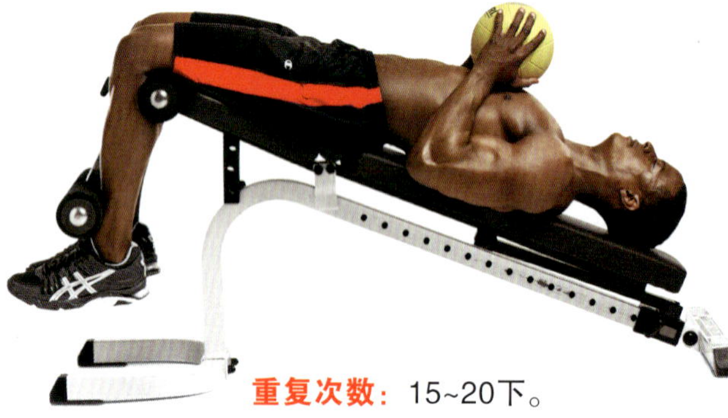

重复次数： 15~20下。

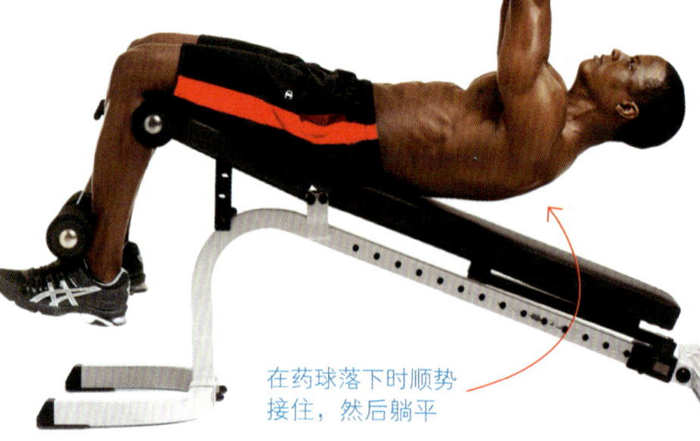

在药球落下时顺势接住，然后躺平

卷腹屈膝

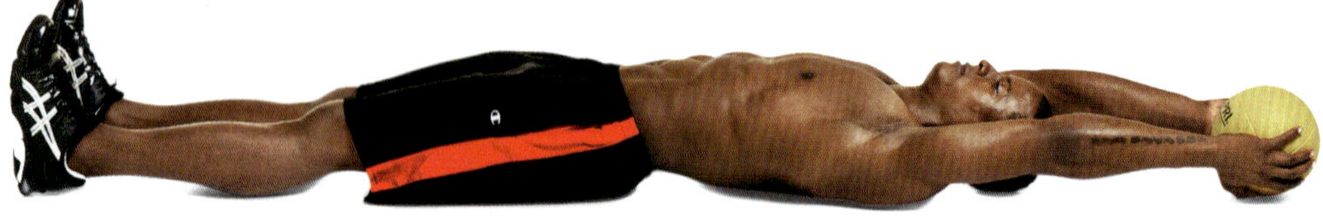

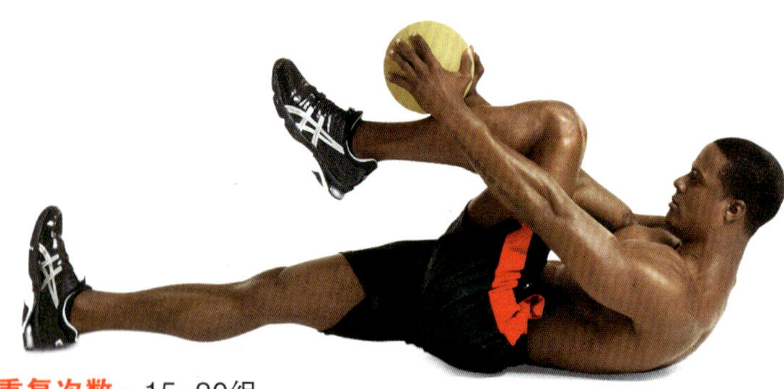

A

- 脸朝上平躺于地，双腿打直。双手握住药球置于头顶上方。

B

- 举起手臂和肩膀的同时，将左膝靠向胸口，并且把药球带过左膝，移向左脚的方向。接着再以相反顺序回到起始姿势。
- 换抬右膝，重复以上动作。以上为1组动作。

重复次数： 15~20组。

挖土工人

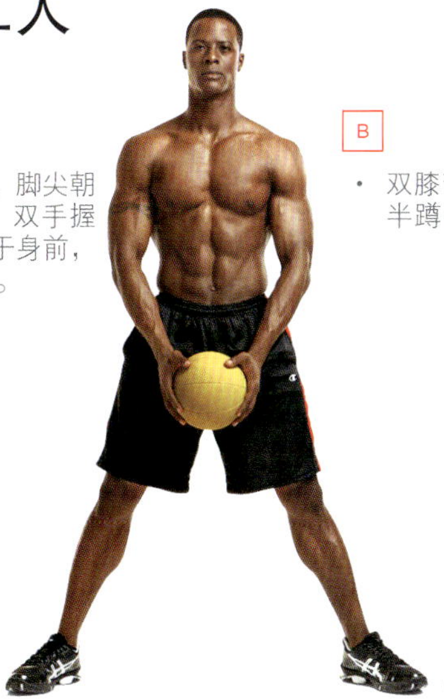

A

- 双脚跨开，脚尖朝向45°角，双手握住药球置于身前，手臂打直。

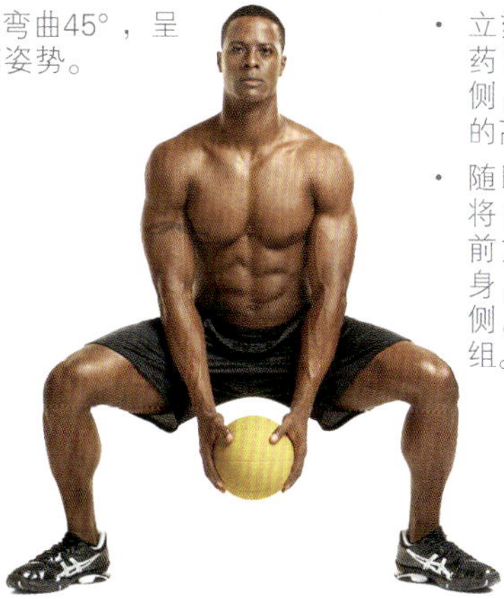

B

- 双膝弯曲45°，呈半蹲姿势。

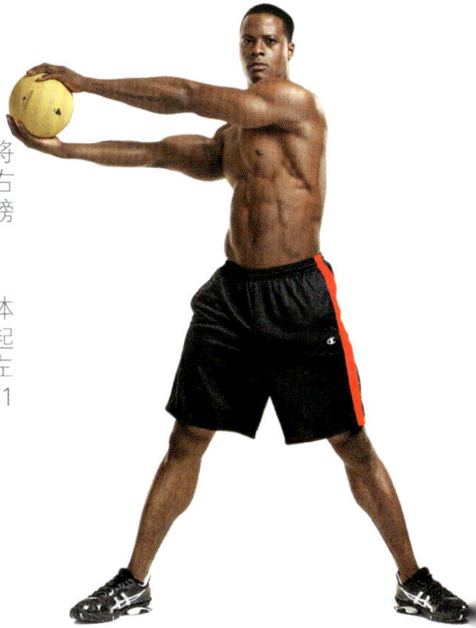

C

- 立刻站直身体，将药球往上荡到右侧，稍微超出肩膀的高度。
- 随即回到半蹲姿，将药球带回身体前方，然后再度起身，将药球荡到左侧。以上动作为1组。

重复次数：15~20组。

毛毛虫运动

双脚往后走，直到
身体呈一条直线
手臂伸直，绷紧
核心肌

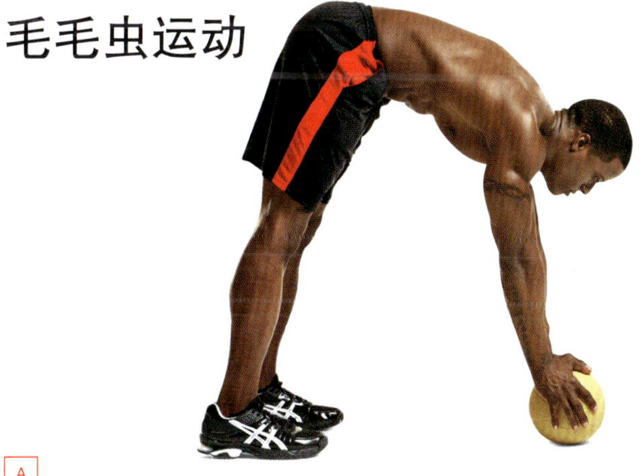

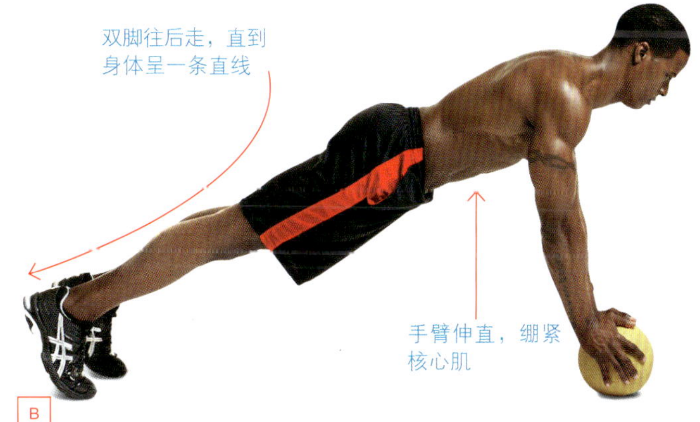

A

- 双脚张开与肩膀同宽，身体向前倾，膝盖微弯，双手握住置于地板的药球。

B

- 双脚慢慢远离双手（每次约后退5~10厘米），直到身体从头到脚踝呈一条直线。
- 维持姿势1秒，然后再走回起始姿势。以上为1组动作。

重复次数：10组。

平衡球运动（一）

这种大型充气球（别名瑞士球）是锻炼腹肌的最佳器材。平衡球会摇摆滚动，这种不稳定的特性提升了卷腹动作和其他核心肌动作的难度，肌肉必须使出更多力气才能保持平衡。事实上，平衡球动作的效果比卷腹动作更惊人。

加州州立大学的一项研究指出：在平衡球上做俯卧撑，腹肌和斜方肌的锻炼效果跟仰卧起坐和卷腹动作一样好，而且平衡球上的动作还可以额外锻炼到胸肌、肩膀及手臂。

确认你所使用的平衡球适合你，太大或太小都不行。1个简单的检测方法：当你坐在平衡球顶部时，髋部和腿部应呈90°弯曲。

以下2套平衡球运动，将带你进入1个锻炼核心肌的全新境界。

尽全力去做：

以下7组动作为1轮循环，各组之间不休息，完成一轮后休息60秒，再继续进行第2次循环训练。

滚球运动

A

- 跪在平衡球前方。
- 双手轻握拳，掌心相对，放在平衡球顶部。
- 脚踝交叉离地。
- 身体稍微往前倾。

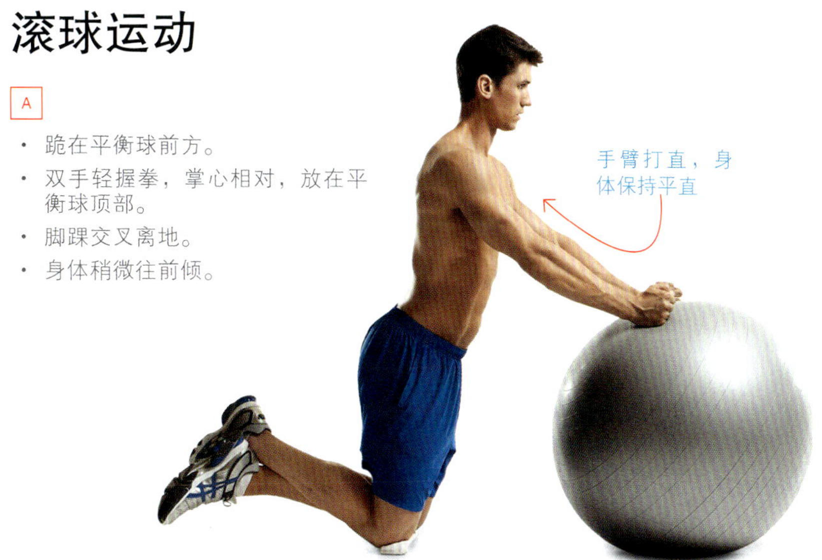

B

- 以膝盖为轴心，将身体向前倾，前臂顺势滚到平衡球上，同时伸展髋部，让胸口靠在球上。
- 当身体从肩膀到膝盖呈一条直线时便停止前进。
- 腹肌缩紧，将平衡球带回起始位置 。

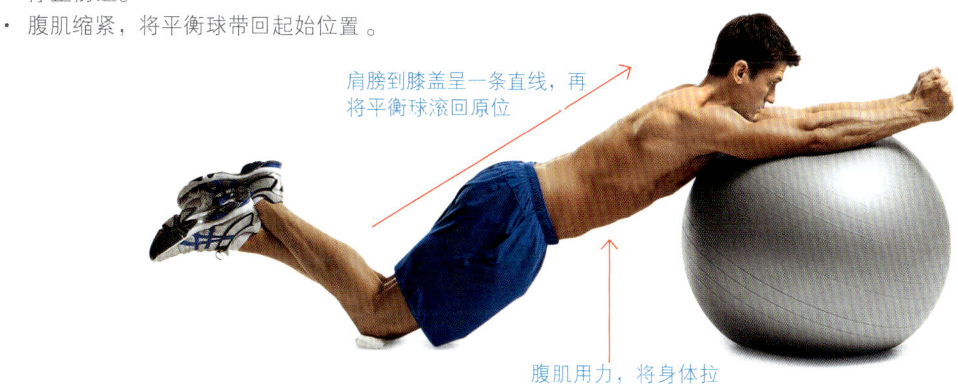

重复次数：10~15下。

平衡球运动（一）

平衡球抬臀

A

- 脸朝下趴在平衡球上，双手撑于地板。
- 双手往外移动，让平衡球从上半身滚到胫骨处。
- 双手位于肩膀正下方，看起来像准备做俯卧撑的姿势。
- 身体从头到脚踝呈一条直线。

如果觉得难度太高，可以改成从大腿滚到胫骨
双手停在肩膀正下方

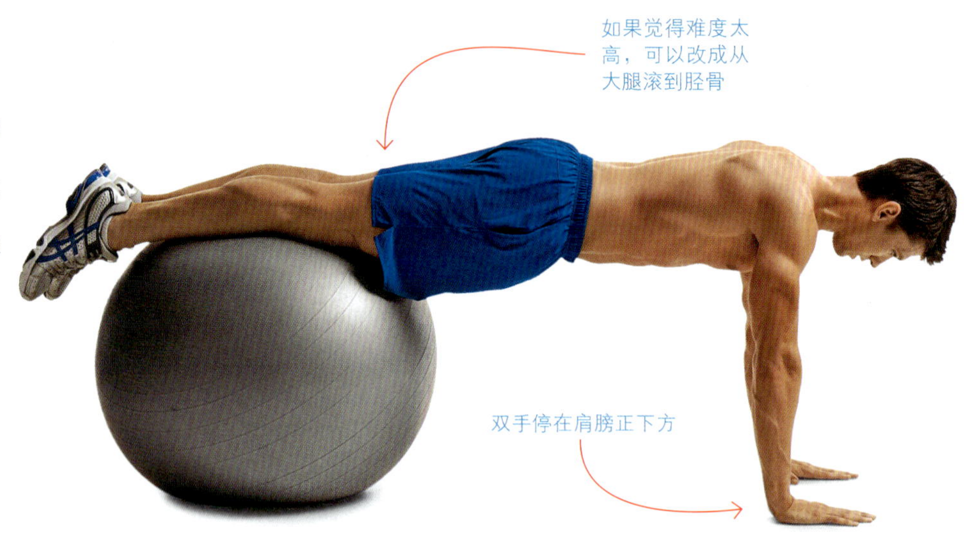

B

- 双腿保持伸直，腹肌绷紧，呼气，臀部往天花板方向抬高，并且将平衡球带往靠近双手的位置，但以身体舒适为前提。
- 维持姿势1秒，背部下沉，然后回到起始姿势。

背部不要拱起
将臀部推向天花板

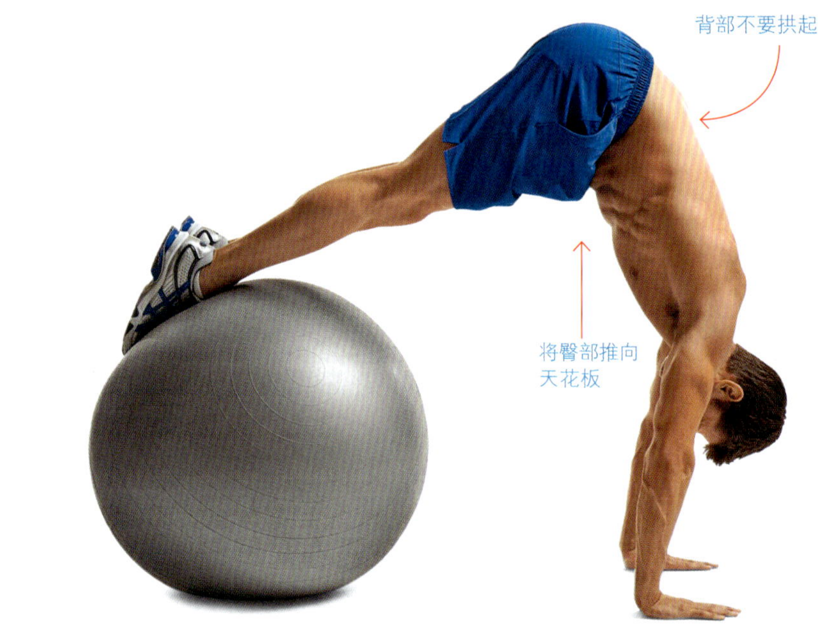

重复次数：10下。

滑雪运动

A

- 脸朝下趴在平衡球上，双手撑于地板。
- 双手往外移动，让平衡球从上半身滚到胫骨处。
- 双手张开，距离比肩膀稍宽。

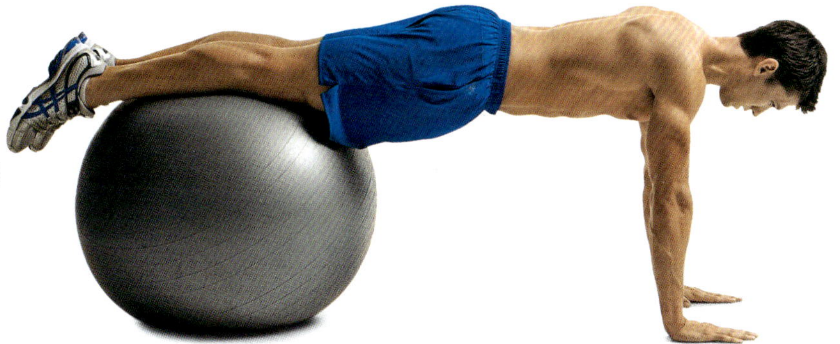

B

- 膝盖往前弯曲，让双脚顶在平衡球顶部，臀部朝向天花板。

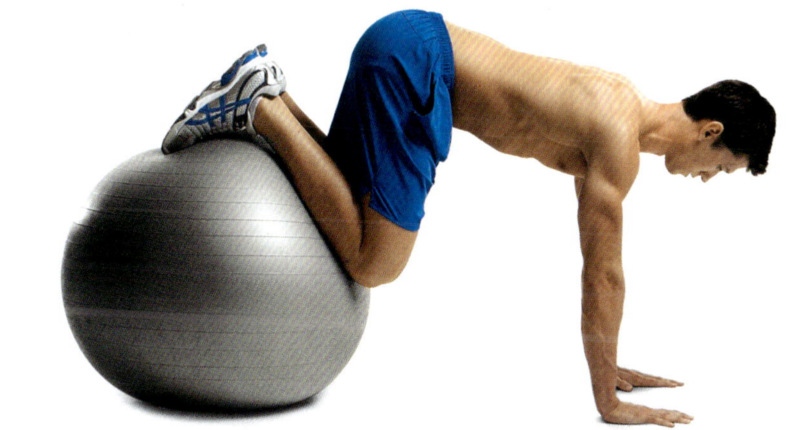

C

- 臀部慢慢朝左，膝盖朝右，让平衡球跟着转向右边。立刻回到中央，再往反方向转动。以上动作为1组。
- 身体渐渐习惯动作之后，可试着加快速度。

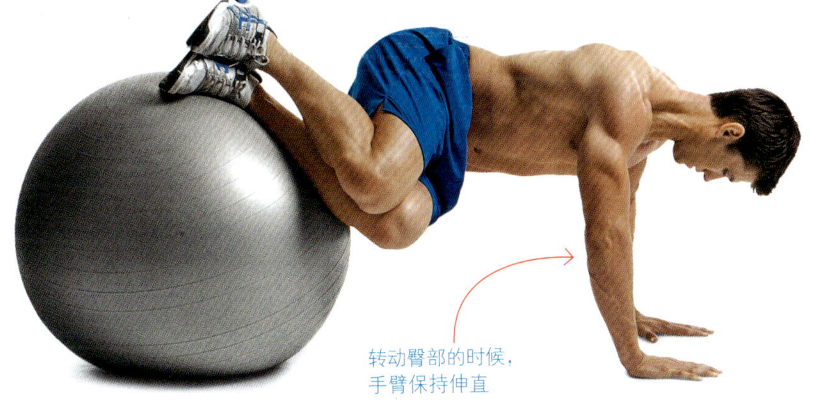

转动臀部的时候，手臂保持伸直

重复次数： 10~15组。

平衡球运动（一）

哑铃侧后平举

手臂自肩膀自然下垂
平衡球撑住下胸到髋部的部位

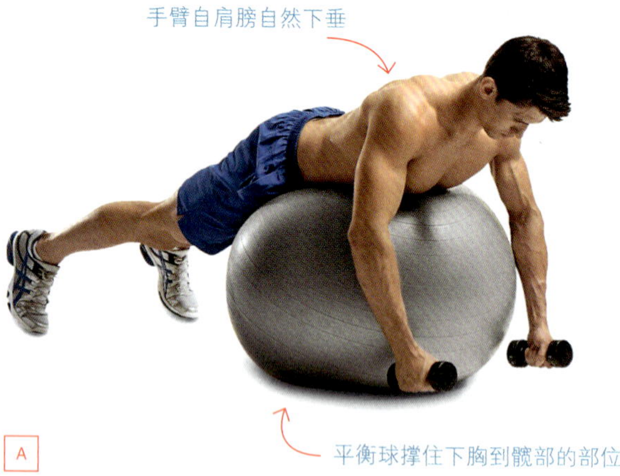

A

- 趴在平衡球上，双手各握1个轻量哑铃（不超过2千克），双臂自然垂到地板，掌心相对。

全程手臂保持微弯

B

- 手臂往上平举，与身体呈一条直线，然后夹紧肩胛骨。
- 维持姿势2~3秒，再将哑铃降回原位。

重复次数： 10~15下。

俯卧撑

平衡球无法固定在原地，因此核心肌必须更用力，才能进行俯卧撑
腹肌绷紧

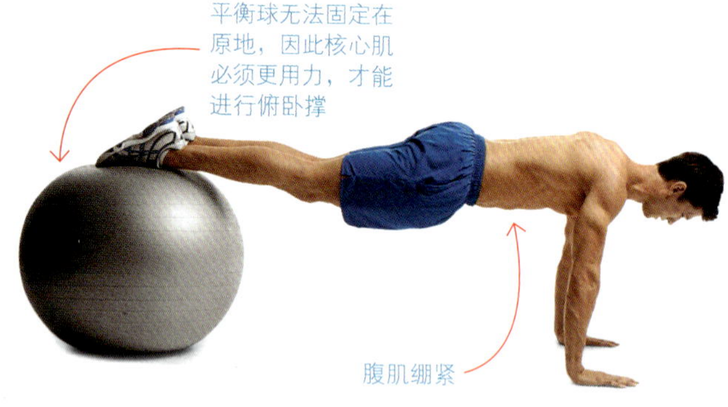

A

- 脸朝下趴在平衡球上，双手撑在地板上。
- 双手往外移动，让平衡球从上半身一路滚到胫骨处。
- 双手位于肩膀正下方，做出俯卧撑的准备动作。

全程头部不可晃动
臀部不要往下掉

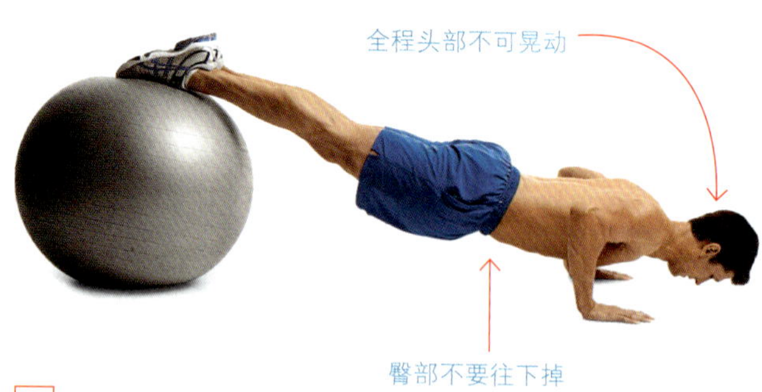

B

- 身体保持一条直线，收缩腹肌，手肘弯曲，胸口往地板压低。
- 上臂与地板平行即可停止，停顿片刻，然后再回到起始姿势。

重复次数： 10~15下。

屈膝滚球

小提示：想尝试更高难度动作，可改成单脚膝盖弯曲。

臀部往上抬高，身体从肩膀到脚踝呈一条直线

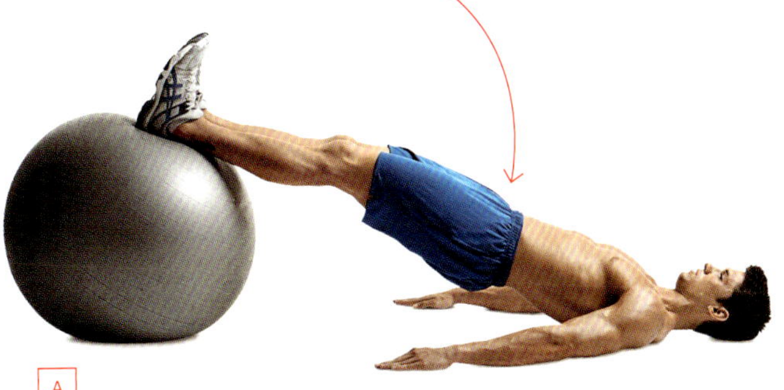

A

- 脸朝上躺平，手臂摆在身侧，脚跟压住平衡球。
- 臀部往上推离地板，让身体呈一条直线。

膝盖弯曲时，臀肌群用力夹紧

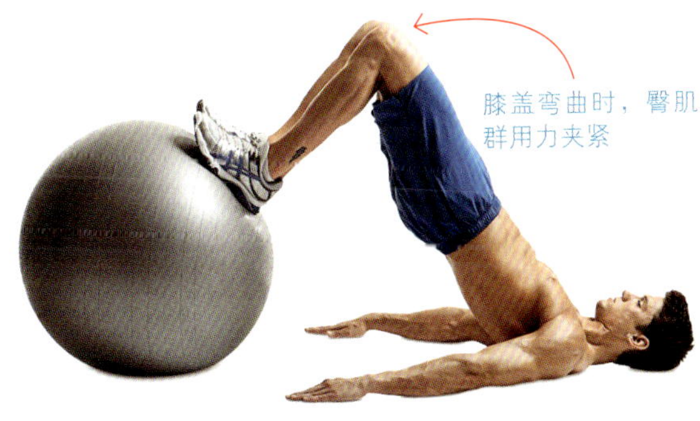

B

- 将平衡球带往身体的方向，腿后肌肉使力，接着再把球推回原位，臀部保持悬空。

重复次数： 10~15下。

单脚伸展弓步

平衡球置于身后，脚背放在平衡球顶部

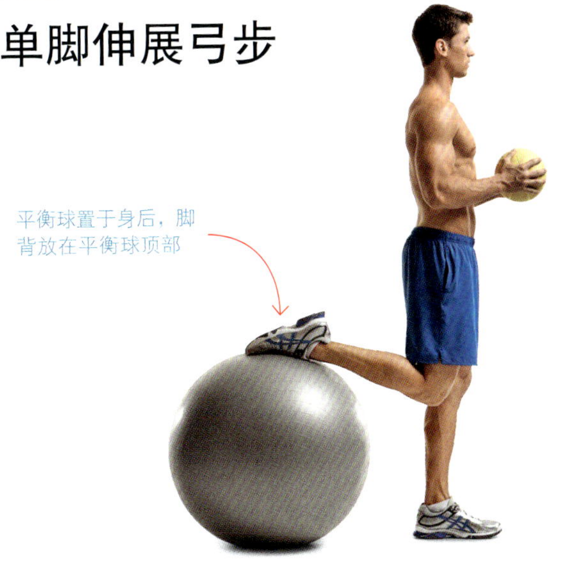

A

- 双手握住药球。
- 右脚脚背压住平衡球顶部，左脚踩地。

重点在于伸展臀部和股四头肌

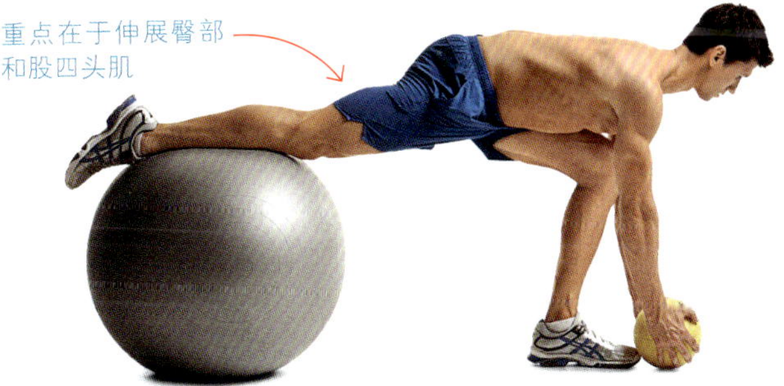

B

- 左膝弯曲，臀部放低。
- 右腿向后伸展，身体向前倾，以药球碰地板。
- 回到起始姿势，完成指定次数，再换成左脚置于平衡球上。

重复次数： 左右脚各8~10下。

平衡球运动（二）

平衡球有数十种变化动作，以下示范几组专门锻炼核心肌、臀部和腿后肌肉的动作。运动（一）和（二）的动作可以交互进行。

尽全力去做： 以下7组动作从头做到尾，中间不休息，结束一轮后可休息60秒，然后继续进行第2轮循环训练。

后退卷腹

双脚张开与臀部同宽
A
躺在平衡球上，双手在胸前交叉，双脚贴地，膝盖呈90°弯曲。
平衡球撑住肩膀和上背部
做卷腹动作的时候，腹肌保持绷紧
卷腹时，双脚往内移动
B
绷紧腹肌做卷腹动作，同时双脚往平衡球的方向移动。
躺回球上，双脚往外移动，回到起始姿势，腹肌全程保持绷紧。以上为1组动作。

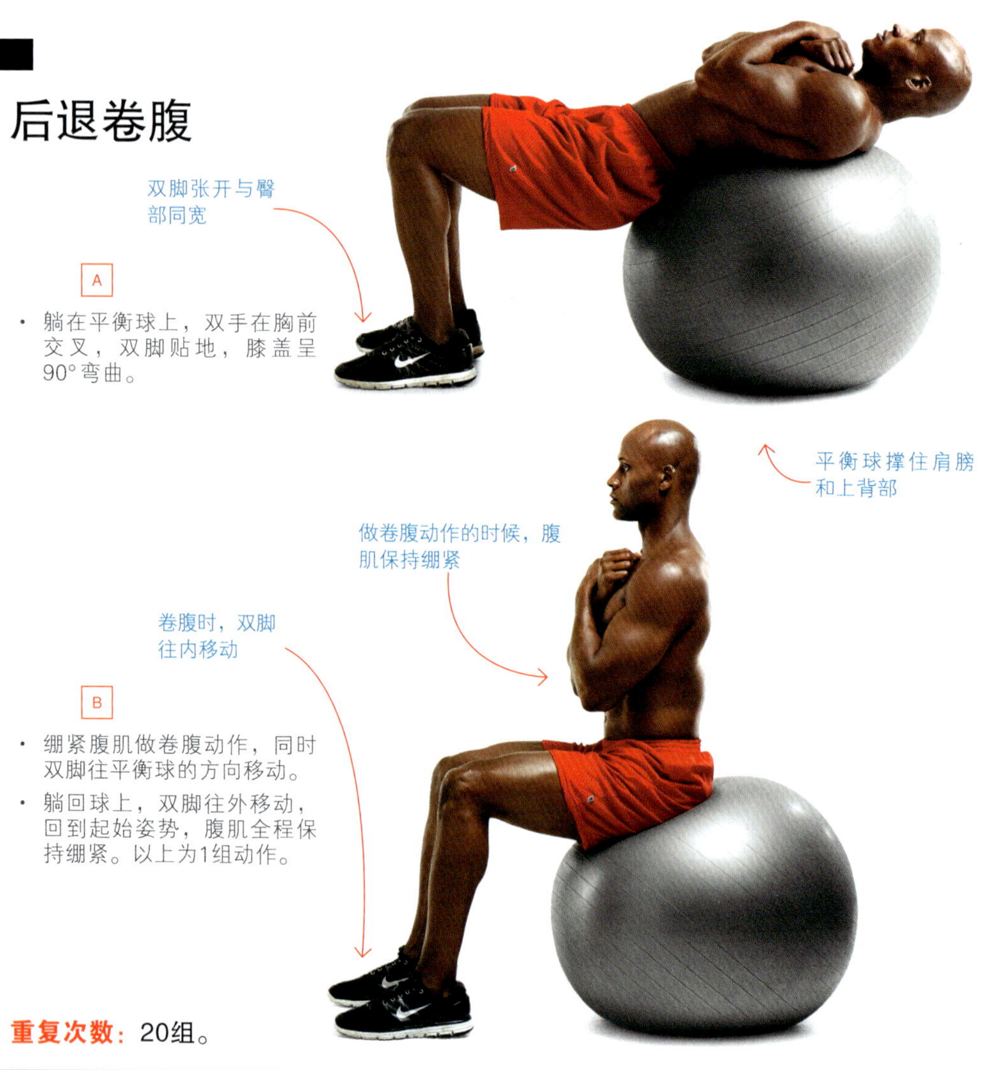

重复次数： 20组。

平板式走步

小提示：双手尽可能移动越远越好，距离越大，动作难度越高。

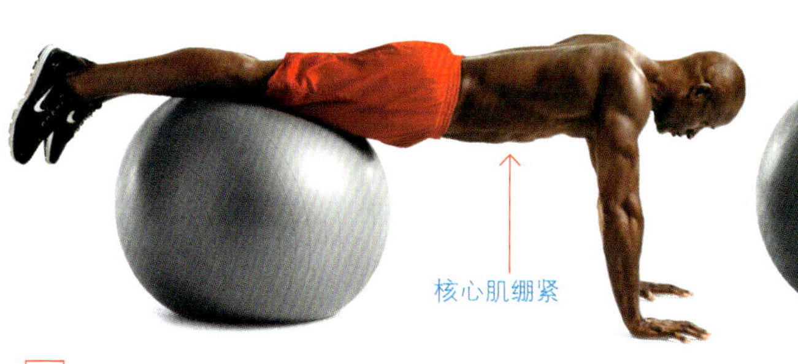

双脚最后停在平衡球顶端

双手往前走，但是始终保持在肩膀正下方

A

- 上半身趴在平衡球上，双手撑地，双脚抬高离开地面。以双手往外走步，让平衡球顺着身体滚到大腿位置。

重复次数： 10~15组。

B

- 夹紧臀肌群，继续往前移动，直到身体呈双脚垫高的平板式姿势。
- 腹肌用力，稳住身体。
- 维持姿势5秒，然后双手后退走步，回到起始姿势。以上动作为1组。

平衡球侧式抬腿

侧身从脚踝到肩膀呈一条直线

右腿至少与地板平行，也可以试着抬得更高

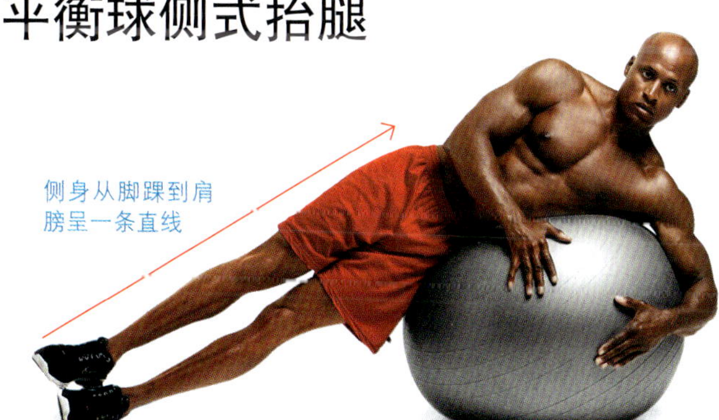

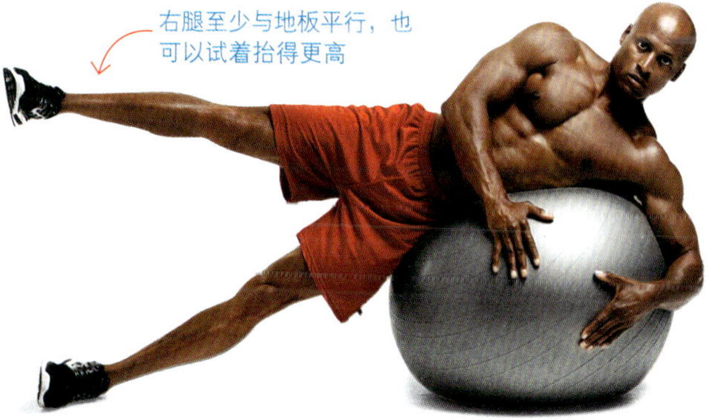

A

- 身体左侧躺在平衡球上，双腿打直，双脚相叠。
- 左手自然放在球面上，臀部往上抬高，身体呈一条直线。

B

- 保持这个姿势，然后将右腿慢慢抬高，停顿片刻，然后再慢慢放低回到原位。

重复次数： 60秒内尽力而为，接着换成右侧躺在平衡球上。

平衡球运动（二）

划船综合运动

A

- 趴在平衡球上，双手各握1个轻量哑铃（不超过2千克），手臂往下垂放，与地板呈45°。

先做划船动作，将哑铃带到胸口两侧，接着手臂向外伸，做飞鸟动作

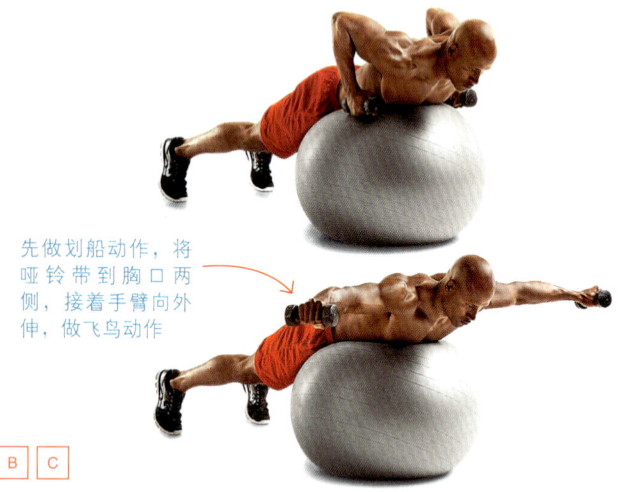

B C

- 先把哑铃举到胸口两侧，然后将手臂往外平举。

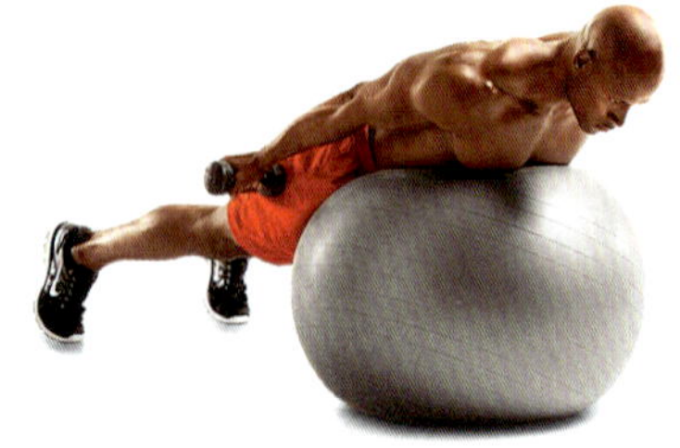

D

- 手臂往后，将哑铃带到臀部两侧。
- 最后回到起始姿势。以上为1组动作。

重复次数：10~15组。

折刀式

> 小提示：想挑战更高难度，可将双手放在踏板或训练凳上进行练习。

核心肌绷紧，身体保持挺直平稳

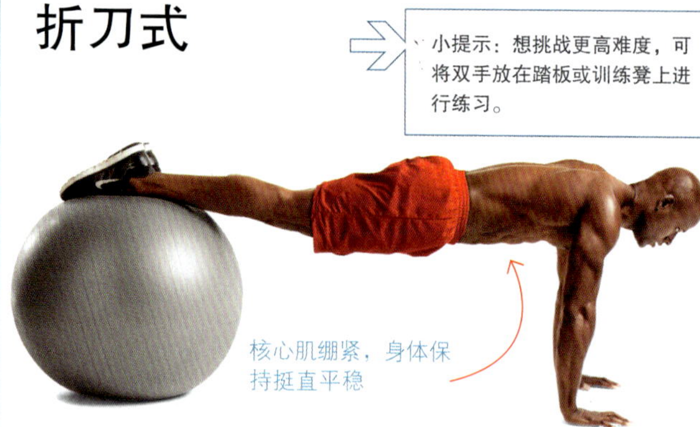

A

- 脸朝下趴在平衡球上，双手撑于地面。
- 双手往外走，让平衡球从上半身滚到胫骨位置。
- 双手位于肩膀正下方，看起来像准备做俯卧撑。

背部保持挺直

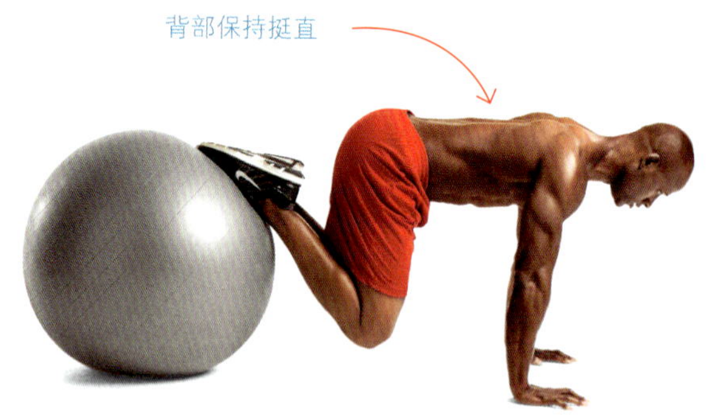

B

- 腹肌用力绷紧，膝盖弯曲，让平衡球往身体靠近，然后维持这个姿势1秒。
- 双腿打直，让身体回到平直状态，恢复为起始姿势。

重复次数：10~15下。

单脚平衡桥式

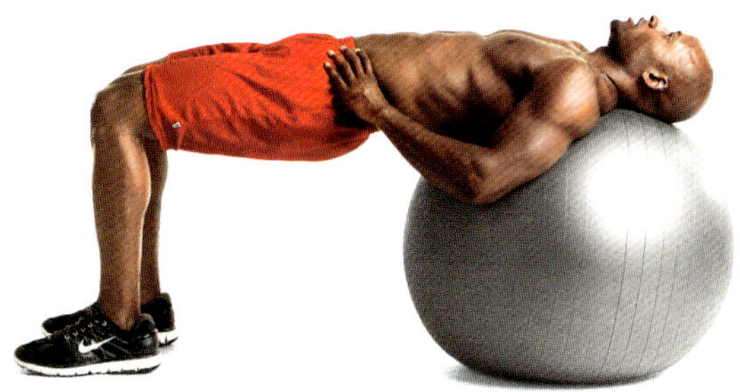

A

- 躺在平衡球上，膝盖弯曲，臀部腾空抬高，双脚贴地，呈桌形顶立姿势。
- 双手叉腰。
- 双脚向外走，直到平衡球滚到肩胛骨位置达到平衡状态。
- 双脚并拢，大腿互相平行。

臀肌群用
力夹紧

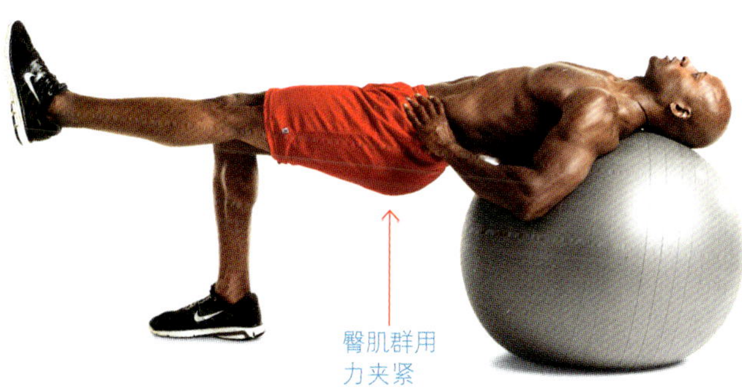

B

- 收缩臀肌群，慢慢抬起左脚，左腿向前伸展。
- 数10拍再放下，接着换抬起右脚。

重复次数： 5~6下，左右脚轮流。

平衡单车式

双脚平放于地，
臀部抬高
将一只手放在头
部后方

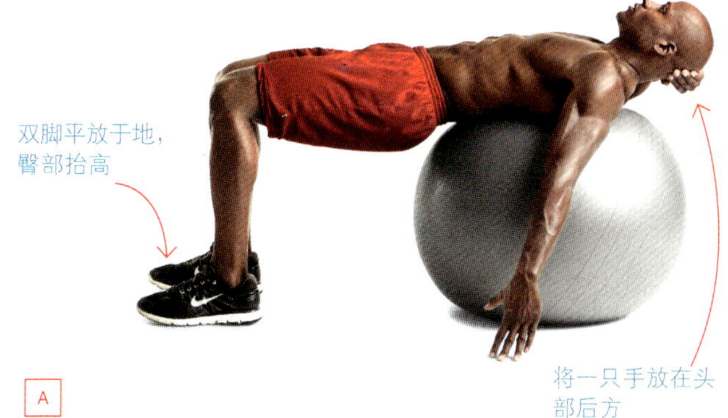

A

- 躺在平衡球上，膝盖弯曲，双脚贴地。
- 右手抱头，左手自然下垂至地板，手指触碰地板以保持平衡。

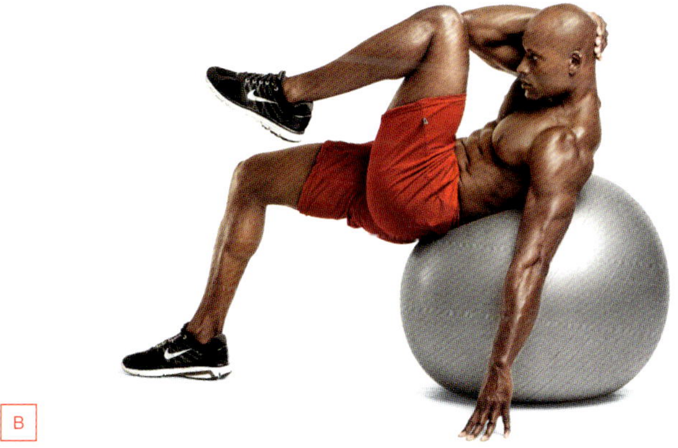

B

- 腹肌用力绷紧，右肩往左抬起，左膝往右手肘靠近，然后回到起始姿势。

重复次数： 10下，再换成左手和右膝。

沙袋运动（一）

美国橄榄球联盟（NFL）的健身房就和你想象的一样，里头都是设备先进的健身器材。不过在球赛淡季时，球员们可不是整天都待在耀眼夺目、冷气无限放送的健身房里。他们必须在炎热的户外运动场上利用沙袋进行锻炼，包括扛在肩膀上，或是放在地上翻滚和拖曳。沙袋不像其他自由重量器材有固定的握法，沙子流动的特性让沙袋的形状无法固定，所以沙袋训练的每一组动作都独一无二，充满了挑战性。接下来的2套沙袋运动可让你见识现实生活中的情况，因为一般重物并不像哑铃或杠铃那么容易搬运。这2套锻炼全身的沙袋运动可特别加强你腹部和脊椎旁的肌肉。

正式开始之前，请到家居商店购买1个袋子，还有22千克操场用的沙子。先从架上搬到收银台，然后再放进车里，最后搬回家中。感觉如何？没有想象中的轻松吧？

尽全力去做：

以下3组动作为1个循环，各组之间不休息，结束一轮后可休息90~120秒，总共需完成3次循环训练。

旋转提袋

小提示：这一组运动模拟把稻草或园艺材料抛上货车车厢的动作。动作必须迅速，利用脚的力量提起沙袋，并且绷紧核心肌，以避免运动伤害。

A

- 双脚张开与肩膀同宽，右脚在前，左脚靠近训练凳前方。训练凳可替换成与髋部同高的稳固平台。
- 将沙袋放在地板，置于右脚右侧。
- 做出深蹲姿势，同时双手越过身体，抓住沙袋的两端。

B

- 双脚伸直，上半身往左旋转，提着沙袋绕过身体，放到后方的训练凳上。
- 手不要放开沙袋，放在训练凳上或继续提着，维持姿势1秒。接着再依照动作的相反顺序，把沙袋放回原位，回到起始姿势。

沙袋不要离手
利用双脚的力量站直，身体向左转，带着沙袋转到后方

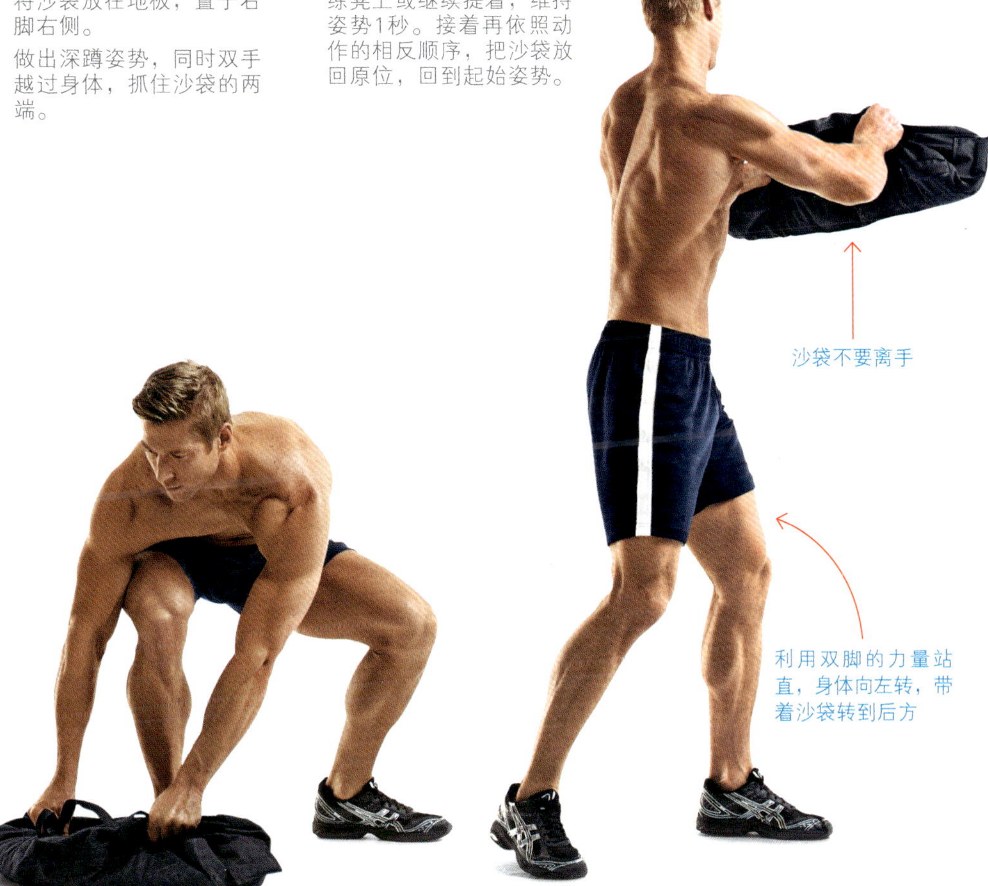

重复次数：10下，换成左脚在前，身体向右转。

沙袋运动（一）

沙袋挺举

A

- 呈深蹲姿势，双脚张开与肩膀同宽，沙袋置于身体下方。
- 抓住沙袋两端，耸肩，利用脚尖踩地的力量站直身体，将沙袋提到胸口位置。

B

- 沙袋提至胸口位置后，膝盖微弯，将沙袋翻转至前臂上方，手腕弯曲，在肩膀前方“接住”沙袋。

C

- 用力伸直膝盖，双手将沙袋推举过头顶。
- 沙袋放回肩膀的高度，前臂和手腕也回到起始姿势，然后将沙袋放回地板。

将沙袋往上推，位于肩膀上方

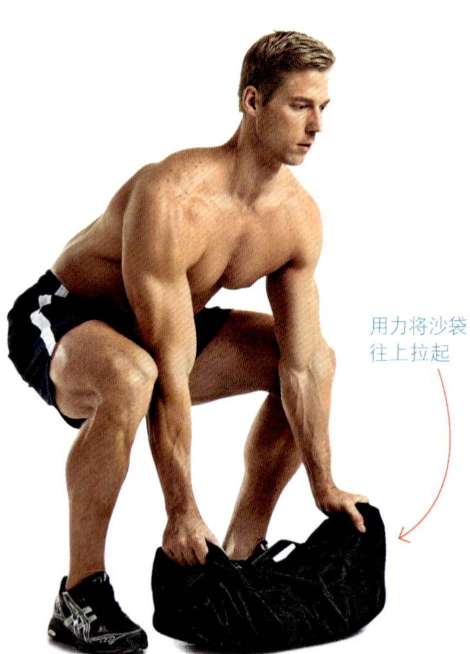

用力将沙袋往上拉起

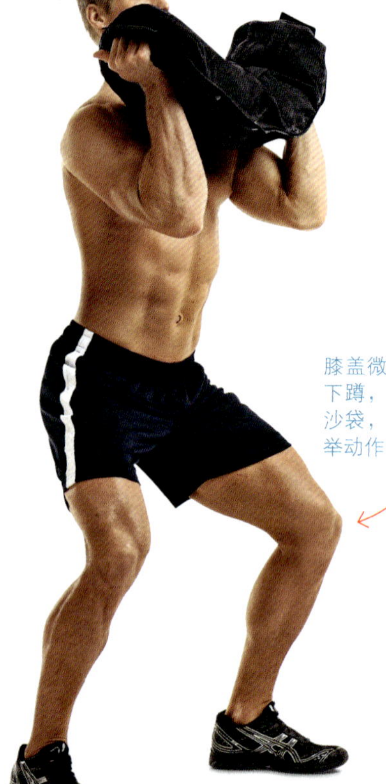

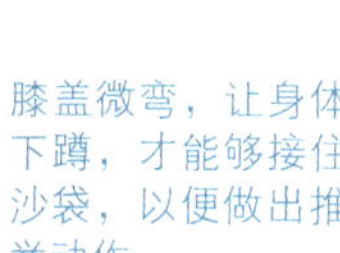

膝盖微弯，让身体下蹲，才能够接住沙袋，以便做出推举动作

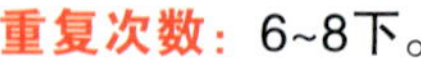

重复次数：6~8下。

抱胸弓步走步

A

- 手臂弯曲，将沙袋置于靠近胸口的手肘弯曲处，手肘向身体靠拢，双脚张开与臀部同宽。

B

- 左脚向前弓步，身体放低，左大腿与地板平行，身体仍然保持挺直。
- 左脚用力将身体往上推直，右脚向前走1步，回到起始姿势。
- 换右脚向前弓步，重复以上动作。

做出弓步时，身体保持挺直
注意前弯的膝盖不要超过脚尖

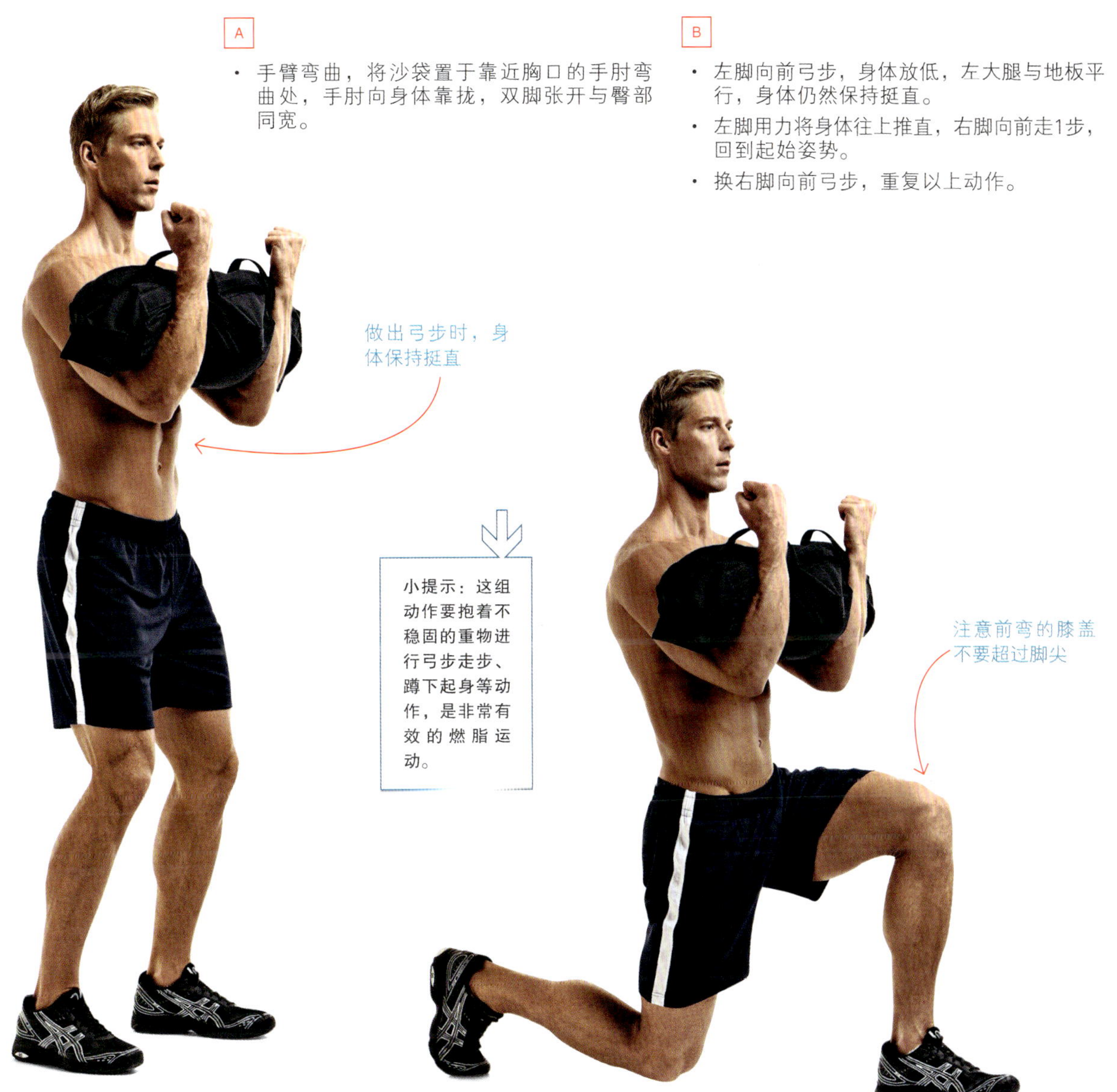

小提示：这组动作要抱着不稳固的重物进行弓步走步、蹲下起身等动作，是非常有效的燃脂运动。

重复次数：左右脚各6~8下。

沙袋运动（二）

扛肩运动

背部不要出力，以双
脚的力量支撑，将沙
袋抬起来

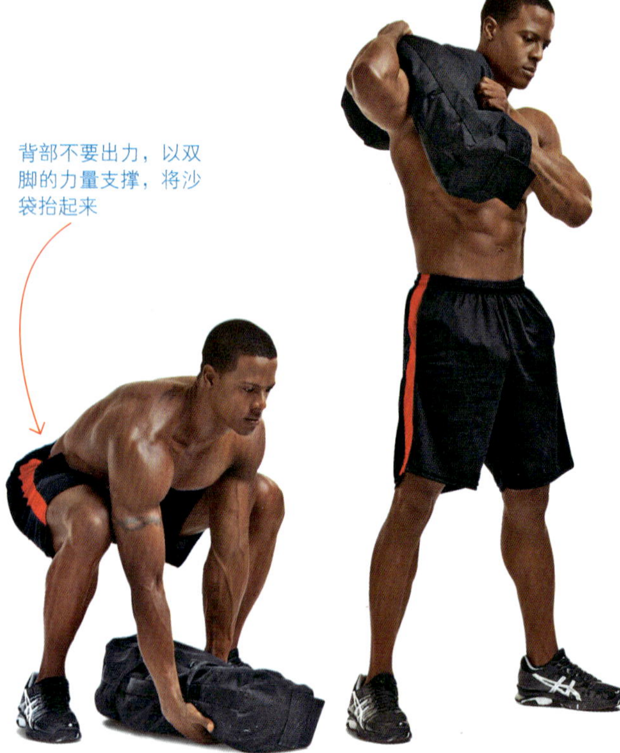

A

- 将1个重量沙袋置于前方地板上。
- 双脚张开与肩膀同宽，膝盖弯曲，然后弯腰抱起沙袋。

B

- 双脚用力，将身体一口气推回站姿，同时将沙袋抬高。借助抬起沙袋的动力，将沙袋抛到肩膀上。
- 依照相反顺序回到起始姿势，重复以上动作，并将沙袋抛至另一边肩膀。以上为1组动作。

重复次数：8~10组。

侧抱走步

沙袋形状并不
固定，因此你
需要使用更多
力量才能举起
沙袋。这组动
作可挑战你的
肌力与体力

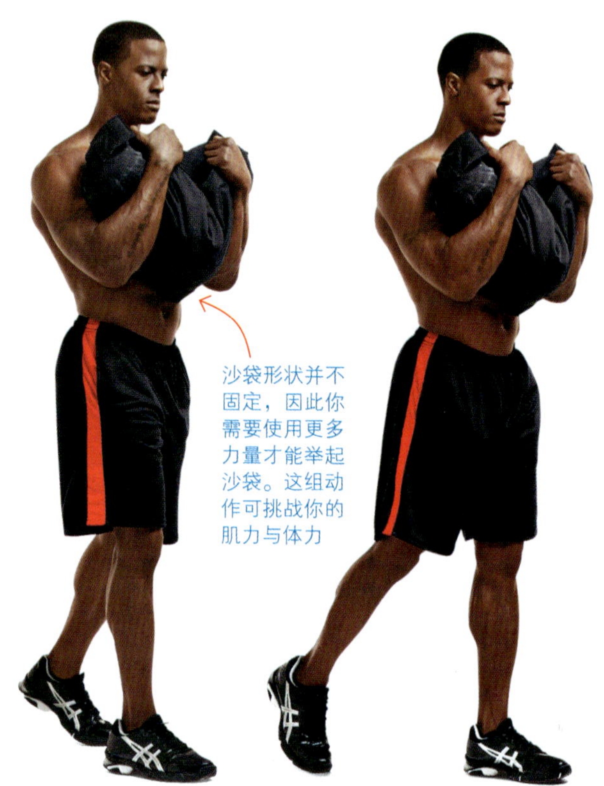

A B

- 以手臂环抱沙袋，往前走18米，并注意保持正确姿势：身体挺直，腹肌绷紧，挺起胸膛，肩胛骨向后夹紧。

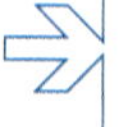

小提示：如果想提升动作难度，可将手臂向上伸直，沙袋举到头顶上方。

重复次数：18米的距离走3趟。

握紧划船

下背部自然前拱
沙袋垂在肩膀正下方

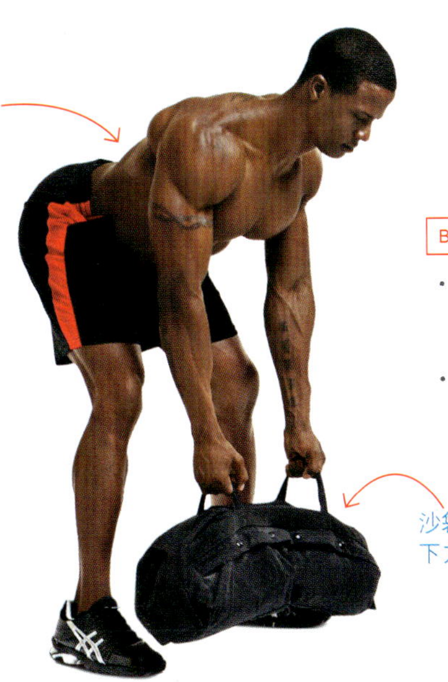

A

- 双手抓住沙袋的提把，膝盖微弯。
- 弯下腰，让上半身几乎与地板平行，双手则因沙袋的重量而自然垂下。

B

- 身体保持不动，双手将沙袋尽可能抬高至下胸。
- 停顿片刻，然后将沙袋放低，继续重复前述的划船动作。

有些沙袋的正面和侧边都附有坚固的提把

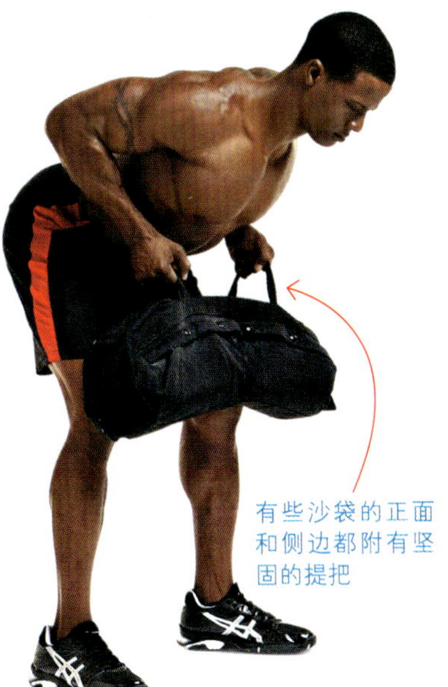

重复次数：8~10下。

侧抱起身

A

- 双膝跪在地上，双手抱住13~27千克的沙袋。
- 手臂从下方撑住沙袋，掌心朝上，扣住沙袋前端。
- 将沙袋抱至胸口。

B

- 右膝弯曲，右脚踩地，准备站起身。

C

- 右脚跟用力踩地，推起身体，左脚跟着站到右脚旁，全身站直。

D

- 双膝弯曲呈深蹲姿势，然后右膝跪地，左膝接着跪地，回复到跪姿。
- 重复以上动作，换左脚先踩地，利用脚跟力量站起身。

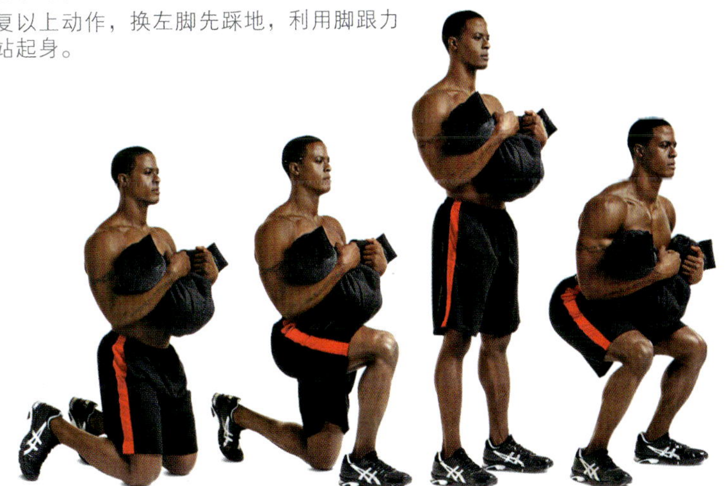

重复次数：双脚各8~10下。

第十三章
15分钟
美好性爱健身

提升持久度、柔软度和力度，
让你享受更深入且丰富的亲密时光

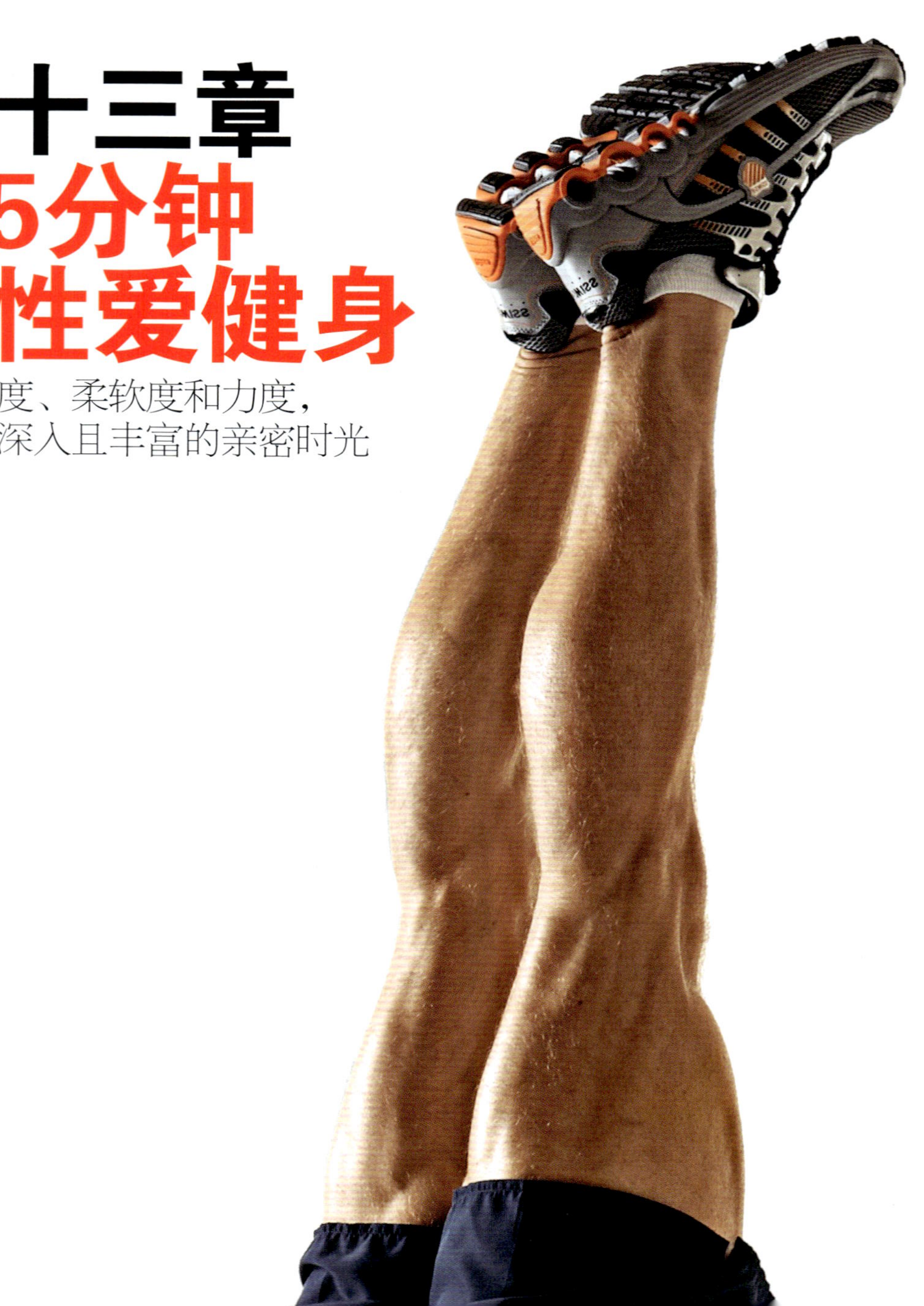

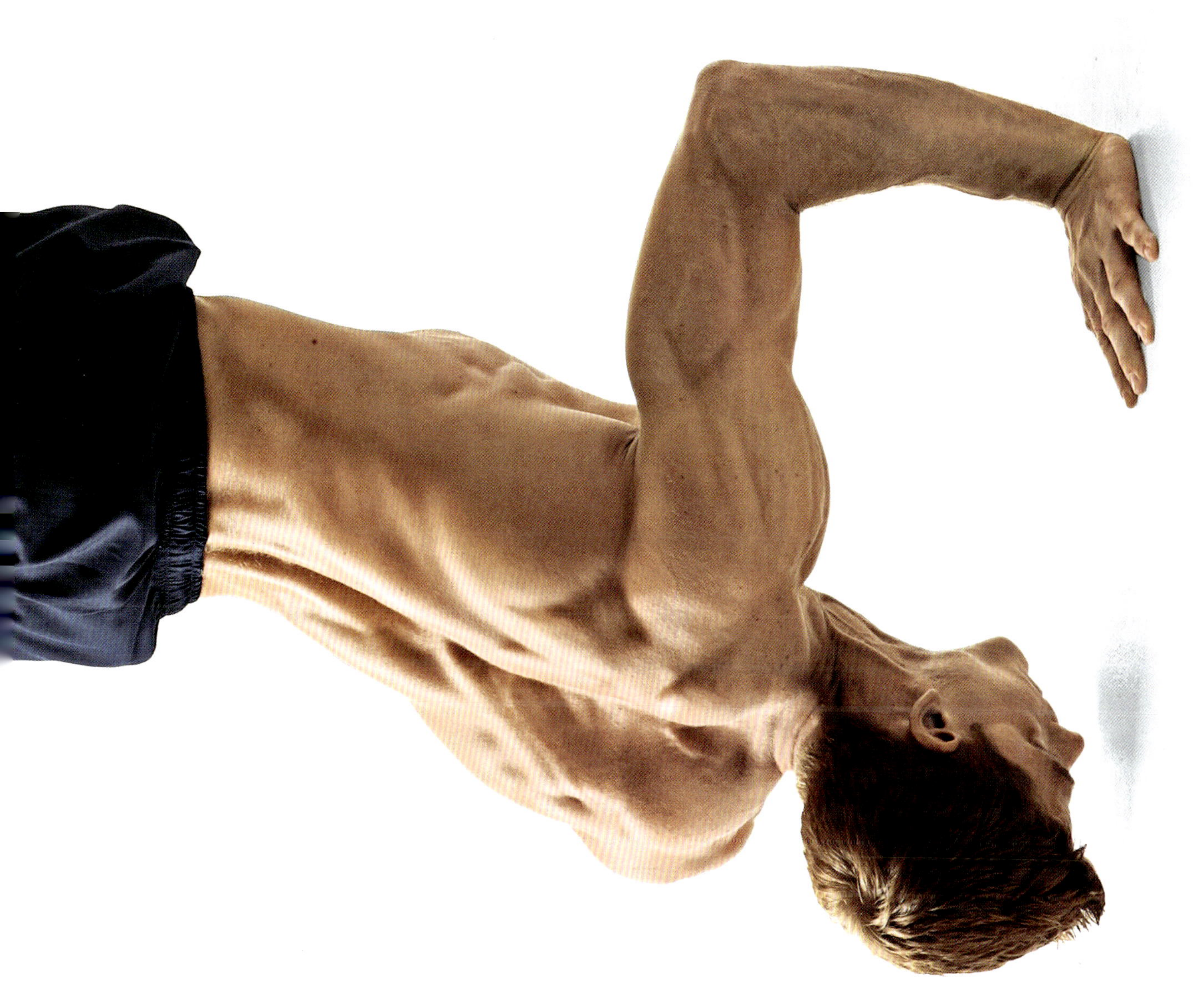

超快速 美好性爱健身

美好的性爱其实是一场体能的表现，你需要运用手臂、腿部、胸肌、背肌、腹肌、臀肌群，还有一堆你在镜子里看不见而且平常不太使用的细微肌肉。如果想要成为性爱高手，并且熟练地变换各种姿势，就必须懂得如何正确挪移臀部（背部不必跟着乱动），还要延缓射精的时间。想要达成以上的目标，健身时就不能光把身材练好，还要练得更适合享受性爱。本章特别加强4项要点：加强柔软度，挑战高难度体位；强化上半身肌力，轻松撑住伴侣身体；强化核心肌肌力，腰部动作更有力；提升有氧耐力，享受更持久的亲密时光。本章的运动和其他健身动作没什么不同，所以练习时不必担心别人发现你的秘密意图。

随时随地“性福”运动

只要运动5分钟，就可帮助你达到更猛烈的高潮，而且没有人知道你正在做这种助“性”运动！没错，我说的就是“凯格尔运动”。医学博士阿诺德·凯格尔研发出这套运动，可以强化耻尾肌（又称PC肌），也就是控制排尿的肌肉。凯格尔运动的简单动作可强化控制射精的能力，让射精的力道更强劲，高潮更有快感。只要专注收缩控制排尿的肌肉，臀肌群不要用力，持续15秒之后放松，然后再继续收缩。每组收缩10下，总共完成3组。等你更习惯收缩运动之后，可以将训练时间延长至30秒或1分钟。你可以随时随地练习凯格尔运动，反正旁边的人不会晓得。

先睹为快：15分钟美好性爱训练计划

裤裆里的金丝雀

如同金丝雀是矿坑的警报器，可提醒矿工及时逃离危险，男性勃起的强度也是心脏与动脉健康状态的警示器。阴茎动脉比冠状动脉来得窄，因此如果勃起强度不够，可能是动脉正在硬化。男性若有勃起困难的问题，请记得一并检查心脏与血管等重要器官。

精力充沛

一般人的性爱平均时间约为15~20分钟。（别担心，这个数据包含前戏的时间。）如果气氛够狂野、姿势够多变，而且动作又富挑战性的话，本质上性爱跟有氧运动没有两样。这套运动采取金字塔训练法，锻炼你在床上的持久力，确保你和伴侣都有充分的时间享受性爱的美好。

尽全力去做：

金字塔训练法：第1组动作是热身运动，第2组动作先做1次，接着连续做2次，然后3次、4次，最后再做1次，然后结束。第3组动作同样以金字塔方式进行，待第3组的动作完成之后，才算是一轮完整的循环。15分钟内尽可能做完越多次循环越好。

第一组

击拳哑铃深蹲（热身）

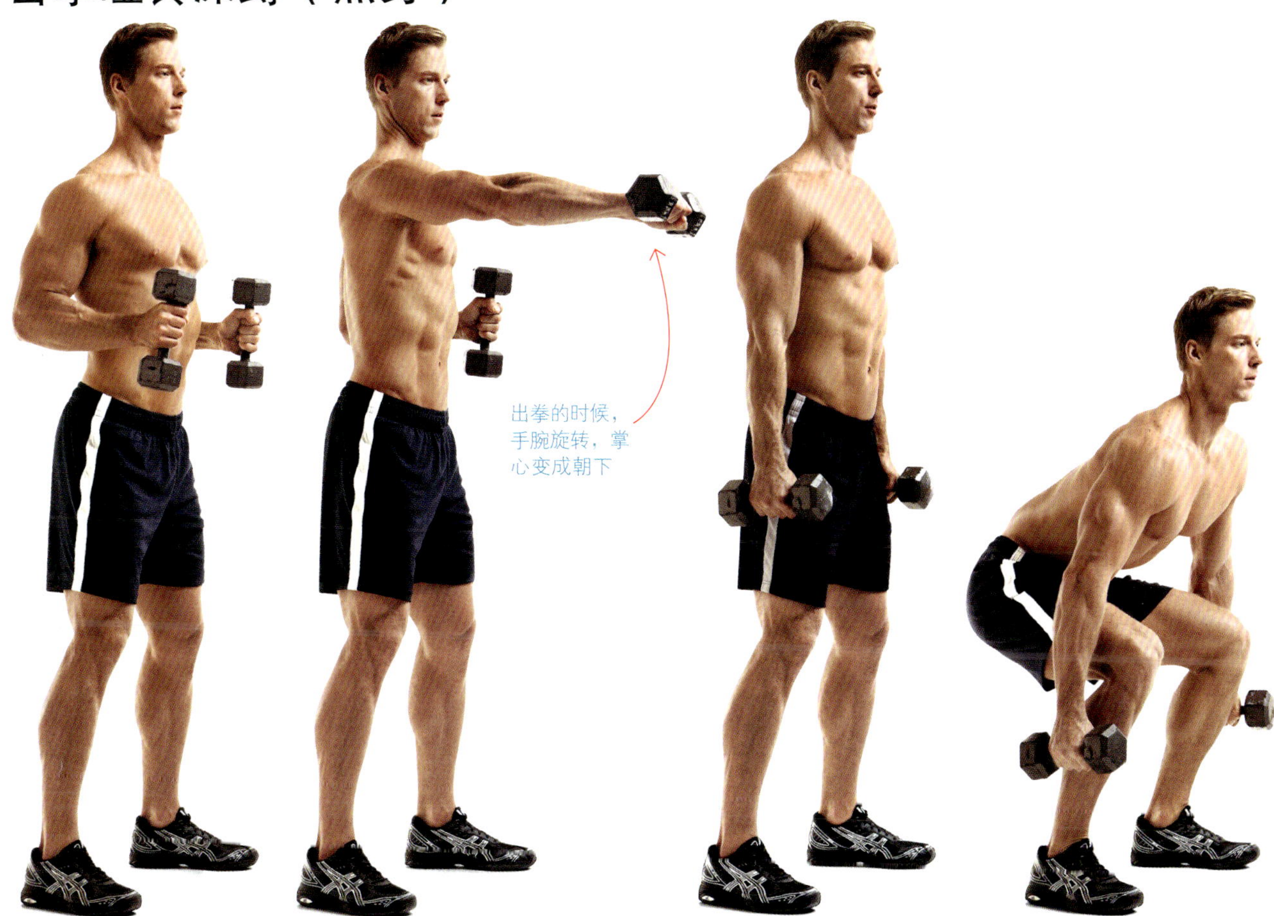

A B

- 双手各握1个2千克的哑铃，做32次击拳动作，左、右手轮流出拳。

C

- 双手自然垂在身侧，双脚张开约比肩膀稍宽。

D

- 臀部往后推，膝盖弯曲，大腿与地板平行，接着将身体推回原位。
- 完成16次深蹲，然后再重复一整套热身运动。

重复次数： 32次击拳和16次深蹲。

精力充沛

第二组

俯卧撑俯卧划船

A

- 双手各握1个六边形哑铃，哑铃平放于地面，掌心相对，呈标准俯卧撑姿势。

B

- 花2秒钟慢慢放低身体，胸口距离地面约5厘米。
- 手臂使尽全力推直。

C

- 双手仍握住哑铃，右手将哑铃带到腋下的高度，肩胛骨夹紧，左手负责维持平衡。
- 右手回到原位，换左手将哑铃举起。（花1秒举高哑铃，2秒将哑铃放回地板。）

铃头必须是六边形，才能固定在地板上
身体下压时，手肘要保持靠在身侧
双脚距离拉开，有助于保持平衡
做划船动作，将哑铃举至胸侧

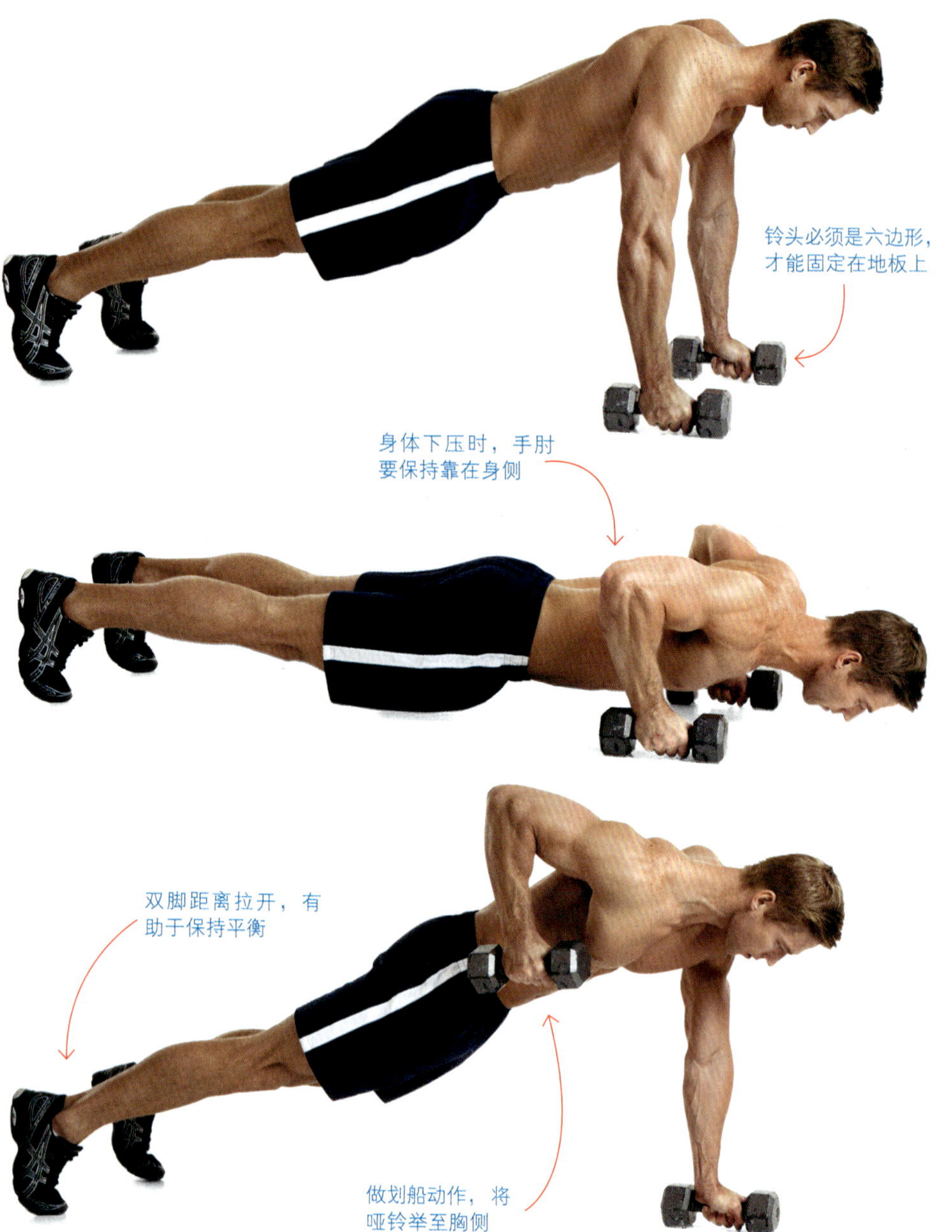

重复次数： 金字塔训练法，详见第302页“尽全力去做”。

第三组

跳跃深蹲弯举

臀部往后坐，呈深
蹲姿势

使尽全力，跳得
越高越好

旋转手腕，让掌
心朝上握住哑
铃，然后再做出
弯举动作

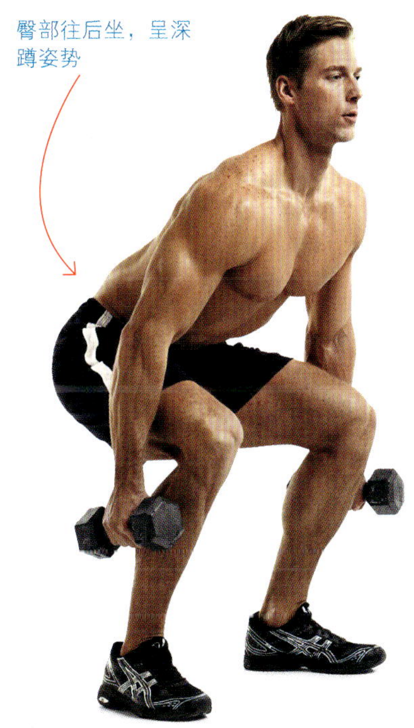

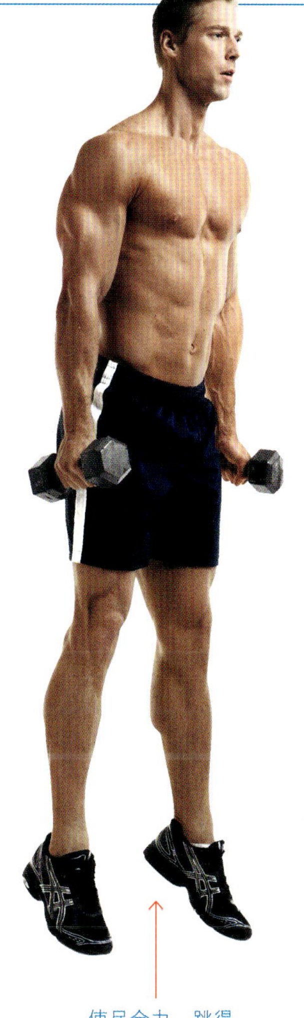

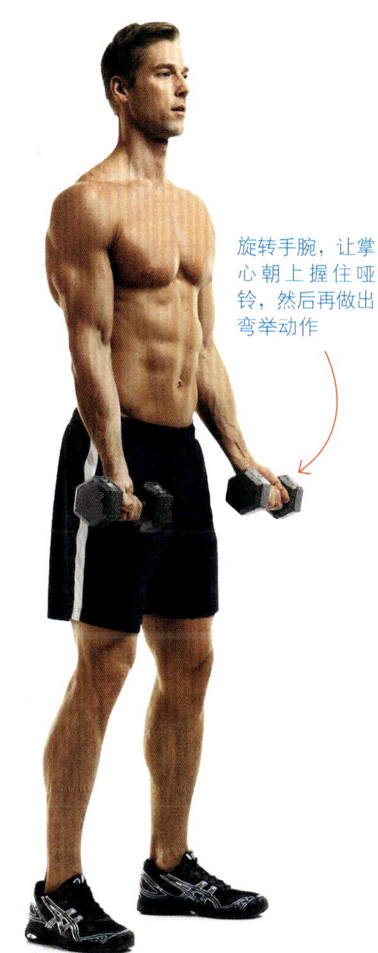

A

- 呈深蹲姿势，双手各握1个哑铃于身侧，双脚张开比臀部稍宽。

B

- 利用脚跟推地的力量，用力迅速向上跳高。以前脚掌轻轻着地后，脚跟才落地。

C

- 落地后，将哑铃垂在身侧。
- 上臂不动，做出哑铃弯举的动作。（举高动作持续1秒，放下持续2秒。）

重复次数： 金字塔训练法，详见第302页“尽全力去做”。

登峰造极

这套快速有氧运动称为“收操运动”，长时程的锻炼结束后，会以一段收操运动收尾，不过收操运动本身也很适合15分钟健身，在15分钟内可循环进行3次。收操运动对于摆脱身上的赘肉特别有效，让你在床上一展结实精壮的好身材。

尽全力去做：

以下5组动作为1个循环，各组自体重量跳跃深蹲之间不休息，总共需完成3次循环。

自体重量跳跃深蹲

A

- 身体放低，大腿与地板平行。

B

- 往上跳，跳得越高越好，落地之后立刻继续再往上跳。

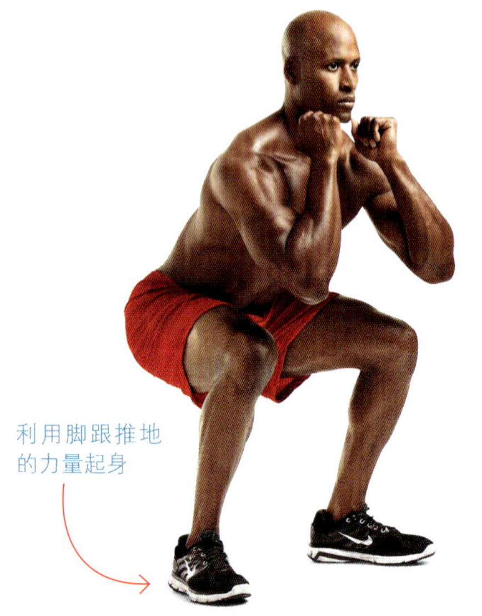

利用脚跟推地的力量起身

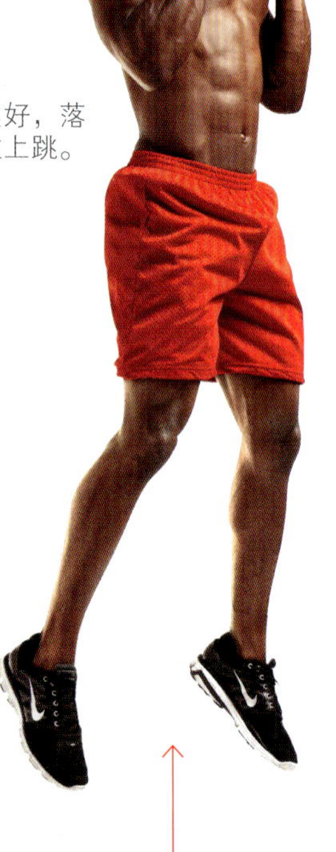

用力往上跳，落地时，以前脚掌轻轻着地

重复次数： 30~60秒内尽力而为。

等长深蹲

呈蹲姿时，双
手抱在头后
深蹲时，收缩核心
肌和臀肌群
脚尖稍微朝外

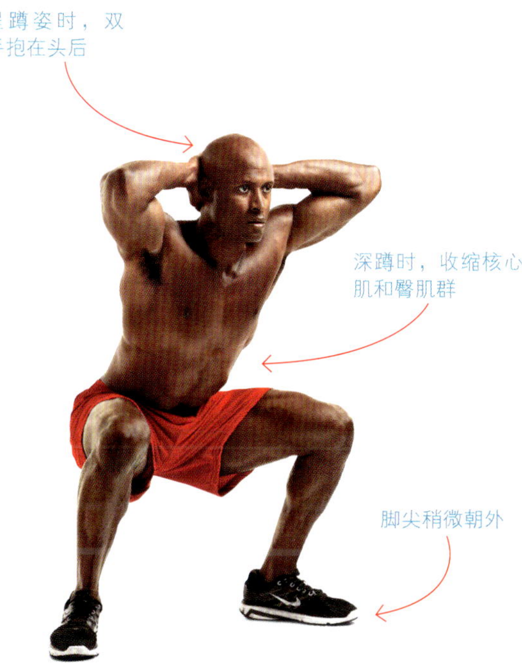

A

- 身体放低，大腿与地板平行，维持姿势30~60秒。
- 身体站直，回到起始姿势。

重复次数： 1下。

单手哑铃摆荡

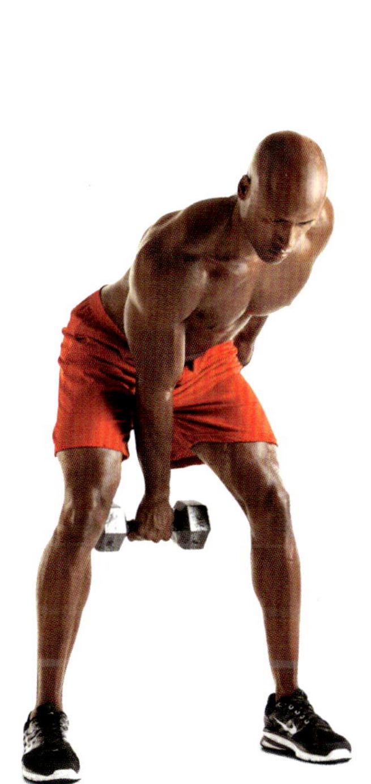

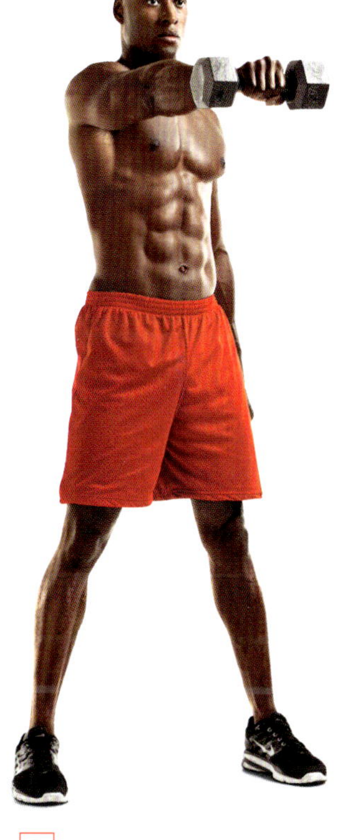

A

- 正手握住哑铃，手臂伸直，将哑铃停在腰部前方。
- 膝盖弯曲，身体下弯与地板呈45°角。
- 握住哑铃，在双脚中间摆荡。

B

- 将臀部推回原位。起身时，将哑铃荡到胸口前方。以相反顺序回到起始姿势，继续重复以上动作。
- 时间过半后，换手继续相同动作。

重复次数： 30~60秒内尽力而为。

登峰造极

下蹲后伸腿

小提示：波比运动是本书中难度最高的健身动作之一，可谓超强卡路里杀手。

如果想挑战更高难度，此时可以做1个俯卧撑
双手贴地，置于膝盖外侧、肩膀正下方

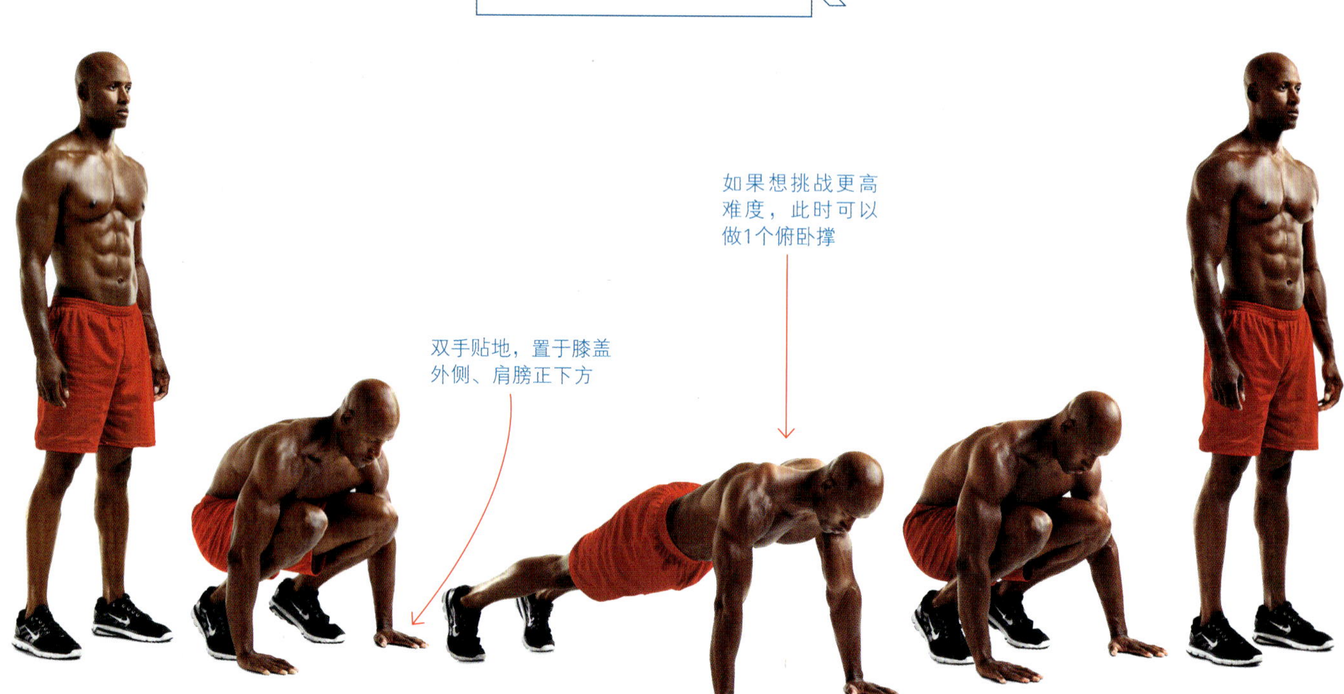

A

- 双脚张开与肩膀同宽，手臂垂在身体两侧。

B

- 臀部往后推，膝盖弯曲，深蹲时身体尽可能弯到最低。

C

- 双脚向后踢，呈俯卧撑姿势。

D

- 迅速收脚，回到蹲姿。

E

- 迅速站起身，然后重复以上动作。

重复次数： 30~60秒内尽力而为。

爆发力俯卧撑

A

· 呈俯卧撑姿势，双手张开比肩膀稍宽。

B

· 手肘弯曲，胸口几乎碰到地板。

C

· 双手用力将身体往上推，双手弹离地面，接着继续重复动作。

从头部到脚踝呈一条直线
手肘向身体靠拢
双脚与肩膀同宽
如想提升动作难度，双手悬空时迅速拍一下手

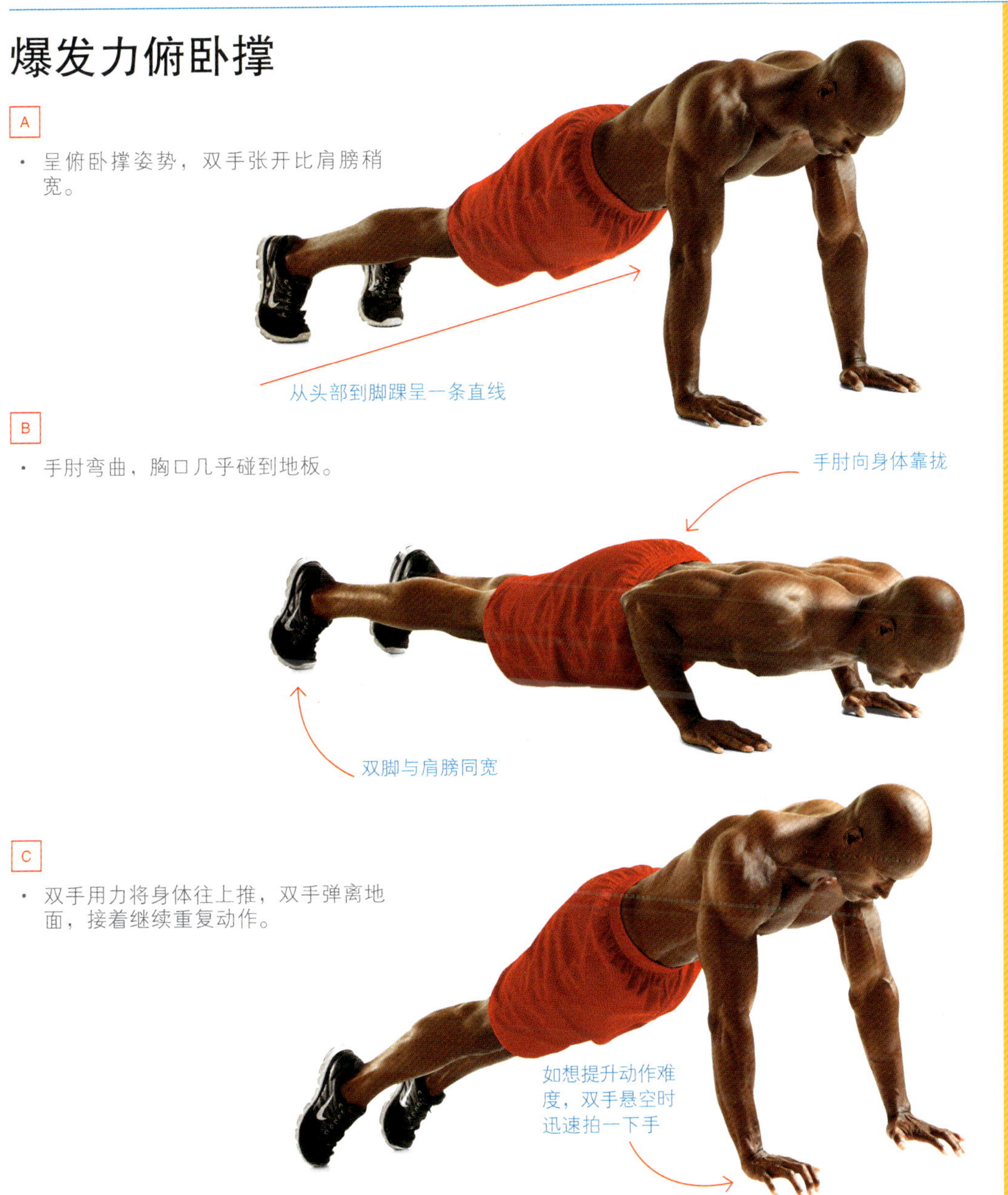

重复次数： 30~60秒内尽力而为。

快走运动可以助“性”

哈佛大学的科学家针对31 000位男性进行研究，发现每天散步可以保持“性”致高昂。研究人员表示：每天快走3.2千米，或是从事其他等量的运动，可以减少30%的勃起问题。如果你选择间歇训练模式，那么15分钟的快走也有同样的效果。中等、快步和竞走3种速度轮流进行，每1分半钟~3分钟就更换速度。等到你习惯训练的强度之后，可加入第4种速度：跑步。

经典传教士

即使你已经将《印度爱经》倒背如流，传教士式可能仍是你最常使用的性爱体位。以下这套运动可锻炼手臂和胸肌的力度，并强化臀肌群和下背部，让你在床第间冲刺起来更有劲，提升两人更愉悦的性爱体验。

尽全力去做：

连续做以下5组动作，各组之间不休息，结束一轮后可休息60秒，再进行下一轮循环。总共需完成3次循环训练。

枢纽运动

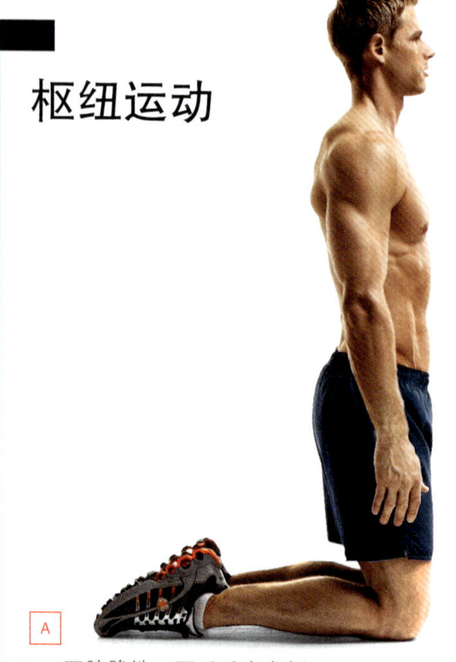

A

- 双膝跪地，两手垂在身侧。
- 身体不往后坐下，重心放在脚跟。
- 背部挺直，膝盖呈90°弯曲。

慢慢控制身体往后仰，专注在髋屈肌的动作，在后仰与前倾的同时收缩 PC肌

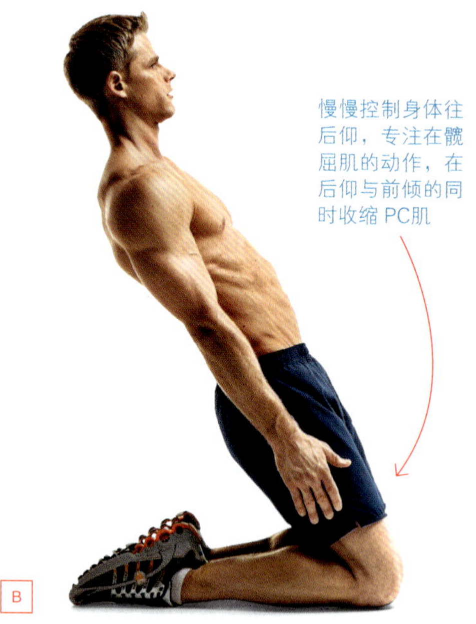

B

- 头部、背部和大腿全程保持一条直线，身体慢慢后仰数厘米。
- 维持姿势2~3秒，再慢慢回到起始姿势。

重复次数： 10~12下。

平衡球下斜式俯卧撑

背部要跟像烫衣板一样又平又直，从
肩胛骨到脚踝呈一条直线
核心肌
绷紧
手指张开贴地，
稳住身体

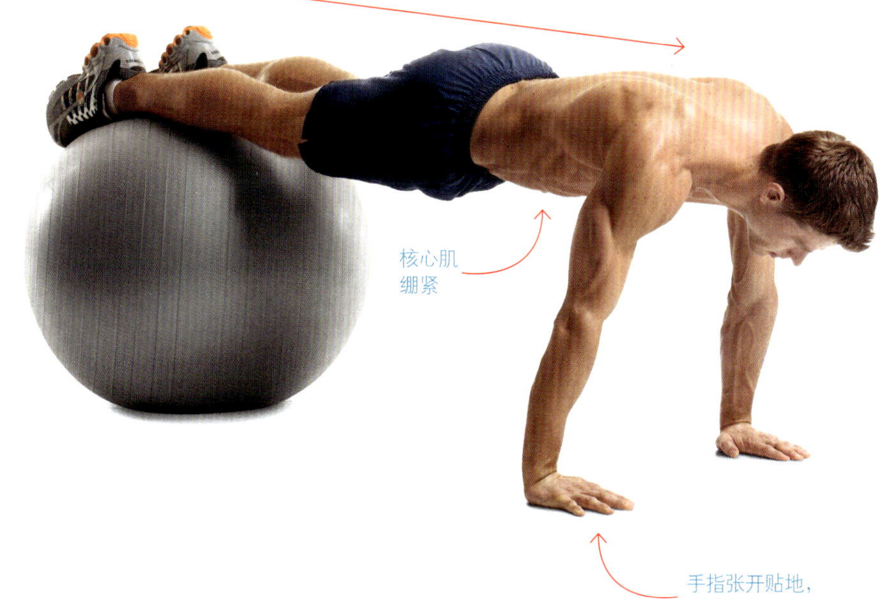

A

- 双手平贴地板，与肩膀同宽，准备1个平衡球置于身后。
- 将小腿置于球上，做出标准俯卧撑姿势，手臂伸直，双手位于肩膀正下方。
- 背部保持平直，收紧腹肌。

B

- 下巴收紧，胸口下压，身体放低。
- 双手将身体推回原位，然后继续重复动作。

身体下沉时，背部依
然呈一条直线，鼻子
几乎碰到地板
平衡球无法固定不动，
因此身体需动用更多肌
肉来保持平衡

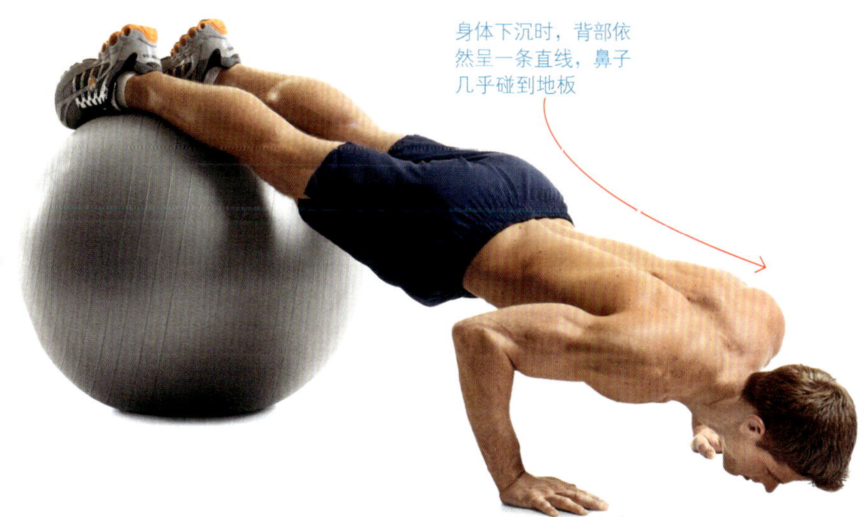

重复次数： 15~20下。

经典传教士

仰卧抬臀桥式

利用脚跟的力量抬臀，而不是脚尖

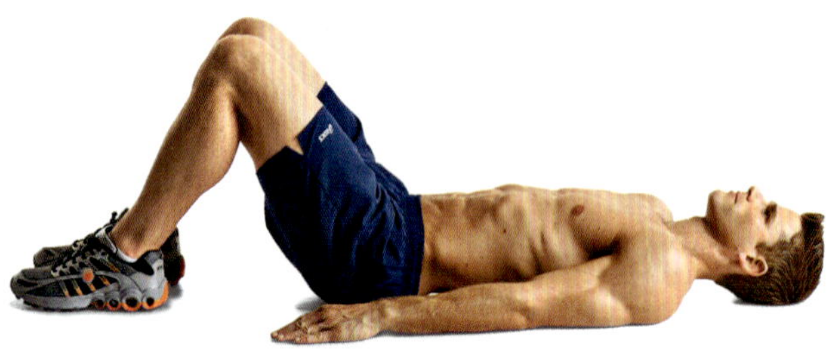

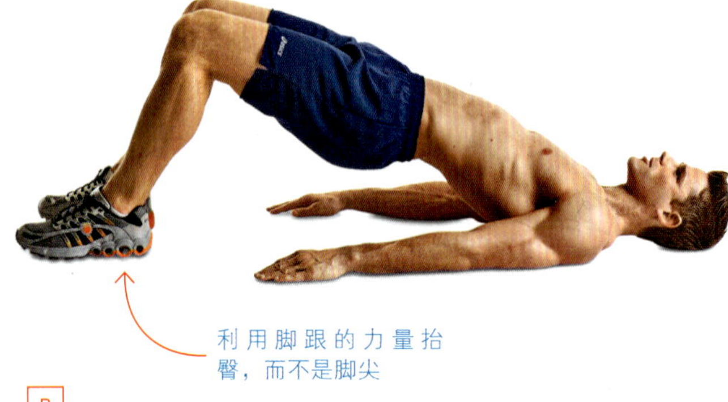

A

- 脸朝上平躺于地，膝盖弯曲，双脚贴地。
- 手臂置于身侧，手掌朝地板。

B

- 臀肌群夹紧，慢慢抬高臀部，身体从肩膀到膝盖呈一条直线。
- 维持姿势3~5秒，再慢慢降低臀部躺回地板。

重复次数： 10~12下。

穿袜滑行

腹肌绷紧，背部挺直

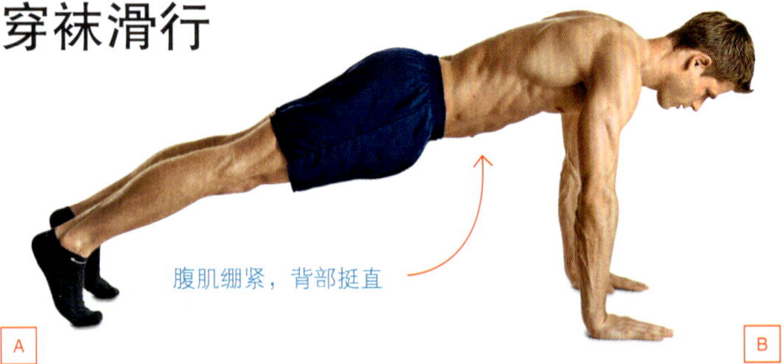

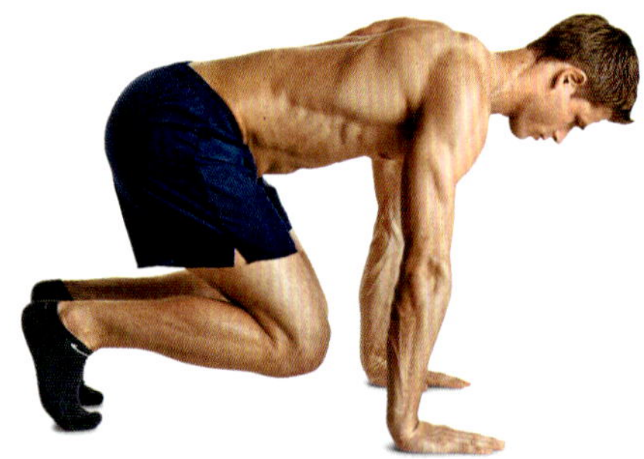

A

- 请穿上袜子，在地面平滑处练习这个动作。
- 做出标准俯卧撑姿势，双手贴地与肩膀同宽。手臂和双腿伸直，两脚并拢。
- 双手撑于原地，身体往后滑并且慢慢压低，直到鼻子在双手中间的位置贴近地面。

B

- 膝盖弯曲，收缩腹肌，双脚慢慢往前滑。以上为1组动作。

重复次数： 10~15下。

跪姿交错点地

A

- 双膝跪地，双手贴地。手脚张开与肩膀同宽，眼睛看着地板。
- 右腿往后伸直。

B

- 右腿跨过左脚，并且放低以脚尖点地。
- 右腿全程保持打直。回到起始姿势，将右腿往后打直。.

C

- 右腿往右边跨出，并且放低以脚尖点地。以上动作为1组。完成指定次数之后，再换左腿重复相同动作。

脚尖朝下指向
地板

右腿跨过左脚点
地时，可以感觉
到臀部的伸展

全程保持脊椎挺直
这个动作可以伸展
臀部肌肉

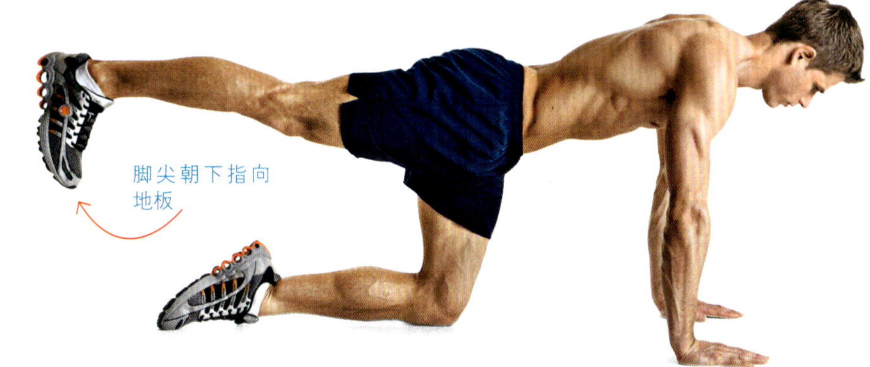

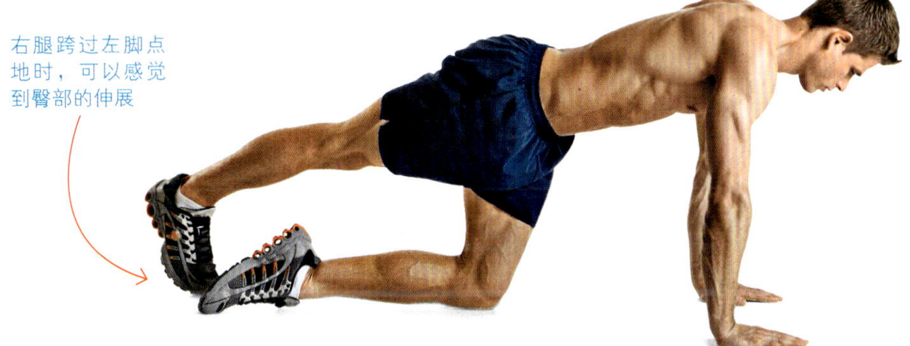

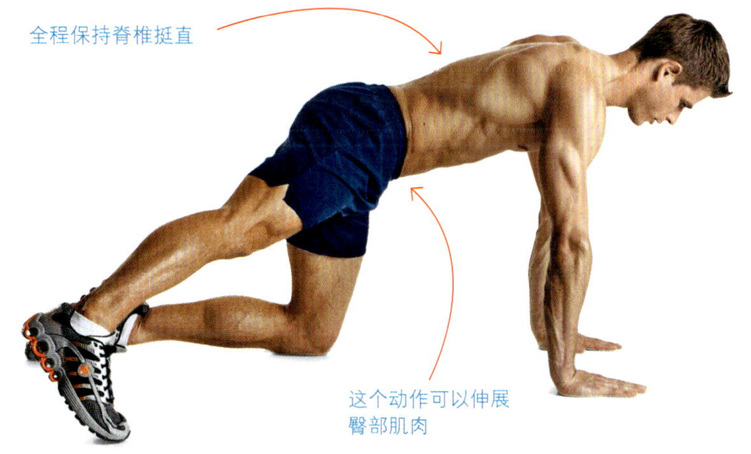

重复次数： 左右脚各10组。

交缠麻花式

如果骶髂关节酸痛，腿后肌肉又太过紧绷，可能会让你无法胜任对坐体位或站立体位等性爱姿势。想要享受鱼水之欢，绝不能小看身体柔软度的重要性。以下几组运动乃是针对冲刺、扭动与翻转时所需使用的肌肉而设计，能让你欢度春宵又不必担心意外伤害。

尽全力去做：

以下5组动作为1个循环，各组之间不休息，做完一轮休息60秒，接着继续进行下一轮。总共需要做3次循环训练。

站姿臀部推进

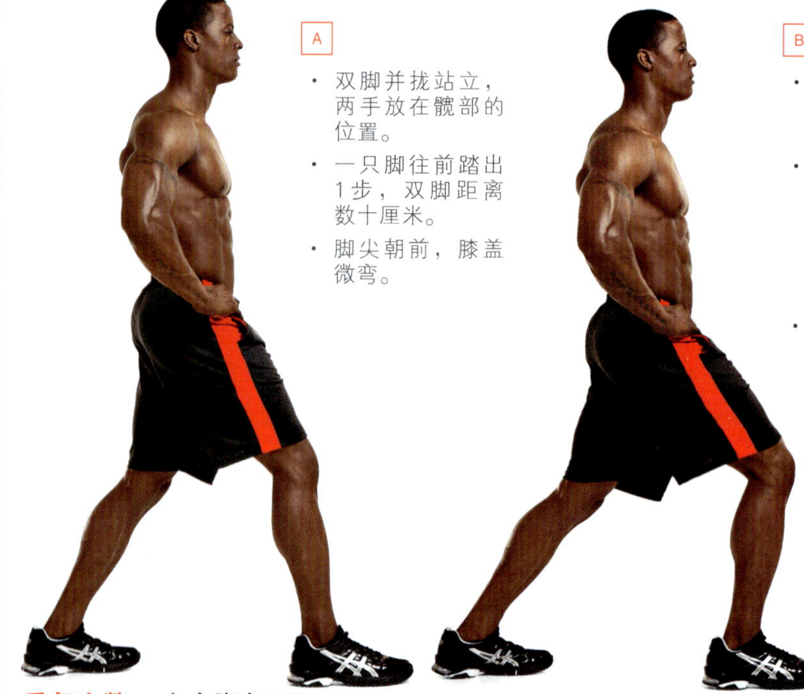

A

- 双脚并拢站立，两手放在髋部的位置。
- 一只脚往前踏出1步，双脚距离数十厘米。
- 脚尖朝前，膝盖微弯。

B

- 将骨盆往前推，感觉髋部肌肉稍微伸展。
- 这个动作比较细微，不需要做得太过。髋屈肌位于大腿内侧，不必花太大的力气就可以伸展。
- 让肌肉伸展5秒，然后换成另一只脚在前，重复以上的动作。

重复次数： 左右脚各3下。

仰卧抬膝

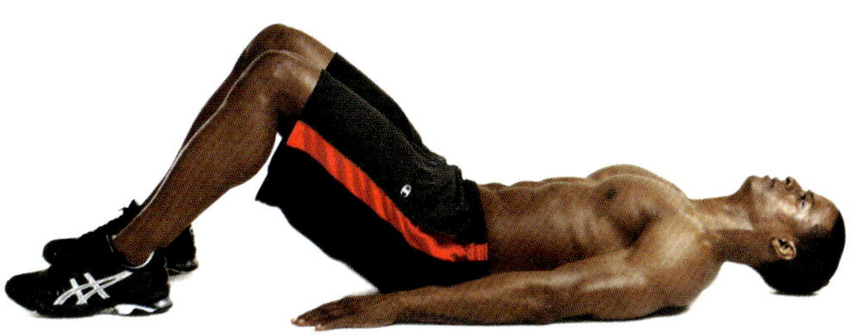

A

- 平躺在地，膝盖弯曲，脚掌贴地，手臂置于身侧。

双手抱大腿至多3秒，可
以伸展僵直的下背部

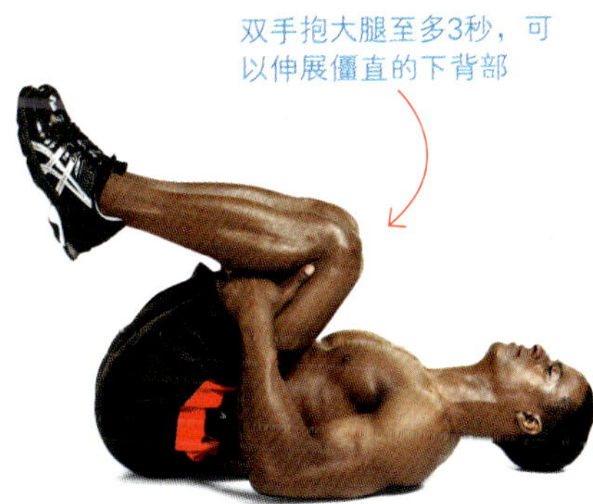

B

- 将膝盖抬至胸口，双手抱住大腿后侧。
- 在舒适的范围内，将膝盖尽可能移近胸口。背部应全程平贴地板。
- 维持2~3秒，然后双腿慢慢回到原位。

重复次数： 12~15下。

平衡球臀部伸展

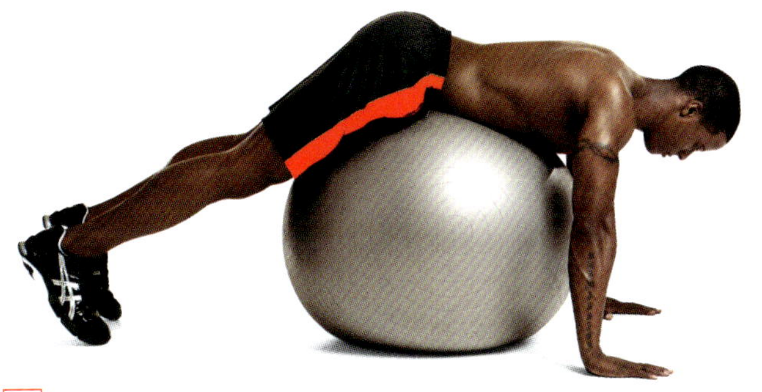

A

- 趴在平衡球上，髋部靠在球顶。
- 双手平贴于地板，位于肩膀正下方。
- 双腿向后伸展，脚尖点地，保持平衡，双脚与臀部同宽。

双腿抬高时夹
紧臀肌群

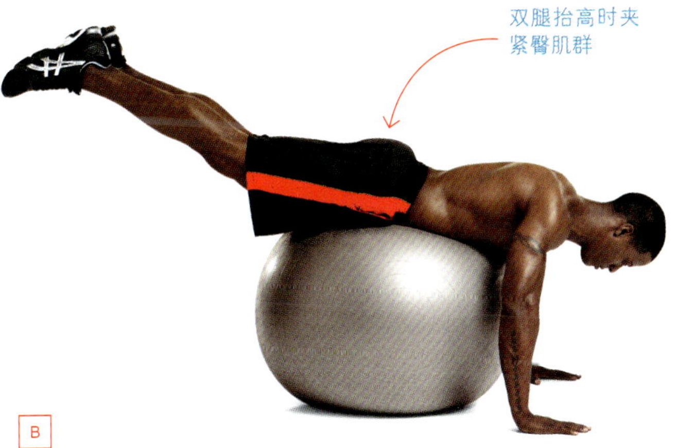

B

- 缩紧臀肌群，双腿向上抬高，与身体呈一条直线（可高过身体）。
- 回到起始姿势。以上为1组动作。

重复次数： 12~15组。

交缠麻花式

侧弓步

左脚仍平贴地板
右小腿仍与地板垂直

髋部向后推
腿部完全打直

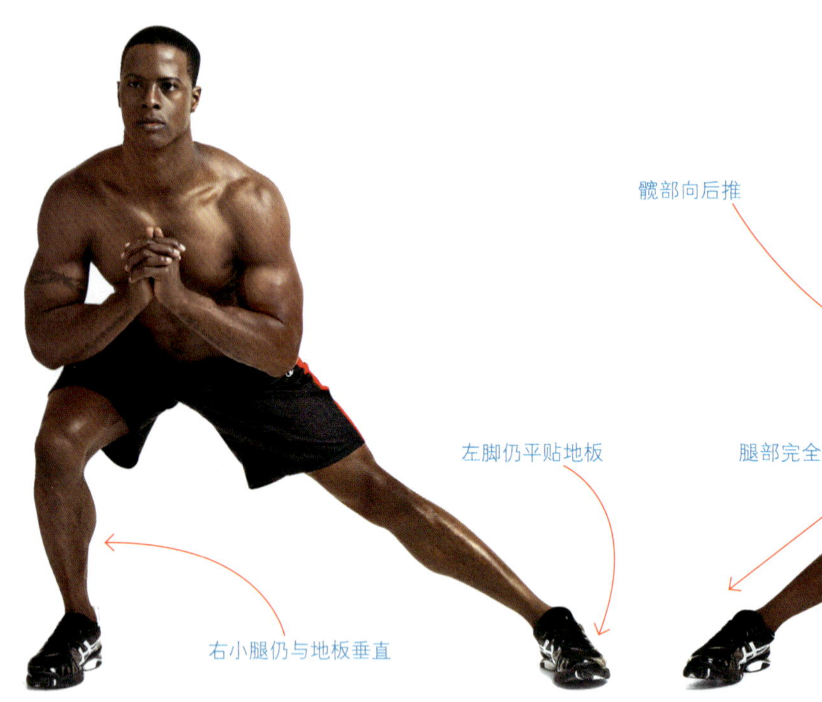

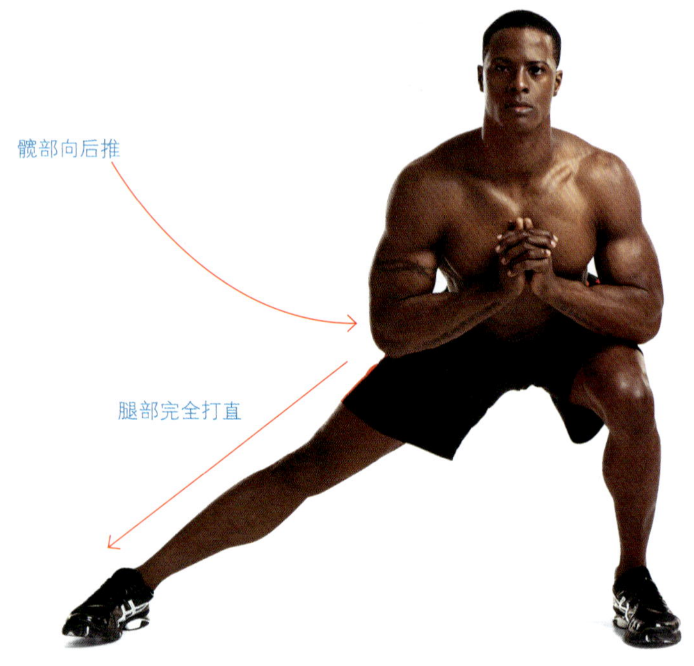

A

- 双脚大步跨开，约肩膀两倍宽，脚尖朝前。
- 身体稍微前弯，双手握于胸前。
- 重心移至右腿，同时将髋部向后推，身体放低，右膝弯曲。
- 动作不停顿，立刻回到站姿。

B

- 重心移至左脚重复动作，动作时右脚不可离地。
- 重心轮流换到左右两边，回复站姿时可以停顿片刻。

重复次数： 两边各10~20次。

膝盖旋转俯卧撑

A

- 呈标准俯卧撑姿势，接着双脚稍微往前走，直到膝盖呈90°弯曲，臀部稍微高于头部。

臀部比头部稍微高出一点

双脚往前走，大腿与地板垂直

B

- 身体往左转，手肘弯曲，让左肩贴近地板。
- 停顿片刻，接着换成右肩贴近地板。
- 停顿片刻，再回到起始姿势，手臂打直。以上为1组动作。

小提示：这个动作可锻炼股四头肌、小腿肌、核心肌，还有上半身所有的肌肉。

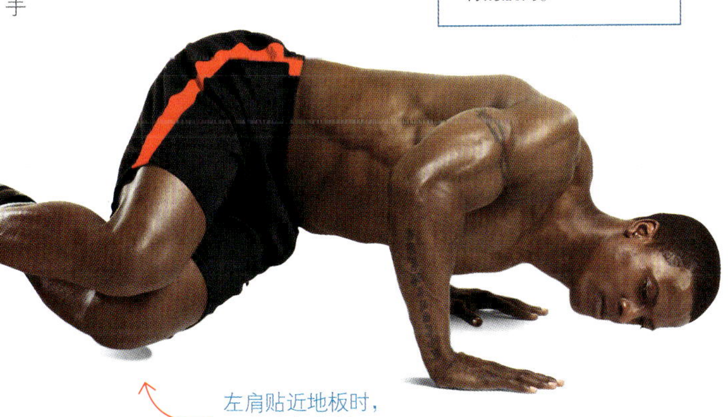

重复次数：8~10组。

摆脱赘肉，人生更“性福”

体重超重会影响性生活的质量。杜克大学医学中心针对1 210位受试者进行研究，发现过胖的人对性生活较不满意，约比体重正常的人高出25倍。好消息是：想要改善性生活，不需要进行瘦身大改造，因为另一项研究指出：只要减掉10%的体重，性生活就可明显获得改善。

地板运动

这套运动包括3组效果出色的动作和1组伸展绝佳的动作，可以拉开你的臀肌群和梨状肌。“毛毛虫运动”和“交错爬山式划船”负责锻炼核心肌、背肌和胸肌，让你体位在上时更加持久。而“沙袋起身”则负责强化双腿和手臂的肌力，让你可以轻松抱起伴侣，撑住彼此的重量。这套运动不仅加强床上的表现，平时也是很好的健身运动。

尽全力去做： 以下4组伸展和锻炼动作当作一循环，各组之间不休息，全部完成后可以休息60秒。总共需要完成3次循环训练。

仰卧双腿交叉伸展

膝盖抬起时不要卷腹，头部、肩
膀和背部皆应平贴地面

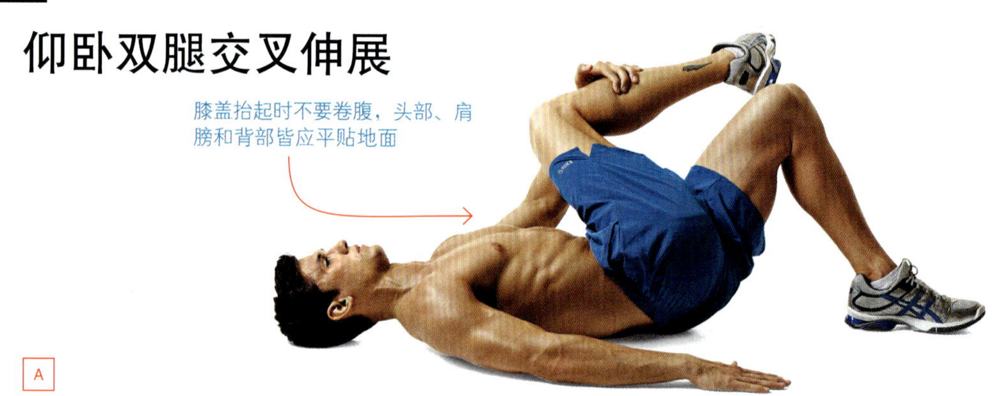

A

- 脸朝上平躺于地，膝盖弯曲，双脚贴地，两手摆于身侧，掌心朝地。
- 将右膝慢慢抬至胸口。
- 左手抱住右膝外侧，将膝盖轻轻拉近左肩，在可承受范围内，距离越近越好。
- 维持这个姿势20秒，再慢慢将右腿放回原地。
- 重复以上动作，换左膝往右肩靠近。以上为1组动作。

重复次数： 2组。

毛毛虫运动

A

- 双腿打直，双脚张开与臀部同宽。

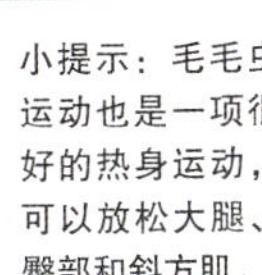

小提示：毛毛虫运动也是一项很好的热身运动，可以放松大腿、臀部和斜方肌。

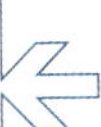

B

- 弯下腰，双手贴地。

如果无法碰到地板，可以弯曲膝盖

C

- 双腿打直，双手往前移动，同时绷紧腹肌和下背肌。

D

- 双脚稍微往前靠近双手，以上算1组动作。接着重复相同动作，双手往前移动，双脚跟着向前走。

双手尽可能往前移动，臀部不要下沉
双脚往手的方向移动
核心肌绷紧

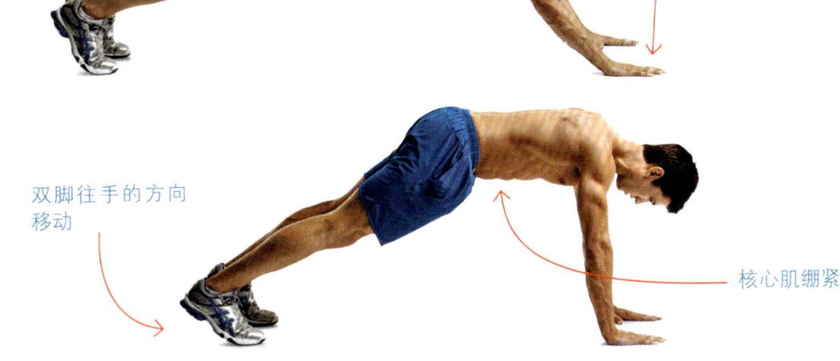

重复次数：6组。

地板运动

交错爬山式划船

双手位于肩膀正下方
使用六边形哑铃，
以便固定于地上
膝盖弯向左手肘
头部、背部到脚
踝呈一条直线
做出划船动作，将
哑铃举到胸侧
双脚张开，有助于
维持平衡

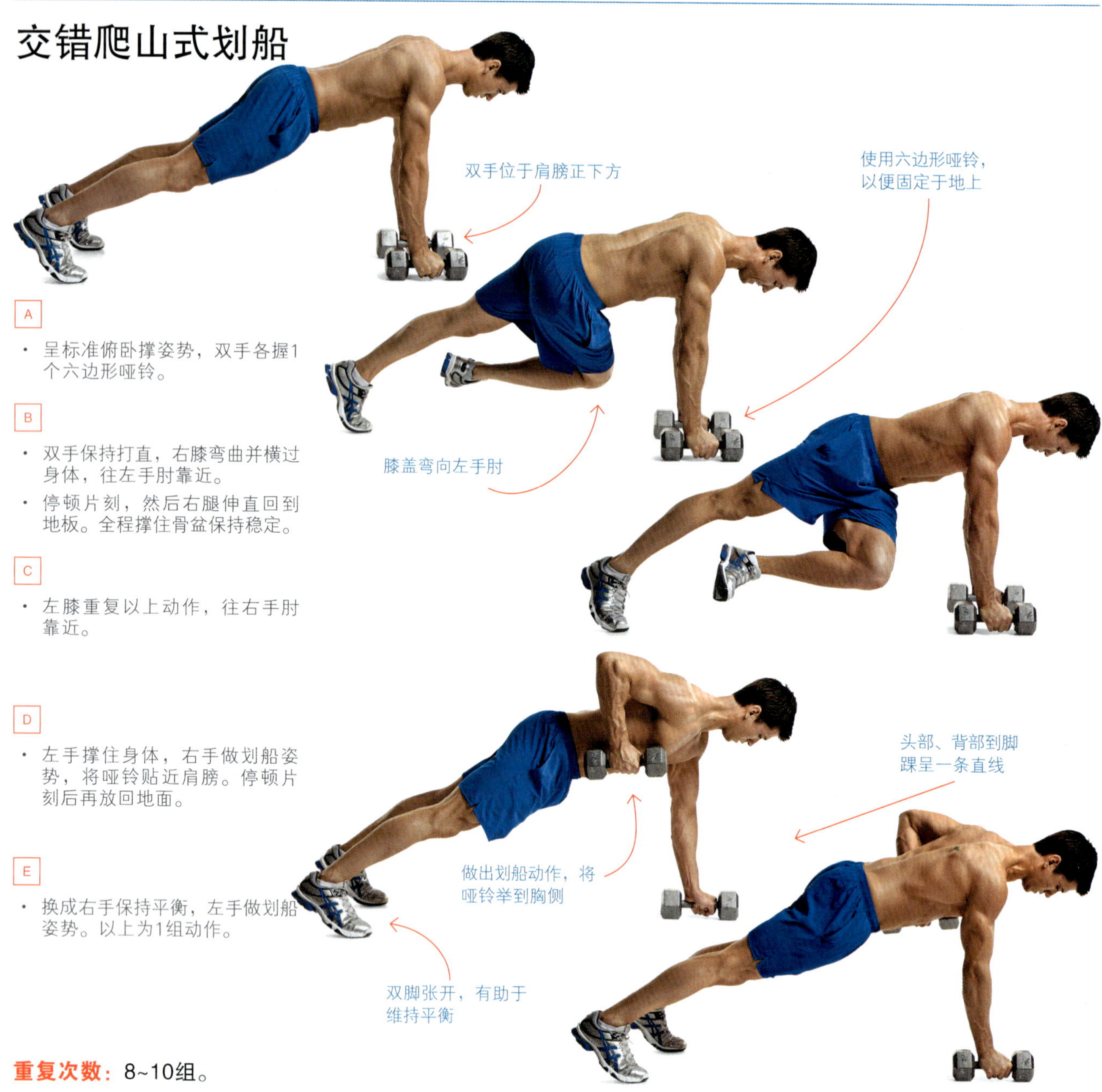

A

- 呈标准俯卧撑姿势，双手各握1个六边形哑铃。

B

- 双手保持打直，右膝弯曲并横过身体，往左手肘靠近。
- 停顿片刻，然后右腿伸直回到地板。全程撑住骨盆保持稳定。

C

- 左膝重复以上动作，往右手肘靠近。

D

- 左手撑住身体，右手做划船姿势，将哑铃贴近肩膀。停顿片刻后再放回地面。

E

- 换成右手保持平衡，左手做划船姿势。以上为1组动作。

重复次数： 8~10组。

沙袋起身

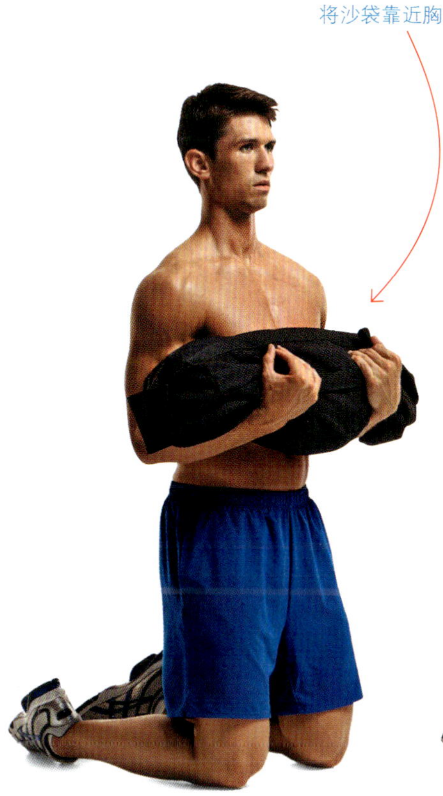

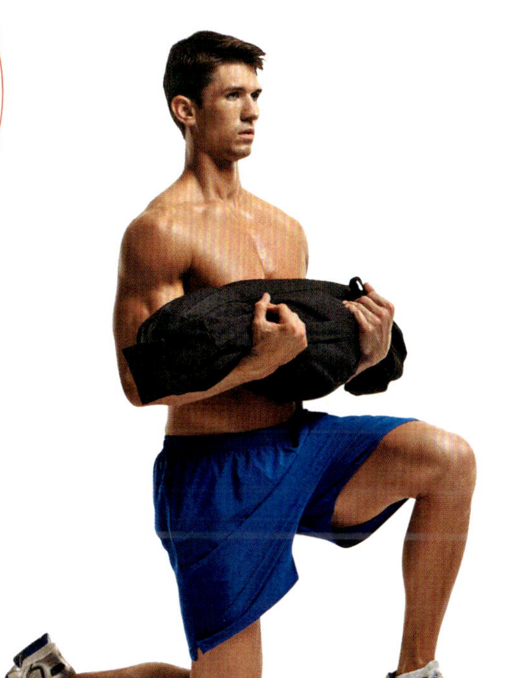

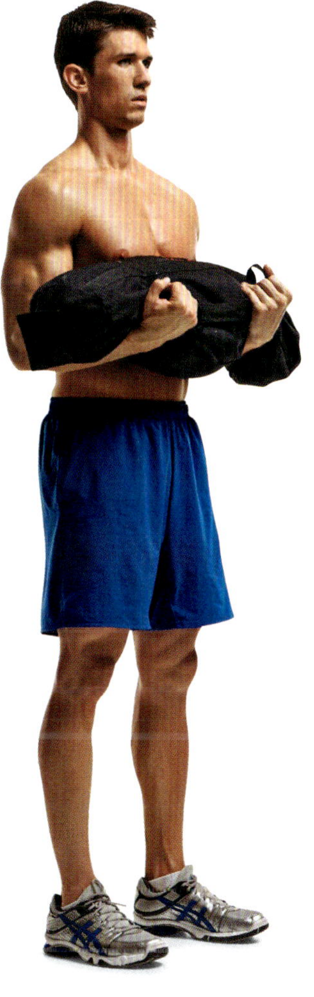

A

- 双膝跪地，双手抱住1个重量沙袋。
- 手臂撑住沙袋下侧，掌心朝上，扣住沙袋前端。

B

- 抬起左膝，左脚贴地，准备站起身。

C

- 利用脚跟踩地的力量站起来，右脚站到左脚旁。
- 蹲下，左膝跪地，接着右膝跪地，再度回复到跪姿。重复以上动作，换成抬起右膝、右脚跟踩地撑起身体。

重复次数：双脚各8~10下。

第十四章
15分钟疗愈健身

有了内啡肽，谁还需要消炎药？如果身体感到酸痛，因而拖慢了训练进程，请翻阅本章，消炎药就在这里

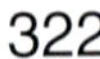

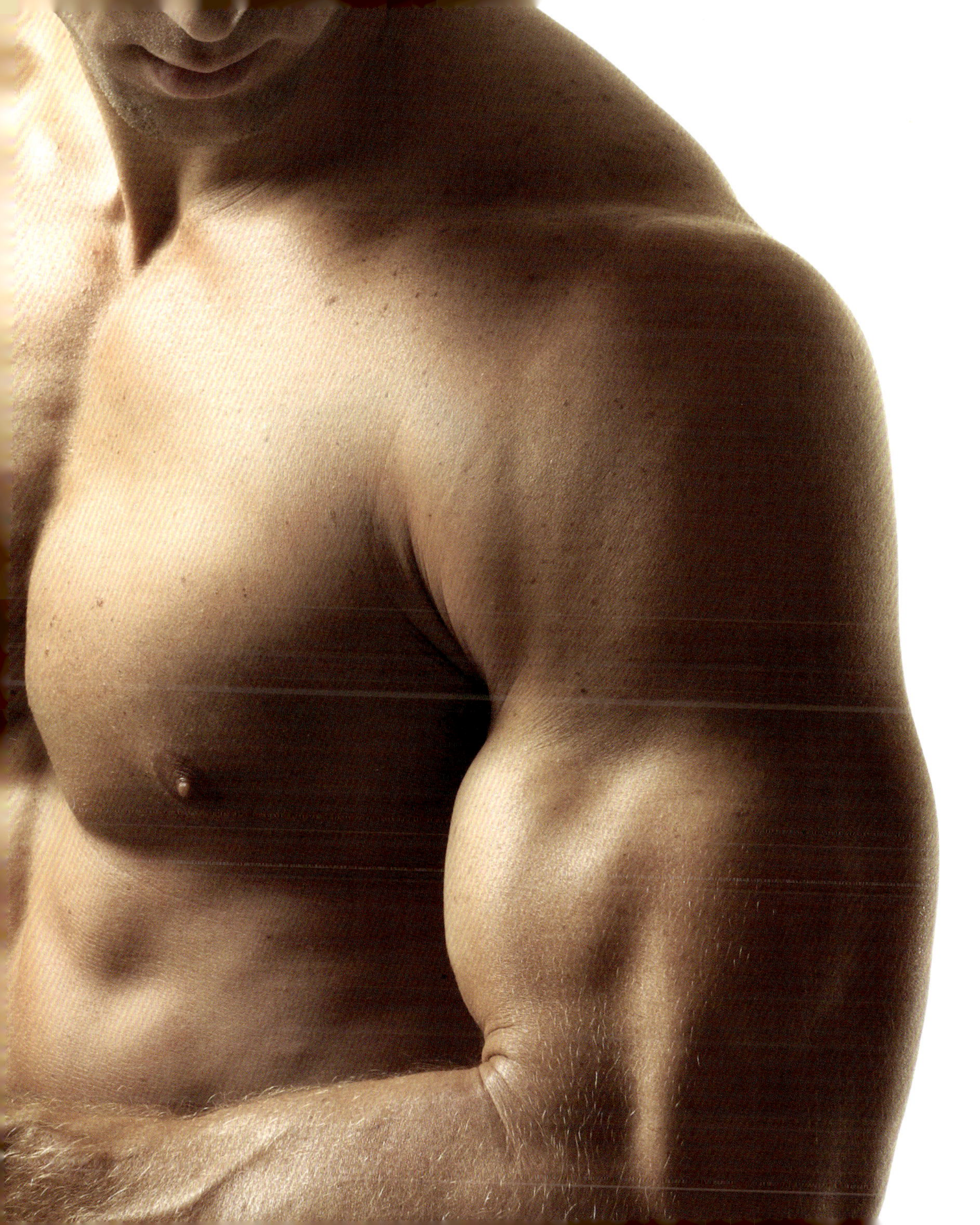

超快速疗愈身心训练

“有效进攻就是最强的防守。”这是绿湾包装工队的传奇教练文斯·隆巴迪对橄榄球的感言，但如果我们把这句话套用在人体健康上，也是行得通的。只要做好防守准备，我们就可以避免酸痛和疾病，甚至可以对抗年龄的老化。运动正是事前做好防守准备的最佳利器。根据研究发现：定期运动、摄取充足的营养，排解压力，可以让免疫系统更加强健。因此，本章的健身运动不仅对付病痛，还能强身健体，预防健康问题，确保健身计划顺利进行。另外，本章第340页起的“对抗老化”运动也非常值得加进每月健身计划中。这套运动使用特别的“增强式”训练技巧，透过高耗能跳跃、灵敏度训练或其他跳跃动作，可强化快缩肌纤维，防止随着时间增长逐渐老化。

先睹为快：15分钟疗愈循环计划

肌肉酸痛？继续做！

激烈运动之后，我们建议你先休息1天，然后再继续下一轮健身。不过，如果你已经达到极度酸痛的程度，不妨做1~2轮健身操或其他轻量运动，来缓解疼痛。澳大利亚学者发现：男性结束激烈运动之后，如果隔天做些轻量的哑铃举重，相较于隔天暂停运动的人，肌肉持续酸痛的比率少了40%。轻量运动可以让受损的肌肉组织增加血液流量，因此加快肌肉修复的速度。魔鬼式的胸肌训练可以搭配2组10下俯卧撑，高强度腿部训练结束后则可搭配自体重量深蹲，有助于减缓疼痛。

肩膀伸展与强化运动

肩膀的旋转幅度非常大，可以投篮、钓鱼，还能抓背。肩部肌肉错综复杂，因此也比较不稳定，偏偏人们经常过度使用肩膀关节，并且姿势不良，尤其是办公室一族。人类头部的平均重量约3.6千克，如果你使用计算机时会不自觉地将下巴往前倾8厘米，你的脖子、肩膀和上背肌就会多负担5千克的重量，等于比平常多负重38%，更何况使用计算机的时间通常长达好几个小时。这种慢性的办公桌错误姿势属于姿势功能障碍，物理治疗师称之为“上下交叉综合征”，通俗的说法就是驼背。以下运动可以矫正弯腰驼背的不良姿势，减缓肩颈部位的酸痛。

尽全力去做：

以下7组为1个循环，完成一轮后才可以休息，总共需完成2次循环训练。

肩关节内收肌群伸展

A

- 平躺在地上，膝盖弯曲，双手打直伸向天花板。

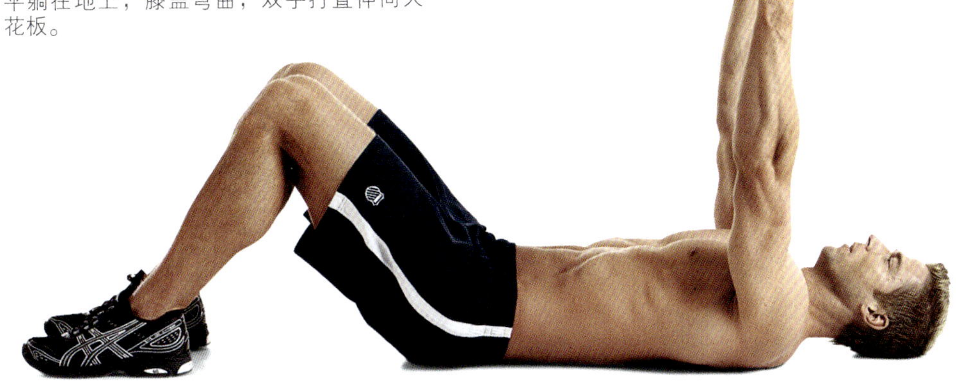

B

- 背部挺直，手臂慢慢往后方下降至地板，同时保持打直，并贴近头部两侧。维持这个姿势20秒。

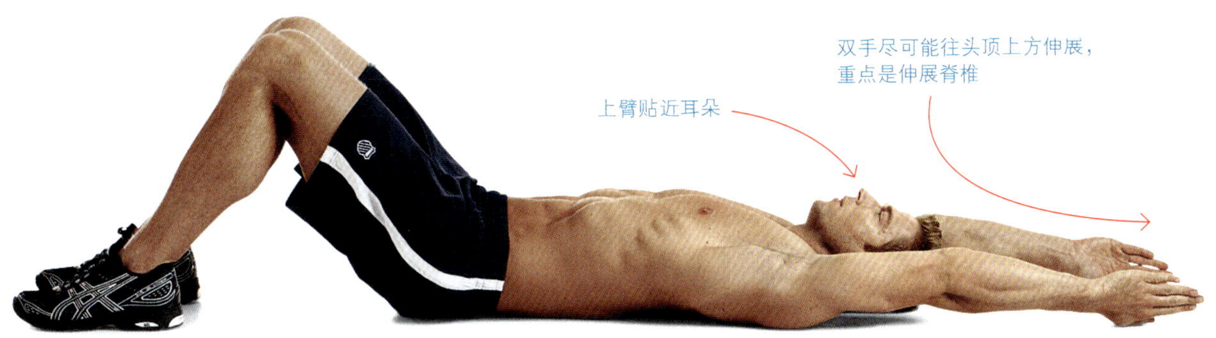

重复次数： 12下。

肩膀伸展与强化运动

贴墙手臂后伸展

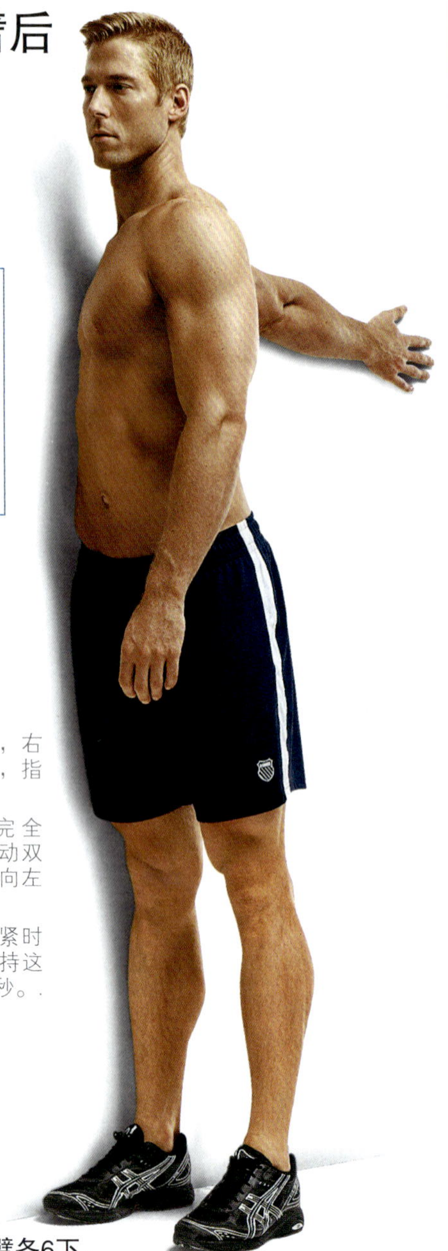

小提示：等到你练出柔软度，身体可与墙壁垂直时，试着让手臂往上，指向2点钟方向，然后继续往上到1点钟方向。

A

- 面对墙壁站立，右手臂贴在墙上，指向3点钟方向。
- 手臂和肩膀完全抵在墙上，移动双脚，将身体转向左侧。
- 感觉到胸肌拉紧时就停下，并维持这个姿势20~30秒。

重复次数： 双臂各6下。

平衡球T字平举

A

- 双手各握1个1~2千克的哑铃，趴在平衡球上。
- 背部挺直，胸肌离开球面，手臂垂下，掌心朝前。

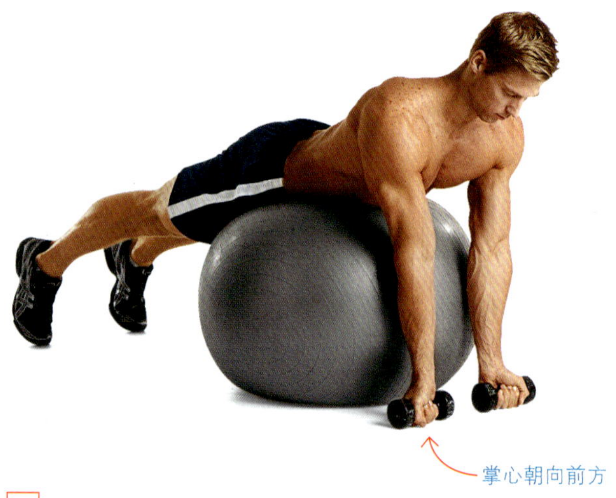

B

- 肩胛骨往下夹紧，同时手臂往两旁平举，身体呈T字形。
- 停顿片刻，接着回到起始姿势。

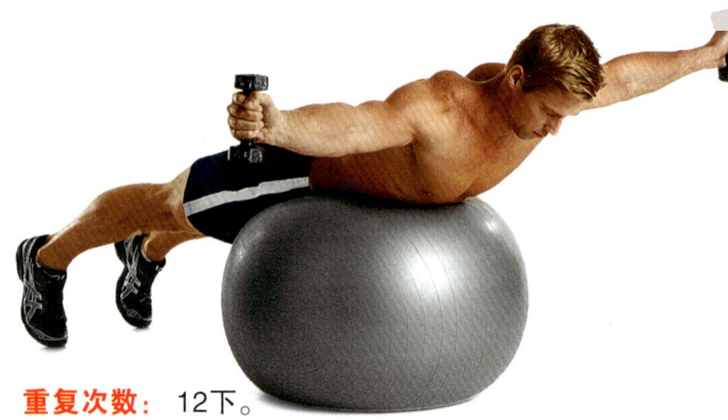

重复次数： 12下。

跪姿侧边伸展

A

- 双膝跪在平衡球前，左臂放在球上，右手撑地。
- 左手臂向前伸直，直到感觉手臂稍微绷紧，然后维持这个姿势20~30秒。
- 换成右手放在球上进行伸展。以上动作为1组。

手臂伸展至极限之后，稍微往内移动，直到你感觉到肌肉紧绷

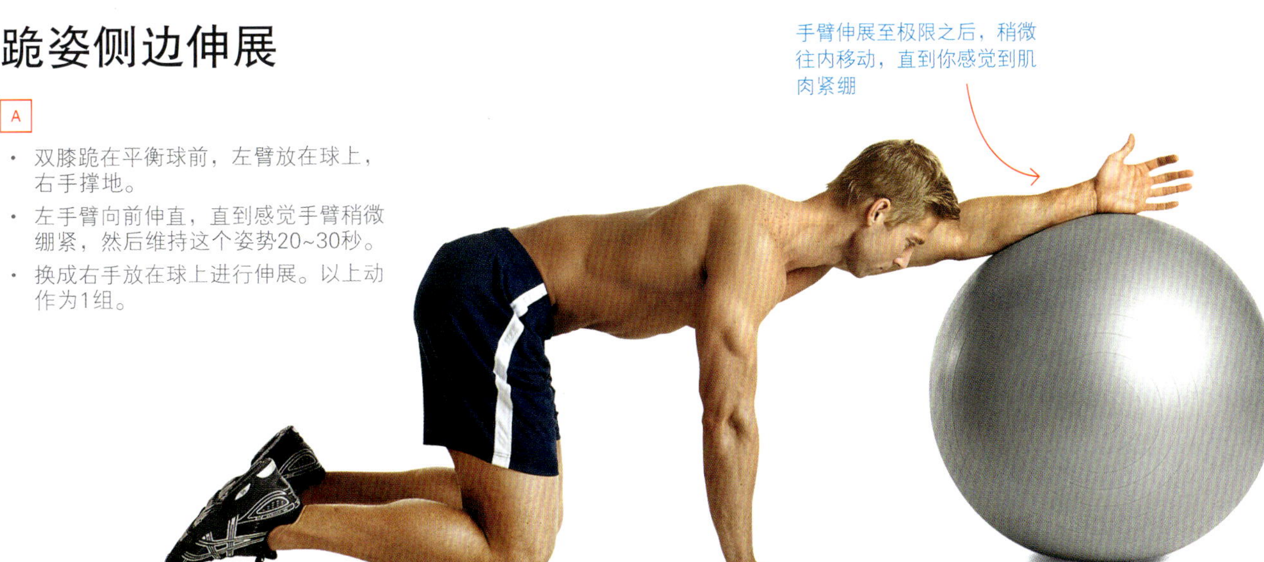

重复次数： 12下。

上斜式哑铃V字平举

A

- 将训练凳调整至上斜45°，趴在训练凳上，双手各握1个轻量哑铃。
- 双手顺着重量自然垂下，掌心相对，拇指指向地板。

B

- 手臂往45°方向慢慢举高，双臂呈V字形，并且与地板平行。
- 停顿片刻，然后再将手臂放下。

手臂举高和放低时不可甩动
手臂应垂于肩膀正下方

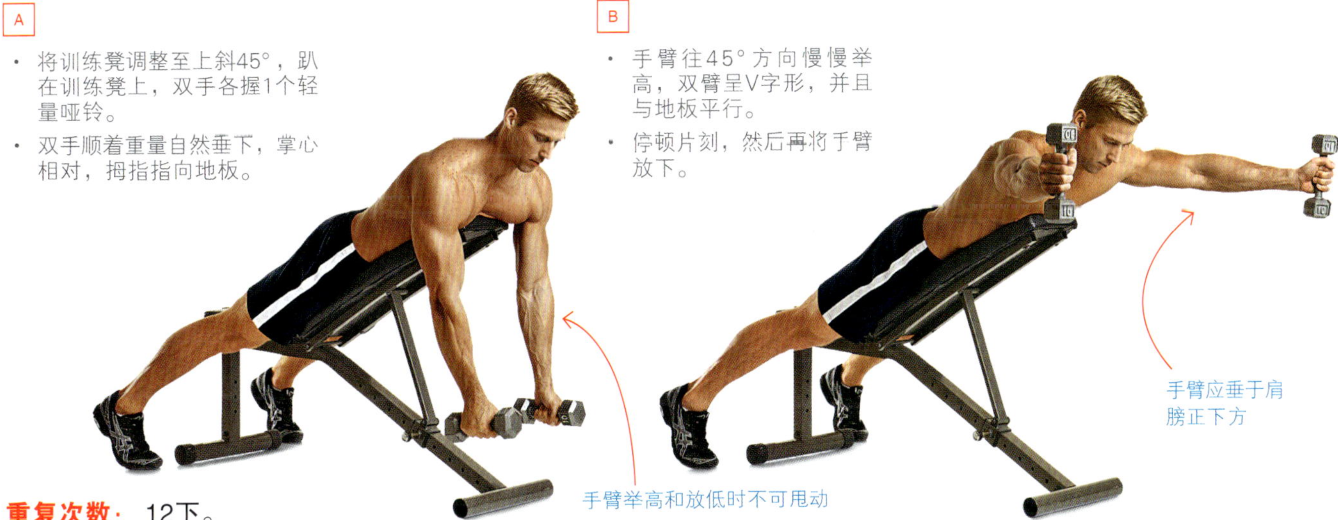

重复次数： 12下。

肩膀伸展与强化运动

肩膀PNF伸展

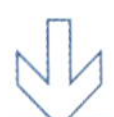

小提示：PNF代表“本体感觉神经肌肉诱发术”（Proprioceptor Neuromuscular Facilitation），这是一种活跃伸展的类型，物理治疗师用于康复治疗，目的在于大幅度弯曲四肢和肌肉，以治疗或预防运动过度的伤害。本动作利用斜角线的伸展来促进肩膀进行各种力学的表现动作。

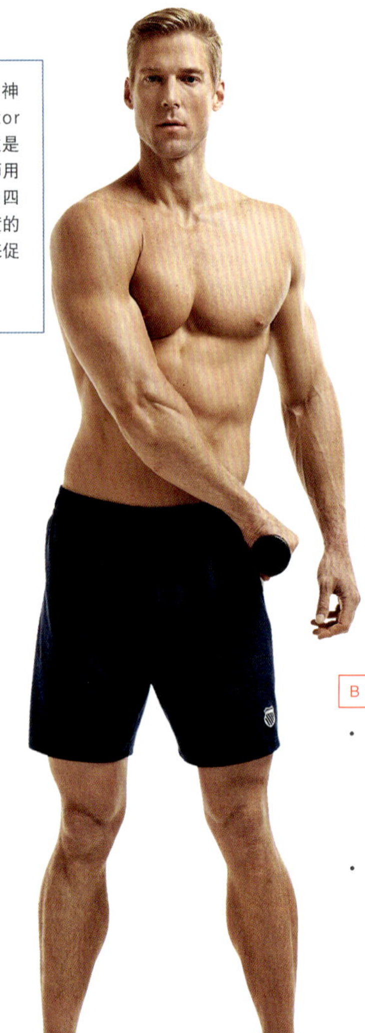

往右斜上方举高哑铃，翻转右手，让手指关节朝向天花板

手指关节指向地板

A

- 右手握住轻量哑铃，摆在左侧髋骨旁。

B

- 哑铃往斜上方画过身体，右手拇指转向右侧，手臂在伸至最高点时，在右肩右侧完全打直。
- 依照相反顺序让手臂回到原位，结束动作。再换成左手重复动作。

重复次数： 左右手各12下。

站姿滑轮反向飞鸟

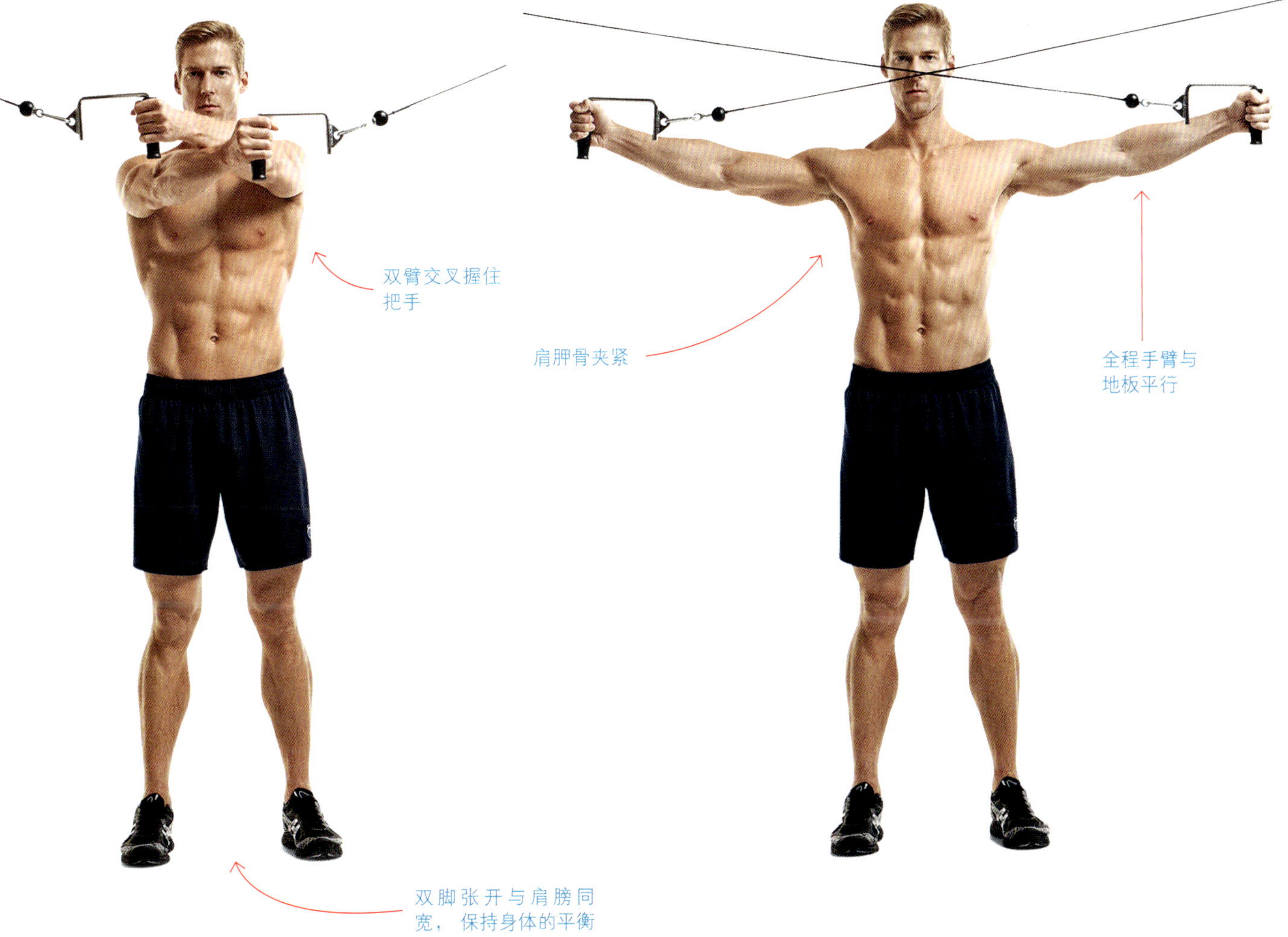

A

- 双脚张开与肩膀同宽，保持身体的平衡状态。

B

- 身体微向后倾，手臂向外伸展（身体呈T字），同时肩胛骨夹紧。
- 停顿片刻，然后回到起始姿势。

重复次数： 12下。

膝盖救星

《肌力与体能研究》期刊近期的研究推论：电影《小子难缠》的宫城师父之所以老当益壮，其中一个理由可能是因为踢腿动作可降低膝盖损伤的风险。如何降低？我们平常走路、跑步和背负重物时，膝盖由腿后肌群负责支撑和稳定，而踢腿动作正好可以强化腿后肌。根据研究指出：武术家的腿后肌力比一般运动者高出大约20%，这是因为他们的踢腿训练让腿后肌群更加有力，所以我们在这套运动中也加入几组踢腿动作。

尽全力去做：

以下5组动作为1个循环，各组之间不休息，总共需要完成3次循环训练。

弓步前踢

手臂举高，准备随时出拳
踩后弓步时，背部要打直
将脚往前踢出，越高越好

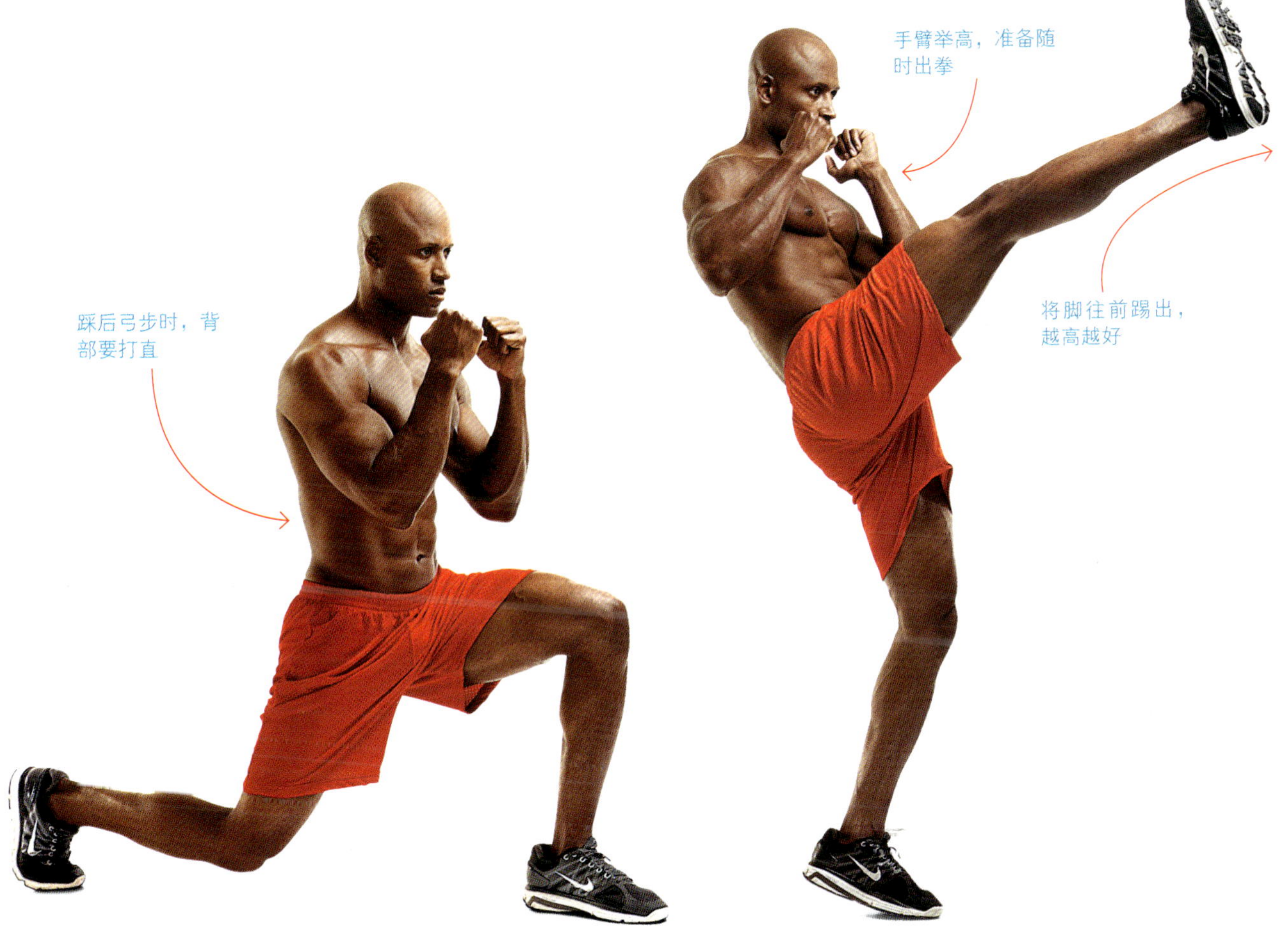

A

- 右脚往后跨，呈深弓步姿势，右脚膝盖几乎着地。
- 背部挺直。

B

- 左脚踏稳脚步，右脚尽可能往前方踢高。
- 恢复成站姿，换成左脚重复以上动作，先往后跨再往前踢高。

重复次数： 左、右脚各12下。

膝盖救星

侧卷腹侧踢

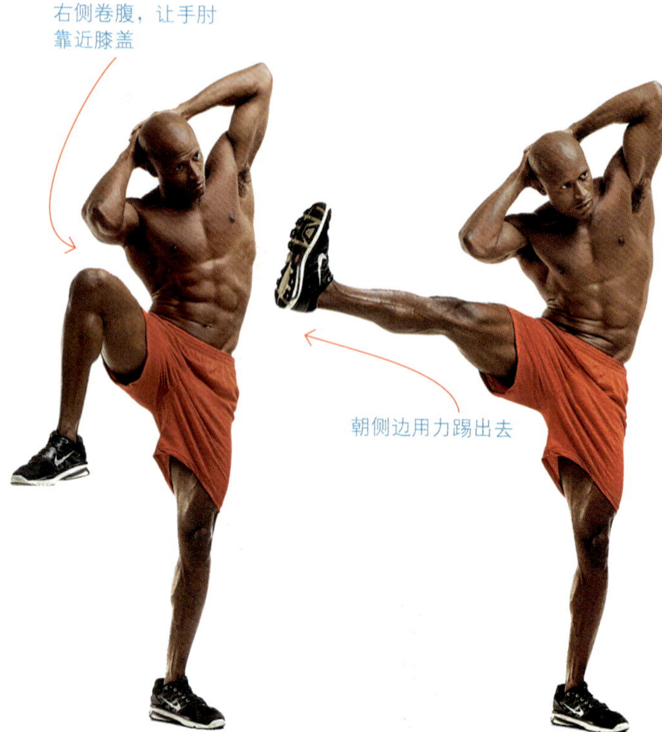

A

- 双手抱头站立。
- 往右边卷腹，右膝抬高触碰右手肘。

B

- 右脚踢向侧边，然后迅速收脚。
- 回到起始姿势，换抬高左膝触碰手肘，接着往侧边踢腿。

重复次数： 左右脚各12下。

单脚深蹲举铃

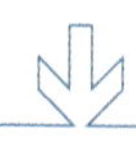

小提示：做深蹲的时候，握着哑铃的手要全程伸直，以加强训练臂部肌肉。

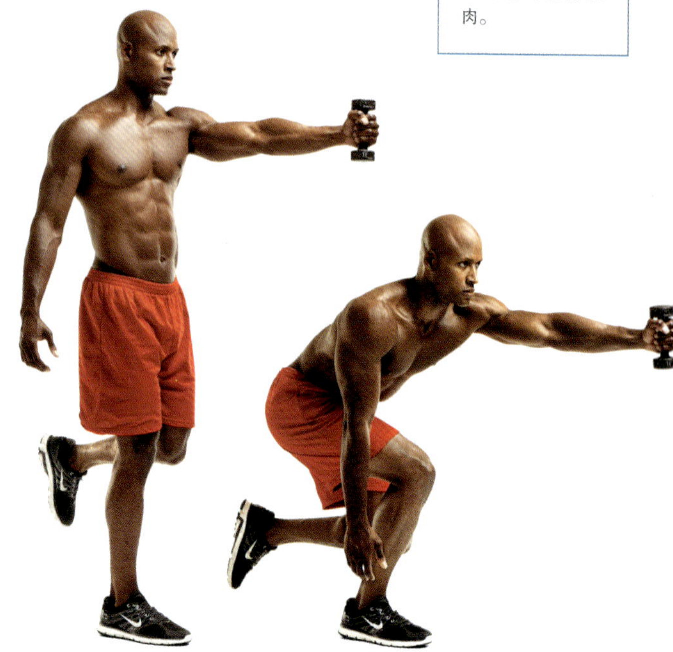

A

- 左手握住2~4千克的哑铃，左臂往前举直，与地板平行。
- 左脚后弯，右脚维持平衡。

B

- 右膝弯曲，将身体蹲低，右大腿尽可能与地板平行。
- 维持这个姿势1秒，再将身体推回原位。

重复次数： 左右边各做8~10下。

单脚平板式

A

- 呈平板式姿势，脚尖顶住地板，前臂撑住身体，手肘位于肩膀正下方。

B

- 腹肌绷紧，将右脚抬高，离地25厘米。
- 前臂和左脚维持身体平衡，持续60秒。

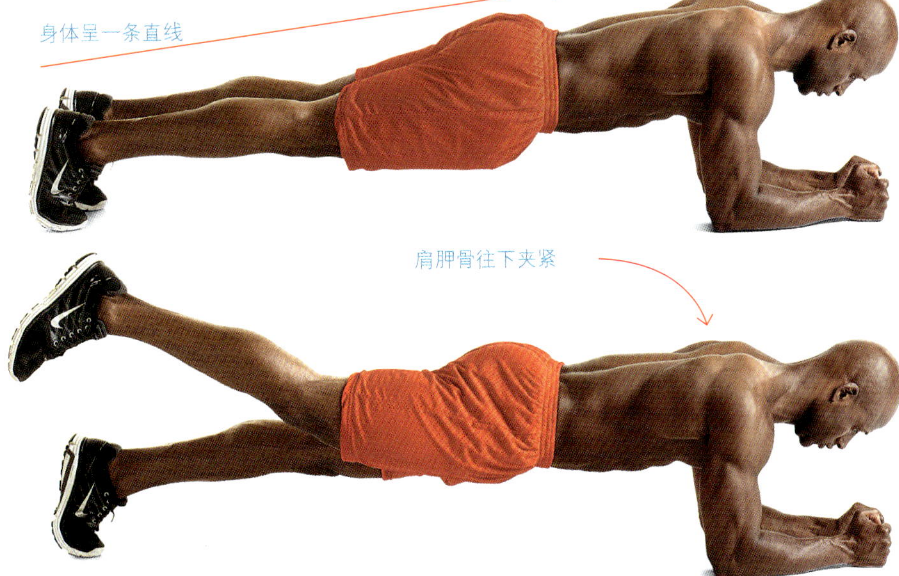

重复次数： 左右脚各抬1下。

单脚左右摆荡

A

- 呈站姿，双手握住身体前方的稳固物体。
- 右腿往右侧摆荡，幅度越大越好，然后往回摆荡，跨过左腿，以上为1组动作。

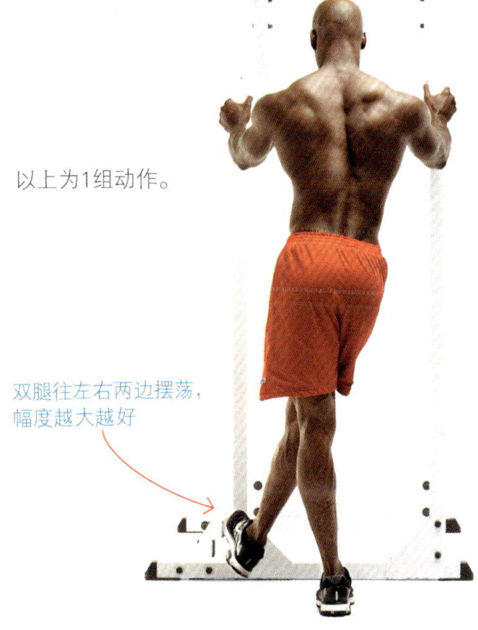

重复次数： 右腿做12~20下，然后再换左腿。

下背部强效药

强健的核心肌，包括斜方肌和腹肌，可以保护背部，就算长时间活动也不易感到疲累。锻炼核心肌的最佳方式就是“等长收缩运动”，本套运动采用等长运动，以提升支撑脊椎肌肉的耐力。

尽全力去做：

以下5组动作为1个循环，各组之间不休息，总共需要完成3次循环训练。

前臂平板式

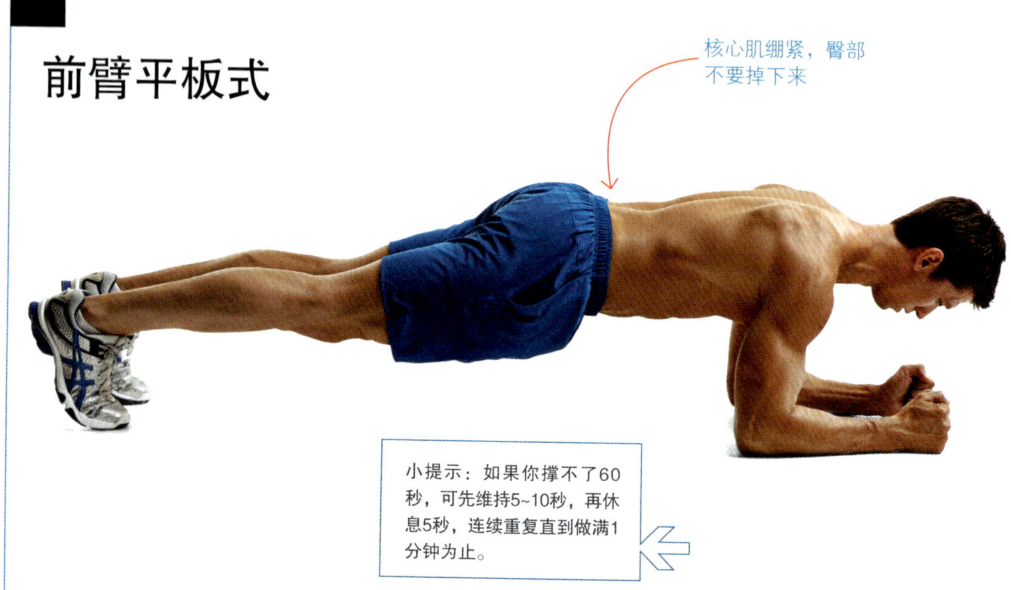

小提示：如果你撑不了60秒，可先维持5~10秒，再休息5秒，连续重复直到做满1分钟为止。

A

- 呈标准俯卧撑姿势，手肘弯曲，身体放低，重心从双手转移到前臂。
- 身体从头到脚呈一条直线，臀部不要过高或过低。
- 腹肌绷紧（想象有人要揍你的腹部），维持这个姿势60秒。

重复次数： 做1次，持续60秒。

侧身前臂平板式

A

- 身体左侧躺于地面，双腿伸直相叠。
- 以左前臂撑起身体，让身体呈一条斜线，右手放在臀部侧边。

双脚并叠

手肘位于肩膀正下方

B

- 腹肌用力，将臀部抬高离地，维持60秒。
- 如果撑不到60秒，先维持5~10秒，再休息5秒，连续重复直到做满1分钟。换成身体右侧躺于地面，重复以上动作。

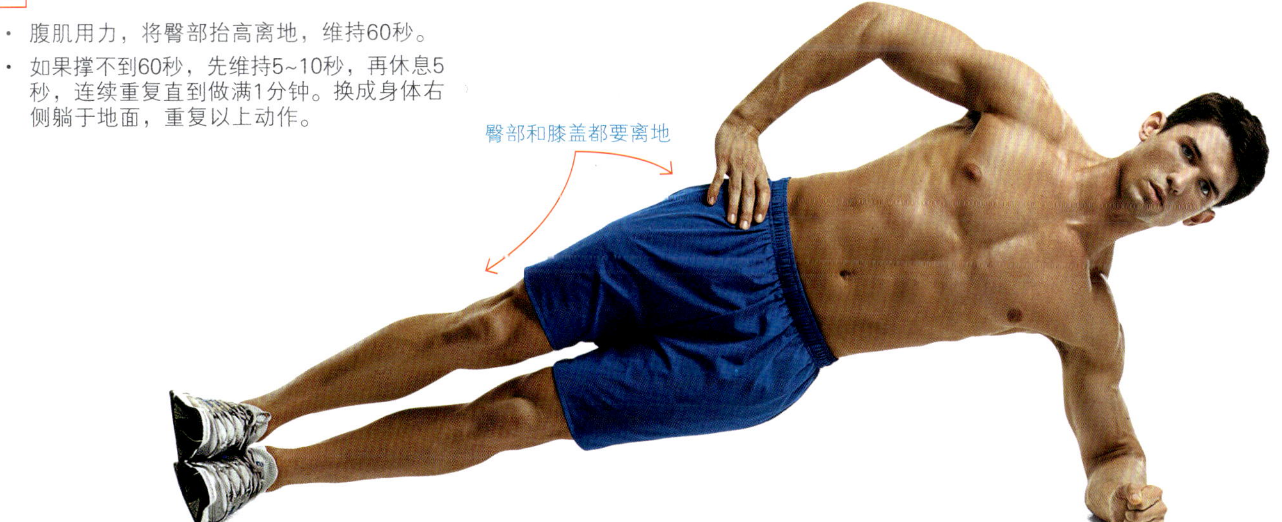

重复次数： 做1次，持续60秒。

下背部强效药

前臂平板式举臂

A

- 呈平板式姿势（脚尖顶地，前臂撑地，抬高身体）。
- 全身呈一条直线。

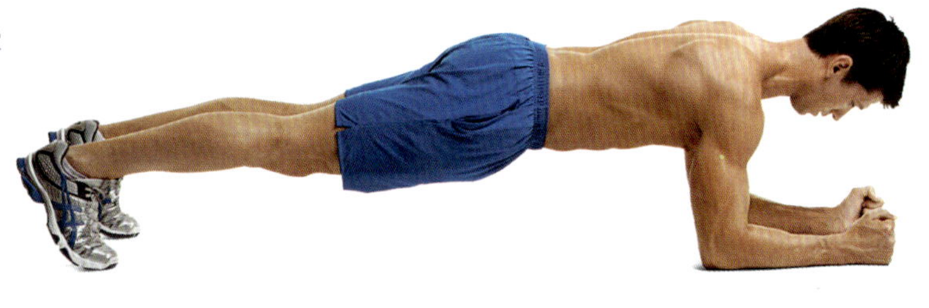

B

- 腹肌绷紧，慢慢将重心移至左前臂。
- 右手臂向前伸直，维持3~10秒。
- 慢慢收回右手。
- 换左手重复动作，以上动作为1组。

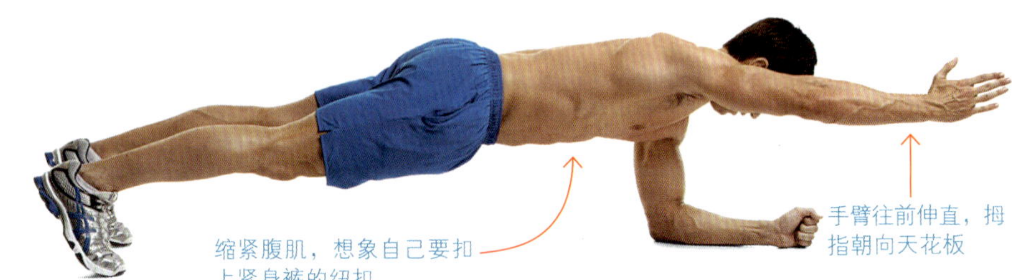

重复次数： 5~10组。

直背屈膝

A

- 呈站姿，膝盖微弯，身体下弯，直至背部与地板平行。
- 手臂往外伸展，让背部感到些微阻力。
- 想象下巴夹着1个橙子，缩小腹，背部尽可能伸直，维持这个姿势10~20秒。
- 身体站直，双腿打直。

背部挺直，与地板平行。手臂向外平伸，像模仿飞机的机翼

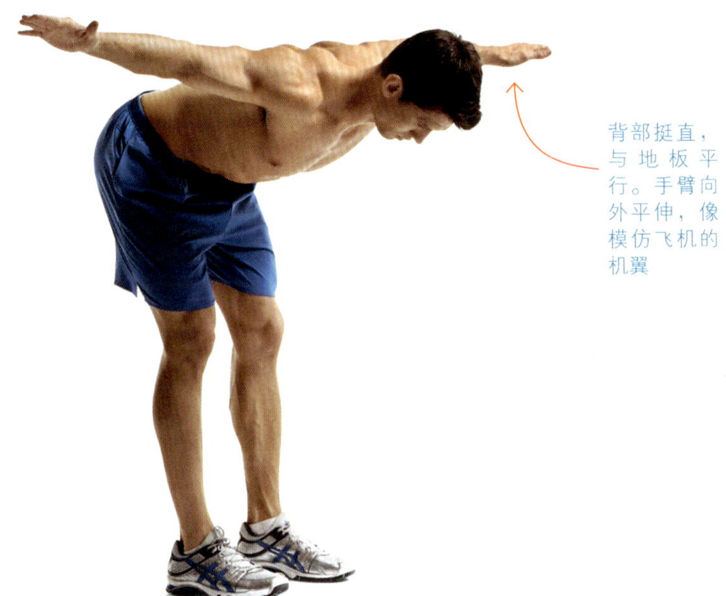

重复次数： 5下。

超人翱翔

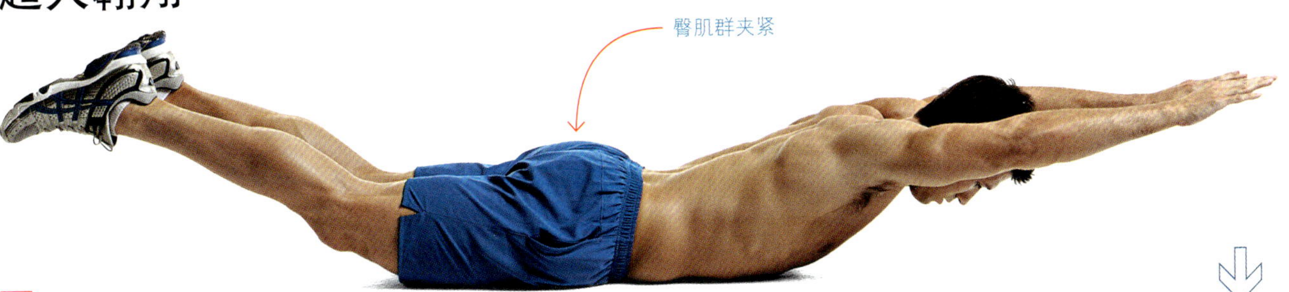

A

- 脸朝下趴于地板，手臂举高并往前伸展，双脚抬高离开地面，想象自己是在城市上空翱翔的超人。
- 维持这个姿势3秒，然后身体放松回到地板。
- 举起右手左脚，维持3秒，换成举起左手右脚，维持3秒。以上动作为1组。

小提示：举起单手单脚时，透过手臂往前、腿部往后的拉力，做出斜线方向的伸展动作。

重复次数： 10组。

眼镜蛇式

A

- 脸朝下趴于地板，双手置于肩膀下方，吸气后头部抬高，身体也抬离地面，呈眼镜蛇向后弓的姿势。
- 手肘置于腰旁，肩膀放低，维持这个姿势约5次呼吸的长度。
- 第5次呼气时将身体放低，直到前臂碰到地板。

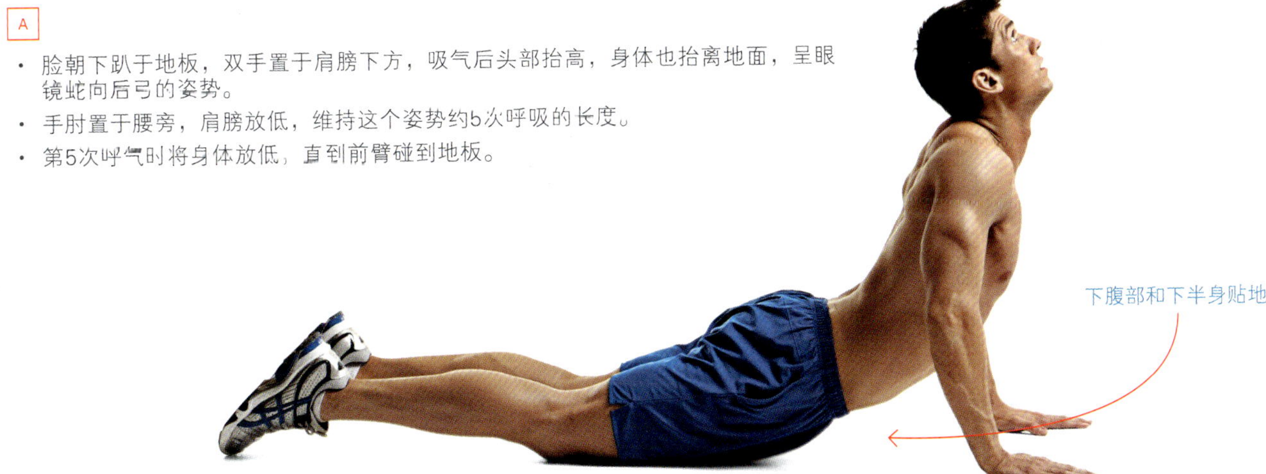

重复次数： 5下。

对抗老化

对抗老化，最有效的武器就是增强式训练。这一类的训练可透过高耗能跳跃、猛力弹跳动作和爆发力动作来进行，可锻炼身体的快缩肌纤维。另外，爆发力动作会对骨骼造成压力，可刺激骨骼生长。至于往前急跳和往前往上跳跃的动作，则可增长肌肉，促进新陈代谢。

尽全力去做：

以下4组动作为1个循环，各组之间不休息，之后可休息60秒。总共需完成3次循环训练。

强力溜冰式

右手臂摆过臀部，想象自己是溜冰手
使出全力跳向侧边，用力完成每个动作，以获得最佳健身效果
撑地的脚记得要将膝盖弯曲

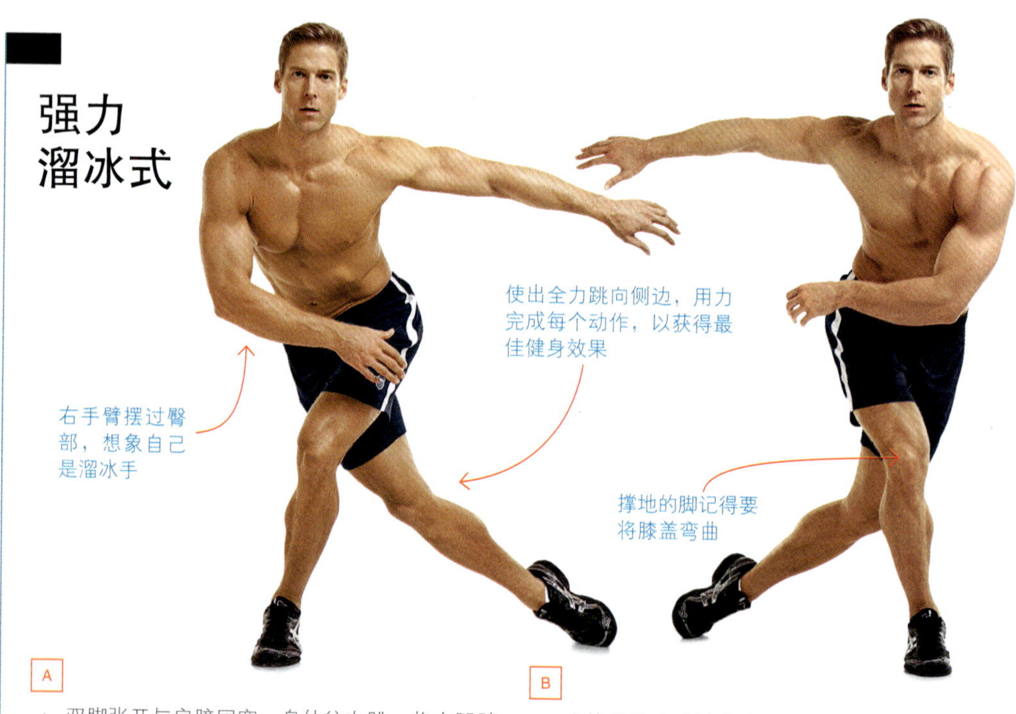

A

- 双脚张开与肩膀同宽，身体往左跳，将右腿跨到左腿后方，左膝弯成半深蹲姿势。

B

- 直接跳往右边约数十厘米，手脚也摆动到另一侧。以上动作为1组。
- 持续往左右侧跳动，中间不休息，也不必回到中央调整姿势。

重复次数： 10组。

跳跃开腿击掌

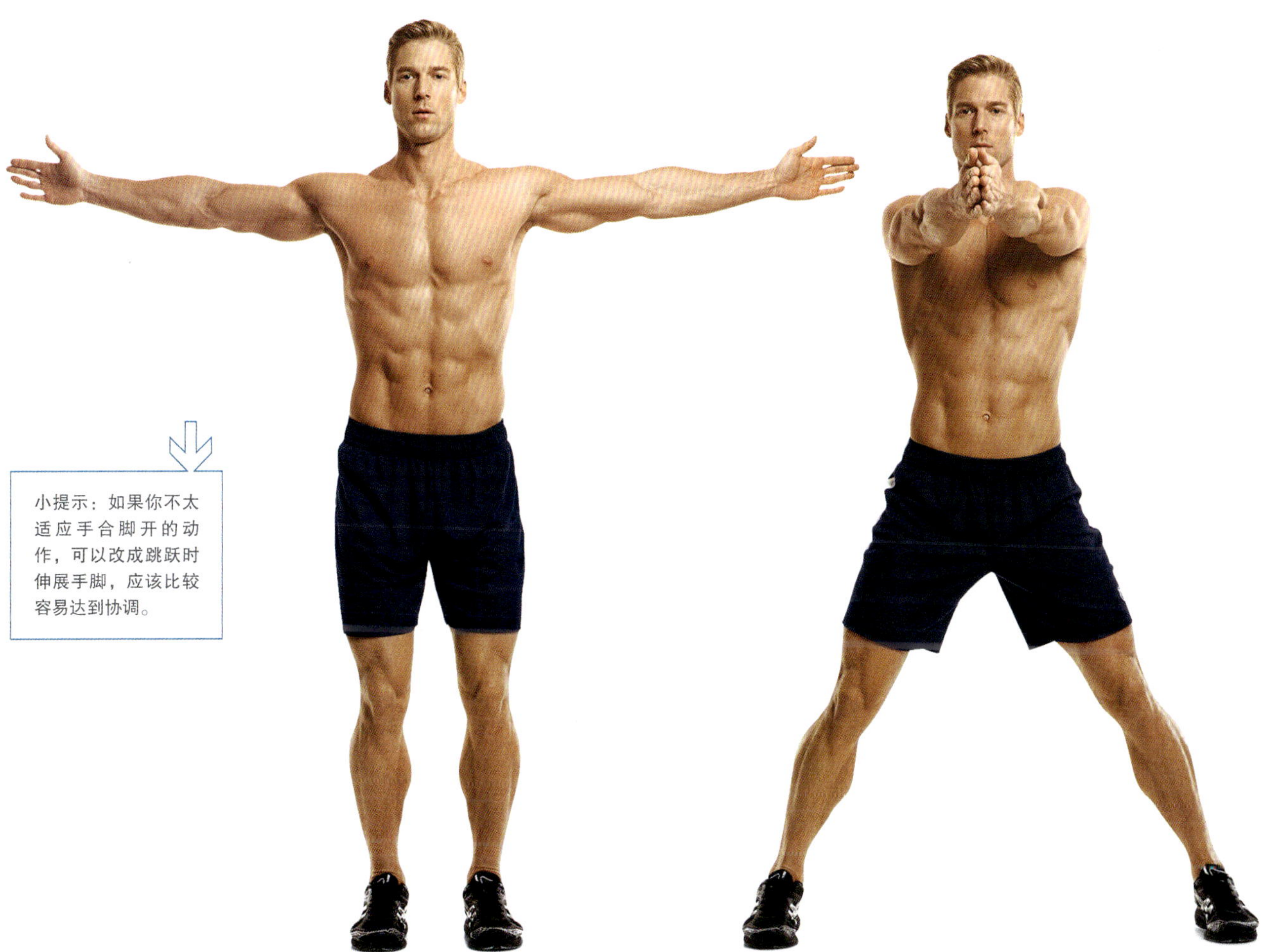

小提示：如果你不太适应手合脚开的动作，可以改成跳跃时伸展手脚，应该比较容易达到协调。

A

- 双脚张开与臀部同宽，双臂往两侧伸直，与肩膀同高。

B

- 往上跳高并张开双腿，双手在胸口前方击掌。
- 立刻回到起始姿势，然后重复动作，中间不停歇。

重复次数： 20下，动作尽量迅速准确。

时钟走步

A B

- 呈标准俯卧撑姿势，双脚与臀部同宽，双手撑地，位于肩膀下方。
- 右手往右边走1步，双手之间的距离变大，接着左手跟上，双手恢复到与肩同宽的距离。

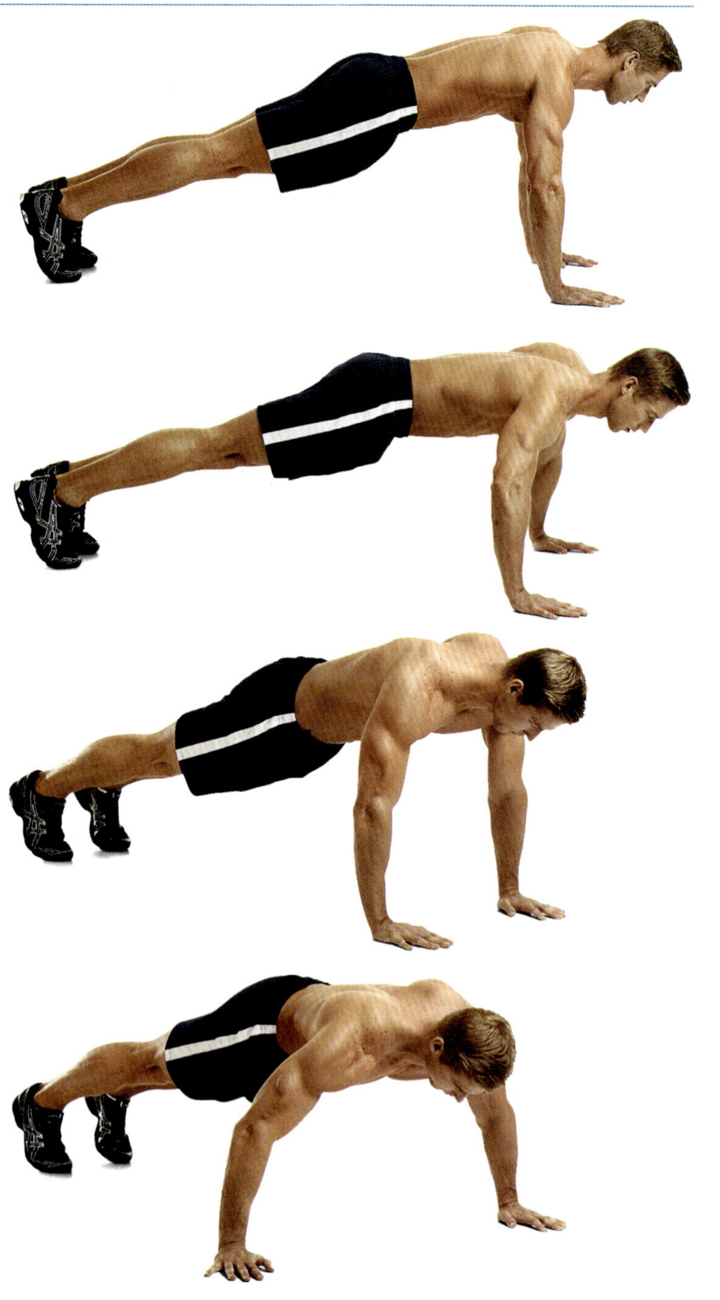

C D

- 继续重复动作，直到身体像时钟一样顺时针走完1圈。接着换左手先走，逆时针走完1圈。

重复次数： 左、右边各走完1圈。

低阶侧踏并步

眼睛看前方，不要低头看脚
动作要快，脚一着地就立刻往回跳
轻轻着地，不论落在箱上或地板，都不要发出太大声响

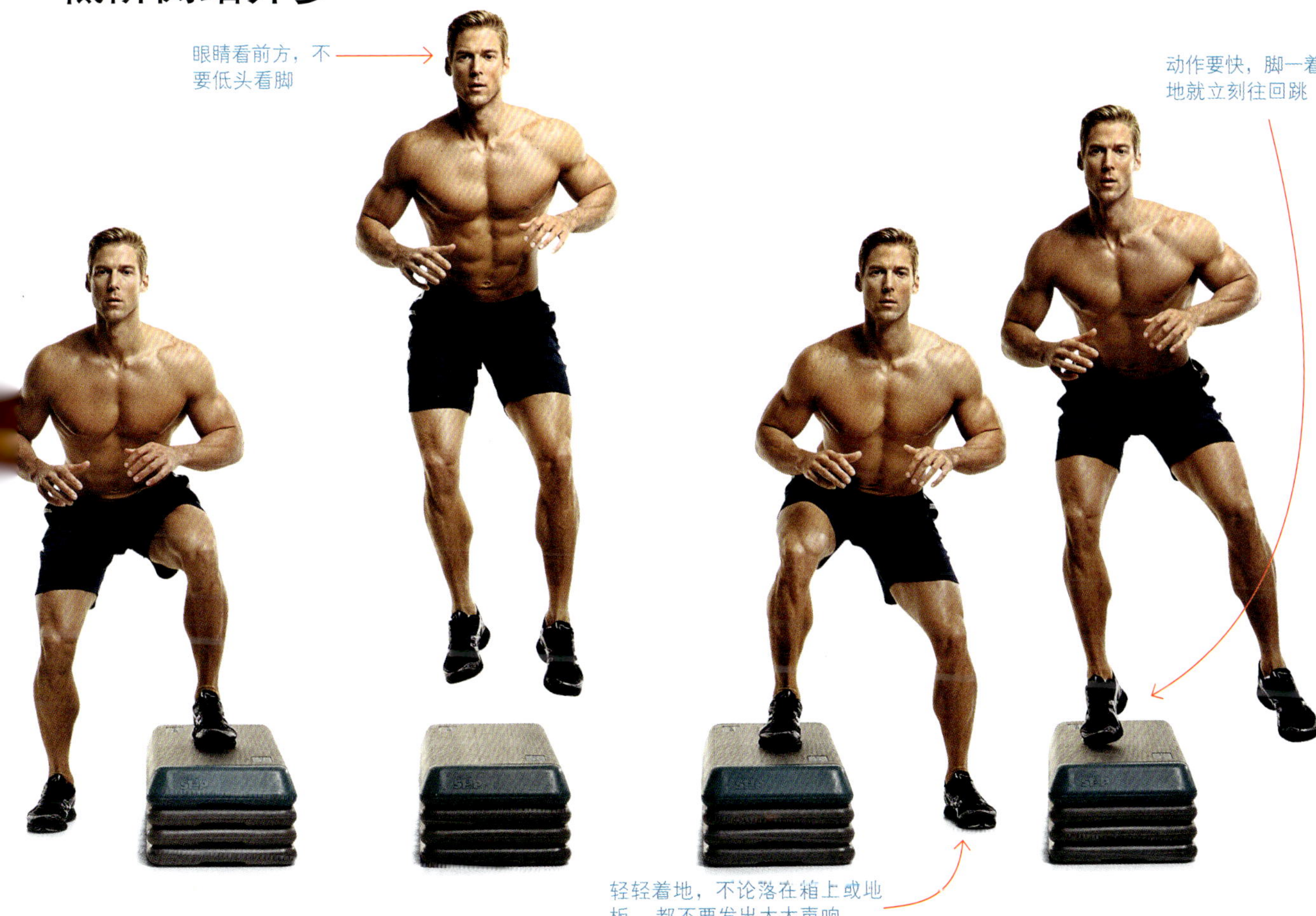

A

- 左脚踩在低阶箱（或踏板）上，右脚踏地，右脚距离箱子约30厘米。
- 膝盖微弯，挺胸，手肘弯曲90°，呈运动姿势。

B C

- 左脚用力踩箱，身体往左跳离箱子，右脚落在箱上，左脚着地，膝盖弯曲。

D

- 右脚用力向右侧跳跃，回到起始姿势。以上为1组动作。

重复次数： 10组。

泡沫轴运动

健身一段时间之后，身体可能会有点不舒服，因为肌肉产生黏着，就会变得僵硬又酸痛。这时候你需要使用泡沫轴来松开纠结的肌肉，帮自己按摩舒缓一番。泡沫轴可以解开黏着的肌肉，伸展身体各个部位，让舒缓解压的效果立现。（而且花费仅是专业按摩的1/4价格。）按摩小秘诀：如果有某个部位特别酸痛，可以试试这招——从酸痛部位的下方出发，慢慢往上推，停住几秒钟，接着让泡沫轴滚过特别酸痛的部位。

尽全力去做：

依照书上的指示，每个部位都使用泡沫轴按摩5~10下之后，再进行下一组动作。

小腿肌按摩

A

- 坐在地板上，双脚伸直，双手放在身体后方支撑身体的重量。
- 将泡沫轴置于小腿肌底部，并将左脚放在右脚上。

将一只脚放在泡
沫轴上，另一只
脚则叠在上方

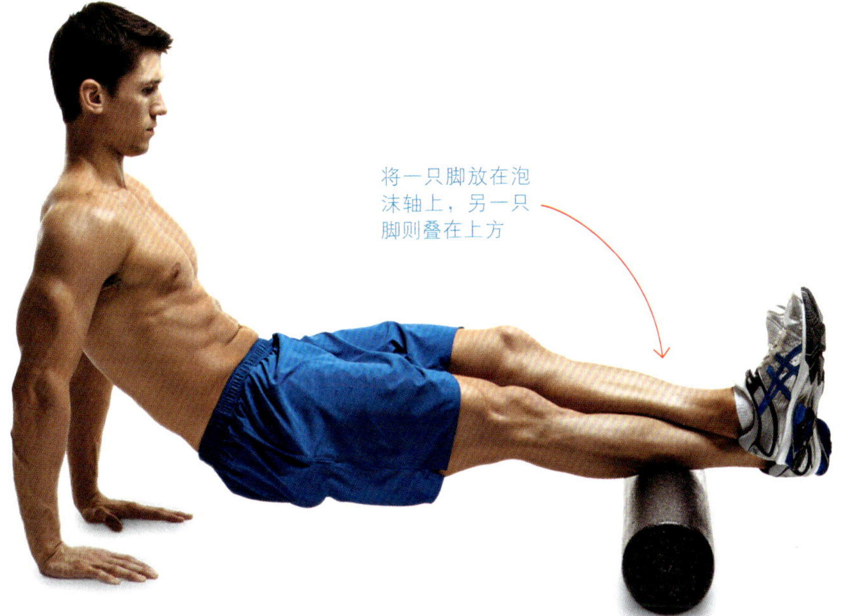

B

- 沿着小腿后侧，从膝盖到脚踝慢慢来回滚动。完成指定的次数后，换右脚跨到左脚上，按摩左脚小腿肌。

靠着手臂拉推的力量来
带动小腿滚动泡沫轴

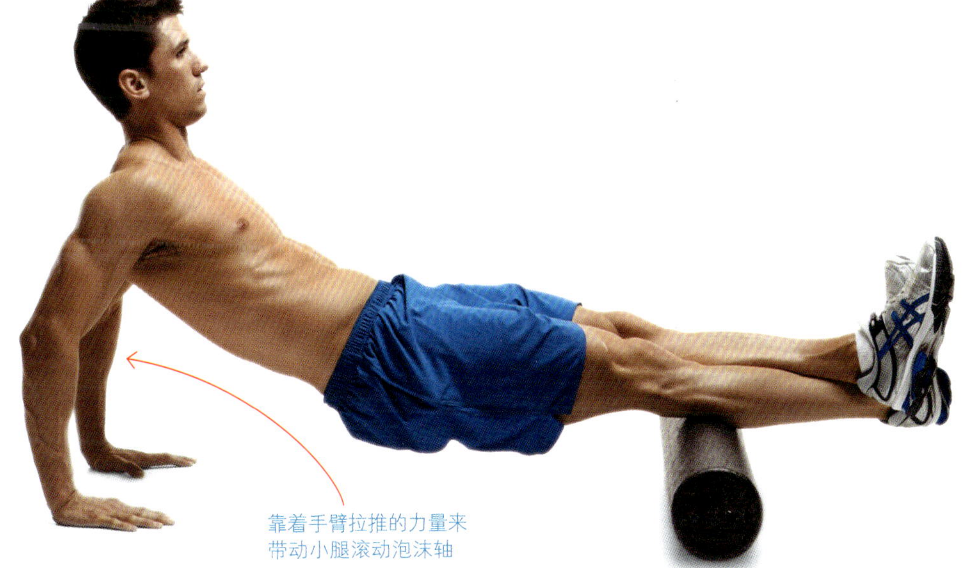

重复次数： 5~10下。

泡沫轴运动

大腿后侧按摩

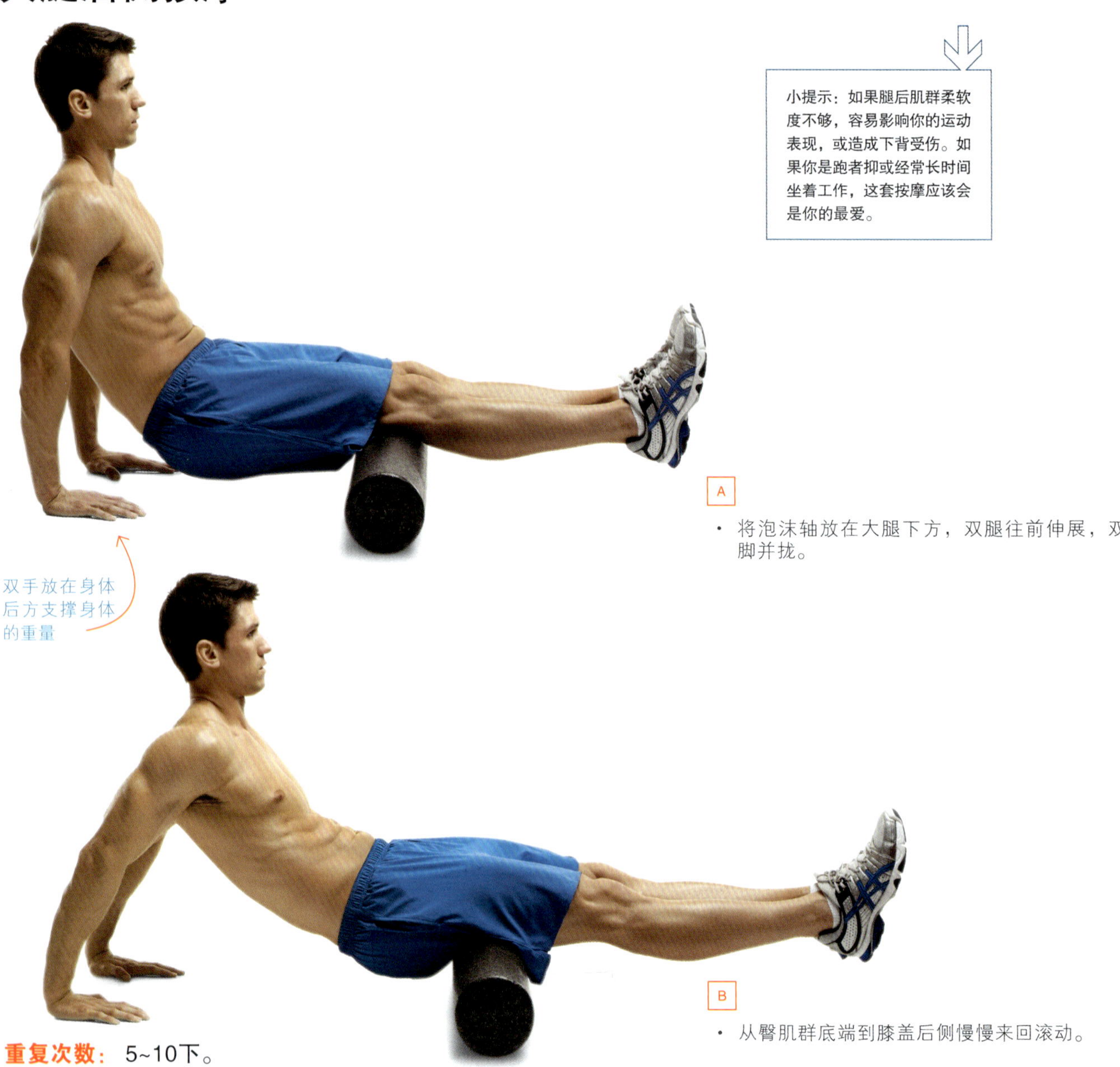

小提示：如果腿后肌群柔软度不够，容易影响你的运动表现，或造成下背受伤。如果你是跑者抑或经常长时间坐着工作，这套按摩应该会是你的最爱。

双手放在身体后方支撑身体的重量

A

- 将泡沫轴放在大腿下方，双腿往前伸展，双脚并拢。

B

- 从臀肌群底端到膝盖后侧慢慢来回滚动。

重复次数： 5~10下。

股四头肌按摩

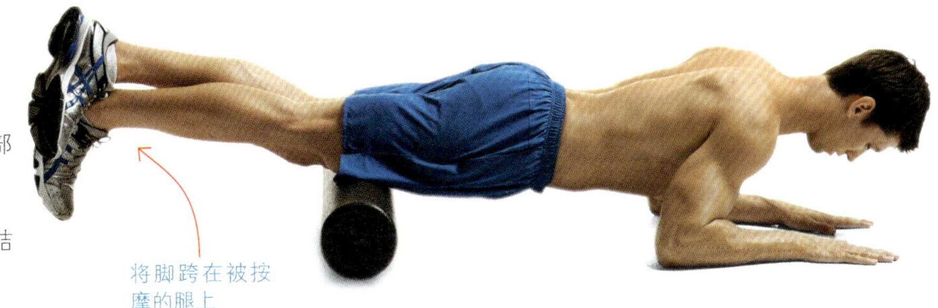

A

- 脸朝下趴在地上，将泡沫轴放在髋部下方。
- 将右腿靠在泡沫轴上。
- 泡沫轴从髋部到膝盖慢慢来回滚动，结束之后换成左腿靠在泡沫轴上。

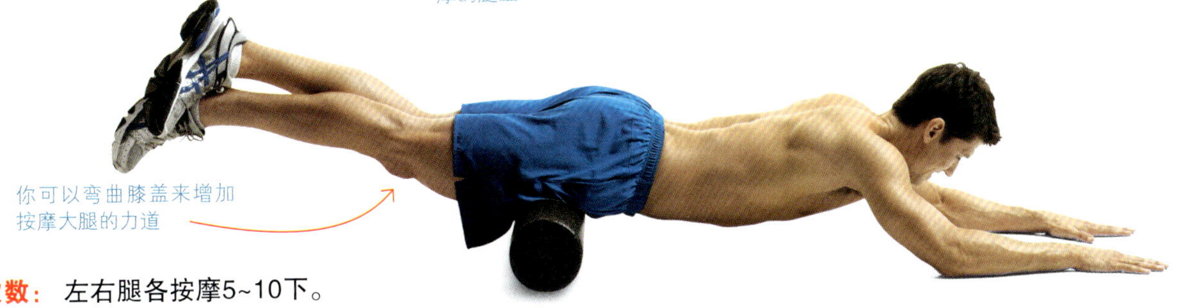

重复次数： 左右腿各按摩5~10下。

臀部（梨状肌）按摩

A

- 坐在泡沫轴上，并将右脚跨到左膝上方，臀部侧向右边，重心放在右臀。
- 右手放在身后支撑身体的重量。
- 来回按摩梨状肌，结束之后再换左臀进行按摩。

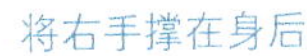

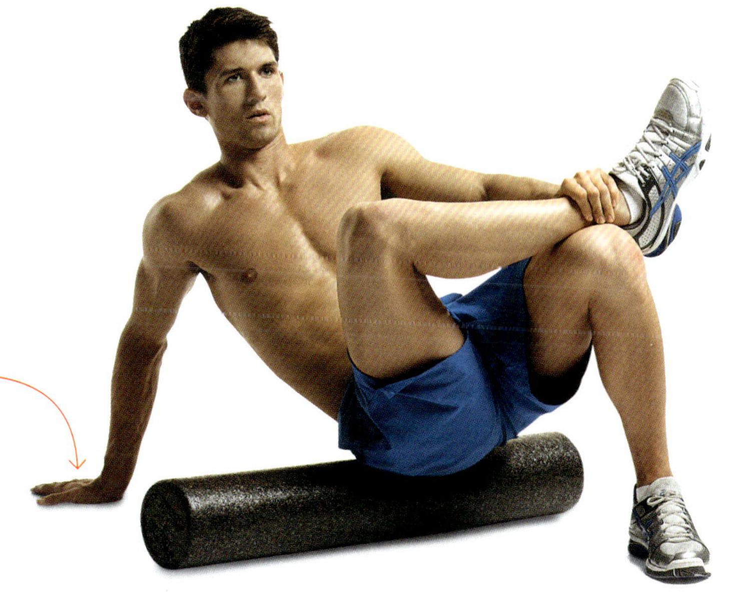

重复次数： 左右各做5~10下。

泡沫轴运动

背肌按摩

A

- 坐在地板上，将泡沫轴放在身后。十指交扣抱头，上背部躺于泡沫轴上。
- 双脚贴地，臀部抬高，身体与地板平行。

利用双脚的推拉来移动泡沫轴上的身体
让泡沫轴滚至中背即可，继续往下的话可能会受伤

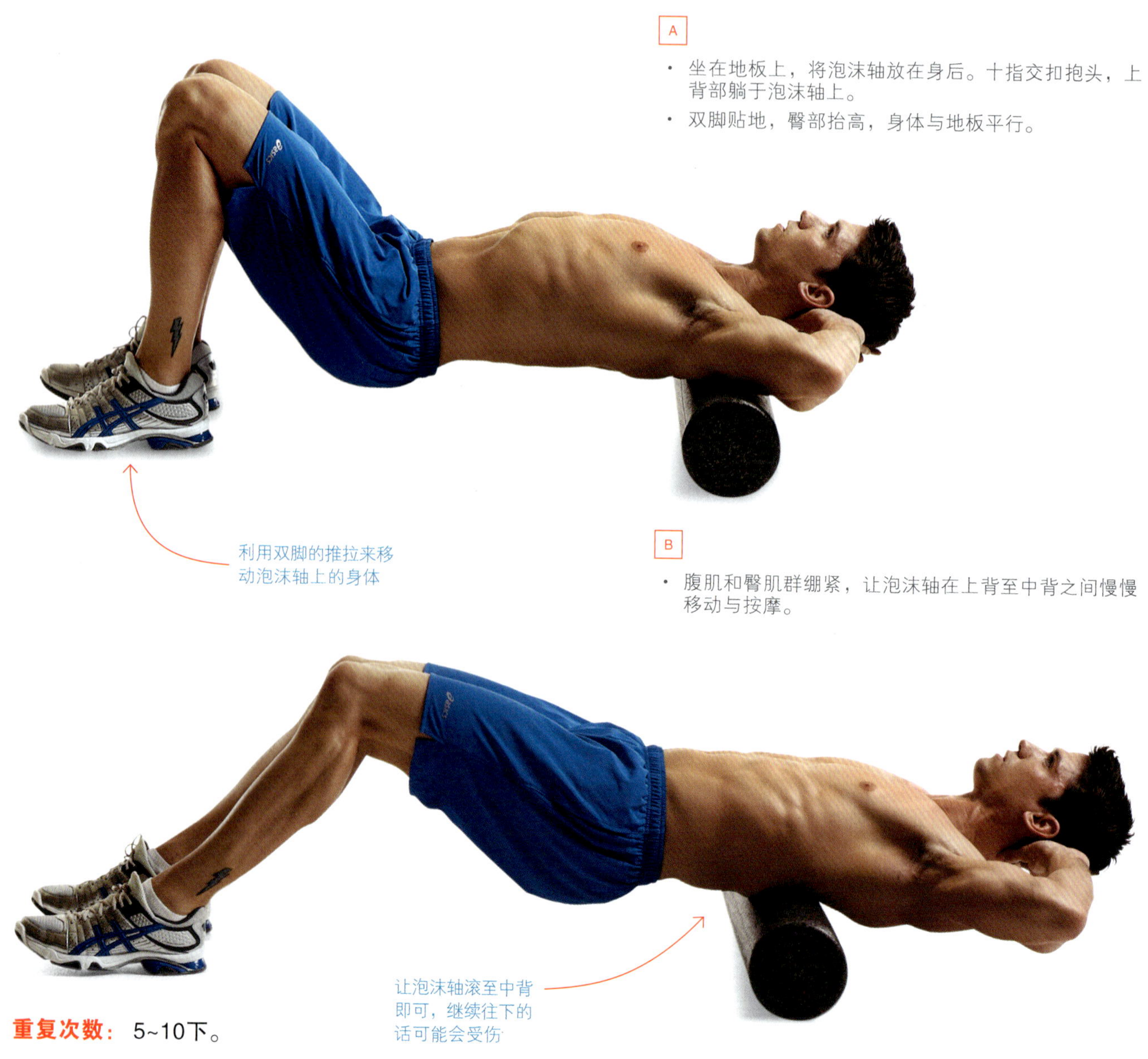

B

- 腹肌和臀肌群绷紧，让泡沫轴在上背至中背之间慢慢移动与按摩。

重复次数： 5~10下。

臀部与大腿外侧按摩

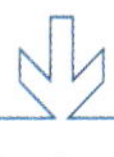

小提示：髂胫束（ITB）是大腿外侧的韧带，从髋部连结到膝盖。如果你有髂胫束摩擦综合征，这组按摩可以帮助你舒缓不适，让紧绷酸痛的韧带放松。

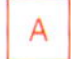

A

- 侧身平躺，将泡沫轴放在左侧髋部下方。
- 右腿膝盖弯曲，跨过伸直的左腿。右脚掌贴地。

腿伸直，脚掌必须抬离地面数厘米
左前臂撑在地板上，支持上半身的重量

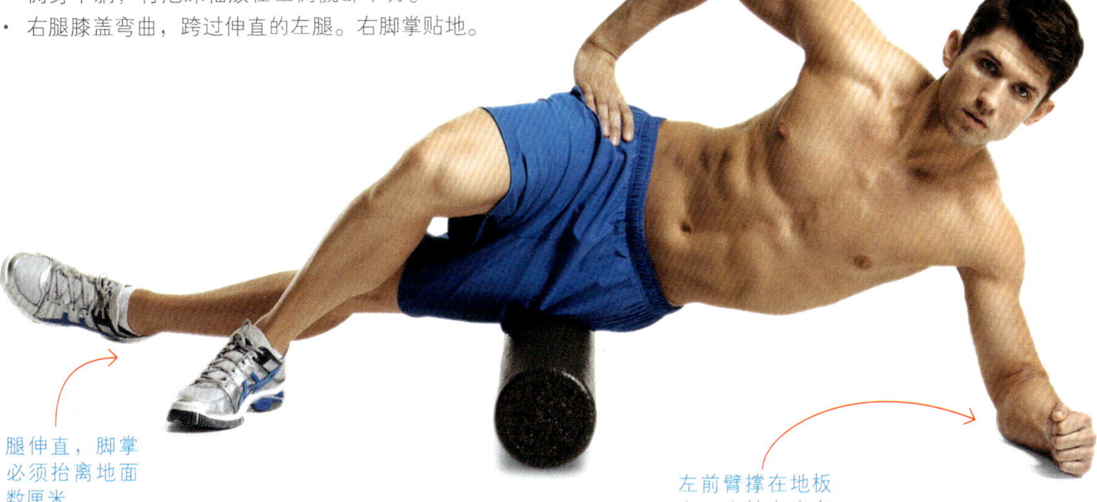

B

- 缩紧腹肌和臀肌群以维持平衡。让泡沫轴在髋部和膝盖之间慢慢来回按摩，结束之后再按摩右髋。

利用右脚踩地的力量来移动左腿下方的泡沫轴
按摩范围从髋部到膝盖上方

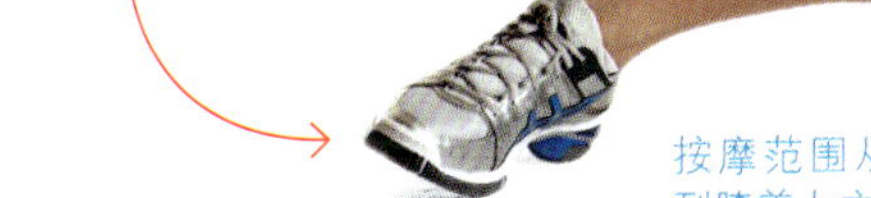

重复次数： 左右腿各进行5~10下。

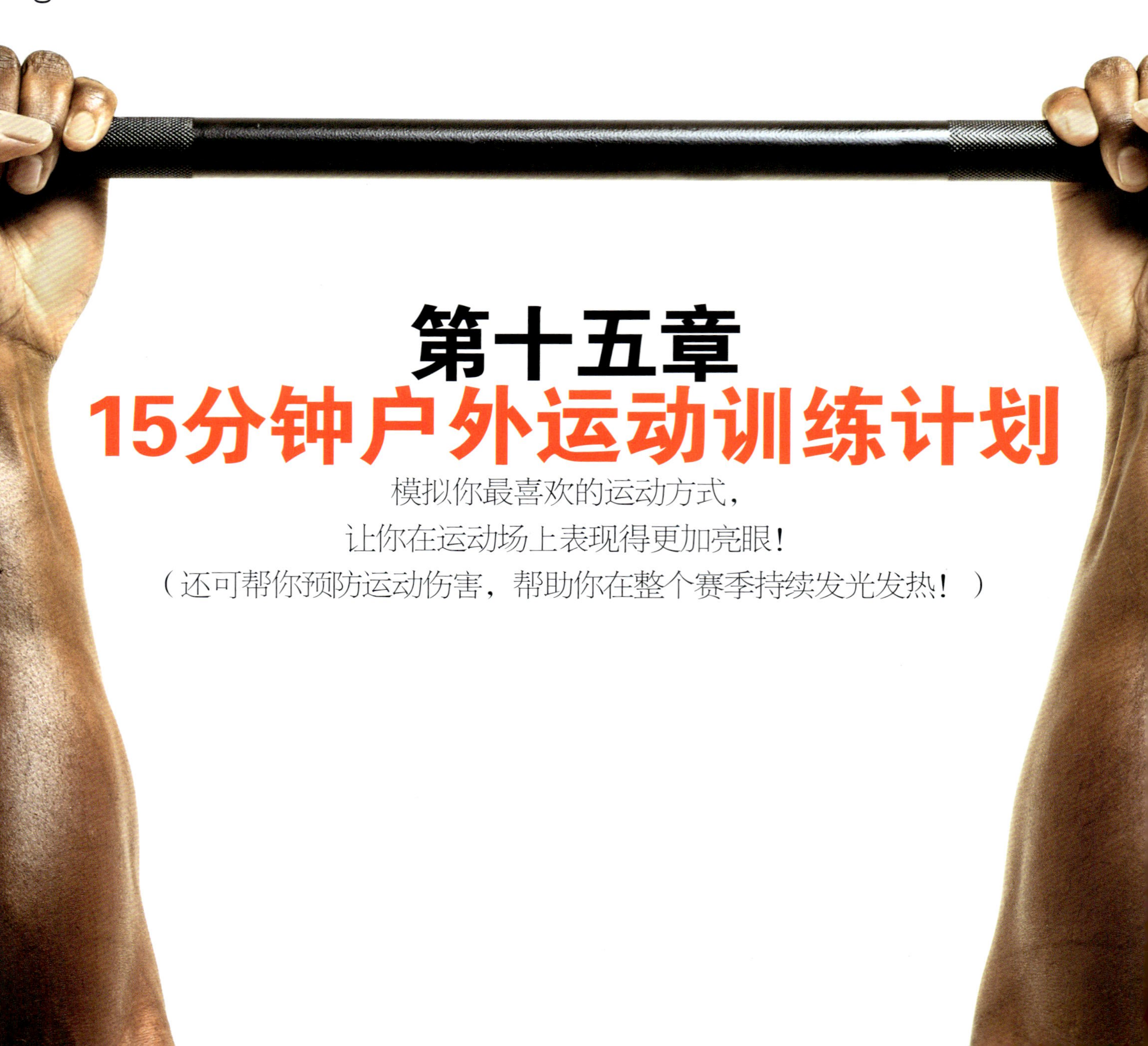

第十五章
15分钟户外运动训练计划

模拟你最喜欢的运动方式，
让你在运动场上表现得更加亮眼！
（还可帮你预防运动伤害，帮助你在整个赛季持续发光发热！）

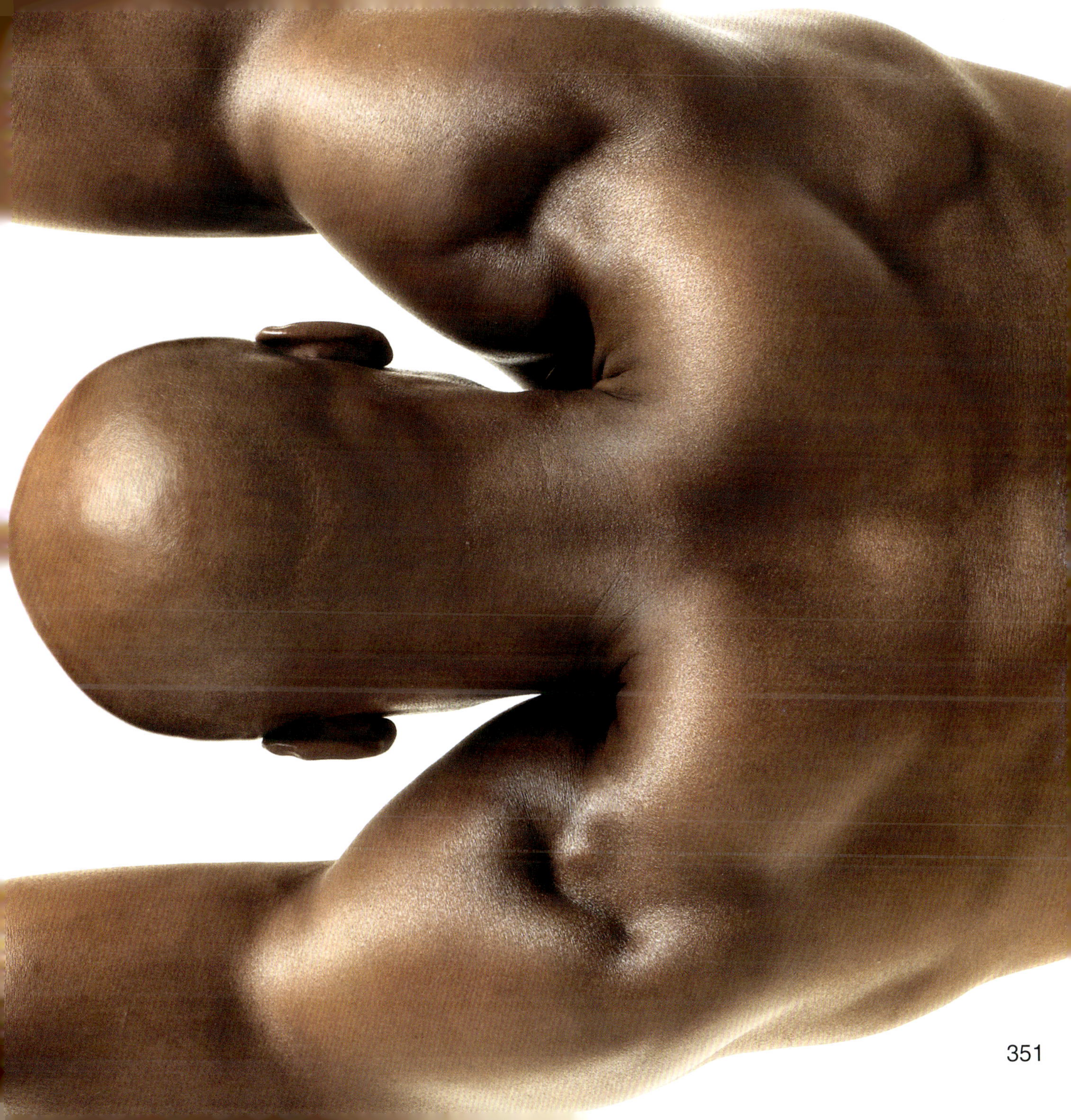

超快速运动健身

一旦生活变得忙碌，我们就容易忽略一件事：你在运动场上的表现，是平常一再锻炼基本功夫所累积而成的。也许同一套基本动作你已经练习过上千遍，所以渐渐地你不想再继续练习。这或许就是你搞砸本季第一场高尔夫球赛的原因，而且还弄得自己全身酸痛。运动的关键在于肌肉的记忆和事前的准备，因此我们特别设计了本章的动作，用来模拟你运动的情况，并且针对各类运动所需的肌群增加训练。这套训练当然不能取代平常的练习，因此你还是得勤练高尔夫球短杆或反身上篮。但是本章的模拟动作，将能强化你在运动比赛中所需使用的肌力。

先睹为快：15分钟户外运动循环训练

打造杰出的运动能力

出色的运动员，尤其是网球、篮球、曲棍球和排球的运动员，都有一项特性：他们可以在极短时间内变换速度和方向。提升灵敏度对任何运动表现都可以加分，所以我们建议在训练计划的最后，加入一组经典的灵敏度锻炼——T 字形训练，借此提升速度、加强耐力，反射动作也会和猫一样敏捷。

事前准备：准备4个立锥，排成大T字形。先将其中3个排成1列，头尾间距2.4米（T的上面一横），距离中间立锥4.8米的地方再摆1个立锥（下面一竖）。

训练说明：从下面的立锥一路冲刺到中间立锥，接着立刻往左边横向移位（步伐短而迅速，双脚不要交错），到达最左边的立锥后，再立刻移位到最右边的立锥，每经过1个立锥时就弯腰碰1下。从最右边回到中间的立锥，再倒着跑回下面的立锥。完成后再继续重复动作。

高尔夫训练计划

高尔夫球这项运动，即使当成轻松的休闲娱乐，一场下来也会做很多扭转和转身的动作，并且要靠臀部肌群和斜方肌来产生力量。由于臀部和斜方肌是平常较少使用的肌肉，所以这套训练计划将针对核心肌肉、腿后肌群和肩膀加强锻炼，让你每一杆都挥得更有劲。

尽全力去做：

以下4组动作为1个循环，请完成各组动作的指定次数，各组之间不休息。完成一轮循环后可休息60秒。总共需重复3次循环训练。

割草机运动

小提示：顾名思义，这组动作是模拟手拉除草机引擎绳，目的是锻炼斜方肌、上背肌和肩膀肌群。
右手将哑铃拉到肋骨高度，同时上半身转向右侧

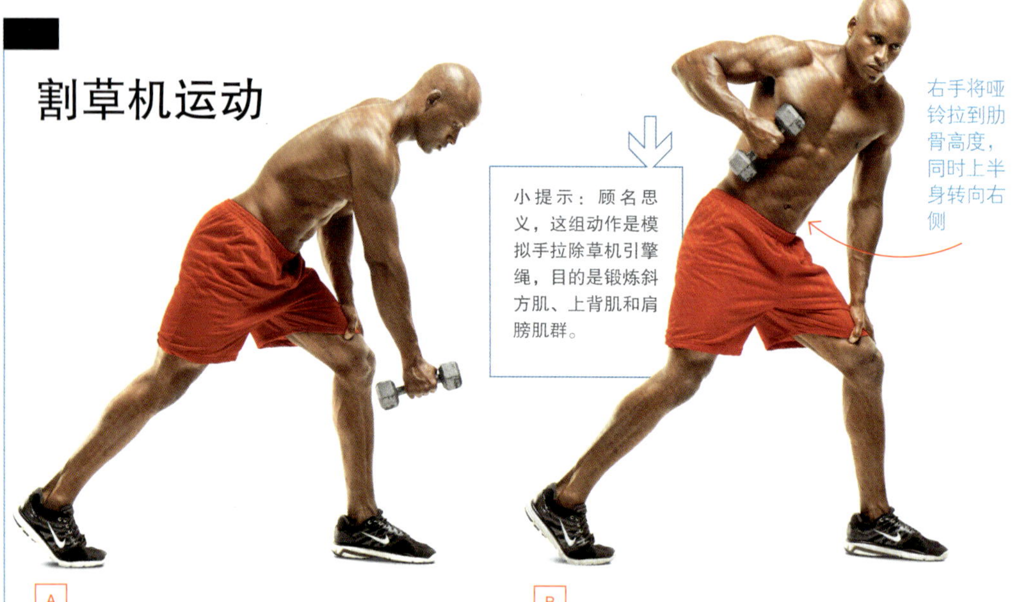

A

- 右手握住5~9千克的哑铃，手臂自然垂在身侧，掌心朝内。
- 左脚向前弓步，直到右腿伸直，身体弯腰。
- 左手放在左膝上。

B

- 右手臂弯曲，将哑铃举至肋骨位置，同时上半身向右转。
- 右手放低，回到左脚弓右脚直的姿势。以上动作算1组。

重复次数：12组，接着将哑铃换到左手，右脚呈弓步。

大风车运动

膝盖和手
肘微弯

右手往上转向天花板
时，手臂要伸直

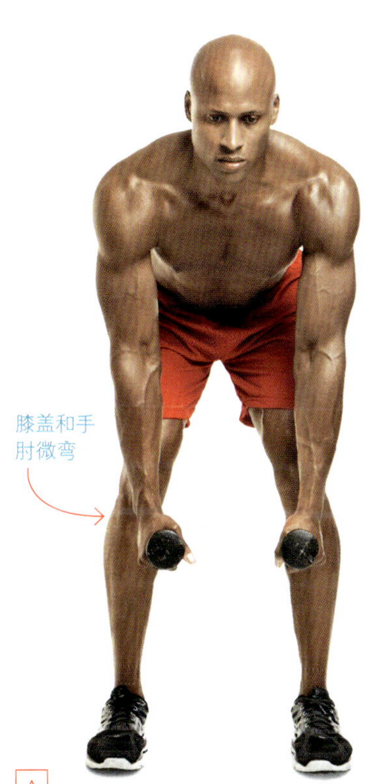

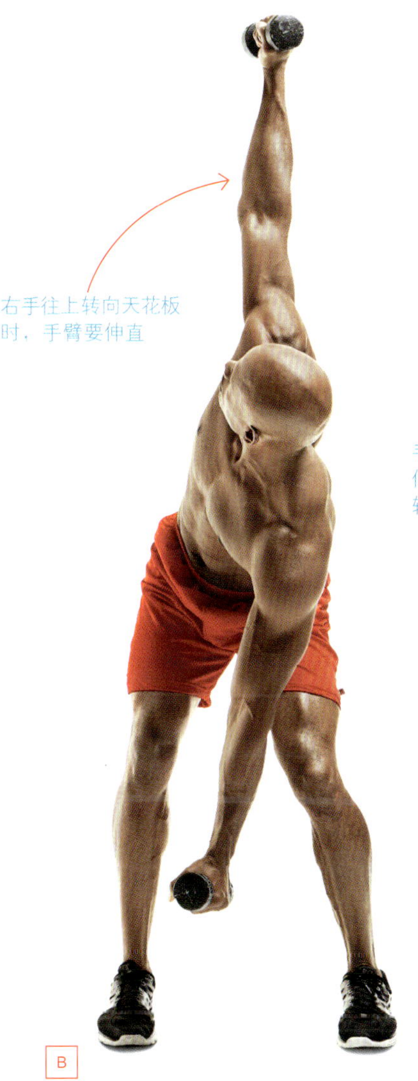

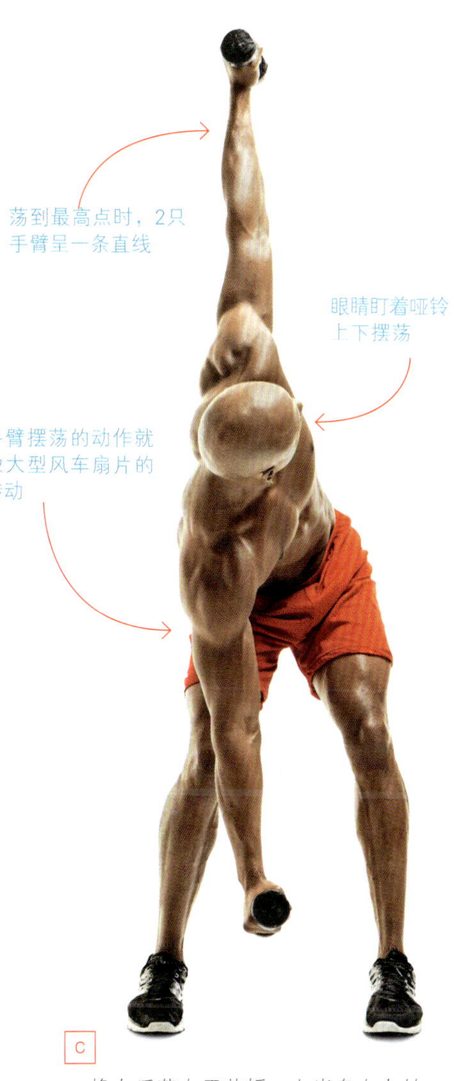

A

- 双脚张开，距离比臀部稍宽，双手各握1个哑铃置于身前。手肘微弯，掌心相对，身体向前倾。

B

- 右手往天花板荡高，上半身向右转。
- 停顿片刻，接着右手回到原位。

C

- 换左手荡向天花板，上半身向左转。
- 左、右手轮流荡高。

重复次数：左右手轮流共20下。

高尔夫训练计划

倾斜大腿后侧弯举

背部挺直。如果放1个扫帚在背上，上背、臀部到脚跟应该都会碰到扫帚
头部靠在交叉的手臂上
左脚向上弯曲，往臀肌群靠近

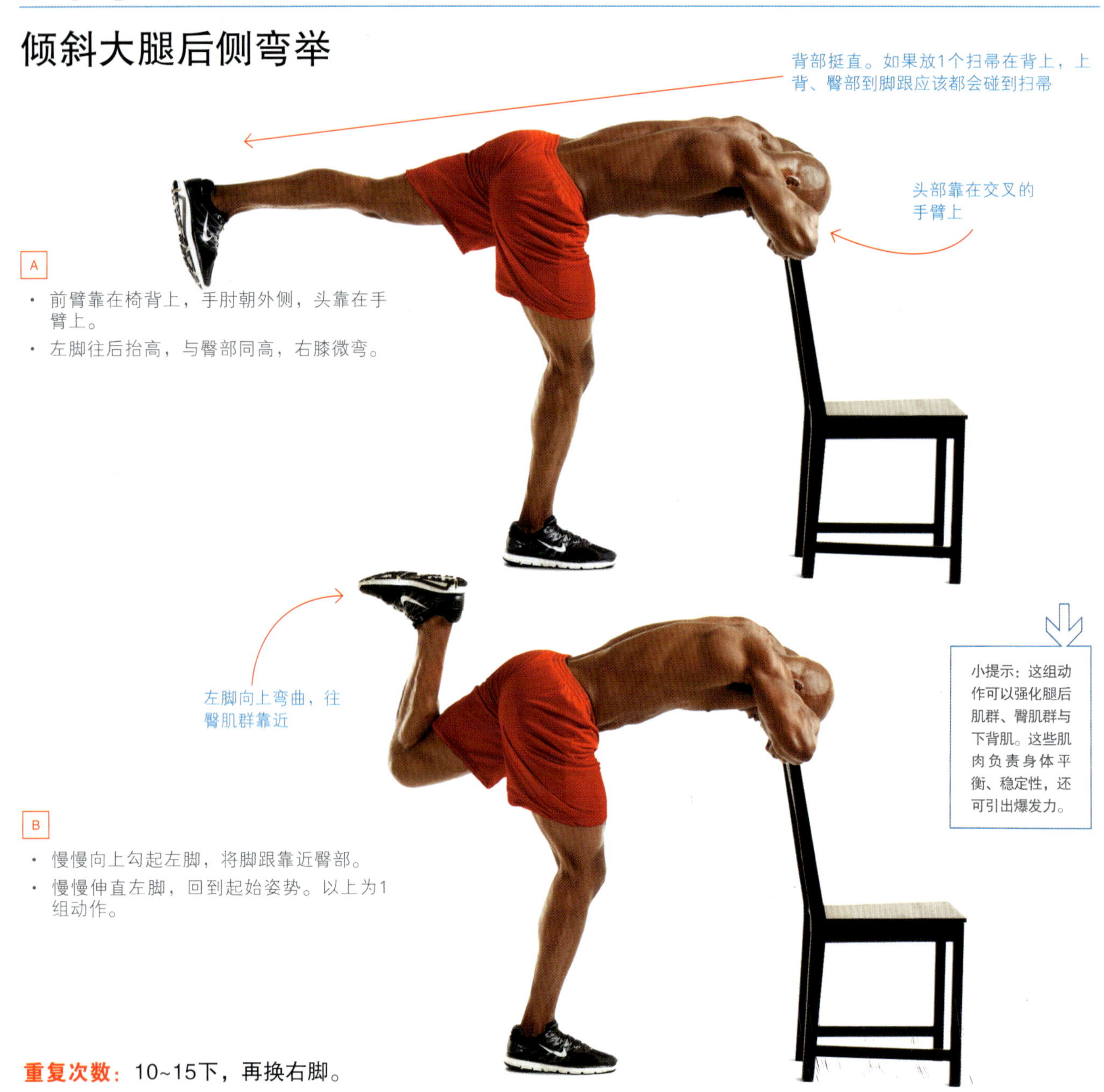

A

- 前臂靠在椅背上，手肘朝外侧，头靠在手臂上。
- 左脚往后抬高，与臀部同高，右膝微弯。

B

- 慢慢向上勾起左脚，将脚跟靠近臀部。
- 慢慢伸直左脚，回到起始姿势。以上为1组动作。

小提示：这组动作可以强化腿后肌群、臀肌群与下背肌。这些肌肉负责身体平衡、稳定性，还可引出爆发力。

重复次数：10~15下，再换右脚。

药球传球

双腿和地板垂直
膝盖全程保持微弯
小提示：如果手边没有药球，可以用篮球或甚至平衡球替代。
双脚放低时，手臂和肩膀保持不动

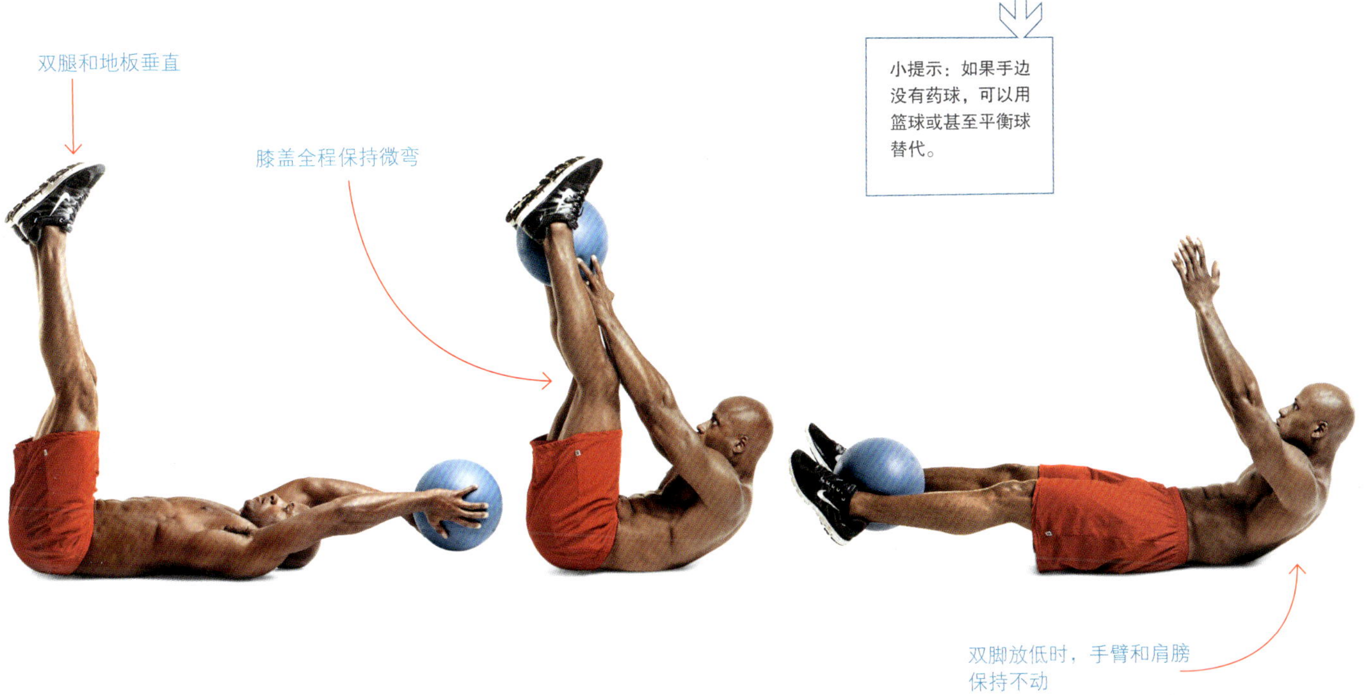

A

- 脸朝上平躺于地，双手握住药球，置于头顶上方，手臂与身体呈一条直线。
- 双脚抬高朝向天花板，与上半身垂直。

B

- 上半身做卷腹动作，肩膀与头部离地。
- 将药球从双手传到双脚中间。

C

- 将夹住药球的双脚放低，距离地面数厘米，肩膀和头部仍然离地，手臂保持高举。
- 停顿片刻，再将双脚抬高，把球传回到手中。
- 放低肩膀和手臂，回到起始姿势。

重复次数：10~15下。

网球训练计划

就网球运动而言，天分不足之处可以靠速度和敏捷度来弥补，肌力强劲的肩膀也有助于球场上的表现。这套训练计划旨在提升身体的反应速度，并且加强在球场上冲刺接球的能力，毕竟接到球就等于成功了一半。透过这套训练，你可以增强腿部、臀部、肩膀和核心肌的力量，并且大大提升灵活性和敏捷度。

尽全力去做：

以下4组动作为1个循环，请完成各组动作的指定次数，各组之间不休息。完成一轮循环后可休息60秒。总共需重复3次循环训练。

强力弓步收手

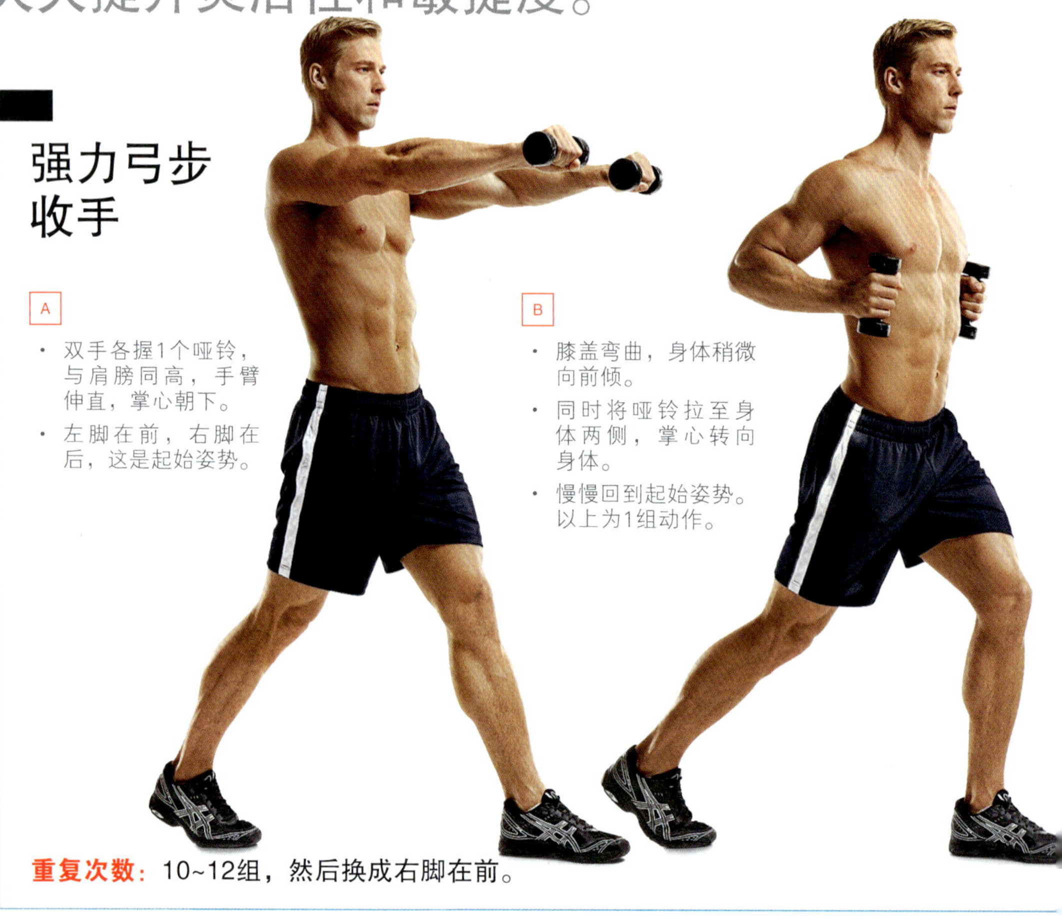

A

- 双手各握1个哑铃，与肩膀同高，手臂伸直，掌心朝下。
- 左脚在前，右脚在后，这是起始姿势。

B

- 膝盖弯曲，身体稍微向前倾。
- 同时将哑铃拉至身体两侧，掌心转向身体。
- 慢慢回到起始姿势。以上为1组动作。

重复次数： 10~12组，然后换成右脚在前。

小腿提踵

A

- 双手各握1个哑铃，手臂垂在身侧。双脚前脚掌踩在低阶垫片上，大约5厘米高。

B

- 脚尖尽可能踮高。
- 停顿片刻，然后把脚尖慢慢放低，回到起始姿势。

如果家里没有垫片，也可改以双脚各踩1片的杠片来代替
脚跟要碰到地板
身体尽量往上挺高
脚跟尽可能抬高

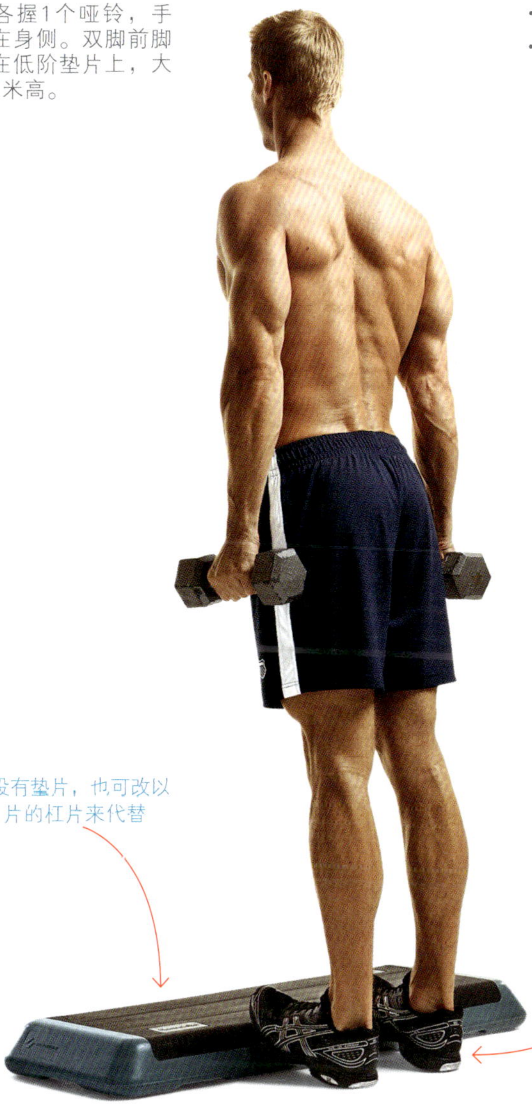

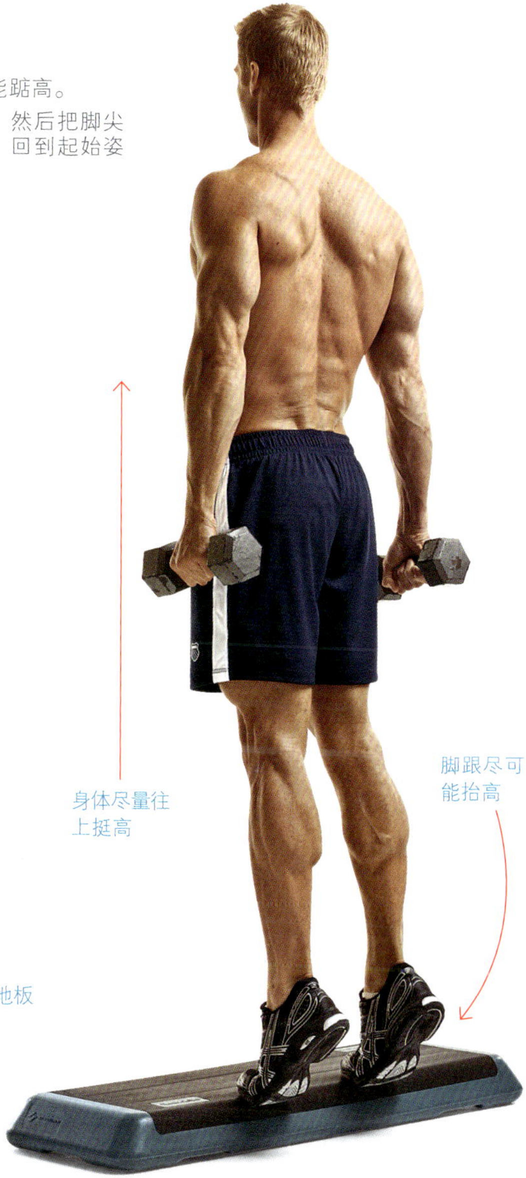

重复次数：10~15下，再换右脚。

旋转哑铃摆荡

也可以将哑铃换成壶铃或药球
上半身转身的时候，髋部仍然朝向前方
哑铃经过身体时，速度加快，然后慢慢减速，直到上半身达到转身的极限
15

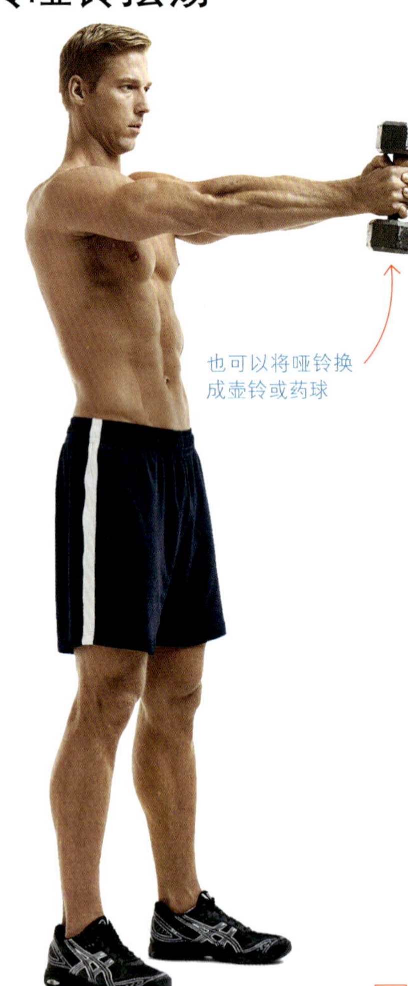

A

- 双手握住1个2~5千克的哑铃，双脚张开与臀部同宽。
- 手臂与肩膀同高，往前伸展。

B

- 髋部保持端正，手臂伸直，上半身带着手臂向左转，尽可能转到最左边。

C

- 接着直接转向右侧，尽可能转到最右侧。
- 哑铃经过身体时，加快转动速度，转到侧边后就放慢速度。以上为1组动作。

重复次数： 10组，接着换从右侧转到左侧10组。

侧边跳跃碰脚

单脚一着地，立刻
往反方向跳跃
尽量跳越远越好
身体蹲低往前
倾，让手指碰
到脚尖

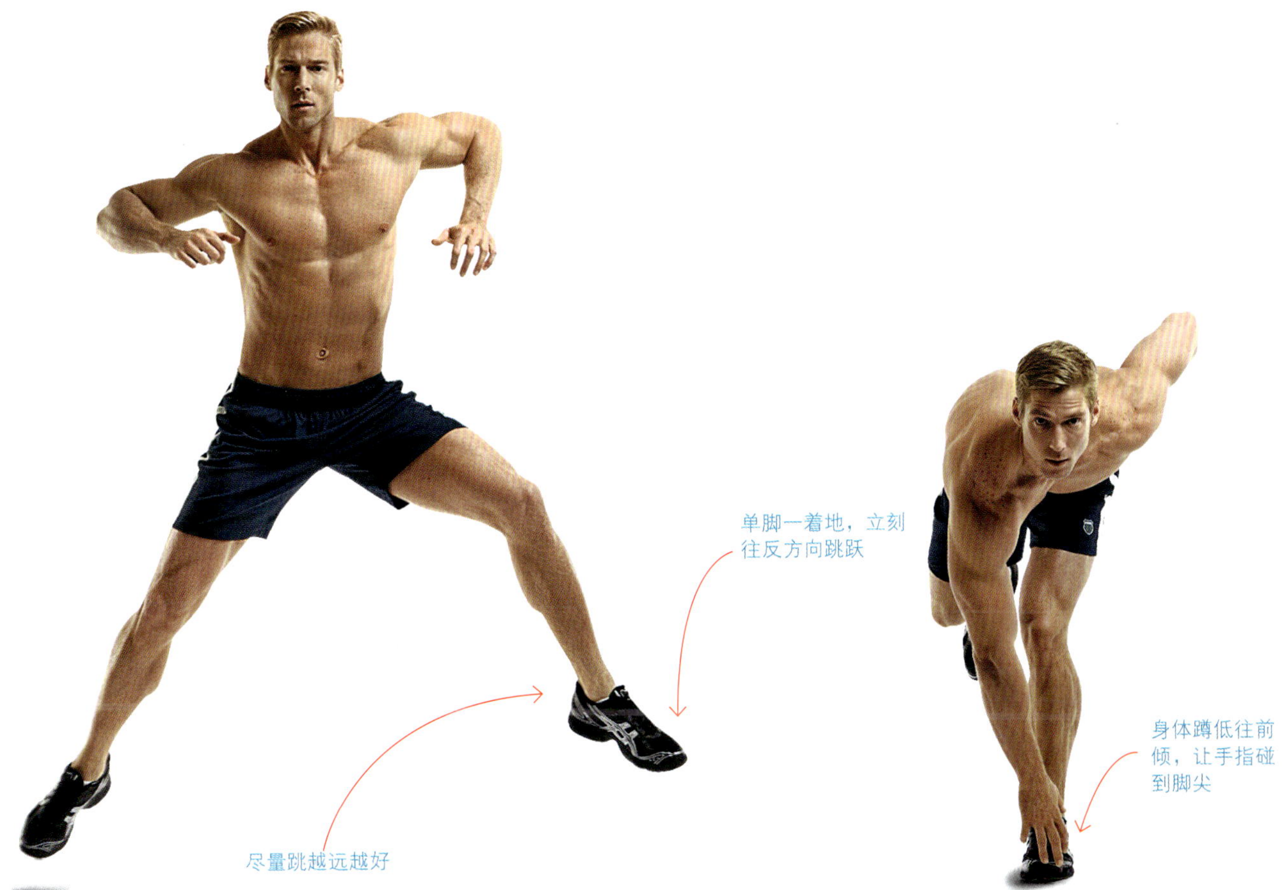

A

- 双脚并拢站立，膝盖微弯，手肘弯曲90°，双手摆在身体前方。
- 身体往左跳跃，左脚着地。接着跳向右侧，右脚着地。左右重复5下。

B

- 接下来，身体往后跳，左脚着地，身体蹲低，以右手碰到左脚脚尖。
- 继续往后跳，换右脚着地，左手碰右脚脚尖。以上动作为1组。

重复次数：10~12组，然后换成右脚在前。

滑雪训练计划

如果你曾经在滑雪一整天之后，隔天“铁腿”无法下床，那么你一定清楚滑雪是一项考验腿力的运动。双腿不仅吸收来自地面的冲击，还要和核心肌一同使力来控制滑雪的动作。无论你玩的是单板或双板滑雪，这套训练动作都可以让你一整天保持绝佳状态。

尽全力去做：

以下5组动作为1个循环，请完成各组指定的重复次数，各组之间不休息。结束一轮循环训练后，休息60秒再继续挑战下一轮。总共需完成3次循环训练。

博速球跳跃

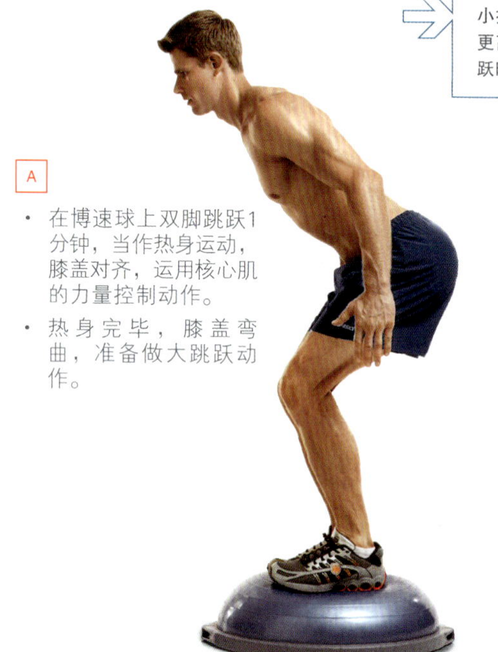

A

- 在博速球上双脚跳跃1分钟，当作热身运动，膝盖对齐，运用核心肌的力量控制动作。
- 热身完毕，膝盖弯曲，准备做大跳跃动作。

小提示：如果想挑战更高难度，可试着跳跃时旋转360°。

B

- 用力往上跳，手臂往上举，可帮助你跳得更高。一边跳跃，一边将身体旋转180°。
- 落地时膝盖弯曲，然后再度往上跳高，同时继续旋转180°，再回到原位。以上为1组动作。

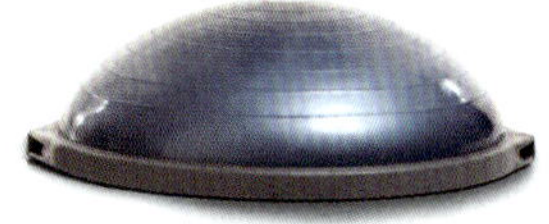

重复次数：10组。

滑雪跳跃

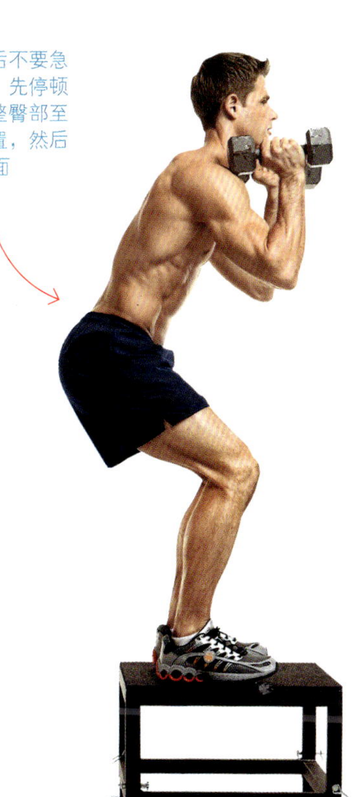

跳上箱子后不要急着跳下来，先停顿片刻，调整臀部至正确的位置，然后才跳回地面

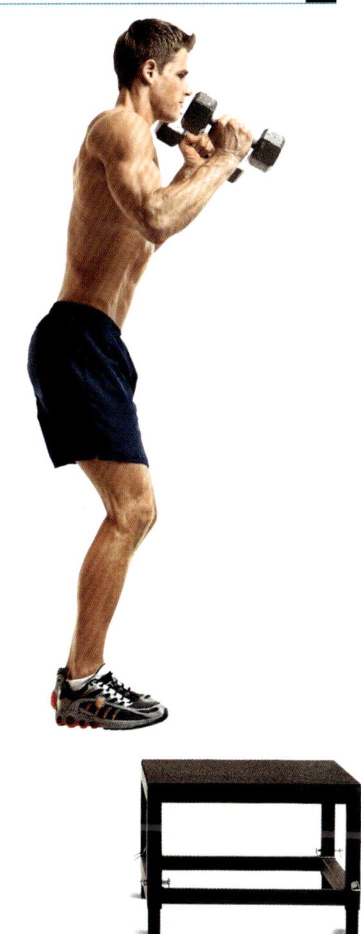

A

- 双手各握1个5千克的哑铃，掌心朝双腿。
- 双脚张开与臀部同宽，站在大约45厘米高的坚固脚蹬箱或踏板前方。
- 膝盖弯曲，身体向前倾，准备往前跳。

B

- 双脚推地，用力跳上脚蹬箱。
- 同时手肘弯曲，将哑铃弯举至肩膀高度。
- 双脚前脚掌轻轻着地，接着立刻弯曲膝盖，准备再跳回地面。

C

- 双脚推箱子，双腿打直往后跳回地面，回到起始姿势。
- 轻轻着地，膝盖弯曲，以便吸收地面的冲击。将哑铃放低回到身侧，以上为1组动作。

重复次数：20下。

滑雪训练计划

侧边药球跳步

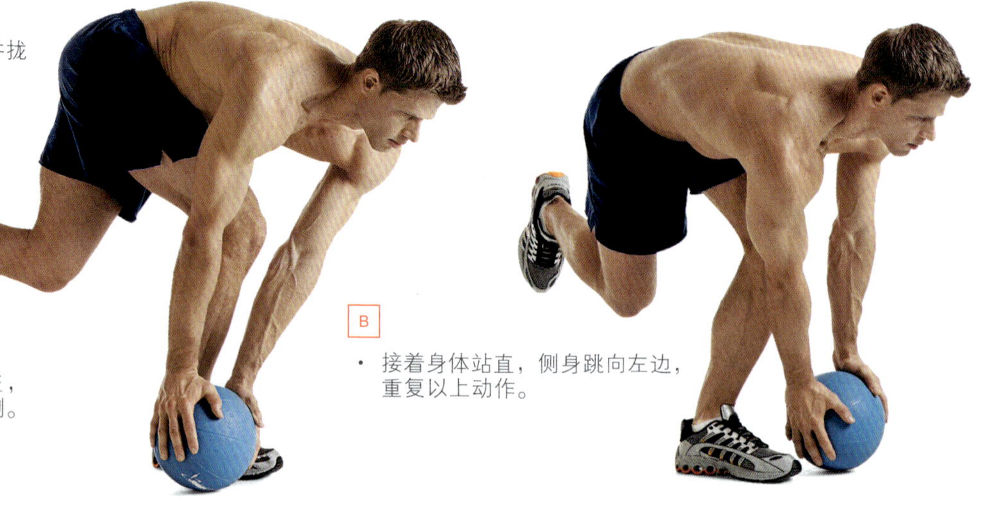

A

- 双手在胸前握住药球，双脚并拢站立。
- 侧身跳向右边。
- 右脚一着地，立刻弯曲膝盖，弯下腰，将药球放到右脚外侧。

B

- 接着身体站直，侧身跳向左边，重复以上动作。

重复次数： 两边各5~6下。

下沉弓步

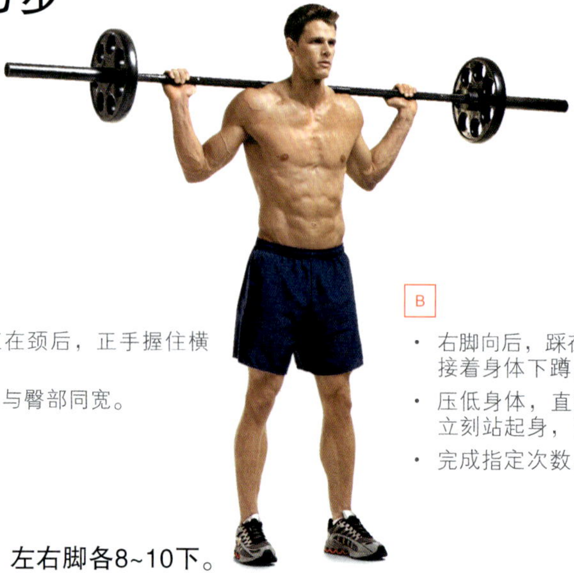

小提示：这组动作也可以改成杠铃扛在肩前，往前做深蹲动作。

动作时，杠铃应避免晃动

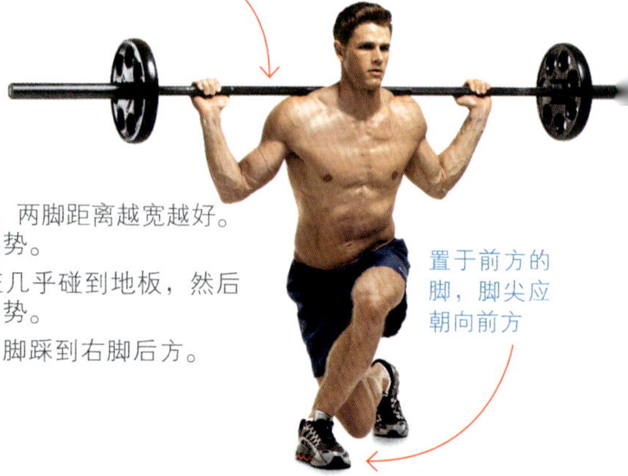

A

- 将杠铃扛在颈后，正手握住横杠。
- 双脚张开与臀部同宽。

B

- 右脚向后，踩在左脚后方，两脚距离越宽越好。接着身体下蹲，呈深蹲姿势。
- 压低身体，直到右脚膝盖几乎碰到地板，然后立刻站起身，回到起始姿势。
- 完成指定次数，再换成左脚踩到右脚后方。

置于前方的脚，脚尖应朝向前方

重复次数： 左右脚各8~10下。

博速球药球旋转

小提示：在不稳的博速球上取得平衡，会使得动作的难度提升，身体也需要运用更多腿部与核心肌的肌肉纤维。但如果难度太高，可将博速球翻面。
髋部保持朝前，只靠核心肌的力量转身
呈运动员预备姿势

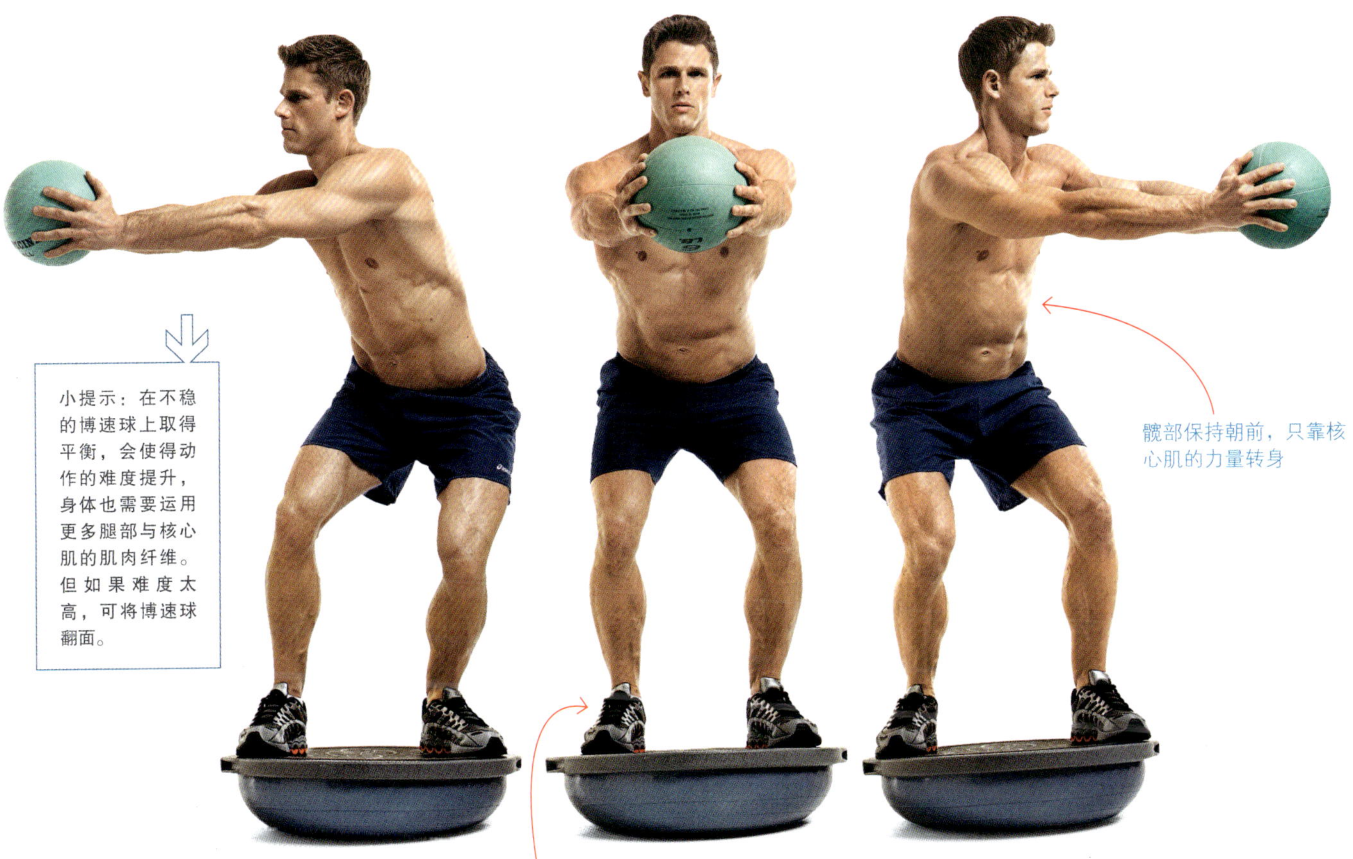

A

- 站在博速球的平面上，摆出运动员的预备姿势，将膝盖和身体微弯。
- 双手握住药球，手臂伸直，与胸口中央对齐。

B

- 髋部保持朝着前方，由核心肌控制动作，将上半身尽量转向右侧。

C

- 回到中央，接着尽可能转向左侧，左右完成算1下。

重复次数： 5~8组。

赛跑训练计划

跑步不仅是双脚的运动，你还需要强健的腹肌、斜方肌和背肌，在你疲劳时支撑住你的身体。肩膀也是不容小觑的小角色，强劲地摆动手臂可以让你跨得更大步。这套训练计划便是针对上述肌肉加以锻炼的。

尽全力去做：

以下5组动作为1个循环，请完成各组动作指定的重复次数后，立刻接着做下一组动作。完成一轮循环后可休息60秒，总共需完成3次循环训练。

深蹲跳高

A

- 双脚张开与肩膀同宽，双手抱头。
- 臀部往后坐，呈深蹲姿势。

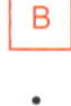

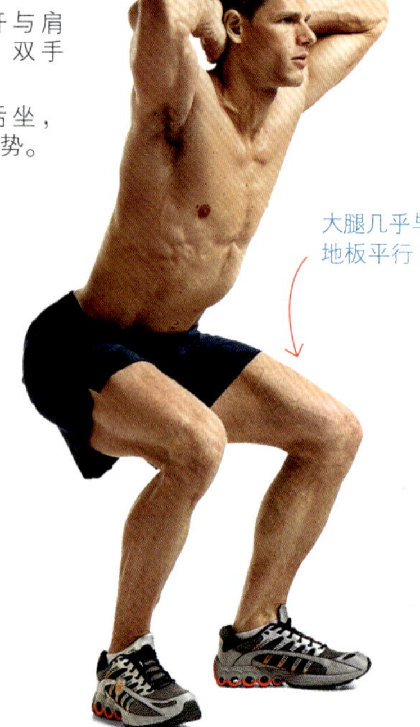

大腿几乎与地板平行

B

- 脚跟用力推地，双脚伸直，尽可能往上跳高。
- 着地时膝盖保持柔软，以吸收地面的冲击力。
- 立刻再度往上跳。

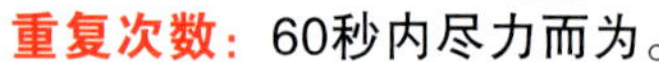

重复次数：60秒内尽力而为。

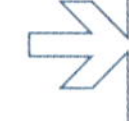

小提示：如果想要跳得更高，就将手臂摆在身侧，往上跳时手臂跟着往上甩，伸向天花板。

站姿抬膝

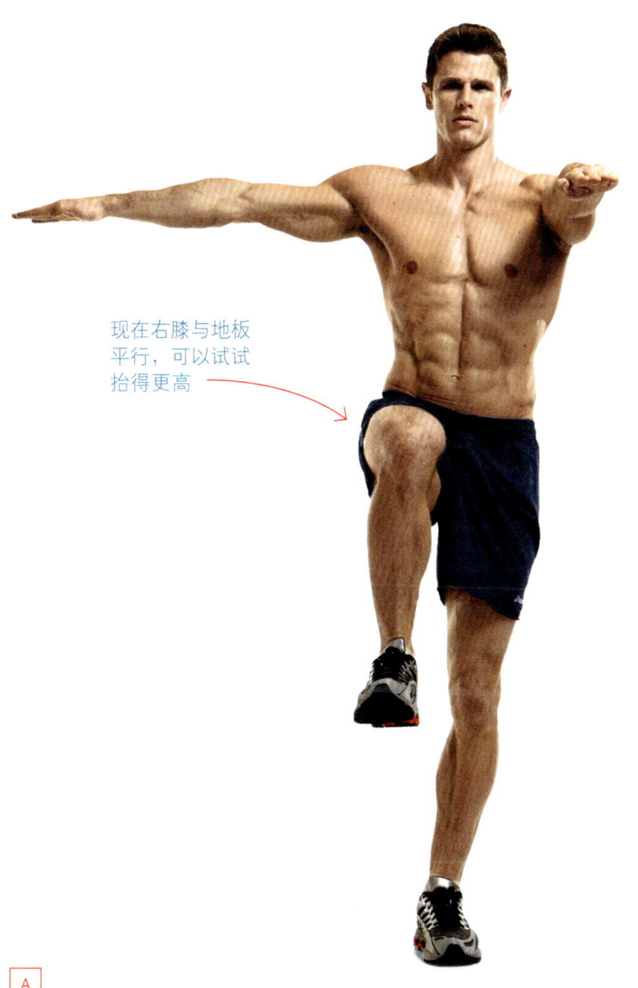

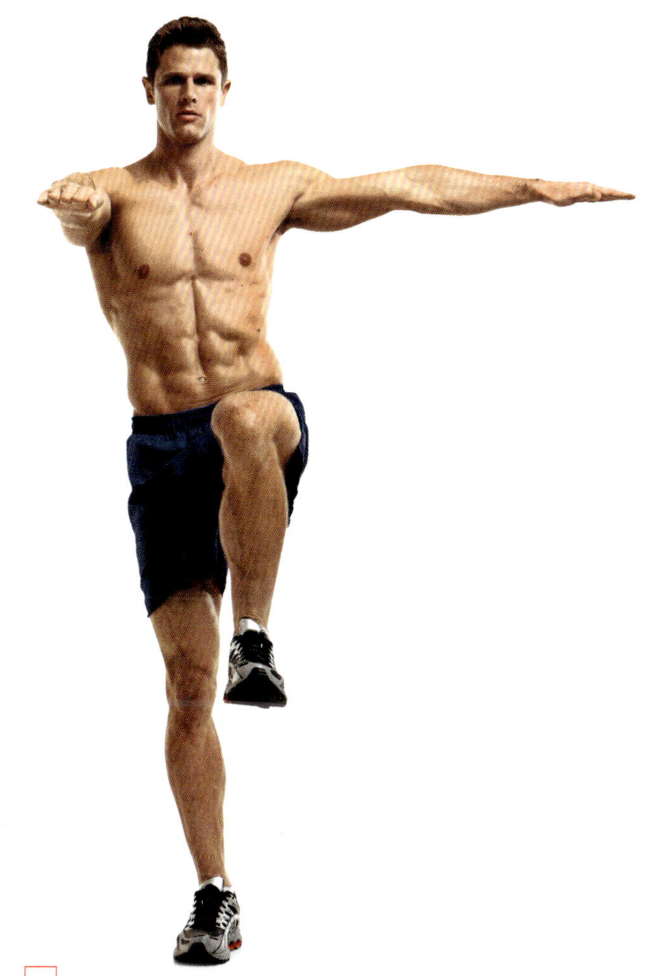

A

- 双脚张开与肩膀同宽，双手向两侧伸展，与肩膀同高。
- 尽可能抬高右膝，左手臂移到身体前方，与地板平行。

B

- 回到起始姿势，换左膝和右手臂重复动作。
- 持续换边做动作，并保持正确姿势。

重复次数： 60秒内尽力而为。

赛跑训练计划

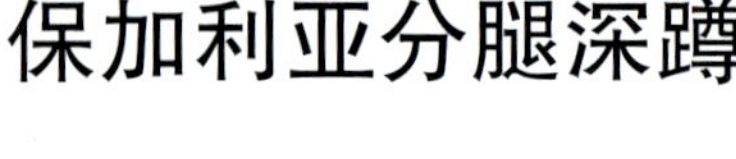

保加利亚分腿深蹲

右脚膝盖
微弯
右脚与训练凳相距
60~90厘米

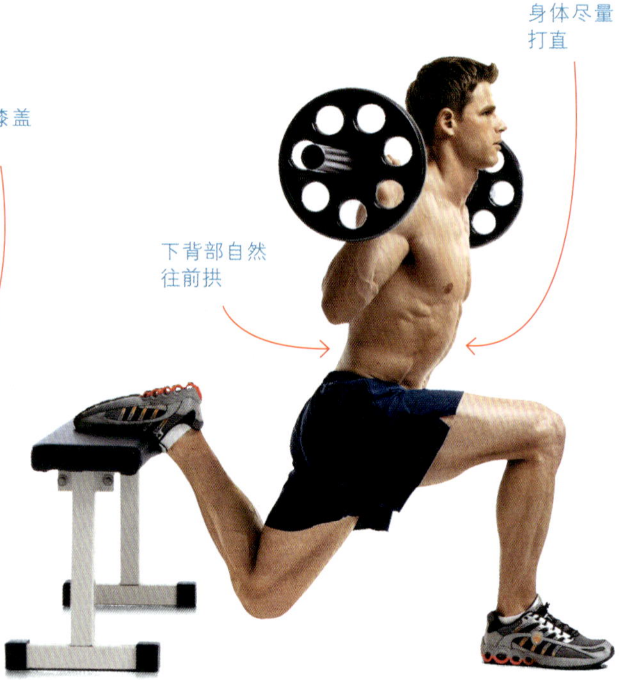

身体尽量
打直
下背部自然
往前拱

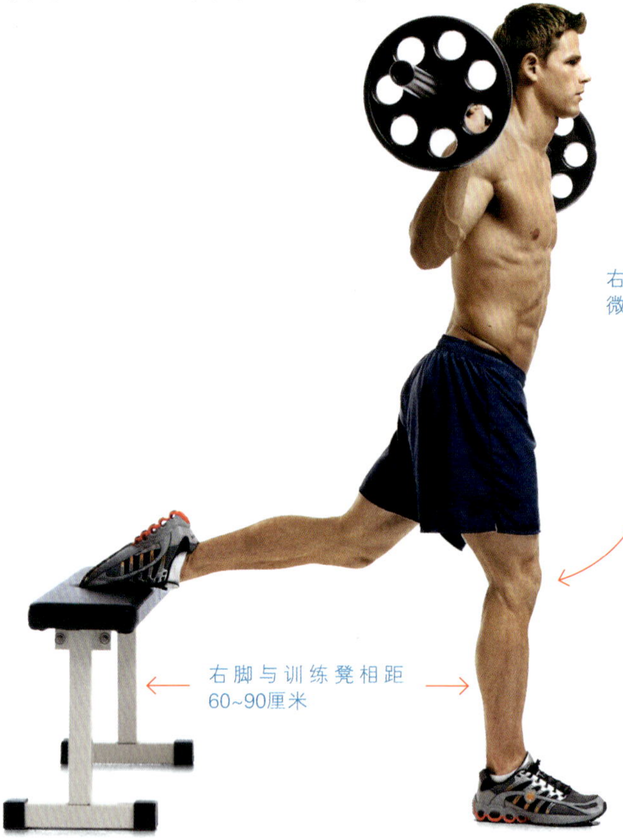

A

- 将杠铃扛在上背部，正手握住横杠。
- 距离训练凳约60~90厘米，将左脚往后放在训练凳上，身体重量移到右脚。
- 核心肌绷紧。
- 肩膀往后拉，好让肩胛骨平稳地扛住杠铃。

B

- 慢慢压低身体，直到右大腿几乎与地板平行。
- 停顿片刻，接着右脚用力将身体推回原位。
- 完成指定次数，然后换成左脚在前，右脚垫高。

重复次数：左右脚各8~10下。

髋关节抬升

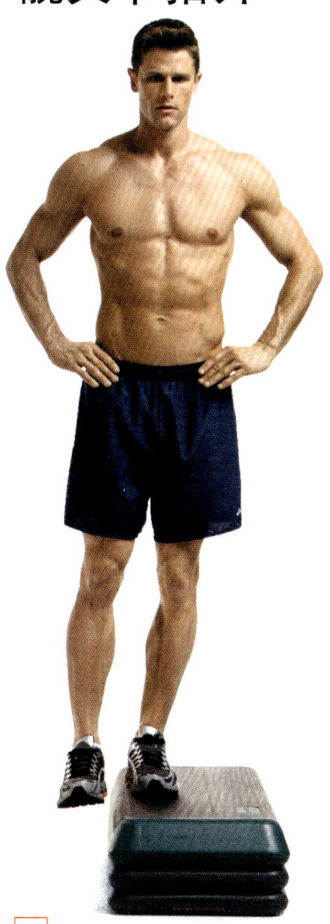

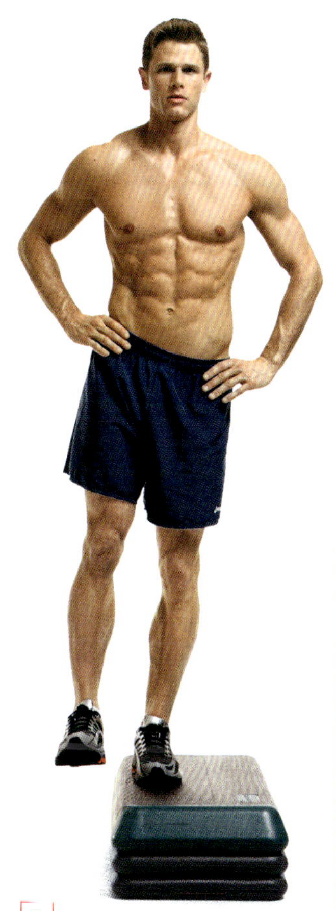

A

- 站在垫脚箱或踏板的侧边，左脚踩在踏板上，右脚离地悬空。
- 双手摆在臀部两侧。

B

- 肩膀保持在同一个高度，髋部朝向前方，双腿伸直，臀肌群使力抬高右臀。
- 然后右脚放低。
- 回到起始姿势。以上为1组。

重复次数： 左右脚各12~15组。

杠片前推

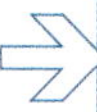

小提示：一只脚用力往后推地，同时将另一只脚靠向胸口，移动速度越快越好。途中不要抬起头，否则颈部和背部的拉力会消失。

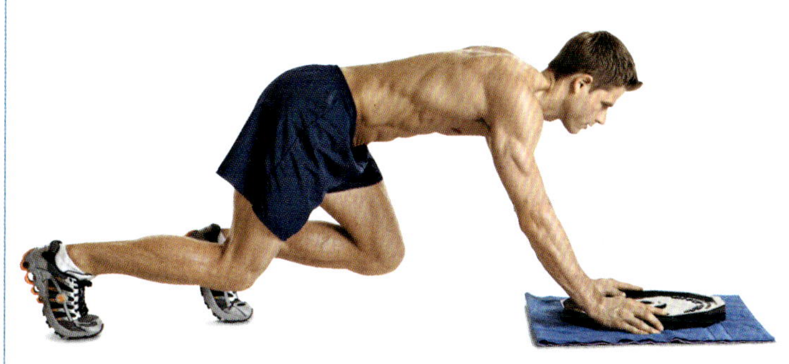

A

- 在平滑的地面上铺1条毛巾，上头放1片约20千克的杠片。
- 摆出熊爬姿势，背部与地板平行，双手放在杠片上，前脚掌着地，随时准备往前。
- 双脚推地前进，将杠片往前推约27米，动作中臀部不要翘高，头部保持在中间的位置。结束后休息30秒，再将杠片推回原位。以上为1组动作。

重复次数： 1~2组。

铁人三项训练计划

铁人三项由游泳、自行车及跑步组成，考验人体的每一条肌肉。本套训练计划也是3项全包：爆发性动作可培养跑步所需的力量、稳定核心肌的动作可使踩踏板的动作更强健、全身肌力训练与伸展的动作可帮助你成为水中蛟龙。

尽全力去做：

以下4组动作为1个循环，请完成各组动作指定的重复次数，完成后立刻接着做下一组动作。完成一轮循环后可休息60秒，总共需要做3次循环训练。

脚踏车运动

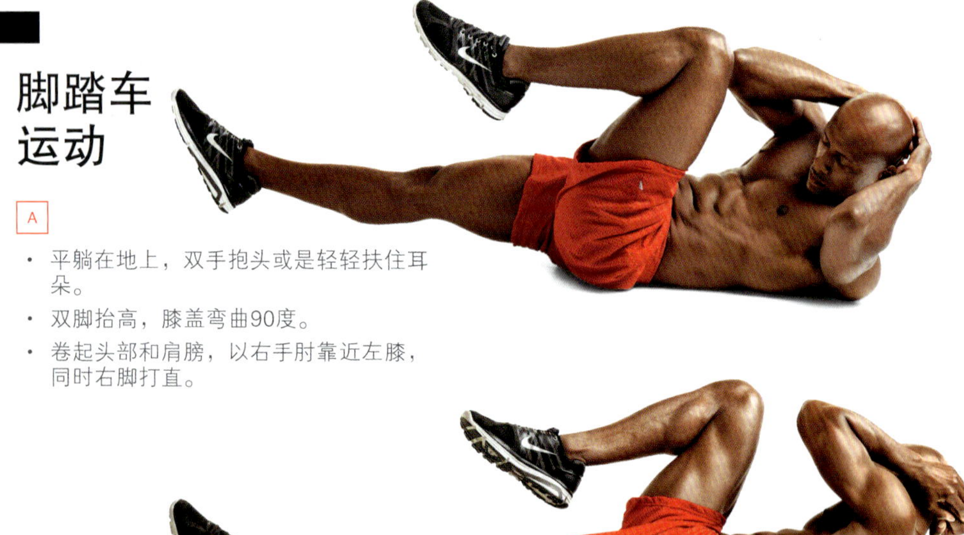

A

- 平躺在地上，双手抱头或是轻轻扶住耳朵。
- 双脚抬高，膝盖弯曲90度。
- 卷起头部和肩膀，以右手肘靠近左膝，同时右脚打直。

B

- 接着换左脚伸直，右膝弯曲靠近胸口。
- 同时上半身往右转，让左手肘靠近右膝，左右连续做完算1组。
- 继续轮流做动作，双脚就像在踩脚踏车。

重复次数：10~20下。

印度式俯卧撑

A

- 呈俯卧撑姿势，背部打平，手臂伸直。
- 臀部抬高，头压低，头部、手臂和身体呈一条直线。这个姿势就像瑜伽的下犬式，双腿打直。
- 如果可以，脚跟也尽量着地。

B

- 臀部压低，同时上半身抬高，挺起胸口，变成眼镜蛇式。
- 依相反顺序回到起始姿势。

将臀部推向
天花板
感觉下背部的
肌肉伸展
胸口和手臂
保持挺直

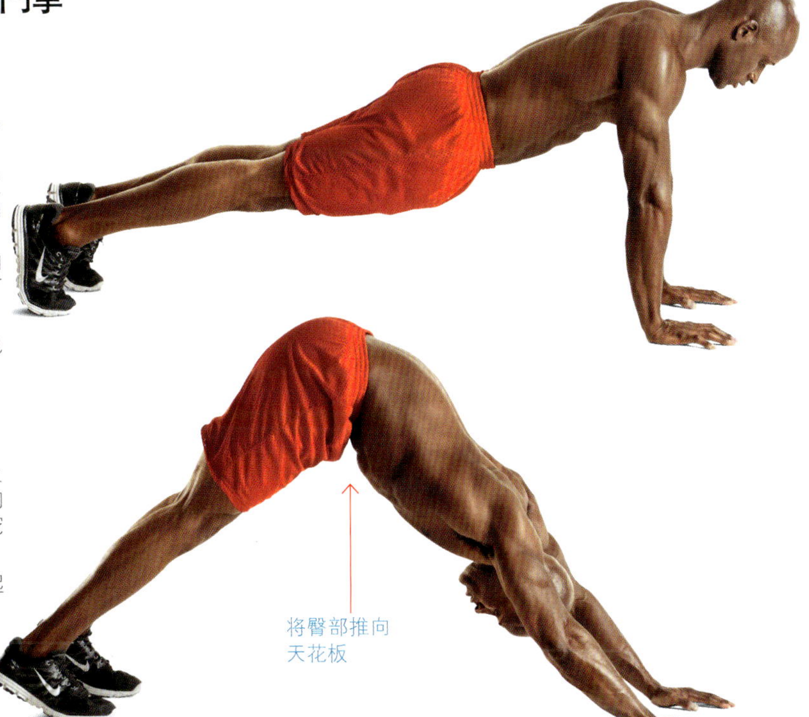

重复次数： 10下。

15分钟铁人三项

在纽约某健身房担任教练的卡尔·史考特表示，想拥有游泳高手的完美肩线、单车手的强健双腿、跑者的结实身材，可试试迷你铁人三项。

训练说明： 先骑5分钟的脚踏车，中等速度，拼命程度约5~6（尽全力运动，但仍可正常对话）。接下来跑步5分钟，户外或跑步机皆可，拼命程度同样是5~6。最后，下水游泳5分钟，也可以使用划船机，模拟上半身游泳的状况，拼命程度5~6。

交换步弓步

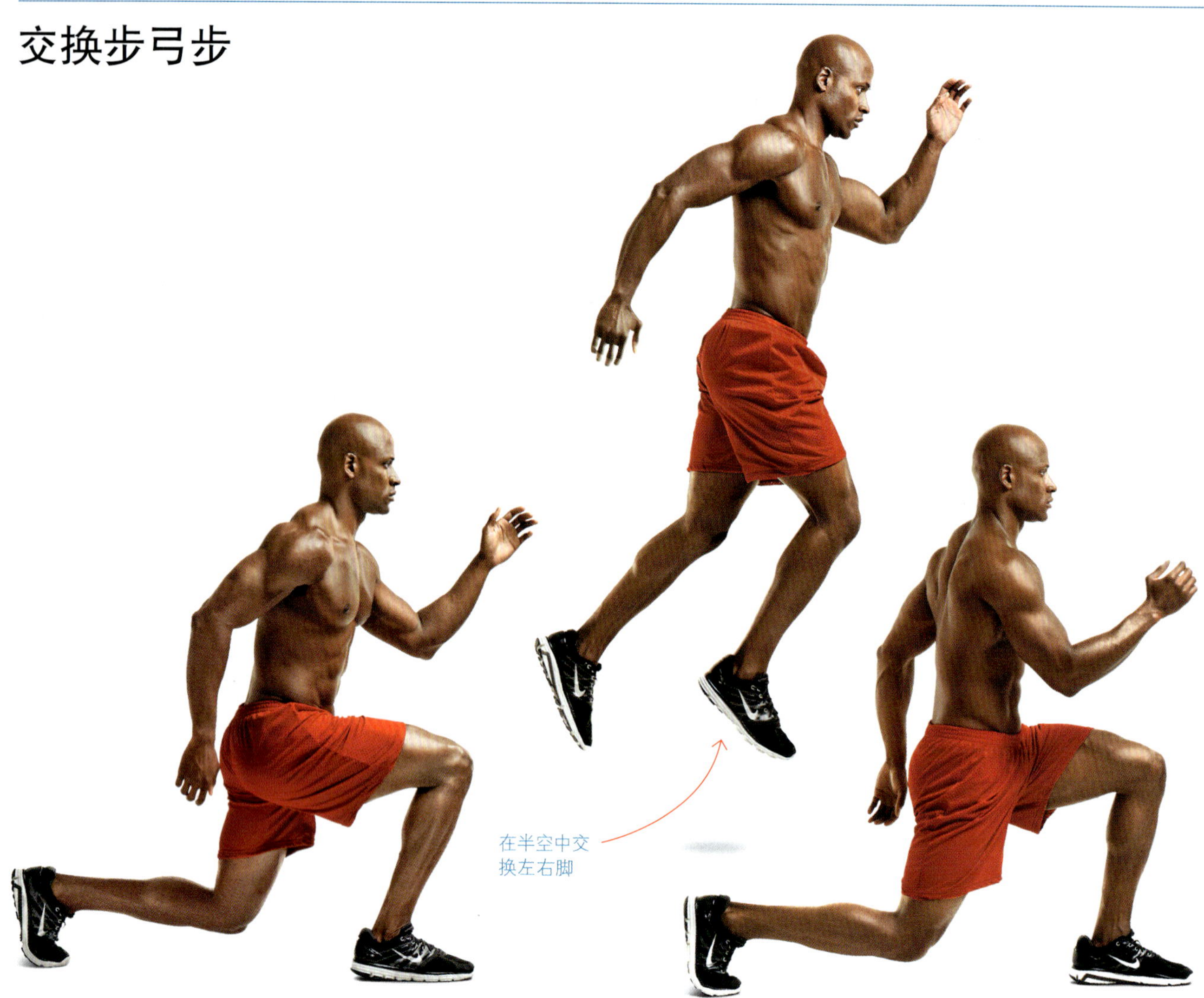

A

- 右脚往前弓步，大腿与地板平行。

重复次数： 12~15下。

B

- 双手前后摆动，可以保持平衡，同时产生惯性。用力往前跳，在空中交换手脚位置。

C

- 轻轻落地，变成左脚弓步。
- 继续重复动作，再换回右脚弓步。

弓背转身

A

- 在弓背训练架上就位，小腿撑于固定轴，髋部和大腿上半部靠在垫上。
- 双手抱头，上半身朝地板压低。

B

- 抬起上半身直至与地板平行，同时向右转身。
- 身体放低，回到起始姿势，然后再抬高身体，转向左侧。以上动作算1组。

双手十指交扣，放在后脑勺
上半身旋转，手肘指向天花板

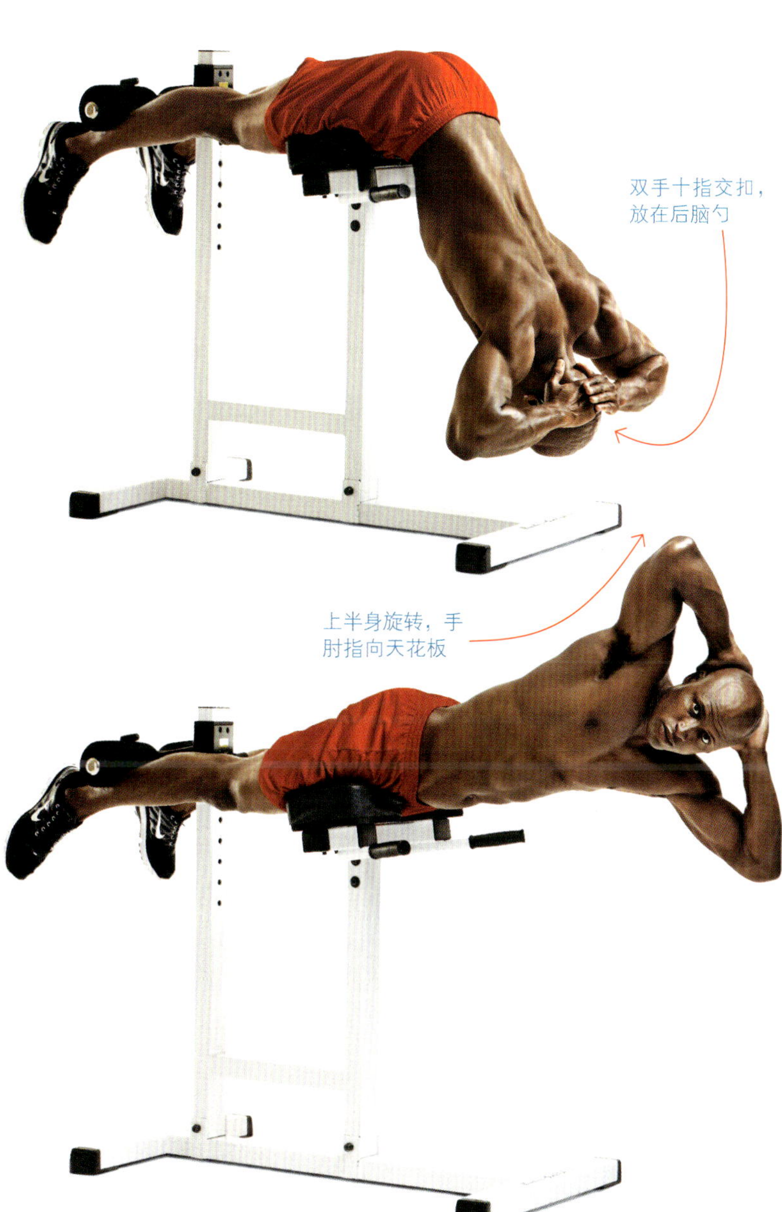

重复次数： 10下。

认真游甩肥油

如果你有时间下水游泳，你会发现游泳是瘦身的最佳运动。游泳会重组肌肉，消耗卡路里，有助于雕塑身材。轻松游泳1小时可以消耗500卡左右，程度激烈一点可以燃烧到700卡。水的密度比空气高800倍，手臂拨水或双脚踢水的动作，就等于是阻力训练，可以锻炼核心肌、髋部、臂肌、腿部、肩膀和臀肌群。游泳不仅燃烧脂肪，还会增长结实的肌肉，即使冲完澡，身体还是维持高的新陈代谢率，持续消耗更多热量。

单车训练计划

单车训练看似只有双脚在运动，其实它是一种全身运动。当双脚在底下忙着踩踏板的时候，上半身提供稳固的平台，让双脚得以使力；骑上坡路时，肩膀和手臂依杠杆原理一同出力；而臀部让你骑车时可以稳稳地固定在座垫上。这套单车训练计划会锻炼到与骑车相关的所有肌肉。

尽全力去做：

以下4组动作为1个循环，完成各组动作指定的重复次数后，立刻接着做下一组动作。完成一轮循环后可休息60秒，总共需要做3次循环训练。

蜘蛛人运动

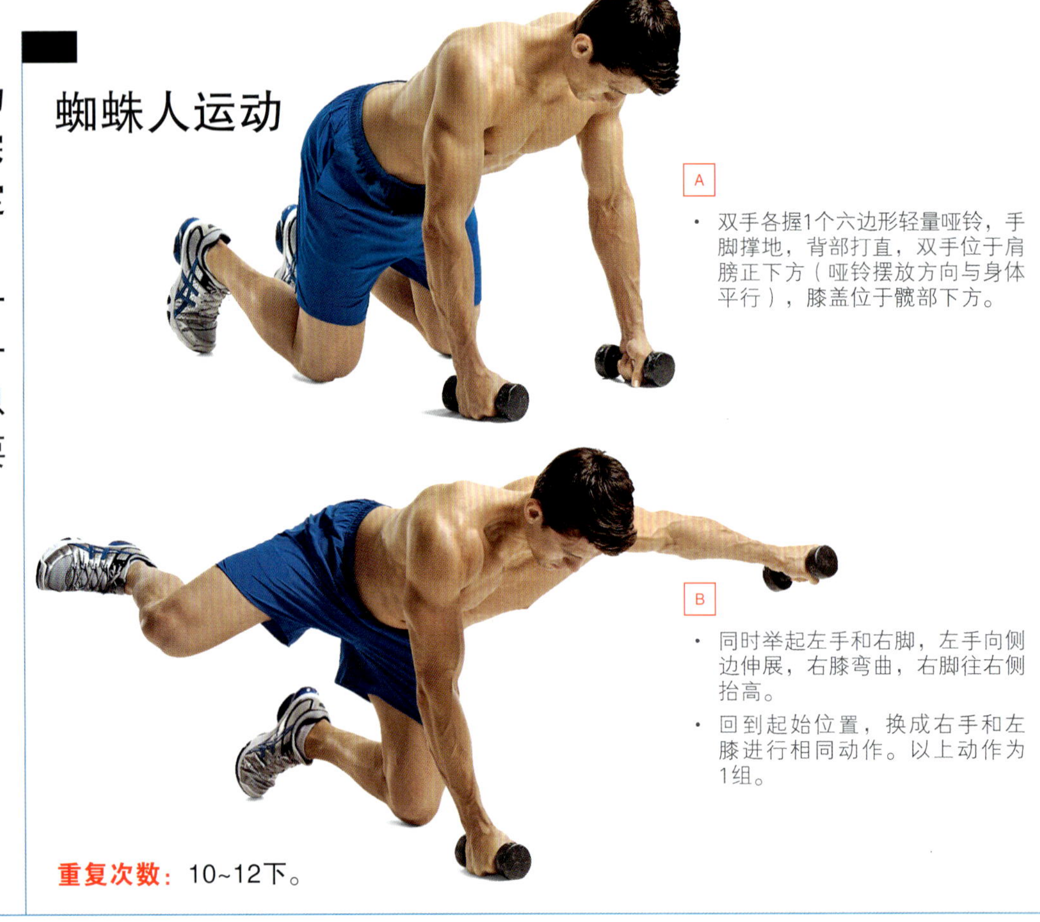

A

- 双手各握1个六边形轻量哑铃，手脚撑地，背部打直，双手位于肩膀正下方（哑铃摆放方向与身体平行），膝盖位于髋部下方。

B

- 同时举起左手和右脚，左手向侧边伸展，右膝弯曲，右脚往右侧抬高。
- 回到起始位置，换成右手和左膝进行相同动作。以上动作为1组。

重复次数： 10~12下。

深掘深蹲

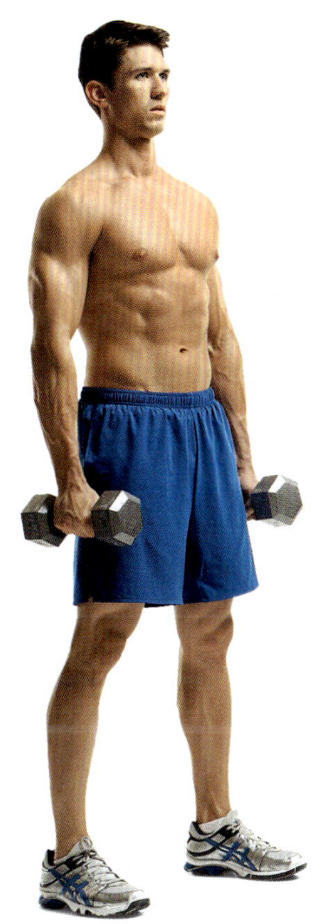

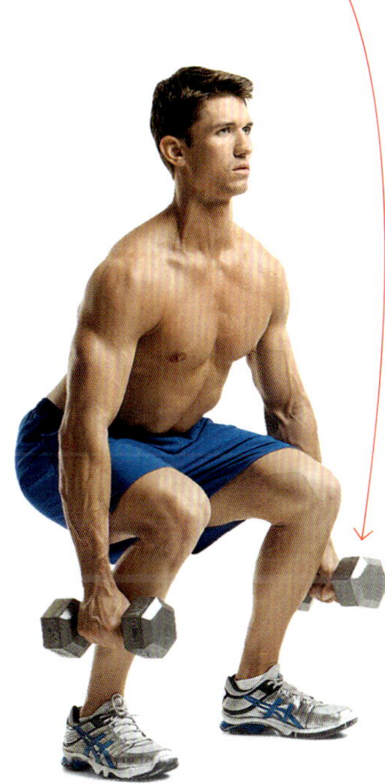

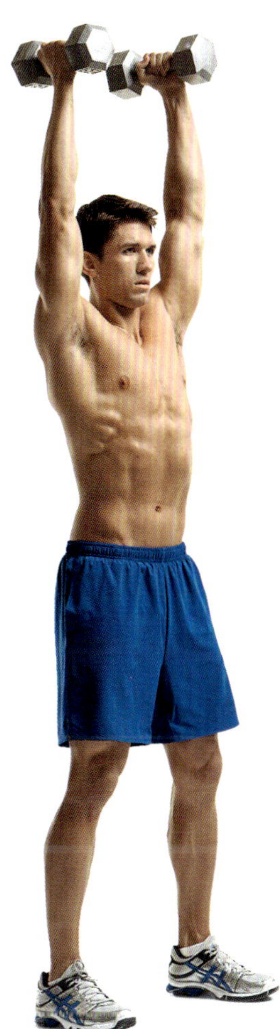

准备弯举时，确定掌心朝内，以槌握法握住哑铃

A

- 双手各握1个9~16千克的哑铃，手臂自然垂在身侧，掌心朝内，双脚与肩膀或与臀部同宽。

B

- 膝盖弯曲，髋部下弯，臀部往后，就像坐在椅子上，全部动作一气呵成。
- 接着立刻站直身子，同时手肘弯曲，将哑铃弯举至肩膀位置。

C

- 身体站直后，双手立刻将哑铃推举过头顶，掌心仍然保持朝内。
- 双手放回身侧。以上为1组动作。

重复次数：12~15组。

动得越快，瘦得越快

把规律有氧训练那一套抛到脑后吧。运动生理学家，同时也是《马拉松方法》一书的作者汤姆·霍蓝表示："道理很简单，速度越快，热量消耗越多，减肥就更有效。"霍蓝建议大家：运动时，一半的时间应该要达到无氧阈值（anaero-bic threshold，简称AT）的运动强度。本书的15分钟燃脂健身就可以达到这样的效果。霍蓝说："当呼吸开始变得急促，乳酸在血液中快速累积，来不及代谢，运动强度就会到达无氧阈值。跑步的人称之为'乳酸门槛训练'（tempo work-out），意思是持续加快跑步速度，达到乳酸门槛后，维持'刚好有点痛苦'的速度，持续跑一段时间。"

平衡下沉伸展

14

高强度单车运动结束后，新陈代谢可持续长达14小时之久。

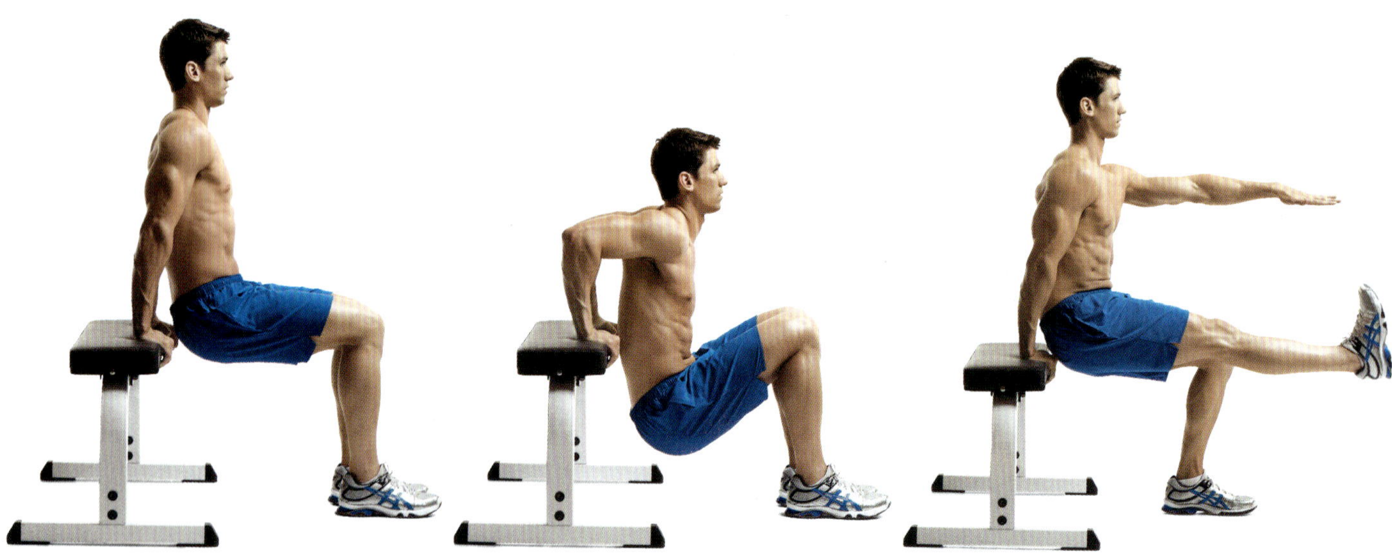

A

- 坐在椅子边缘，双手置于臀部两侧，抓住椅缘。
- 膝盖弯曲，双脚平放贴地，臀部离开椅面。

B

- 手肘弯曲，臀部往下，直到上臂与地板平行。

C

- 手臂打直，撑起身体，接着将左手往前伸展，与肩膀同高，掌心向下。同时将右脚往前抬高，脚尖朝天花板。
- 停顿片刻，然后回到起始姿势。
- 轮到右手左脚重复以上动作。以上为1组动作。

重复次数：10~12组。

单脚下阶

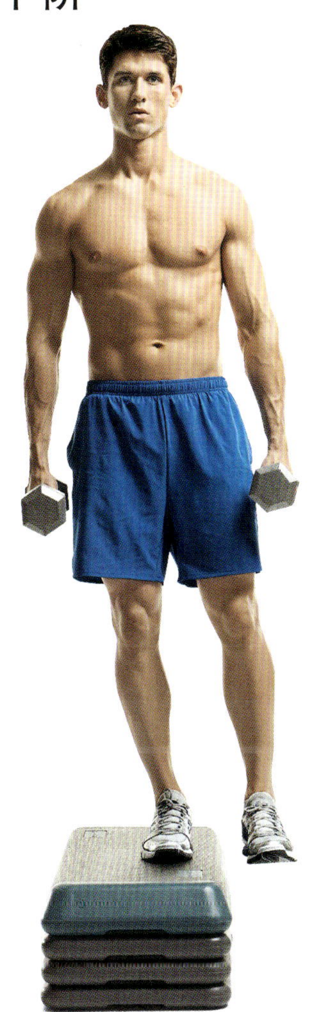

A

- 双手各握1个重量哑铃（16千克以上），站在45厘米的踏板侧边，右脚踩在踏板上，左脚悬空。

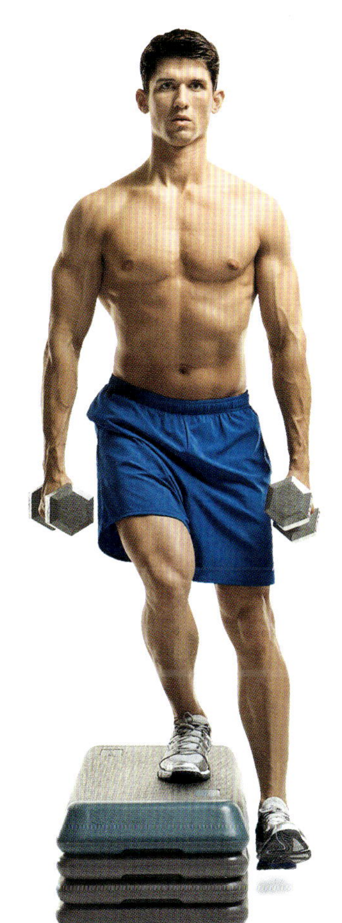

B

- 挺胸缩小腹，慢慢弯曲膝盖，左脚往下，脚跟碰地。
- 右脚踩稳踏板，再回到起始姿势。
- 完成指定次数，再换左脚踩在踏板上。

重复次数： 左右脚各做10~12下。

动动脑时间

大脑训练是各项运动最重要的热身运动之一。芝加哥白袜队的体能总教练韦恩·甘毕塔表示："让中枢神经进入状态就与肌肉热身一样重要。"这是因为肌肉的收缩是由中枢神经系统负责指挥的。试试以下这组动作：左脚站立做深蹲，蹲到最低点时，右手触碰脚前方的地板，左脚完成后换右脚站立。左右脚各做10~12下，总共重复2次。

篮球训练计划

想要保持低位防守的姿势在全场穿梭，你需要先加强双腿的耐力以及快速变换方向的能力。我们请到纽约尼克队助理教练，同时也是体能与肌力训练师格雷戈·布里敦汉，协助我们设计这套篮球专用的重量训练。

尽全力去做：

完成各组动作指定的次数后，休息30秒，继续重复同一组动作，总共需重复3次。结束后休息60秒，再以相同方式进行下一组动作。

相扑侧滑步

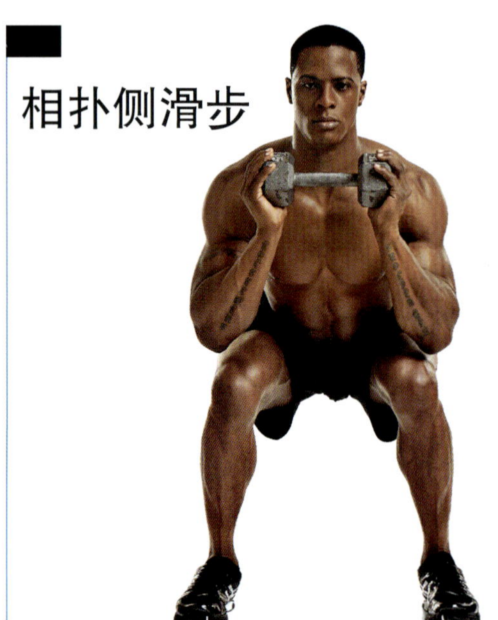

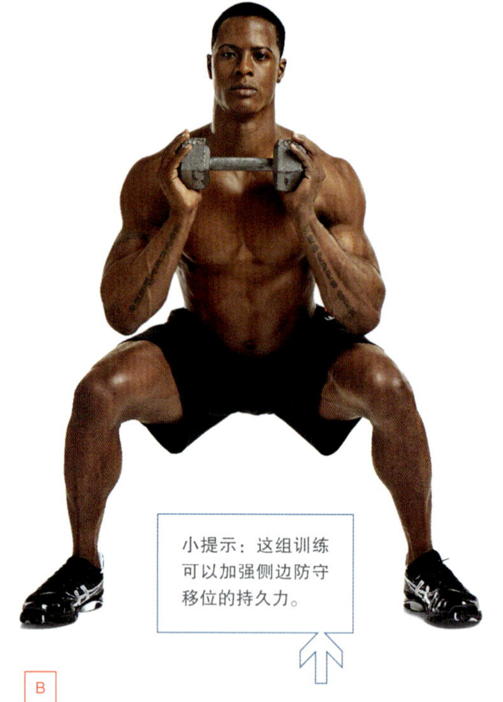

小提示：这组训练可以加强侧边防守移位的持久力。

A

- 双手捧住1个哑铃，手指包住哑铃两端。
- 双脚张开比肩膀稍宽，身体压低，大腿与地板平行。

B

- 往左边移动2步，想象自己在做防守移位。
- 停住脚步，然后恢复成站姿。
- 换往右边重复相同动作。以上动作为1组。

重复次数： 4~8组。

加强版相扑侧滑步

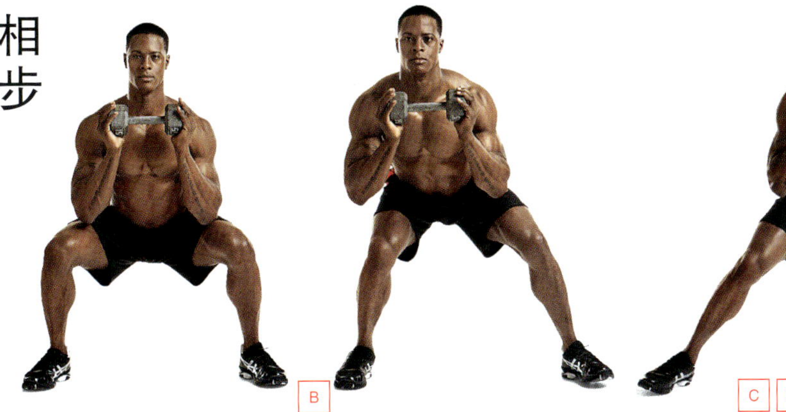

A

- 起始姿势与相扑侧滑步相同。身体蹲低，大腿与地板平行，以相扑侧滑步的握法托住哑铃。

B

- 往左边快速移动2大步。

C D

- 左边跨完2大步之后，立刻往右边滑动1步。
- 完成指定次数之后，换往右边滑动。以上为1组动作。

重复次数： 往左做8~10次，再往右做8~10次。

哑铃强力挺举

A

- 在2个哑铃前方深蹲，并做出准备举起哑铃的动作。
- 双手正手握住哑铃，掌心朝自己。

B

- 用力站直身体，将哑铃直直举起。
- 身体站直后，双手沿着弧形轨迹，将哑铃划过上臂上方，置于肩膀顶端。
- 上臂与地板平行，手肘指向前方，掌心相对。
- 依照动作相反顺序，将哑铃放回地板。以上为1组动作。

小提示：这组动作可以加强动作的爆发力和灵敏度。

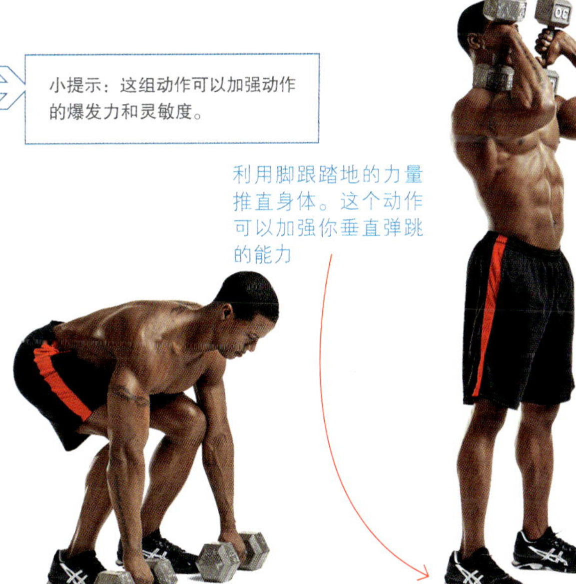

重复次数： 5下。

15 分钟 练出完美线条

85 套超快速塑身法，433 种超有效的运动

每次只要 15 分钟，零赘肉的魔鬼身材不是梦！

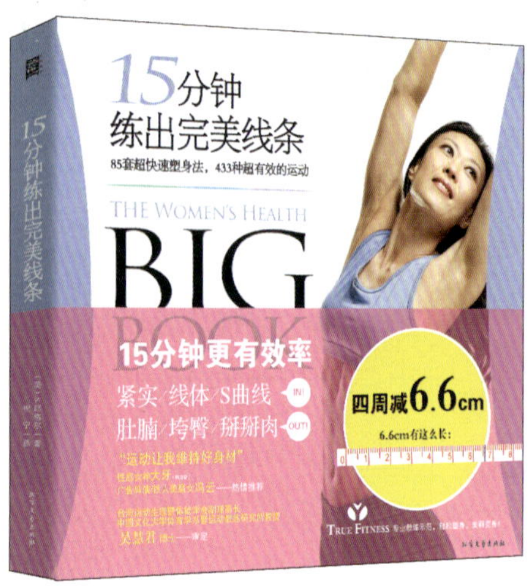

本书邀请全球顶尖教练，为你示范 80 余种塑身计划及 400 多个运动全身肌肉的项目，帮助你：

1. 8 周内减掉 2 千克脂肪，让身体重新蜕变
2. 9 个动作，燃烧更多卡路里，提高代谢率，维持体重不往上升
3. 保持体态年轻，不会被脂肪占据
4. 穿衣服更美，永远都可穿着紧身牛仔裤
5. 睡眠品质改善，睡得更安稳，不容易变胖
6. 强健骨骼，增加脊椎、臀部与大腿等高危险部位的骨密度
7. 增加柔软度
8. 预防心脏病与糖尿病，降低中风概率
9. 预防癌症，尤其降低罹患乳腺癌的风险
10. 变得更聪明，增强记忆，以及延长专注力
11. 抗压性更高
12. 对抗抑郁，变得更快乐，心情变好

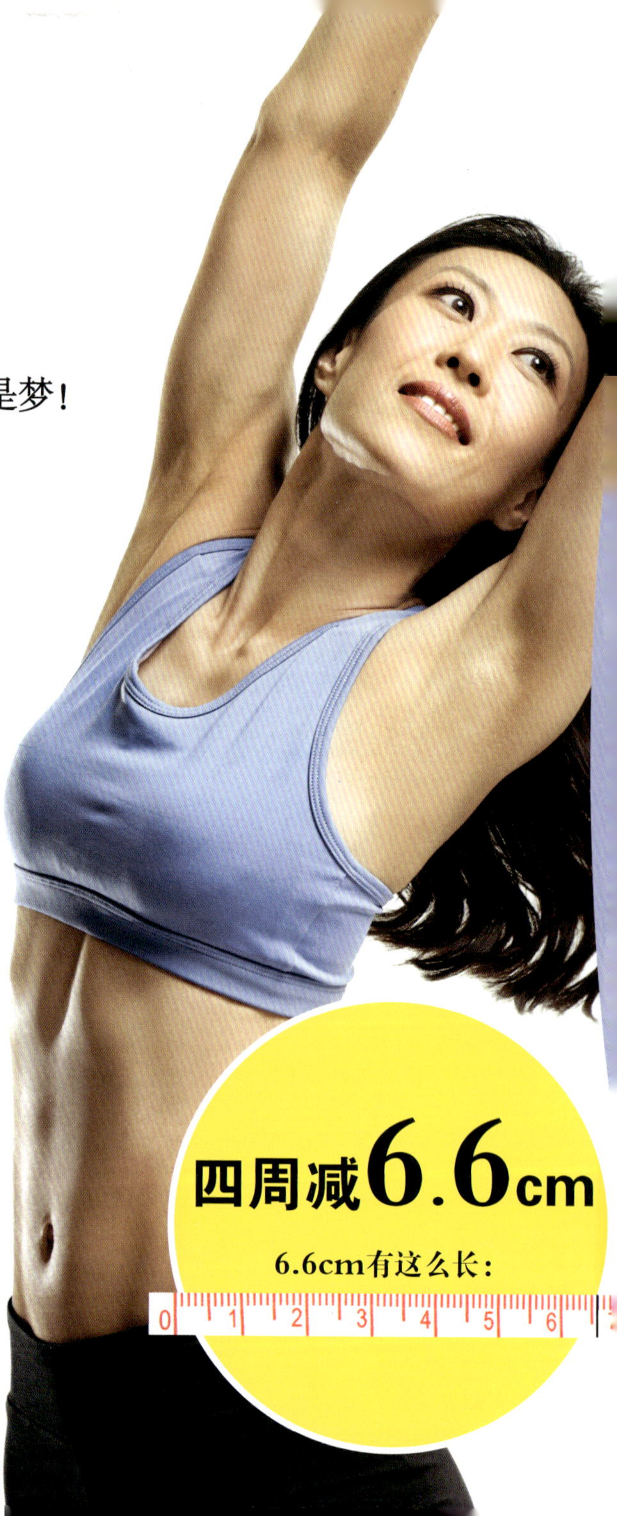

四周减6.6cm

6.6cm有这么长：

0 1 2 3 4 5 6